Anästhesie und Intensivbehandlung
im Säuglings- und Kindesalter

Anästhesie und Intensivbehandlung im Säuglings- und Kindesalter

Von Ingrid Podlesch

101 Abbildungen, 57 Tabellen

Georg Thieme Verlag Stuttgart 1977

Professor Dr. med. INGRID PODLESCH
Leiterin der Anästhesieabteilung
an der Klinik für Kiefer- und plastische
Gesichtschirurgie der Universität Düsseldorf

CIP-Kurztitelaufnahme der Deutschen Bibliothek

Podlesch, Ingrid
Anästhesie und Intensivbehandlung im Säuglings-
und Kindesalter. – Stuttgart: Thieme, 1976. –

ISBN 3-13-533901-7

Geschützte Warennamen (Warenzeichen) werden *nicht* besonders kenntlich gemacht. Aus dem Fehlen eines solchen Hinweises kann also nicht geschlossen werden, daß es sich um einen freien Warennamen handele.
Alle Rechte, insbesondere das Recht der Vervielfältigung und Verbreitung sowie der Übersetzung, vorbehalten. Kein Teil des Werkes darf in irgendeiner Form (durch Photokopie, Mikrofilm oder ein anderes Verfahren) ohne schriftliche Genehmigung des Verlages reproduziert oder unter Verwendung elektronischer Systeme verarbeitet, vervielfältigt oder verbreitet werden.
© 1976 Georg Thieme Verlag, D-7000 Stuttgart 1, Herdweg 63, Postfach 732 – Printed in Germany – Satz und Druck: Zechnersche Buchdruckerei, Speyer.

ISBN: 3 13 5339017

Vorwort

Im deutschen Schrifttum fehlte bisher eine zusammenfassende Übersicht auf dem Gebiet der pädiatrischen Anästhesie, wenn man absieht vom Workshop-Bericht (Herausgeber: Ahnefeld, Burri Dick, Halmagyi) aus dem Jahre 1973, in dem ausgewählte Kapitel der Kinderanästhesie abgehandelt wurden. Die vorliegende Monographie soll die bestehende Lücke füllen, Hinweise geben für die Praxis der Kinderanästhesie und anhand ausführlicher Literaturverzeichnisse bei der Bearbeitung spezieller Probleme Hilfestellung leisten.

Das Buch beginnt mit einem Kapitel über die Anästhesie in der Geburtshilfe, an das sich ein Abschnitt über anatomische und physiologische Daten der perinatalen Phase, die Asphyxie und Reanimation des Neugeborenen anschließt.

Die physiologischen Parameter des Kindesalters in bezug auf Atmung, Herz-Kreislauf-System, Blutvolumen, Wasser- und Elektrolythaushalt, Säure-Basen-Gleichgewicht, Stoffwechsel und Temperaturregulation und ihre Störungen werden praxisbezogen abgehandelt.

Im Anschluß wird ein Überblick gegeben über Narkosetechnik, Narkosezubehör und -mittel. Die wichtigsten Eigenschaften und Wirkungen der derzeit üblichen Anästhetika und Muskelrelaxantien sind allgemein und im Hinblick auf die Anwendung im Kindesalter dargestellt. Zu Beginn der Kapitel über Kindernarkosen in der Bauch-, Thorax-, Herz- und Kopfchirurgie, Ophthalmologie, HNO, Urologie und Orthopädie werden die speziellen physiologischen und pathophysiologischen Gegebenheiten der einzelnen chirurgischen Disziplinen und der in diesen Fächern zu operierenden Kinder besprochen.

In dem Kapitel über Intensivbehandlung finden sich neben den Abschnitten über Langzeitbeatmung, parenterale Ernährung und intensiv zu behandelnde kindliche Erkrankungen Informationen zum Vorgehen bei kindlichen Vergiftungen, die in der Literatur über Anästhesie und Intensivtherapie bisher nicht enthalten waren.

Da die Entwicklung besonders im Bereich der Anästhesiologie rasch voranschreitet, werde ich allen Kolleginnen und Kollegen sehr dankbar sein für Anregungen und Erkenntnisse, die sie mir mitteilen. Insofern möge das Buch Grundlage und Aufforderung zur Diskussion sein.

Ich möchte es nicht versäumen, mich bei dem Personenkreis, der maßgeblich am Zustandekommen dieses Buches mitgewirkt hat, herzlich zu bedanken. Mein Dank gilt in erster Linie den Mitarbeitern des Thieme-Verlages in Stuttgart für die unkomplizierte und reibungslose Zusammenarbeit. Ich möchte mich bedanken bei meinen Mitarbeitern und Doktoranden, die mir zusammen mit den Mitgliedern der Abteilung Medizin der Düsseldorfer Universitätsbibliothek wertvolle Dienste geleistet haben. Besonderer Dank gebührt der Familie Dr. Murr in Zürs am Arlberg, deren Haus mir zum Schreiben einiger Kapitel zur Verfügung stand. Den am tiefsten empfundenen Dank schulde ich meiner Mutter, die das Manuskript mit unendlicher Geduld und nie erlahmender Tatkraft getippt und umgetippt hat. Sie hat sicher das größte Verdienst bei der Fertigstellung des Buches erworben.

Eingedenk der Umstände, unter denen eine große Zahl von Anästhesisten arbeiten muß wie Mitarbeitermangel, Bereitschaftsdienst „rund um die Uhr", Querelen mit Verwaltungsinstanzen und gesundheitliche Gefährdung durch Narkosegase soll diese Monographie den bereits praktizierenden Kollegen die Tätigkeit erleichtern und Komplikationen vermeiden helfen. Noch im Studium befindliche Kollegen soll sie anregen, sich mit der Materie auch nach bestandenem Staatsexamen weiter zu beschäftigen.

Jeder Zugewinn an Wissen wird auch unser Ansehen bei den chirurgisch tätigen Kollegen heben. Gleichwohl wird eine Götterdämmerung nur Schritt um Schritt zu erreichen sein.

Düsseldorf im August 1976

INGRID PODLESCH

Inhalt

Vorwort V

Anästhesie in der Geburtshilfe 1

Allgemeine Probleme 1
Schmerzstillung bei vaginalen Geburten . . . 1
   Analgetika 1
   Inhalationsnarkotika 1
   Intravenöse Narkose mit und ohne Inhalationsnarkotika 2
   Regional- und Lokalanästhesie 2
Geburtshilfliche Operationen 4
   Schnittentbindung (Sectio caesarea) . . . 4
   Technik der Allgemeinnarkose 4
Schwangerschaftstoxikose 5
Literatur 5

Anatomische und physiologische Daten der perinatalen Phase, die Asphyxie des Neugeborenen 7

Anatomische Besonderheiten 7
Atmung und Herz-Kreislauf-System 7
Säure-Basen-Haushalt 11
   Normwerte 11
   Veränderungen durch Narkose und Operation 12
Wasser- und Elektrolythaushalt, Nierenfunktion 13
   Unoperierte Neugeborene 13
   Flüssigkeits- und Elektrolythaushalt intra und post operationem 14
Stoffwechsel und endokrine Organe 15
Zentralnervensystem, Temperaturregulation . 17
Blutgerinnungssystem 18
Abwehrlage 18
Asphyxie des Neugeborenen 18
Reanimation des Neugeborenen 19
   Abnabelung 19
   Absaugen des Nasen-Rachen-Raumes . . 19
   Beatmung, Aufhebung einer opiatbedingten Atemdepression 19
   Behandlung der metabolischen Azidose und Glukosezufuhr 20
   Nabelvenenkatheter 20
   Reanimation des Herzens 20
   Schockbekämpfung 21
   Therapie des hypoxischen Hirnödems und zerebraler Blutungen 21
   Vorgehen bei Apgar-Werten 3-6 21
   Unterkühlung des asphyktischen Neugeborenen 21
Literatur 21

Physiologische Parameter des Kindesalters vor, während und nach Narkose 24

Atmung 24
   Atemregulation 24
   Blutgase und Ventilation 24
   Diffusionskapazität 24
   Sauerstoffsättigung des Hb, Sauerstoffverbrauch und -transport 26
   Compliance, Atemwiderstände 27
   Atemarbeit 28
   Pulmonaler Gefäßwiderstand 28
   Lungenfunktionsänderungen in Narkose . 28
   Literatur 29
Herz-Kreislauf-System 30
   Physiologische Daten 30
   Einfluß von Narkose und Operation auf Herz und Kreislauf 32
   Literatur 38
Hb-Gehalt, präoperative Anämie 39
Blutvolumen, Blutverlust, Blutersatz, Schock 40
   Blutvolumen, Blutverlust, Blutersatz . . . 40
   Schock 41
   Nebenwirkungen massiver Bluttransfusionen 43
   Narkose im Schock 44
   Literatur 45
Wasser- und Elektrolythaushalt 46
   Perspiratio insensibilis, Nierenfunktion . . 46
   Wasserbedarf 47
   Intra- und postoperative Flüssigkeitszufuhr 48
   Störungen des Wasserhaushaltes 50
   Elektrolytgehalt und -bedarf 51
   Störungen des Elektrolythaushaltes . . . 52
   Nierenfunktion und Elektrolythaushalt intra und post operationem 53
   Literatur 54
Säure-Basen-Haushalt 55
   Normale Parameter 55
   Störungen des Säure-Basen-Haushaltes . . 55
   Regulationsvorgänge und Therapie . . . 58
   Einfluß von Narkose und Operation auf den Säure-Basen-Haushalt 58
   Literatur 58
Stoffwechsel und endokrine Organe 59
Zentralnervensystem 59
Temperaturregulation 60
   Physiologie 60
   Abfall der Körpertemperatur mit und ohne Narkose 60

Hyperthermie 62
Literatur 65

Anästhesietechnik, Narkosemittel, Muskelrelaxantien, Schmerzbekämpfung . . 66

Narkosezubehör 66
   Masken 66
   Tuben 66
   Laryngoskope 67
   Verbindungsstücke 67
   Intravenöse Kanülen 67
   Infusions- und Transfusionsbestecke . . . 68
   Literatur 68
Narkosesysteme 69
   Ayres T-Stück und seine Modifikationen . 69
   Nichtrückatmungsventile 71
   Pendelsysteme 71
   Kreislaufsysteme 71
   Künstliche Beatmung während der Narkose 73
   Praktische Empfehlungen 78
   Literatur 79
Inhalationsnarkotika 80
   Allgemeine Gesichtspunkte 80
   Spezielle Inhalationsnarkotika 86
   Literatur 92
Barbiturate 95
   Aufnahme, Verteilung, Abbau und Ausscheidung 95
   Wirkung auf das ZNS 95
   Wirkung auf das Herz-Kreislauf-System . 95
   Wirkung auf die Atmung 96
   Wirkung auf Leber- und Nierenfunktion . 96
   Sonstige Nebenwirkungen 96
   Praktische Gesichtspunkte 96
   Literatur 96
Ketamin (Ketanest, Ketalar) 97
   Aufnahme, Verteilung, Abbau, Ausscheidung 97
   Wirkung auf das ZNS 97
   Einfluß auf die Atmung 97
   Wirkung auf Herz und Kreislauf 98
   Hirndurchblutung und -stoffwechsel, intrakranieller Druck 99
   Wirkung auf die neuromuskuläre Transmission und spinale Motorik 99
   Technik der Ketaminnarkose 99
   Literatur 101
Propanidid (Epontol) 103
   Verteilung, Abbau, Ausscheidung . . . 103
   Dosierung und Wirkung auf das ZNS . 103
   Herz-Kreislauf-System 103
   Wirkung auf die Atmung und den Säure-Basen-Haushalt 104
   Weitere Nebenwirkungen 105
   Indikationen, Kontraindikationen und Anwendungstechnik 105
   Literatur 105
Etomidate 106
   Pharmakologie 106
   Wirkung auf das Herz-Kreislauf-System . 106
   Wirkung auf die Atmung 106
   Weitere Nebenwirkungen 107
   Indikationen 107
   Literatur 107
Althesin 107
   Metabolismus und Ausscheidung . . . 107
   Dosierung, Wirkung, Anwendungstechnik . 107
   Wirkung auf das Herz-Kreislauf-System . 108
   Wirkung auf die Atmung 108
   Sonstige Nebenwirkungen 108
   Indikationen, Kontraindikationen . . . 108
   Literatur 108
Neuroleptanalgesie 109
   Wirkung, Abbau, Ausscheidung 109
   Wirkung auf die Atmung 109
   Wirkung auf das Herz-Kreislauf-System . 109
   Wirkung auf Stoffwechsel, Nieren- und Leberfunktion 110
   Sonstige Nebenwirkungen 110
   Praxis der Neuroleptanalgesie 110
   Vor- und Nachteile 111
   Indikationen – Gegenindikationen . . . 111
   Literatur 111
Muskelrelaxantien 112
   Unterschiede der Wirkung bei Kindern und Erwachsenen 112
   Gefahren und Kontraindikationen der Muskelrelaxantien 112
   Succinyldicholin 113
   Kompetitiv wirkende Muskelrelaxantien . 115
   Kombinierte Anwendung von Muskelrelaxantien 119
   Rekurarisierung oder postoperative Apnoe 119
   Literatur 120
Vorbereitung zur Narkose 121
   Vorgeschichte, Befunderhebung 121
   Psychische Vorbereitung 121
   Nahrungskarenz, Blasenentleerung, Operationsplan 123
   Literatur 123
Prämedikation 123
   Barbiturate 124
   Morphin und ähnlich wirkende Substanzen 126
   Opiatantagonisten 126
   Neuroleptika 127
   Tranquilizer 127
   Ketamin (Ketanest, Ketalar) 128
   Chloralhydrat 128

Parasympathikolytika 128
Praktische Hinweise zur Prämedikation . 129
Literatur 130
Narkoseeinleitung 131
   Allgemeine Maßnahmen 131
   Inhalation 132
   Intravenöse Einleitung 132
   Intramuskuläre oder rektale Route . . . 133
Endotracheale Intubation 133
   Vorteile, Indikationen und Komplikationen 133
   Anatomische Besonderheiten und Lagerung 134
   Wahl der Tubusgröße 134
   Intubationsvorgang 135
   Literatur 136
Narkoseführung und -ausleitung 136
   Operationsdauer >30 Minuten 136
   Kurznarkosen 136
Postoperative Periode 137
Narkose bei Noteingriffen 137
Narkosen in der Ambulanz 138
Schmerzbekämpfung 138
   Morphinartige Substanzen 138
   Analgetika ohne Opiatcharakter 140
   Literatur 140

Anästhesietechnik in verschiedenen chirurgischen Disziplinen 141

Abdominelle Operationen 141
   Hernia inguinalis, Hernia umbilicalis . . 141
   Ileus infolge gastrointestinaler Obstruktionen oder Peritonitis 141
   Pyloromyotomie 143
   Omphalozele 144
   Appendektomie 144
   Chirurgie der Leber 144
   Ganglioneuroblastome und Neuroblastome 145
   Kaudalanästhesie für Unterbauch- und anoperineale Operationen 145
   Bauchtraumen 145
   Peritonitistherapie 145
   Literatur 146
Thoraxchirurgie 146
   Angeborene Zwerchfellhernie und -relaxation 147
   Tumoren 149
   Lungenresektionen 150
   Anomalien der Brustwand 150
   Pneumothorax 150
   Pleuropulmonale Eiterungen 151
   Resektionen der Trachea 151
   Thymektomie bei Myasthenia gravis . . 151
   Thoraxverletzungen 152
   Literatur 152
Kardiochirurgische Eingriffe 152

Präoperative Befunde 152
Vorbereitung zur Operation und Prämedikation 154
Narkosetechnik 158
Intraoperative Maßnahmen und Veränderungen 160
Spezielle Techniken in der Kardiochirurgie 161
Postoperative Periode 165
Herzkatheteruntersuchungen 169
Besonderheiten der häufigsten angeborenen Herzfehler 171
Literatur 176
Neurochirurgie 177
   Zerebrale Durchblutung und Stoffwechsel . 178
   Intrakranieller Druck 180
   Spezielle anästhesiologische Probleme . . 183
   Narkose für radiologisch-diagnostische Maßnahmen 185
   Kongenitale Anomalien 186
   Eingriffe in der Fossa posterior 188
   Vaskuläre Tumoren 190
   Hypophysentumoren 191
   Exzision epileptogener Foki 191
   Zerebrale Abszesse 191
   Schädel-Hirn-Verletzungen 191
   Literatur 194
Ophthalmologie 195
   Okulokardialer Reflex 195
   Augeninnendruck und Narkose 196
   Spezielle Indikationen zur Allgemeinnarkose 196
   Literatur 198
Hals-Nasen-Ohren-Heilkunde 198
   Tonsillektomie, Adenotomie 198
   Operationen am Ohr und seiner Umgebung 200
   Nasen- und Nebenhöhlenoperationen . . 200
   Eingriffe am Kehlkopf 201
   Operationen der Trachea 202
   Abszesse, Epiglottitis 202
   Endoskopien 202
   Audio-EEG-Untersuchungen 203
   Literatur 203
Kiefer- und Gesichtschirurgie, Zahnheilkunde 204
   Lippen-Kiefer-Gaumen-Spalten 204
   Hämangiome, Lymphangiome, Tumoren . 206
   Mandibulofaziale Dysplasien 206
   Zahnextraktionen, Zahnsanierung 206
   In- und extraorale Abszesse 206
   Knochen- und Weichteilverletzungen des Gesichtes 207
   Ankylosen der Kiefergelenke 207
   Literatur 207
Eingriffe am Urogenitalsystem 208
   Einfluß von Prämedikation, Allgemeinnarkose und anderen Faktoren auf die Nieren-

funktion. 208
   Ambulante diagnostische und therapeutische Maßnahmen 208
   Spezielle Probleme 208
   Literatur 211
Orthopädie 211
   Allgemeine Gesichtspunkte 211
   Spezielle Krankheitsbilder 212
   Literatur 213
Besondere Erkrankungen und Narkose . . . 213
   Angeborene hämolytische Anämie 213
   Bronchialasthma 213
   Diabetes mellitus 213
   Familiäre Dysautonomie 214
   Gargoylismus 214
   Lipoidspeicherkrankheiten 214
   Mongolismus 214
   Mukoviszidose 214
   Myasthenia gravis 215
   Phenylketonurie 216
   Siamesische Zwillinge 216
   Literatur 216

Intensivtherapie 217
Überwachung vitaler Funktionen und Pflege 217

Künstliche Beatmung 217
   Indikationen und Kontraindikationen . . 217
   Maßnahmen und Geräte zur künstlichen Beatmung 218
   Komplikationen während Langzeitbeatmung 228
   Ergebnisse der Beatmungstherapie 229
Ernährung 229
   Bedarfsermittlung 229
   Nahrungszufuhr 231
   Parenterale Ernährung 231
Spezielle Erkrankungen 234
   Idiopathisches Atemnotsyndrom des Neugeborenen (Respiratory-Distress-Syndrom) . . 234
   Epiglottitis 237
   Laryngo-Tracheo-Bronchitis (Pseudocroup) 237
   Querschnittslähmung 239
   Tetanus 240
   Botulismus 240
   Verbrennungen 240
   Ertrinken 245
   Vergiftungen 246
   Literatur 251

Sachverzeichnis 254

Verzeichnis der benutzten Abkürzungen und Symbole

$AaDO_2$	Alveolo-arterielle Sauerstoffdruckdifferenz	LWK	Lendenwirbelkörper
ADP	Adenosindiphosphat	MAC	minimale alveoläre Konzentration, unter der 50% oder mehr einer Population ein chirurgisches Toleranzstadium haben
AMV	Atemminutenvolumen		
ATP	Adenosintriphosphat		
ADH	Antidiuretisches Hormon	mg	Milligramm
ATPS	Wasserdampfsättigung bei Umgebungstemperatur	mkp/Min	Meterkilopond pro Minute
		Mg	Magnesium
ASD	Vorhofseptumdefekt	mosm/l	Milliosmol/Kg H_2O
$AvDO_2$	Arteriovenöse Sauerstoffdifferenz	mval	Milliäquivalent
BE	base excess, Basendefizit, Basenüberschuß	Na	Natrium
		µg	Mikrogramm
BTPS	Wasserdampfsättigung bei Körpertemperatur	PEEP	Beatmung mit erhöhtem (positivem) endexspiratorischem Druck
C	Compliance, Dehnungsfähigkeit der Lunge, der Thoraxwand oder beider (ml/cm H_2O)	pH	negativer dekadischer Logarhithmus der Wasserstoffionenkonzentration (a = arteriell, v = venös, cap = kapillär)
Cl	Chlor	pCO_2	CO_2-Druck (a = arteriell, v = venös, cap = kapillär)
CPAP	Atmung unter kontinuierlich erhöhtem (positivem) Alveolardruck		
CPK	Kreatininphosphokinase	pO_2	O_2-Druck (a = arteriell, v = venös, cap = kapillär)
CSF	Cerebrospinale Flüssigkeit		
Charr	1 Charriere = $^1/_3$ mm Durchmesser	Q_s/Q_t	Shuntblutvolumen zu Herzminutenvolumen × 100 = Shunt in % des Herzminutenvolumens
D_{LCO}	Diffusionskapazität der Lunge für CO		
DOPA	Dihydroxyphenylalanin	SGOT	Serumglutamatoxalessigsäuretransaminase
ED_{50}	mittlere effektive Konzentration, unter der 50 von 100 Patienten narkotisiert sind		
		SGPT	Serumglutamatpyruvattransaminase
		TGA	Transposition der großen Gefäße
F_E/F_I	Verhältnis der exspiratorischen zur inspiratorischen fraktionellen Konzentration	THAM	Trishydroxyaminomethan
		$\dot{V}_A$	alveoläre Ventilation/Zeiteinheit
		V_t	Atemzugvolumen
F_{IO_2}	Fraktioneller Sauerstoffanteil in der Inspirationsluft	V_D	funktioneller Totraum
		V_D/V_t	Verhältnis Totraum/Atemzugvolumen
FRC	funktionelle Residualkapazität	$\dot{V}O_2$	Sauerstoffaufnahme pro Zeiteinheit
HLM	Herz-Lungen-Maschine	$\dot{V}CO_2$	CO_2-Abgabe pro Zeiteinheit
HbF	fetales Hämoglobin	VK	Vitalkapazität
Hkt	Hämatokrit	VSD	Ventrikelseptumdefekt
HWK	Halswirbelkörper	V_t	Atemzugvolumen
K	Kalium	$\dot{V}_E$	Exspirationsvolumen/Zeiteinheit
L/P	Quotient Lactat/Pyruvat	ZVD	Zentralvenöser Druck
kg KG	Kilogramm Körpergewicht	>	größer als
LDH	Lactatdehydrogenase	<	kleiner als

Anästhesie in der Geburtshilfe

Allgemeine Probleme

Während der Schwangerschaft ändern sich für die Narkosetechnik wichtige physiologische Parameter: extra- und intrazelluläre Flüssigkeitsmenge, Herzzeitvolumen und Ventilation steigen. Nach Einsetzen der Wehentätigkeit verzögert sich die Magenentleerung (4). Der Kardiasphinkter wird insuffizient. Häufigste Komplikationen sind deshalb Regurgitation und Aspiration von Mageninhalt.

Die MAC von Inhalationsnarkotika (s. S. 80) ist bei Graviden reduziert (20). Tiefere Inhalationsnarkosen gehen meist mit einer Erschlaffung der Uterusmuskulatur einher. Nahezu jedes zur Narkose und Muskelrelaxation benutzte Medikament passiert die Plazenta und kann die vitalen Funktionen des Neugeborenen in Abhängigkeit von der Konzentration deprimieren. Organische Substanzen diffundieren meist in nichtdissoziierter Form. Hohe Lipoidlöslichkeit eines Medikamentes geht einher mit raschem Überschreiten der Plazentabarriere. Substanzen mit einem Molekulargewicht > 1000 diffundieren kaum durch die Plazenta. Die Diffusion durch die Plazenta hängt schließlich ab vom Konzentrationsgefälle, der Dicke und Oberfläche der Plazenta und der Wehentätigkeit (8).

Im Stadium der Depression zur Welt gekommene Kinder haben einen signifikant höheren Anteil an der neonatalen Mortalität und Morbidität (8).

Schmerzstillung bei vaginalen Geburten

Die Geburt eines Kindes durchläuft die Stadien der beginnenden, der regelmäßig auftretenden Wehen bis zur vollständigen Eröffnung des Muttermundes und der Austreibung. Die stärksten Schmerzen werden durch die rhythmischen Kontraktionen des Uterus verursacht.

Analgetika

Alle Opiate und opiatähnlichen Präparate vermindern Stärke und Frequenz der Wehen und dürfen deshalb nur injiziert werden, wenn kräftige, regelmäßige Wehen bestehen und die Muttermundsöffnung mindestens 3 cm bei Multigraviden und 5 cm bei Erstgebärenden mißt. Kinder, die 5–6 Std. nach Verabfolgung eines Opiates an die Mutter geboren werden, können noch atemdepressiv sein (27).

Am häufigsten angewandt wird derzeit Pethidin (Dolantin, Meperidin, Dolcontral [DDR]) in Dosen bis zu 200 mg. Es ist günstiger, diese Dosis auf mehrere Injektionen zu verteilen. Pethidin sollte kurz vor oder während der vollständigen Muttermundsöffnung nicht mehr gegeben werden, um keine Apnoe oder Hypoventilation des Neugeborenen zu riskieren.

In jedem Falle von Pethidin-Analgesie sollte die Mutter 5 Minuten vor der Austreibung des Kindes einen Opiatantagonisten wie z. B. 1–2 mg Levallorphan (Lorfan) oder 0,1–0,3 mg Naloxon (Narcan) i. v. erhalten. Opiatantagonisten können auch in die Nabelvene des Kindes injiziert werden (s. S. 20).

Inhalationsnarkotika

N_2O (50–70 Vol% inspiratorisch) und Methoxyfluran (Penthrane) (0,2–0,4 Vol% inspiratorisch) werden heute meist von Gebärenden über Spezialgeräte oder normale Narkosegeräte selbst appliziert (22). Diese Methode hat den Vorteil, daß den Patientinnen die Maske entgleitet, wenn Bewußtlosigkeit eintritt. Der Nachteil besteht darin, daß ohne Bewußtlosigkeit meist auch keine Schmerzfreiheit besteht. 0,2–0,4% Methoxyfluran beeinflussen die Wehentätigkeit nicht stark (3). Inhalationsnarkotika können ab der frühen Eröffnungsperiode angewandt werden. Meist kommen sie in der späten Eröffnungsphase und in der Austreibungsphase zur Anwendung. Vor Wehenbeginn muß die Gebärende 5–6 mal tief Atem holen, um auf dem Höhepunkt der Wehe schmerzfrei zu sein. Während der Durchtrittsperiode muß permanent inhaliert werden, da eine intermittierende Inhalationsnarkose wegen der Preßatmung für den Durchtritt eine zu flache Anästhesie ergibt. Kurz vor der Entbindung sollte die inspiratorische N$_2$O-Konzentration auf mindestens 50% reduziert werden, um eine Diffusionshypoxie beim Neugeborenen zu verhindern.

Zur Wendung eines in Beckenend- oder Querlage befindlichen Kindes kann eine tiefe Halothannarkose indiziert sein.

Erstgebärende benötigen höhere inspiratorische Methoxyflurankonzentrationen als Multipara. Erhöhte Methoxyflurankonzentrationen sollten jedoch nur kurzfristig angewendet werden, weil Methoxyfluran bereits nach 3 Minuten im Nabelvenenblut nachgewiesen werden kann (6).

Intravenöse Narkose mit und ohne Inhalationsnarkotika

Ketamin (Ketanest, Ketalar)

Ketamin wurde in den letzten Jahren in verschieden hoher Dosierung zur geburtshilflichen Analgesie benutzt (1, 5, 23). Dosierungen bis zu 100 mg Ketamin mit und ohne Lachgasapplikation riefen keinerlei nachteilige Wirkungen für Kind und Mutter hervor (1, 5).

Propanidid (Epontol) – Langzeitnarkose

Einige Autoren (14, 21) haben zur Aufhebung des Wehenschmerzes Propanidid (Epontol)-Infusionen (0,5–1%ig) eingesetzt und keine Beeinträchtigung der Neugeborenen beobachtet. Wegen der bestehenden Aspirationsgefahr empfiehlt KRÜGER (14) in allen Fällen eine endotracheale Intubation. PICINELLI u. Mitarb. (21) sahen unter Propanidid eine Verkürzung der Eröffnungs- und Austreibungsphase. KRÜGER (14) beschreibt motorische Unruhezustände bei einer Reihe von Patientinnen.

Schlafentbindung

Das von DROH u. Mitarb. (7) publizierte Verfahren besteht in der intravenösen Verabreichung von 1,5–2 mg Droperidol (Dehydrobenzperidol), 150–250 mg Thiopental (Trapanal) und 40–100 mg Succinylcholin. Nach der endotrachealen Intubation wird mit einem N$_2$O-O$_2$-Halothangemisch (0,3–0,5 Vol%) unter intermittierender oder kontinuierlicher Succinylcholingabe künstlich beatmet. Anstelle von Halothan wurde auch Methoxyfluran (Penthrane) eingesetzt.

Regional- und Lokalanästhesie

Mögliche Nebenwirkungen der derzeit üblichen Lokalanästhetika Lidocain (Xylocain), Mepivacain (Scandicain, Carbocain [Winthrop]) Chloroprocain (Nesacain) und Bupivacain (Carbostesin) sind mütterliche Hypotension, anaphylaktischer Schock und toxische Reaktionen des Kindes nach Passage der Plazenta. Symptome der kindlichen Intoxikation können sich äußern in Krämpfen, Zuckungen, Agitation, Übererregbarkeit, Opisthotonus, permanentem Schreien, Depression, Apnoe, Schlaffheit, Mekoniumverfärbung, Bradykardie, Tachykardie, fetoplazentarer Transfusion, Hypoxie und metabolischer Azidose (11, 24, 25).

Auch neurologische Spätschäden sind möglich (11). Die plazentare Diffusion der einzelnen Lokalanästhetika ist unterschiedlich und kann durch Zusatz von Vasokonstringentien wie Adrenalin erheblich gesenkt werden.

Die regionale Schmerzausschaltung führt zum Wegfall der Bauchpresse. Saugglocke und Zange müssen deshalb häufiger als ohne Regionalanästhesie eingesetzt werden (4). Während der Regionalbetäubung ist die Empfindlichkeit gegenüber blutdrucksteigernden Effekten der Oxytoxine vermehrt (16).

Parazervikale Blockade

Mittels Injektion von je 6–10 ml 1%igen Lidocains oder Mepivacains oder 0,5%igen Bupivacains in die lateralen vaginalen Fornices (ca. 2 cm tief) kann der Geburtsschmerz für ca. 1^1/$_2$ Std. reduziert oder unterdrückt werden.

Da die Resorption der Lokalanästhetika nach parazervikaler Injektion wesentlich rascher erfolgt als im Epiduralraum, ist unbedingt auf die Einhaltung der Maximaldosen zu achten. Bei Risikogeburten und anomalen fetalen Herztönen sollte eine parazervikale Blockade nicht zur Anwendung kommen, weil der Adrenalinzusatz zum Lokalanästhetikum die plazentare Blutzufuhr gefährden kann. Die parazervikale Injektion hebt die Schmerzen zum Geburtsbeginn auf. Später muß zusätzlich ein Pudendusblock vorgenommen werden.

Epiduraler Block

Die Epiduralanästhesie ist indiziert bei sehr schmerzhaften Wehen, Präeklampsie, Atemwegs-, Herz- und Lebererkrankungen, bei vorzeitigen Wehen, Zangenentbindung und geplanter Sectio caesarea.

In Seitenlage oder in sitzender Stellung (seltener) wird zwischen L2 und 3, meist aber zwischen L3 und 4 mit einer Kanüle eingegangen, deren richtiger Sitz mittels hängendem Tropfen oder Kollaps eines kleinen Ballons verifiziert wird. Nach Einlegen eines Katheters wird eine Testdosis von 2 ml Anästhesielösung injiziert, um eine intralumbale Katheterlage auszuschließen, und die Patientin in Rückenlage gebracht. Wenn der Katheter im Epiduralraum liegt, wird die restliche Anästhesielösung injiziert.

Derzeit werden 0,5%iges Bupivacain (Carbostesin) und Chloroprocain (Nesacain) am häufigsten angewandt. Bei wiederholten Injektionen ohne Adrenalinzusatz sollten 320 mg Bupivacain und 600 mg Chloroprocain nicht überschritten werden. Die Schmerzempfindung ist 10–15 Minuten danach aufgehoben. Während des weiteren Verlaufes muß die Patientin sorgfältig beobachtet werden. Vom Mepivacain ohne Adrenalin werden bis zu 12 mg/kg mütterliches Körpergewicht komplikationslos vertragen.

Die häufigste Komplikation stellt die mütterliche Hypotension dar, die durch Ausschalten des Sympathikotonus der unteren Körperhälfte und oder Kompression der Aorta oder der unteren Hohlvene verursacht werden kann. Infusion von 500–1000 ml einer elektrolythaltigen Lösung, Einhalten einer linken Seitenlage solang wie möglich und Hochlagerung der Beine beugen der Hypotension vor. Starke Blutdrucksenkungen gehen oft mit Erbrechen einher.

Erst wenn die genannten Maßnahmen keinen Erfolg zeigen, sind Vasopressoren wie Ephedrin oder Äthyladrianol (Effortil) indiziert. Methoxamin erscheint weniger günstig, weil nach Aufheben der aortokavalen Kompression Lungenödeme beobachtet wurden. Uterustonisierende Substanzen verursachen während Regionalanästhesie häufig Erbrechen.

Selten tritt eine totale Spinalanästhesie auf, die künstliche Beatmung und kreislaufstabilisierende Maßnahmen erfordert.

Die schwerwiegendsten Komplikationen sind Periduralabszeß und bleibende neurologische Ausfälle. Kontraindikationen der Methode bilden Allergie gegen Lokalanästhetika, Infektionen der Lumbalgegend, Skoliosen, Störungen der Blutgerinnung, Blutungen ante partum, Schock, neurologische Erkrankungen und ein vorausgegangener Kaiserschnitt, weil dadurch eine Uterusruptur maskiert werden könnte (27). Bei der Epiduralanästhesie sollten Anästhesist und Geburtshelfer zugegen sein, weil sich häufig die Indikation zur Zangenentbindung ergibt.

Pudendusblock

Der Pudendusblock unterbindet den Durchtrittsschmerz und ermöglicht eine schmerzlose Episiotomieversorgung. Er wird bei Erstgebärenden vor dem Einschneiden des Kopfes, bei Mehrgebärenden nach vollständiger Eröffnung des Muttermundes transvaginal oder perineal angelegt. Bei letzterem Vorgehen wird die Nadel über der Tuberositas ossis ischii eingestochen und unter Zuhilfenahme des im Rektum befindlichen linken Zeigefingers zur Spina ossis ischii dirigiert. Nach Infiltration der Schleimhaut an der unteren Grenze der Spina werden auf jeder Seite 4 ml einer 1%igen Lidocain- oder Mepivacainlösung mit Adrenalinzusatz dorsokaudal von der Spina und beim Zurückziehen der Nadel weitere 2 ml injiziert. Anschließend wird das Lig. sacrospinale durchstochen, 4 ml Anästhesielösung medial der Spina und beim Zurückgehen mit der Nadel wiederum 2 ml injiziert. Die Patientin befindet sich dabei in Steinschnittlage.

Die Kombination von Pudendusanästhesie und parazervikalem Block ermöglicht schmerzfreie Spontangeburten oder Zangenextraktionen (18).

Der Pudendusblock kann beispielsweise durchgeführt werden, wenn Kontraindikationen für andere Formen der Leitungsanästhesie bestehen oder diese versagt haben.

Kaudalanästhesie

Die Kaudalanästhesie ist besonders bei knöchernen Anomalien technisch schwieriger als die Epiduralanästhesie. Es werden größere Mengen an Lokalanästhetika gebraucht. Damit steigt die Gefahr toxischer Nebenwirkungen und starker Blutdrucksenkung. Gelegentliche Injektionen in den kindlichen Kopf sind beschrieben worden.

Geburtshilfliche Operationen

Die Indikation zu geburtshilflichen Operationen wird oft in Notsituationen gestellt. Dennoch sollte sich der Anästhesist kurz orientieren über die Vorgeschichte der Patientin, bekannte Allergien und Erkrankungen der vitalen Organe.

Prinzipiell kann zwischen Regional- und Allgemeinanästhesie gewählt werden. Der Zeitaufwand für die Regionalbetäubung ist größer als für die Einleitung einer Allgemeinnarkose, was bei Noteingriffen zu berücksichtigen ist. Auch die Abhängigkeit von der Fertigkeit des Ausführenden bestehende Versagerquote der Regionalverfahren muß einkalkuliert werden. Vaginale geburtshilfliche Eingriffe wie Zangenentbindung, Saugglockenextraktion, innere Wendung und Beckenendlageentwicklung lassen sich in der Regel gut in Lokal- oder Regionalanästhesie ausführen.

Schnittentbindung (Sectio caesarea)

Auch der Kaiserschnitt kann unter Regional- und Allgemeinanästhesie ausgeführt werden. Zugunsten der Spinal- oder Epiduralanästhesie wurden früher die im Vergleich zur Allgemeinnarkose höheren Apgarwerte der Neugeborenen und die kürzere Zeit bis zum Einsetzen einer regelmäßigen, suffizienten Atmung angeführt (17).

Nach MARX u. Mitarb. (17) wurden die günstigsten fetalen biochemischen und klinischen Daten erreicht unter Regionalanästhesie mit Prophylaxe der Hypotension (i. v. Infusion von 500–1000 ml Ringerlaktat-Lösung mit oder ohne Zusatz von 10–15 mg Ephedrin). Die Nachteile der Allgemeinnarkose haben sich jedoch in den letzten Jahren durch bessere Steuerung der Narkose und besonders durch die Einführung von Propanidid (Epontol), Ketamin (Ketanest) und Etomidate zur Narkoseeinleitung aufheben lassen. In dringlichen Fällen (kindliche Asphyxie) ist die Regionalanästhesie wegen des erforderlichen Zeitaufwandes abzulehnen. Kontraindiziert sind Spinal- und Epiduralanästhesie auch bei mütterlicher Hypotension und/oder großen Blutverlusten.

Technik der Allgemeinnarkose

Zur Narkoseeinleitung müssen bereitliegen in funktionsfähigem Zustand: Absauggerät, Laryngoskope verschiedener Größe, Tubusfaßzange, Endotrachealtuben mehrerer Größen und ein Notfallbronchoskop.

Mehrere gekreuzte Blutkonserven oder Blut der Blutgruppe 0 und Plasmaexpander müssen bereitgestellt werden. Personal zur Lagerungsänderung der Patientin und zur Vornahme des Handgriffes nach SELLICK muß vorhanden sein.

Bei geplanten Eingriffen muß die übliche Flüssigkeits- und Nahrungskarenz eingehalten werden.

Zunächst werden Blutdruckmanschette und eine Infusion angelegt. Die Prämedikation besteht nur aus i. v. verabreichtem Atropin. Die Narkoseeinleitung mit Barbituraten (pro kg Körpergewicht ca. 4 mg Hexobarbital (Evipan) oder Thiopental (Trapanal) oder 1 mg Methohexital (Brietal, Brevimytal)) oder 10 mg Propanidid (Epontol)/kg gewährleistet einen raschen Operationsbeginn. Auch Etomidate kann zur Narkoseeinleitung benutzt werden (15–30 mg).

Bei Nabelschnurvorfall ist die Narkoseeinleitung in linker Seitenlage mit Kopftieflage am günstigsten.

Mehrere Autoren (2, 9, 10) fanden höhere Apgarwerte nach Propanidid – im Vergleich zur Barbiturateinleitung, was wahrscheinlich auf den raschen Abbau des Propanidid zurückzuführen ist. Vor der Intubation sollte reiner Sauerstoff geatmet werden.

In Rückenlage vor Narkosebeginn tritt mitunter infolge aortokavaler Kompression ein schwerer Blutdruckabfall ein. Abhilfe schafft die Seitenlagerung.

Kompensierbar ist die Hypotension auch durch rasche Intubation nach einer Barbiturat- oder Ketamin-Succinyldicholin-Injektion, die den Blutdruck ansteigen läßt.

Gute Intubationsbedingungen schafft Succinyldicholin, das die Plazentaschranke bei einer Dosierung von 1 mg kg/KG nicht überschreitet. Auch Pancuroniumbromid in einer Dosierung von 0,05–0,88 mg/kg Körpergewicht kann gefahrlos zur Muskelrelaxation benutzt werden. Um die Regurgitation von Mageninhalt zu vermeiden, muß die Intubation sehr rasch erfolgen und der Handgriff nach SELLICK (s. S. 141) oder eine Ballonsonde angewandt werden.

Der günstigste Zeitpunkt zur Intubation im Hinblick auf eine mögliche Regurgitation ist gegeben, wenn Faszikulationen der Gesichtsmuskulatur den Eintritt der Succinyldicholinwirkung anzeigen. Bis zur Entbindung des Kindes wird die Narkose mit O_2-N_2O im Verhältnis 1:1 unter Normoventilation weitergeführt. Hyperventilation mit Hypokapnie im Gefolge reduziert die plazentare Blutversorgung, und die metabolische Azidose der Neugeborenen ist ausgeprägter.

Unmittelbar vor der Geburt sollte für 1 Minute mit 100% O_2 beatmet werden.

Je länger die Anästhesiedauer, desto niedriger ist der Apgarwert eines durch Kaiserschnitt entbundenen Kindes.

Nach Propanidideinleitung können die Patientinnen intraoperativ gelegentlich erwachen.

Zur Narkoseeinleitung kann nach eigenen günstigen Erfahrungen auch Ketamin in Dosierungen von 1–2 mg/kg KG benutzt werden.

Nach Abklemmen der Nabelgefäße können alle Narkosemittel und Muskelrelaxantien angewendet werden.

Bei Halothananwendung sollten die inspiratorischen Konzentrationen 0,5 Vol% nicht überschreiten, um eine Uterusatonie zu vermeiden (Lit. b. 9).

Bei unstillbaren postpartalen Blutungen ist immer an das Vorliegen einer Gerinnungsstörung (meist Hypo- oder Afibrinogenämie) zu denken.

Schwangerschaftstoxikose

Schwangerschaftstoxikosen sind gekennzeichnet durch Ödeme (Hirnödem und oder Lungenödem in schweren Fällen), Oligurie, Hypertonie, Proteinurie und gegebenenfalls Krämpfe. Säure-Basen-Haushalt, Herz-, Leber- und Nierenfunktion sind gestört. Die fetale Sauerstoffversorgung ist vermindert.

Bei diesen Schwangeren kann nur eine polypragmatische Behandlung den Zustand bessern.

Die Senkung des Blutdruckes kann durch Leitungsanästhesie oder medikamentös (Infusion mit 25 mg Hydrazinophtalazin (Nepresol) und 2 mg Reserpin (Serpasil) oder 0,30 mg Clonidin (Catapresan) oder Pentolinium (Ansolysen [Ayerst]) oder Phentolamin (Regitin) erfolgen. Engmaschige Blutdruckkontrollen sind dabei notwendig. Der systolische Druck soll 130 mm Hg nicht unterschreiten. Die Regionalbetäubung kann die uteroplazentare Insuffizienz durch Hypotension verstärken.

Die Diurese ist durch Saluretica wie Furosemid (Lasix) anzuregen. Krämpfe können mit i.v. Gaben von Diazepam (Valium) oder Hexobarbital (Evipan) kupiert werden. Säure-Basen- und Elektrolyt-Haushalt müssen durch gezielte Substitutionen normalisiert werden.

Frühzeitig einsetzende künstliche Beatmung ist indiziert beim Hirnödem und bei pulmonaler Insuffizienz.

Zur Sedierung der nichtkrampfenden Patientinnen kann ein Gemisch aus 100 mg Pethidin (Dolantin), 50 mg Promethazin (Atosil) und 0,6 mg Hydergin in Dosen von 1–3 ml i.v. verabreicht werden.

LERNER u. Mitarb. (15) registrieren bei hypertensiven oder präeklamptischen Gebärenden nach Leitungsanästhesie niedrigere Apgarwerte der Neugeborenen als unter Inhalationsnarkose mit erhöhter inspiratorischer O_2-Konzentration. Unabhängig von der Betäubungsart sollte die Inspirationsluft 5–10 Minuten vor der Geburt 50–100% Sauerstoff enthalten (13).

Literatur

1. Akamatsu, T. J., J. J. Bonica, R. Rehmet, M. Eng, K. Ueland: Experiences with the use of Ketamine for parturition: I. Primary anesthetic for vaginal delivery. Anesth. Analg. Curr. Res. 53 (1974) 284–287
2. Baraka, A., M. O'Brien, E. Aslanian, R. Saade: Propanidid versus thiopentone for induction of general anesthesia in elective Caesarean section. Brit. J. Anaesth. 43 (1971) 2–8
3. Boisvert, M., F. Hudon: Clinical evaluation of methoxyflurane in obstetrical anaesthesia: a report on 500 cases. Canad. Anaesth. Soc. J. 9 (1962) 325–330
4. Brunner, J.: Die Anaesthesie in der Geburtshilfe und die Wiederbelebung des Neugeborenen. In: Lehrbuch der Anästhesiologie, Reanimation und Intensivtherapie, hrsg. von R. Frey, W. Hügin, O. Mayrhofer. Springer Berlin 1972 (S. 729–736)
5. Chodoff, P., J. G. Stella: Use of CI-581, a phencyclidine derivate for obstetric anesthesia. Anesth. Analg. Curr. Res. 45 (1966) 527–530

6. Clark, R. B., J. O. Cooper, W. E. Brown, F. E. Greifenstein: The effect of Methoxyflurane on the foetus. Brit. J. Anaesth. 42 (1970) 286–294
7. Droh, R., R. Kohler, F. Kuhn: Schlafentbindung. Anaesthesist 16 (1967) 101–105
8. Finster, M.: Der Übertritt von Anästhetika durch die Placenta und ihre Wirkung auf den Fetus. In: Fortschritte der perinatalen Medizin, hrsg. von E. Saling, K. A. Hüter. Thieme, Stuttgart 1971 (S. 195–200)
9. Franke, W., F. W. Ahnefeld: Allgemeinanästhesie in der Geburtshilfe. In: Fortschritte der perinatalen Medizin, hrsg. von E. Saling, K. A. Hüter. Thieme, Stuttgart 1971 (S. 200–204)
10. Gran, L., J. M. Maltau: Propanidid (Epontol) for induction of general anaesthesia in Caesarean section. Anaesthesist 20 (1971) 247–249
11. Guillozet, N.: The risk of paracervical anesthesia: Intoxication and neurological injury of the newborn. Pediatrics 55 (1975) 533–536
12. Hauenschild, E.: Kaiserschnittnarkosen. Anaesthesist 21 (1972) 1–4
13. Houle, G., G. Fox, P. Bromage: Der Säure-Basen-Haushalt des Foeten bei der sectio caesarea: Allgemeinanästhesie gegenüber Epiduralanästhesie. Kongreßbericht. XXII Congrès national d'anesthésie et réanimation. Paris 30. 3.–14. 3. 72
14. Krüger, H. W.: Erfahrungen mit Propanidid-Langzeitnarkosen in der Geburtshilfe. Z. prakt. Anästh. u. Wiederbeleb. 8 (1973) 216–222
15. Lerner, M., R. Y. Balmaseda, R. A. Greenberg, W. Hehre: Anesthetic considerations for complicated obstetrics: II. Preeclampsia and hypertensive vascular disease. Anesth. Analg. Curr. Res. 48 (1969) 771–777
16. Marx, F.: Regional analgesia in obstetrics. Anaesthesist 21 (1972) 84–91
17. Marx, G. F., E. V. Cosmi, St. B. Wollman: Biochemical status and clinical condition of mother and infant at cesarean section. Anesth. Analg. Curr. Res. 48 (1969) 986–994
18. Nolte, H., H. Oehmig: Die Lokalanaesthesie. In: Lehrbuch der Anaesthesiologie, Reanimation und Intensivtherapie, hrsg. von R. Frey, W. Hügin, O. Mayrhofer. Springer Berlin 1972 (S. 291–325)
19. Owens, W. D., G. L. Zeitlin: Hypoventilation in a newborn following administration of succinylcholine to the mother: A case report. Anesth. Analg. Curr. Res. 54 (1975) 38–40
20. Palanniuk, R. J., S. M. Shnider, E. I. Eger: Pregnancy decreases the requirement for inhaled anesthetic agents. Anesthesiology 41 (1974) 82–83
21. Picinelli, G., F. D. Battistini, M. Angiolillo: Propanidid bei der unter Allgemeinanaesthesie gesteuerten Geburt. Med. Welt (1970) 231–236
22. Rosen, M., W. Mushin, V. Major: Erfahrungen mit Methoxyfluran als Analgetikum in der Geburtshilfe. Z. prakt. Anästh. u. Wiederbeleb. 3 (1968) 159–167
23. Stolp, W., D. Langrehr, K. Sokol: Zur Anwendung von Ketamine in der geburtshilflichen Anaesthesie. Z. Geburtsh. Gynäk. 169 (1968) 198–213
24. Teramo, K.: Einfluß von Lokalanästhetika auf den Fetus. In: Fortschritte der perinatalen Medizin, hrsg. von E. Saling, K. A. Hüter. Thieme, Stuttgart 1971 (S. 215–221)
25. Thiery, M., I. Deschampheleire, E. Lybeer, R. Serreyn, P. van Damme, Y. Sian, R. Derom: Fetale Gefährdung bei einmaliger Paracervikalblockade während der Geburt. In: Fortschritte der perinatalen Medizin, hrsg. von E. Saling, K. A. Hüter. Thieme, Stuttgart 1971 (S. 221–228)
26. Tunstall, M. E.: Anaesthesia for operative procedures in the obstetrical unit. In: General Anaesthesia, Bd. II, hrsg. von C. Gray, J. F. Nunn. Butterworth, London 1971 (S. 365–383)
27. Utting, J. E.: Obstetric Analgesia. In: General Anaesthesia, Bd. II, hrsg. von C. Gray, J. F. Nunn. Butterworth, London 1971 (S. 350–364)
28. Weaver, J. B., J. F. Pearson, M. Rosin: Posture and epidural block in pregnant women at term. Anaesthesia 30 (1975) 752–756

Anatomische und physiologische Daten der perinatalen Phase, die Asphyxie des Neugeborenen

Anatomische Besonderheiten

Das reife Neugeborene hat ca. $1/3$ der Körperlänge des Erwachsenen und ca. $1/20$ des Erwachsenenkörpergewichtes. Der Kopf ist im Verhältnis zum Körper groß und kann durch die schwach entwickelte Hals- und Nackenmuskulatur nicht gehalten werden. Die Epiglottis ist klein und schwierig mit dem Laryngoskop anzuheben. Der Kehlkopf sitzt höher als beim Erwachsenen. Die Trachea ist ca. 4 cm lang und ihr Durchmesser beträgt ca. 6 mm. Die engste Passage der oberen Luftwege befindet sich subglottisch in Höhe des Krikoidknorpels. Hier kann eine zirkuläre Schleimhautschwellung von 1 mm zu einer Einengung auf weniger als 50% des ursprünglichen Durchmessers führen (48).

Der Thorax ist klein, das Sternum weich, so daß bei Atemwegstenosen leicht inspiratorische Retraktionen auftreten. Die Rippen stehen horizontaler und mehr in Inspirationsstellung als beim Erwachsenen. Die Atemmuskulatur ist schwach entwickelt. Herabgesetzter Bauchmuskeltonus, hochstehende Zwerchfelle, eine im Verhältnis zum Körpergewicht große Leber und ein enges Becken bedingen ein rundes, prominentes Abdomen. Gastrointestinale Blähungen können die atembedingten Zwerchfellexkursionen leicht behindern.

Atmung und Herz-Kreislauf-System

Der menschliche Fetus wird mit kollabierten Lungen geboren, die bei reifen Neugeborenen ein Volumen von ca. 40 ml haben und bis zur Hälfte der funktionellen Residualkapazität mit Flüssigkeit gefüllt sind, welche sich aus den Lungen selbst und Fruchtwasser rekrutiert (2). Während des Geburtsvorganges werden ca. 40 ml Flüssigkeit aus den Atemwegen gepreßt (3). Die restliche Flüssigkeit wird während der ersten Atemzüge auf dem Blut- und Lymphweg abtransportiert. Zum Zeitpunkt der Geburt beträgt die Durchblutung der Lunge $1/10$–$1/5$ des Volumens, das nach Inflation der Lungen zu messen ist (10, 14).

Das Perfusionsvolumen der Lunge scheint abzuhängen von ihrer Entfaltung und den einsetzenden Änderungen der Blutgase (Anstieg des pO_{2a}, Abfall des pCO_{2a}) und des pulmonalen Gefäßwiderstandes, der nach der Geburt um das ca. 10fache abnimmt. Hypoxie und Hyperkapnie erhöhen den Lungengefäßwiderstand beträchtlich und können zum Rückfall in den fetalen Zirkulationsmodus führen. Die pulmonale Vasokonstriktion infolge neonataler Asphyxie kann so stark sein, daß auch künstliche Beatmung ineffektiv wird (49).

Möglicherweise wirken noch andere Faktoren, wie z. B. Katecholamine auf den pulmonalen Gefäßwiderstand ein. Während der letzten Schwangerschaftsmonate passieren ungefähr 10% des fetalen Herzminutenvolumens die Lunge, während 90% über Ductus arteriosus und Foramen ovale in den großen Kreislauf gelangen. Während der Fetalzeit besteht eine anatomische Verbindung der V. cava inferior zu beiden Vorhöfen, und das Foramen ovale liegt zwischen V. cava inferior und linkem Vorhof (16, 49).

Der Hauptanteil des Blutes scheint über den Ductus venosus, der sich nach der Geburt schließt, unter Umgehung der Leber in die V. cava inferior zu gelangen (49). Das Blut aus der V. cava inferior fließt größtenteils durch das Foramen ovale in den linken Vorhof. Nur ein geringer Teil des Blutes fließt in den rechten Vorhof, der das gesamte Blut der oberen Hohlvene und des Koronarsinus aufnimmt. Im Herzen findet keine vollständige Durchmischung des Blutes statt, so daß der O_2-Gehalt des Blutes in der A. carotis höher ist als in der Aorta descendens (16). Das fetale Herzzeitvolumen wird auf 200–230 ml/kg/Min. geschätzt (16, 24).

Unter Hypoxie wird der fetale Kreislauf infolge der größeren Kohlenhydratreserven des Herzmuskels länger aufrechterhalten als beim Erwachsenen (15, 16). Die normale fetale Herzfrequenz liegt zwischen 120–160 Minuten. Nach Wegfall des plazentaren Gasaustausches kommt es durch Anstieg des Gefäßwiderstandes im großen Kreislauf und Druckanstieg im linken Vorhof mit Abnahme der Shuntblutmenge durch Foramen ovale und Ductus arteriosus zu Kreislaufverhältnissen ähnlich dem Prinzip bei Er-

Auch eine endobronchiale Drucksteigerung um beispielsweise 2,5 cm H_2O kann als Atemstimulus wirken. Die Entfaltung der Lunge erfordert beträchtliche Drücke. Das Atemzugvolumen des reifen Neugeborenen beträgt ca. 15 ml. Initiale Atemzüge können jedoch auch Volumina bis zu 80 ml fördern, die zum Aufbau des Residualvolumens dienen. Bei den ersten Atemzügen konnten intrapulmonale Druckdifferenzen zwischen 40–70 cm H_2O gemessen werden (KARLBERG zit. in 10).

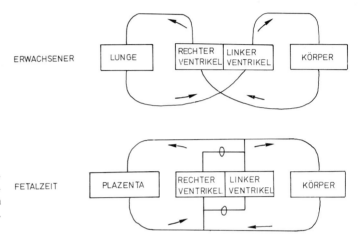

Abb. 1 Kreislaufschaltung während der Fetal- und Erwachsenenzeit (nach MOLL u. BARTELS in Physiologie des Kreislaufs Bd. I. Springer Verlag Heidelberg 1971)

wachsenen. Abb. 1 vergleicht die Kreislaufverhältnisse während der Fetalzeit und nach der Neugeborenenperiode. Der Shunt durch den Ductus arteriosus ist in der 1. Stunde ein Rechtslinks-Shunt und kehrt sich später um. 15 Stunden nach der Geburt ist normalerweise kein Shunt mehr meßbar. Das Herzzeitvolumen des Neugeborenen wird mit 165 ml/kg/Min. angegeben (24). Am Beginn des extrauterinen Lebens steht eine apnoische Phase (max. bis 30 Sek. beim gesunden Neugeborenen). Darauf folgt eine Periode diskontinuierlicher Atmung, die in eine regelmäßige hochfrequente Atmung übergeht. Perioden rhythmischer Atmung im Wechsel mit apnoischen oder hypoventilatorischen Phasen kommen vorwiegend bei Frühgeborenen und Neugeborenen mit intrakraniellen Geburtstraumen oder Hypoxie des „Atemzentrums" vor. Die ersten Atemzüge werden wahrscheinlich durch Asphyxie (mechanische Behinderung des Umbilikalkreislaufes bei der Geburt), Temperaturwechsel des externen Milieus (Verlust von ca. 600 kcal/Min. nach JAMES (22)) taktile und enterorezeptive Reize induziert.

Mit Einsetzen der kindlichen Atmung ändern sich Sauerstoff- und Kohlensäuredruck eklatant.

DAWES (15) gibt bei Tierfeten Sauerstoffdrücke von 40–50 mm Hg für die Nabelvene und 20–30 mm Hg für die Nabelarterie an.

Der Blutdurchfluß durch die Nabelschnur beträgt am Ende der Schwangerschaft ca. 150 ml/kg.

Blutungen können infolge reduzierter O_2-Aufnahme durch den Fetus zum Anstieg des pO_2 im Nabelarterienblut und zu falschen Schlußfolgerungen bezüglich des Allgemeinzustandes führen (15).

Der arterielle Blutdruck steigt im Laufe der Gravidität und beträgt zur Zeit der Entbindung 50–70 mm Hg. Je größer das Geburtsgewicht, desto höher ist der Blutdruck (24). Druckwerte in Aorta und Truncus pulmonalis enthält Abb. 2.

Die Lungendurchblutung am 1. Lebenstag beträgt 4–5 l/Min./m^2, während der große Kreislauf mit 1,96 l/Min./m^2 perfundiert wird. Am 2. und 3. Tag steigt diese Größe auf 3,54 l/Min./m^2

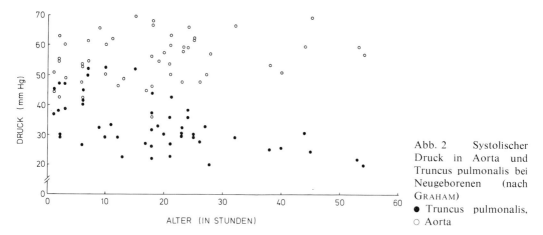

Abb. 2 Systolischer Druck in Aorta und Truncus pulmonalis bei Neugeborenen (nach GRAHAM)
● Truncus pulmonalis,
○ Aorta

an (24). Der Gefäßwiderstand im großen Kreislauf ist am 1. Lebenstag höher als bei normalen Kindern. Am 2. Lebenstag steigen arterieller Druck und Blutdurchfluß im großen Kreislauf.

Mit Ingangkommen der Atmung ändert sich die Hautfarbe des zyanotischen Neugeborenen, die Nabelschnurpulsationen nehmen ab, und die Nabelschnurgefäße kollabieren durchschnittlich nach 80–90 Sekunden. Das zeigt die enge Verquickung von Atmung und Kreislauf bei der Adaptation an das extrauterine Dasein. Erfolgt die Abklemmung der Nabelschnur vor Einsetzen der Atmung, sinkt die Herzfrequenz (49). Die Abnabelung nach Ventilationsbeginn beeinflußt die Herzfrequenz nicht. WULF (49) plädiert daher für die „Spätabnabelung". Bei Abnabelung später als 5 Minuten nach der Geburt ist das Blutvolumen 50–60% höher als bei Abnabelung innerhalb von 10 Sekunden post partum.

Die Lungencompliance ändert sich mit der Dauer der Atmung. Sie beträgt nach 3 Minuten 2 ml/cm H_2O und nach 60 Minuten bereits 4 und nach 1 Woche 5–6 ml/cm H_2O (2). Die Compliance der Thoraxwand ist größer als die der Lunge. Hat das fetale Gewicht ca. 1000 g erreicht, beginnen die Alveolarzellen oberflächenaktive Substanz zu produzieren. Der Druck im Truncus pulmonalis fällt nach Einsetzen der Atmung stark ab, erreicht aber durch weitere allmähliche Abnahme erst 2 Wochen nach der Geburt Erwachsenenwerte. Während dieser Zeit atrophiert die Muskulatur der Lungengefäße und des rechten Ventrikels teilweise (16). Die Sensibilität der Lungengefäße gegenüber Hypoxie und Azidose ist in der perinatalen Phase größer als bei Erwachsenen.

Die alveolare Ventilation ist in den ersten Lebensminuten hoch und fällt innerhalb von 6–12 Stunden auf 130–140 ml/kg KG ab (Abb. 3). Die Atemarbeit ist am geringsten bei Atemfrequenzen zwischen 30–40/Min. (Abb. 4).

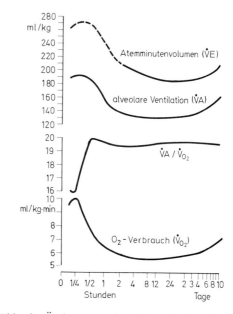

Abb. 3 Änderungen des Atemminutenvolumens, der alveolaren Ventilation, des Sauerstoffverbrauches und des Quotienten $\dot{V}_A/\dot{V}_{O_2}$ bei Neugeborenen (aus H. BARTELS, K. RIEGEL, J. WENNER, H. WULF: Perinatale Atmung. Springer, Heidelberg 1972)

Pro m^2 Körperoberfläche ähnelt $\dot{V}_A$ dem bei Erwachsenen gemessenen Wert von ca. 2,3 l/m^2.

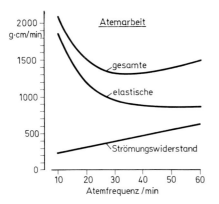

Abb. 4 Beziehung zwischen Atemarbeit und -frequenz und Strömungswiderstand in den Atemwegen bei Neugeborenen (aus H. BARTELS, K. RIEGEL, J. WENNER, H. WULF: Perinatale Atmung. Springer, Heidelberg 1972)

Tabelle 3 Atemphysiologische Daten von Neugeborenen (2,5–3,5 kg) nach COOK u. KARLBERG (zit. bei 41, 43)

funktionelles Residualvolumen (FRC)	30 ml/kg
Atemzugvolumen (V_t)	6 ml/kg
Compliance (V/P)	5 ml/cm H_2O
funktioneller Totraum (V_D)	2,8–2,2 ml/kg KG
$V_D : V_t$	0,33–0,50
Atemfrequenz/Min. (f) in Ruhe	34–40
alveolare Ventilation ($\dot{V}_A$)	100–150 ml/kg/min
Ösophagusdruckdifferenz ($\Delta P_{ös}$)	5 cm H_2O
Atemarbeit	1,450 g cm/min
Diffusionskapazität (D_{LCO})	1,2 ml/min/mm Hg
Sauerstoffverbrauch ($\dot{V}_{O_2}$) in Ruhe	6 ml/kg/min
CO_2-Abgabe ($\dot{V}_{CO_2}$)	5,1 ml/kg/min
Körperoberfläche	0,17–0,21 m^2
Kalorienverbrauch	115 kcal/24 Std.
Kalorienverbrauch	kcal/m^2/Std.

Der funktionelle Totraum wird 24 Stunden post partum mit 2,2 ml/kg und der Totraumanteil am Atemzugvolumen mit 30% angegeben (3).

Die Tab. 1–3 enthalten eine Zusammenstellung atemphysiologischer Daten von Früh- und Neugeborenen.

Neugeborene haben pro kg Körpergewicht lediglich ein Drittel der Gasaustauschfläche, die dem Erwachsenen zur Verfügung steht. Der Anteil der Atemmuskulatur am Ruheumsatz ist prozentual höher als beim Erwachsenen.

Weitere Werte für Atemwiderstände und Atemarbeit s. S. 28.

NELSON u. Mitarb. (2) und STRANG (43) konnten bei reifen Neugeborenen keine nennenswerten Störungen des Ventilations-Perfusionsverhältnisses nachweisen.

THIBEAULT u. Mitarb. (45) fanden bei reifen Neugeborenen alveolo-arterielle O_2-Druckdifferenzen ($AaDO_2$) zwischen 5 und 17 mm Hg. Die Ursache wird vorwiegend in der erhöhten

Tabelle 1 Atemphysiologische Daten bei Frühgeborenen

Autor	Atemzugvolumen (V_t) $\bar{x}$	Atemminutenvolumen ($\dot{V}$) $\bar{x}$	V_D/V_t
Cross u. Oppe 14	11,5 (6,1–17)	0,396 (0,160–0,646)	
Boutourline-Joung*	13,3 (8,4–17,3) (ATPS)	0,430 (0,281–0,581) (ATPS)	
Nelson (30)	4,6–24,5 ml (BTPS)	154–1078 ml (BTPS)	0,06–0,33
Shaw u. Hopkins*	12,3 (4,5–17,2) (ATPS)	0,698 (0,304–1,225) (ATPS)	

* Aus D. S. DITTMER, R. M. GREBE: Handbook of Respiration. Saunders, Philadelphia 1958.

Tabelle 2 Mittel- und Grenzwerte für Atemfrequenz, Atemminuten- und Atemzugvolumen bei Neugeborenen (nach CROSS und STRANG)

n	Alter	Gewicht (kg)	f	$\dot{V}$ (ml/Min)	V_t (ml)	V_D/V_t
5	5–12 Std.	3,6	25,4 (14–33)	527,6 (313–646)	20,7 (18,4–23,7)	
7	6–7 Tage	3,69	28,6 (8–36)	579,7 (354–855)	20,5 (16,0–28,3)	
9	1 Std.–7 Tage	3,3	41 (25–60)	750 (375–1220)	18,1 (12,6–25,2)	0,50 (0,32–0,66)

Kurzschlußblutmenge gesehen, die in den ersten 4 Lebenstagen bei normalen Kindern 15–25% des Herzzeitvolumens betragen kann.

Mit Normalisierung des intrathorakalen Gasvolumens von 54–117 ml auf 44–81 ml im Alter von 19 Tagen normalisierten sich auch die AaDO$_2$-Werte. Bei unreifen Neugeborenen persistierten die hohen AaDO$_2$.

Wie beim Erwachsenen läßt sich bei Neu- und Frühgeborenen eine lineare Beziehung zwischen Bruttoventilation und Sauerstoffaufnahme nachweisen. Die O$_2$-Aufnahme steigt zwischen den ersten Lebensstunden und dem 2.–10. Tag um 40% (11).

Der Hering-Breuer-Reflex ist bei Neugeborenen nachweisbar. Die Sauerstoffdissoziationskurve von Neugeborenen ist im Vergleich zu Erwachsenen nach links verschoben, d. h., die Sättigung des Hb mit Sauerstoff ist bei gleichem Sauerstoffdruck höher.

Neu- und Frühgeborene haben gelegentlich eine periodische Atmung mit apnoischen Pausen bis zu 10 Sekunden, die allgemein auf eine Unreife des „Atemzentrums" zurückgeführt wird. Längere apnoische Intervalle mit Zyanose und Bradykardie sind von schlechter prognostischer Bedeutung.

Hyperkarbie steigert das Atemminutenvolumen von Neugeborenen (12). Geringe CO$_2$-Konzentrationen in der Atemluft lassen das Atemzeitvolumen stärker ansteigen als bei Erwachsenen, höhere CO$_2$-Konzentrationen rufen bei Neugeborenen eine geringere Ventilationssteigerung hervor als bei Erwachsenen (3). Bezogen auf kg Körpergewicht zeigt die CO$_2$-Antwortkurve des Neugeborenen und Erwachsenen die gleiche Steilheit (3). Die Reaktion des Neugeborenen auf Hypoxie kann in Abhängigkeit von der Umgebungstemperatur in primärer Hypoventilation oder initialer Hyperventilation mit nachfolgender Hypoventilation bestehen (3, 13, 14, 26). Während der ersten Lebenstage werden das Atemzentrum und die Chemorezeptoren besonders bei kühlen Temperaturen infolge allgemeiner Stoffwechselsenkung durch Hypoxie rasch insuffizient (3).

MILLER u. SMULL (26) nehmen deshalb an, daß die Aktivität der Chemorezeptoren bei der Geburt gering ist, erst allmählich zunimmt und im 1.–2. Lebensmonat noch nicht an die Aktivität der Erwachsenen heranreicht.

Bei reifen Neugeborenen und 12–84 Tage alten Frühgeborenen rief die Atmung hypoxischer Gasgemische motorische Unruhe hervor.

Die Atmung reinen Sauerstoffs führte nach passagerer Abnahme des Atemminutenvolumens für ca. 1 Minute (Depression der Chemorezeptoren) ebenfalls zur Hyperventilation, die durch Anstieg der CO$_2$-Konzentration im „Atemzentrum" aufgrund der reduzierten Pufferkapazität des Hämoglobins unter Hyperoxie erklärt werden kann.

Säure-Basen-Haushalt

Normwerte

Die Pufferkapazität des arteriellen Blutes ist beim gesunden Neugeborenen vermindert. Basendefizit-Werte zwischen -8 und -20 mval/l sind post partum nicht selten zu messen, wobei das Maß der metabolischen Azidose mit Geburtsverzögerung und Hypoxie korreliert.

Die Tab. 4 u. 5 zeigen fetale und mütterliche Blutanalysen unter und nach der Geburt.

Das hypoxisch und azidotisch (gemischt metabolisch-respiratorische Azidose) zur Welt kommende Kind normalisiert zunächst die Hypoxie, später die Hyperkapnie. 24 Stunden nach der Geburt

Tabelle 4 Blutgase und Säure-Basen-Haushalt bei Fetus und Mutter unter der Geburt (nach WULF)

	V. umbilicalis	Art. umbilicalis	mütterliches Kapillarblut
pO$_2$ (mmHg)	30	20	105
O$_2$-Sättigung (%)	60	30	100
pCO$_2$ (mm Hg)	42	50	31
pH resp.	7,38	7,34	7,46
pH akt.	7,30	7,24	7,38
pH met.	7,31	7,26	7,32
BE (mval/l)	$-6,4$	$-8,4$	$-5,1$
Laktat (mval/l)	3,80	4,21	4,88
Pyruvat (mval/l)	0,15	0,17	0,23
L/P	24,3	24,4	21

Tabelle 5 pH, pCO$_2$ und Pufferbase bei Müttern (arterielles Blut) und ihren Säuglingen (Blut a. d. linken Vorhof) nach WEISBROT u. Mitarb. (zit. bei 11)

	pH	pCO$_2$	Pufferbase
Mutter	7,39	31,7	41,8
Kind Geburt*	7,23	58,4	40,7
1 Std. post partum	7,30	38,8	42,2
3 Std. post partum	7,34	38,3	43,9
24 Std. post partum	7,41	33,6	44,7

* Nabelarterienblut.

hat das Neugeborene den Säure-Basen-Status der Mutter vor der Geburt erreicht (22).

Die initiale Azidose des Frühgeborenen ist ausgeprägter als beim reifen Neugeborenen und wird langsamer kompensiert.

Trotz der im Vergleich zu Erwachsenen in utero herrschenden Hypoxie findet im Feten keine nennenswerte anaerobe Glykolyse statt (49). Die metabolische Azidose während und nach der Geburt ist vorwiegend exogen bedingt, d. h. durch anaerobe Glykolyse im Myometrium.

Das Auftreten saurer Metaboliten im mütterlichen Blut läßt sich durch Sauerstoffzufuhr nicht beheben (49).

Die respiratorische Azidose des Feten geht nicht von der Mutter aus, sondern ist Folge einer Minderdurchblutung des intervillösen Systems (49).

Veränderungen durch Narkose und Operation

Chirurgische Korrekturen angeborener Mißbildungen in der 1. Lebenswoche in N$_2$O-Halothannarkose hatten einen geringen Einfluß auf das Säure-Basen-Gleichgewicht (7a). Eine leichte metabolische Azidose, die präoperativ und in den ersten postoperativen Tagen bestand, ging in der 2. Hälfte der ersten postoperativen Woche in eine leichte metabolische Alkalose über, als deren Ursache Schwinden der Hungerazidose und Kaliumverluste angesehen werden (7a). Duodenalatresien hatten bei frühzeitigem chirurgischen Eingreifen nur eine leichte metabolische Alkalose (7a).

PINTER (33a) fand anläßlich der Korrektur angeborener Mißbildungen bei Neugeborenen eine Verstärkung der physiologischen metabolischen Azidose. Innerhalb der ersten 6 postoperativen Stunden wurden die präoperativen Ausgangswerte wieder erreicht (Abb. 5). Intraoperativer Laktatanstieg und intraerythrozytäre Veränderungen normalisierten sich langsamer (33a). Nach YOUNG (50a) bildeten sich Basendefizite bis zu −15 mval/l spontan in 3–10 Tagen zurück.

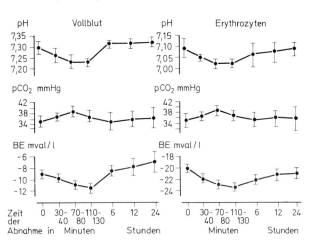

Abb. 5 Intra- und postoperatives Verhalten des Säure-Basen-Status bei Neugeborenen, die sich Operationen mit einer Dauer > 60 Min. unterzogen (aus A. PINTER: Bruns' Beitr. klin. Chir. 221 [1974] 235)

Wasser- und Elektrolythaushalt, Nierenfunktion

Unoperierte Neugeborene

Am Ende der Schwangerschaft nimmt der Fetus täglich ca. 3,5 l Amnionflüssigkeit auf und gibt ca. 4 l wieder ab (19). Der Extrazellulärraum kann beim Frühgeborenen bis zu 60%, beim Neugeborenen und jungen Säugling bis zu 40% des Körpergewichtes betragen. Der Gesamtwassergehalt beim Früh- und Neugeborenen macht 70–83% des Körpergewichtes aus (23, Abb. 6). Die extrazelluläre Flüssigkeit beträgt ca. 40% und das Blutvolumen ca. 8,5% des Körpergewichtes (23). Der Natriumgehalt ist höher (ca. 80 mval/kg KG) als der des Erwachsenen (23). Der Kaliumgehalt wurde zwischen 40–45 mval/kg KG gemessen (23). Der Quotient Na:K im Extra- und Intrazellulärraum ist 1,5 (0,6 bei Erwachsenen). Das normale brustmilchernährte Neugeborene hat in der 1. Lebenswoche einen mittleren Gewichtsverlust von ca. 22 g/24 Std., der vorwiegend durch Perspiratio insensibilis erklärt wird (23).

BENNETT u. Mitarb. (4) schätzen die durch Perspiratio insensibilis verlorengehende Flüssigkeitsmenge beim gesunden Neugeborenen auf 400 ml/m^2/24 Std. (ca. 30 ml/kg/24 Std.). Unter extremen Bedingungen kann die Perspiratio insensibilis auf 1150 ml/m^2/24 Std. ansteigen, während sie unter hoher Luftfeuchtigkeit z. B. im Inkubator abnimmt. Die Urinausscheidung während der ersten Lebenstage schwankt zwischen 0,5–2 ml/Std. (Abb. 7).

Im Gegensatz zu lange Zeit vorherrschenden Ansichten, daß die Niere des Neugeborenen infolge Unreife weder konzentrieren noch Natrium in Streßsituationen auszuscheiden vermag, wiesen BENNETT u. Mitarb. (5) nach, daß die Nieren

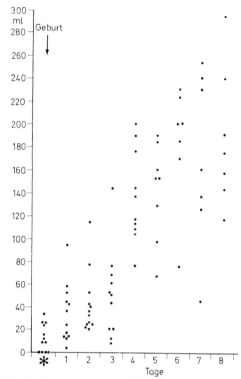

Abb. 7 Urinausscheidung/24 Std bei Neugeborenen (aus O. KNUTRUD: The water and electrolyte metabolism in the newborn child after major surgery. Universitätsverlag, Oslo 1965)

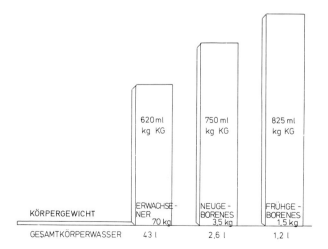

Abb. 6 Wassergehalt des Körpers pro kg Körpergewicht bei Erwachsenen, Neu- und Frühgeborenen (nach BACHMANN)

in der Neugeborenenperiode sowohl konzentrieren als auch verdünnen können.

Die Natrium- und Chloridexkretion in Urin und Faeces ist in den ersten Lebenstagen trotz steigender Aufnahme niedrig, was für eine Retention spricht. Nach der 1. Lebenswoche setzt eine gesteigerte Natriumdiurese ein.

Ab 3.–4. Lebenstag erfolgt eine Annäherung des anfänglich hohen Kaliumspiegels an die Erwachsenenwerte. Kalium- und Stickstoffausscheidung korrespondieren in den ersten Lebenstagen nicht, d. h., die Kaliumexkretion liegt höher. Die Höhe des Serumkaliumspiegels korreliert mit der Unreife eines Neugeborenen. Nach der 1. Lebenswoche werden positive Kalium- und Stickstoffbilanzen gemessen (23). Die Mg-Ausscheidung korreliert nach der 1. Lebenswoche mit der Stickstoffausscheidung (23). In der 1. Lebenswoche bestehen im Vergleich zu Erwachsenen Hypokalzämie und Hyperphosphatämie.

Der Kalziumspiegel fällt normalerweise 30–40 Stunden post partum von ca. 5 auf 3,47 mval/l, bei kranken Säuglingen nimmt er stärker ab (34). Die Korrektur einer metabolischen Azidose reduziert den ionisierten Kalziumanteil (34).

Die Aldosteronsekretion des normalen Neugeborenen wird von BENNETT u. Mitarb. (6) mit 0,24 µg/kg/24 Std. angegeben. Während der Zeit des größten Gewichtsverlustes ist die Aldosteronsekretion am geringsten.

Natriummangel und verminderte Osmolalität im Serum steigern die Aldosteronsekretion. Damit nimmt die Natriumrückresorption über die distalen Nierentubuli auf Kosten der Kaliumresorption zu. Postoperativ muß deshalb besonders auf die Kaliumsubstitution geachtet werden.

Tab. 6 zeigt Elektrolytgehalt im Serum und -ausscheidung im Urin.

Tabelle 6 Mittelwerte für Elektrolyte und deren Urinausscheidung bei brustmilchernährten Säuglingen in der 1. Lebenswoche (nach KNUTRUD)

Substanz	Serum (mval/l)	Urinausscheidung (mval/kg/24 Std.)
Natrium	143–144	0,02–0,2
Chlorid	107–111	0,02–0,2
Kalium	6,4–8	2 (mval/kg)
Magnesium	2,33	1,11 (mval/24 Std. i. d. Faeces) minimal im Urin
Kalzium	4,17	0,5 mval/24 Std.
Phosphor	6,4 mg%	15 mg in 5 Tagen

Flüssigkeits- und Elektrolythaushalt intra und post operationem

Die allgemein zu beobachtende Abnahme der postoperativen Urin- und Natriumausscheidung wurde ursprünglich als Ausdruck einer Streßreaktion mit vermehrter Ausschüttung von Nebennierenrindenhormonen gedeutet, gleichzeitig aber auch als Mangelsituation aufgefaßt. Ausreichende Zufuhr von Flüssigkeit und Elektrolyten normalisiert denn auch Antidiurese und Natriumretention.

Es scheint zu sein, daß während Operation und Narkose eine Flüssigkeits- und Elektrolytverschiebung aus dem ECR stattfindet, der der Organismus durch herabgesetzte Diurese entgegenzuwirken versucht.

Nach Untersuchungen von BENNETT u. Mitarb. (4, 5) vermag die Niere des Neugeborenen zu konzentrieren und während Narkose und in der postoperativen Phase auch bei bestehender Hyponatriämie Natrium auszuscheiden, so daß sich die Aufrechterhaltung eines normalen Natriumspiegels im Serum problemreicher gestaltet als die Natriumausscheidung.

Der Anstieg der Plasmakortikosteroide und ihre Ausscheidung im Urin bei Neugeborenen glich dem von Erwachsenen während und nach großen Operationen (23).

BENNETT u. Mitarb. (4) schätzen den Natriumverlust auf 20 mval/24 Std.

BENNETT u. Mitarb. (4) infundieren intra operationem bei reifen und unreifen Neugeborenen 8 ml Ringer-Laktatlösung (130 mval Na, 5 mval K/L)/kg/Std. mit 5% Glukosezusatz und ersetzen alle sonstigen Flüssigkeitsverluste mit isotoner NaCl-Lösung.

Postoperativ erhalten die Neugeborenen pro 24 Std. 100 ml Flüssigkeit und 5 g Glukose/kg KG. $1/5$ oder bei Hyponatriämie infolge unphysiologischer Salzverluste werden $2/5$ dieses Volumens als Ringer-Laktatlösung und der Rest als 5%ige Glukoselösung verabfolgt. Diese Flüssigkeitszufuhr entspricht etwa 1500 ml/m^2/24 Std.

Magensaftverluste wurden durch 0,9%ige NaCl- und Flüssigkeitsentzug durch Ödem, Ileus oder Peritonitis wurden per Messung oder Schätzung durch Ringer-Laktatlösung ersetzt. Wenn unter dieser Behandlung und Blutersatz ab Verlust von 20% des Gesamtblutvolumens noch Hypovolämiezeichen nachweisbar waren, wurden 2,5 oder 5% Albumin in Ringer-Laktatlösung infundiert.

Bei Serum-Na-Spiegeln < 130 mval/l wurden Korrektionsvolumina an 0,9%iger NaCl-Lösung zur Auffüllung des Gesamtkörperwassers von 75% gegeben. Kinder mit metabolischen Alkalosen erhielten $^2/_5$ der Flüssigkeitsmenge als 0,9%ige NaCl-Lösung mit Kaliumzusatz. Zusätzliche Verluste wurden mit gleichen Volumina 0,9%iger NaCl-Lösung mit 3-4 mval K/24 Std. ausgeglichen.

16 mval Kalium/L werden routinemäßig substituiert.

SWENSON u. EGAN (44) setzen den postoperativen Minimalbedarf mit 765 ml/m^2/24 Std. an.

Diese Empfehlungen können nur als grobe Daumenregeln aufgefaßt werden.

Im Einzelfall geben Hautturgor, Urinausscheidung und Serumelektrolyte wichtige Hinweise auf eine ausreichende Flüssigkeits- und Elektrolytzufuhr.

Die Na/K Quotienten in Plasma und Erythrozyten änderten sich bei Neugeborenen während und nach der Operation nur wenig (33).

Kalium- und Phosphorverluste können zu Beginn der postoperativen Phase unterschiedlich groß sein. Nach anfänglichen Verlusten folgt eine Periode vermehrter K-Retention, die bis zu 1 Woche anhalten kann (23).

Mg-Verluste treten in Abhängigkeit von Stickstoffverlusten auf.

Stoffwechsel und endokrine Organe

Zwischen 37. und 40. Schwangerschaftswoche lagert der Fetus – wahrscheinlich infolge aktiver Synthese – täglich 2,5 g Fett/kg/Std. ein. Nach Stop des Zuflusses energieliefernder Substrate durch die Mutter beginnt das Neugeborene seine eigenen Glykogen- und Fettreserven zu mobilisieren, die bei Frühgeborenen und Plazentaschäden geringer sind als bei reifen Neugeborenen mit normaler Plazenta (25a). Das Verhalten der Blutglukosekonzentration enthält Abb. 8.

Kurz vor der Geburt betragen die fetalen Glykogenvorräte der Leber das 2fache, der Muskulatur das 3- bis 4fache und des Herzens das 10fache des Erwachsenen (39). Nach der Abnabelung kommt es bei den meisten Neugeborenen zu einer Reduzierung der Glykogenvorräte und einem Abfall des Blutzuckerspiegels (Tiefstwerte 30-40 mg) ohne klinische Zeichen einer Hypoglykämie (Abb. 8). Krampfanfälle infolge Hypoglykämie sind bei normalgewichtigen Neugeborenen erst

unter 30 mg%, bei Frühgeborenen unter 20 mg% und bei älteren Säuglingen und Kleinkindern unter 40 mg% Glukose im Blut zu erwarten. Weitere Zeichen eines Glukosemangels können sein: Lethargie, Hypotonie, Bewußtlosigkeit, Tremor, Apnoephasen, Bradykardie, schrilles Schreien, Hypothermie und Anorexie.

GLADTKE (19a) und NELIGAN (29) fanden, daß i. v. Glukosezufuhr bei Neugeborenen die Glukosekonzentration nicht erhöht, sondern zur vermehrten Eliminierung führt. Die niedrigen Blutzuckerwerte Neugeborener sind vermutlich nicht Ausdruck eines erhöhten Umsatzes, sondern durch erheblich verminderten endogenen Zufluß bedingt (19a). Azidotische oder hypoxische Neugeborene haben häufig eine verminderte Glukosetoleranz.

Ausgetragene Neugeborene verfügen über einen Fettbestand von ca. 16%, Frühgeborene von et-

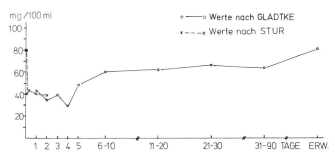

Abb. 8 Blut-Glukose-Konzentrationen in den ersten Lebenstagen (nach GLADTKE)

wa 8% ihres Körpergewichtes (25a). Der fetale Kohlenhydratbedarf wird durch die mütterliche Blutglukose gedeckt.

Der Leberglykogenvorrat hält normalerweise für 20 Stunden vor, bei hypotrophen Neugeborenen nur für wenige Stunden (25a). Nach Erschöpfen der Glykogenreserven sprechen sinkender Respirationsquotient und Veränderungen der Fettsäuren-, Glyzerin- und Ketonkörperspiegel im Blut für eine Utilisation der Fettreserven, Neugeborene weisen bereits 3 Stunden post partum eine hohe Blutkonzentration nichtesterefizierter Fettsäuren auf, die über 3 Tage bestehen bleibt (25a).

Die Blutketonkörper steigen nach der 12. Lebensstunde und bleiben bis zum 7. Tag auf diesem Niveau, wenn eine genügende Zufuhr von Kohlenhydraten erfolgt. Die Fettutilisation beginnt besonders rasch bei Frühgeborenen, hypotrophen Neugeborenen, Atemnotsyndrom und Hypothermie.

Gleichzeitig kann der Eiweißstoffwechsel in einem Maße ansteigen, das zur Erhöhung des Reststickstoffes im Blut führt.

Der Plasmaproteingehalt beträgt beim Frühgeborenen im Mittel 5,6 g %, und beim reifen Neugeborenen 6,4 g %. Er steigt innerhalb der 1. Lebenswoche. In den ersten Lebenstagen wurden bei einer mittleren N-Aufnahme von 280 mg/kg/24 Std. im Durchschnitt 165 mg N/kg/24 Std. retiniert (23).

Die Stickstoffausscheidung im Urin der ersten Lebenstage hängt ab von der Schwere der Geburt. Nach unkomplizierten Entbindungen ist sie gering (36–76 mg/kg KG/24 Std.).

Aus den dargelegten Gegebenheiten wird ersichtlich, daß im Gegensatz zu früheren Anschauungen besonders bei Frühgeborenen und hypotrophen Säuglingen möglichst frühzeitig mit der Nahrungszufuhr begonnen werden muß.

Die Steroidausscheidung operierter und nichtoperierter Neugeborener unterscheidet sich in der 1. Lebenswoche nicht (23). Erst jenseits der 1. Lebenswoche findet sich eine signifikante Zunahme der 17-Ketosteroidausscheidung am 1. und 2. postoperativen Tag (23). Möglicherweise unterdrücken die zirkulierenden mütterlichen Steroide eine Nebennierenreaktion auf Traumata.

Während der operativen Korrektur kongenitaler Anomalien in N_2O-Halothannarkose (inspiratorische Halothankonzentration 0,5–1,5 Vol.%) und unter Flüssigkeitsersatz mit 0,45%iger NaCl-Lösung und kontrollierter Beatmung hat PINTER (32, 33) signifikante Anstiege der freien Fettsäuren, der Glukose- und Laktatkonzentra-

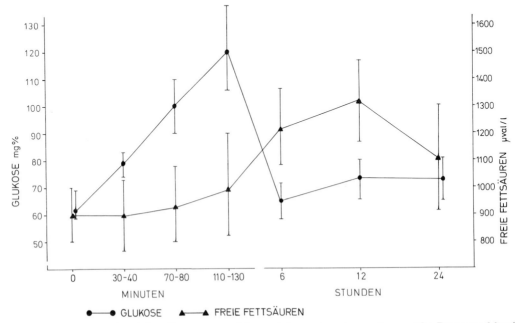

Abb. 9 Glukosespiegel und freie Fettsäuren im Plasma intra und post operationem (Op-Dauer im Mittel 70 Min.) bei Neugeborenen (nach PINTER)

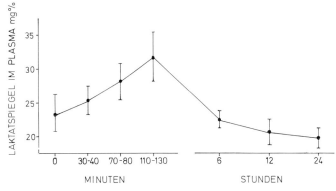

Abb. 10 Laktatkonzentration im Plasma von Neugeborenen während und nach Operationen (nach PINTER)

tion im arteriellen Blut und Plasma beobachtet (Abb. 9, 10), die sich 6 Stunden nach der Operation wieder normalisierten. Zwischen Laktatspiegel und extra- und intrazellulären Änderungen der Wasserstoffionenkonzentration bestanden signifikante Korrelationen. Die freien Fettsäuren beginnen erst nach einer Latenzzeit von 40–70 Minuten zu steigen und erreichen 12 Stunden nach der Operation maximale Werte (Abb. 9). Die Plasmaaminosäuren stiegen während Narkose und Operationen von Neubeborenen an (32, 33). Die postoperative Stickstoffbilanz ist negativ (35).

Die Harnstickstoffkonzentration im Blut war in den ersten postoperativen Tagen bei Neugeborenen, wahrscheinlich als Zeichen vermehrten Eiweißabbaus, erhöht (32, 33).

Bei Neugeborenen mit Ileus waren die Stoffwechseländerungen ausgeprägter als bei Kindern ohne Ileus (32, 33).

Zentralnervensystem, Temperaturregulation

Zur Zeit der Geburt ist das ZNS noch unvollständig myelinisiert. Die vollständige Myelinisierung kann durch angeborene Mißbildungen oder Ernährungsstörungen verzögert werden. Die kortikalen Sulci sind unentwickelt. Die Chemorezeptoren im Karotissinus des Neugeborenen funktionieren unter Umständen nicht, d. h. Hypoxie führt zur Apnoe und schließlich zum hypoxischen Herzstillstand. Der Babinski-Reflex des Neugeborenen ist meist positiv.

Der Sauerstoffdruck im Hirngewebe, der eine normale Hirnfunktion gewährleistet, liegt beim jungen Säugling tiefer als beim Erwachsenen (36). Das Rückenmark reicht bei der Geburt bis zum 3. LWK, am Ende des 1. Lebensjahres nur noch bis zum 1. LWK.

Den Temperaturabfall des Kindes unter der Geburt zeigt Abb. 11. Er beträgt 2–3 °C oder 0,1–0,3 °C/Min. (1) und entspricht einem Verlust von ca. 200 kcal/kg/Min., während nackte Erwachsene ca. 70 kcal/kg/min. abgeben.

Säuglinge verhalten sich homoiotherm. Wenn die Körpertemperatur jedoch 28 °C unterschreitet, wird Poikilothermie beobachtet, d. h. mit Abnahme der Körpertemperatur sinkt die Stoffwechselaktivität.

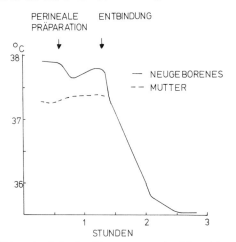

Abb. 11 Rektaler Temperaturverlauf bei Mutter und Neugeborenem während und nach der Entbindung (nach ADAMSONS u. TOWELL, Anesthesiology 26 [1965] 531)

Die Thermoregulation des Neugeborenen ist voll ausgebildet. Die Wärmebildung auf Kältebelastung nimmt stärker zu als beim Erwachsenen (7b).

Blutgerinnungssystem

Neugeborene haben bei Operationen eine größere Blutungsneigung als ältere Kinder (50). Die Gerinnungsdefekte sind bei hypothermen Säuglingen ausgeprägter (50).

Wenn der Quick-Wert unter 20% ist, empfiehlt YOUNG (50) die Gabe von 10 ml Frischplasma/kg Körpergewicht.

Die Prothrombinzeit des Neugeborenen ist verlängert. Die Verlängerung, die am 4. postnatalen Tag am ausgeprägtesten ist, kann durch 1 mg Vitamin K aufgehoben werden (18).

Abwehrlage

Falls die Mutter resistent ist, kommt das Neugeborene mit einer passageren passiven Immunität gegenüber Tetanus, Diphtherie, Masern, Mumps und Windpocken auf die Welt. Es besitzt jedoch keinerlei Immunität gegenüber jenen Keimen, die durch lokale und allgemeine Infektionen Operationsergebnis und Überlebenschance in Frage stellen.

Die unreife Funktion der Nebennieren kann zum Ausbleiben von Fieber, Leukozytose und anderen Reaktionen selbst bei schweren Infektionen führen.

Zur erhöhten Neigung zu generalisierten Infektionen tragen außerdem der im Vergleich zu Erwachsenen niedrige Serumspiegel an chemotaktischen Substanzen und die gestörte zelluläre Phase der Chemotaxis bei (38).

Asphyxie des Neugeborenen

Nahezu 35% aller Todesfälle innerhalb des 1. Lebensjahres ereignen sich in den ersten 24 Stunden nach der Geburt (40). Sterblichkeit und neurologische Schäden bei asphyktischen Neugeborenen hängen entscheidend von der Zielstrebigkeit der in den ersten Minuten vorgenommenen Reanimationsmaßnahmen ab, die beherrscht und gut vorbereitet sein müssen (7, 22).

Häufige **Ursachen** der Depression von Neugeborenen sind: pränatale Gabe von Narkosemitteln, Lokalanästhetika oder Analgetika, Infektionen, Mißbildungen, Hypovolämie, Anämie, Diabetes, Toxämie, Unreife, plazentare Störungen.

Die **Diagnose** Asphyxie stützt sich in Abhängigkeit von der Dauer der Asphyxie auf unregelmäßige, fehlende oder ineffektive Atembewegungen (inspiratorische Einziehungen des Xiphoids und der Interkostalmuskulatur), erhöhte oder herabgesetzte Herzfrequenz und Verlust des Muskeltonus. Initiale Blutdrucksteigerungen können zu kräftigen Pulsationen der Nabelarterie führen. Bei länger bestehender Asphyxie sinkt der Blutdruck. Der Blutdruck des Neugeborenen ist meist schwierig zu messen, leichter zu erfassen sind EKG-Veränderungen, wie Verlängerung der Q-T-Zeit, T-Inversion und verschiedene Blockierungen der Reizleitung (8).

Apgar-Werte 1 Min. post partum zwischen 0–2 erfordern unverzüglich die unten besprochenen Reanimationsmaßnahmen.

Reanimation des Neugeborenen

Tab. 7 gibt einen Überblick der wichtigsten Instrumente und Medikamente, die für die Wiederbelebung bereitstehen müssen.

Tabelle 7 Notwendige Geräte und Medikamente zur Wiederbelebung Neugeborener

I. **Vorrichtungen zur Beatmung**
Masken (nach RENDELL-BAKER),
Endotrachealtubi (Ch. 8–12)
Laryngoskop
Sauerstoffquelle,
Beatmungssystem (Baby-Ambu-Beutel)
Respirator
Absauggerät
Absaugkatheter
Troikar und Schlauch zur Behandlung eines Spontanpneumothorax
Stethoskop

II. **Bestecke für Infusionen und Injektionen**
Nabelvenenknopfsonde
sterile Venenkatheter (1–1,5 mm Innendurchmesser)
Besteck zur Venae sectio
Punktionskanülen Schere, Pflaster
Klemmen
Spritzen
Kanülen
Ampullensägen
Desinfektionslösungen
Abdecktücher
Stoffhandschuhe

III. **Medikamente**
Natriumbikarbonat (6–8,4%ig)
Trispuffer
10%ige Glukoselösung, phys. NaCl-Lösung
Alupent
Lorfan, Narcan
Plasmasteril, Macrodex
Cedilanid
Liquemin
Dexamethason (Fortecortin)

IV. **Vorrichtungen zur Aufrechterhaltung der Körpertemperatur**
Wärmestrahler
beheizte Tischplatte
Aluminiumfolie
Inkubator

Alle Wiederbelebungsversuche sollten auf einer beheizten Unterlage unter einem Wärmestrahler stattfinden, um einem Absinken der Körpertemperatur mit gegenregulatorischer Stoffwechselsteigerung entgegenzuwirken (1 a).

Abnabelung

Asphyktische Neugeborene sollten lang abgenabelt werden (Nabelschnurrest von ca. 10 cm Länge). BERG (7) klemmt ca. 20 weitere Zentimeter der Nabelschnur ab, um Blut aus den Nabelschnurgefäßen für Gasanalyse, Hb-, pH-, Blutgruppenbestimmung und Coombs-Test zu gewinnen. Durch frühzeitige Abnabelung können dem Neugeborenen 100–180 ml Blut entzogen werden (21).

Absaugen des Nasen-Rachen-Raumes

Um eine Aspiration zu vermeiden, sollten Nasen-Rachen-Raum und Mundhöhle vor dem ersten Atemzug mit einem gut zu dosierenden Sog abgesaugt werden.

Beatmung, Aufhebung einer opiatbedingten Atemdepression

Führen Klopfen auf den Rücken, Auftropfen kalten Wassers, Abfrottieren und Absaugen des Mundes und Nasen-Rachen-Raumes nicht zum Einsetzen der Atmung, muß sofort intubiert und mit Sauerstoff beatmet werden Die Maskenbeatmung kann rascher vorgenommen werden. Sie ist jedoch ineffektiv bei nicht entfalteten Lungen. Von Nachteil ist auch das Aufblähen des Magens bei höheren Beatmungsdrücken unter Maskenbeatmung. Eine endobronchiale Intubation ist zu vermeiden. Beatmet werden kann manuell (Kuhn-System, Dräger, Lübeck; Penlon-Beutel, Penlon, England; Ambu-Beutel, Ambu Internat., Dänemark) oder über Respiratoren (Beatmungsgerät nach SALING, Auergesellschaft, Berlin; Babypulmotor, Dräger, Lübeck; Bird-Respirator, Bird-Corporation, Palm Springs/USA; Keuskamp-Ventilator, Loosco, Amsterdam). In der Regel ist ein Beatmungsdruck von 30 cm H_2O ausreichend zur Entfaltung der Lungen (8). Entfaltungs- und Zerreißungsdruck der Neugeborenenlunge liegen dicht beieinander (21). Anstelle höherer Drücke wird deshalb die Applikation von 20 cm H_2O über 5–15 Sekunden empfohlen (21).

AHNEFELD u. Mitarb. (1 a) empfehlen, 5–10 Sekunden mit einem Druck von 30–35 cm H_2O

zu beatmen und danach mit 10–20 cm H₂O bei einer Atemfrequenz von 40/Minute auszukommen.

Die Atemzugvolumina variieren zwischen 10–30 ml. Die Beatmung mit 100% Sauerstoff ist wegen der Gefahr der Atelektasenentstehung und retrolentalen Fibroplasie so kurzfristig wie möglich anzuwenden. Wechseldruckbeatmung ist wegen der Gefahr der Atelektasenentstehung abzulehnen.

Bei Atemdepression durch Opiate oder Morphinderivate können 0,1–0,25 mg Levallorphan (Lorfan) oder 0,5–1 mg Nalorphin (Nallin, Lethidrone), 3 mg Doxapram (Dopram)/kg Körpergewicht oder 0,001–0,02 mg Naloxon (Narcan) pro kg Körpergewicht in die Nabelvene injiziert werden (17, 20). Naloxon und Doxapram sind selbst nicht atemdepressiv. Die früher üblichen Analeptika (Coramin, Picrotoxin, Metrazol, Alphalobelin, Nicethamid) sind wegen ihres steigernden Effektes auf den zerebralen Sauerstoffverbrauch abzulehnen (40). Nach ihrer Anwendung kann es zu schwerer Hypotension und zerebralen Schäden kommen (8). Für Blutgasanalysen empfiehlt sich die Katheterisierung einer Nabelarterie. Nach Desinfektion und Abdeckung wird das Nabelschnurende um den linken Zeigefinger gewickelt, mit dem Daumen fixiert, nach kranial gezogen, eine Nabelarterie inzidiert und ein mit heparinhaltiger Kochsalzlösung gefüllter Katheter ca. 15 cm eingeführt (37). Ansteigen und Pulsieren der Blutsäule im Katheter sind Kriterien seines richtigen Sitzes.

Behandlung der metabolischen Azidose und Glukosezufuhr

Asphyktische Neugeborene haben schwerste metabolische Azidosen, und ihre Glykogenvorräte sind rasch erschöpft.

Infusionen von Pufferlösungen zur Normalisierung des pH-Wertes und Glukoselösungen fördern das Einsetzen einer normalen Atmung (22).

Eine blinde Pufferung ist indiziert bei Apgar-Werten < 4 (37).

Sie kann mit 8,4%iger NaHCO₃-Lösung (2–3 ml/kg KG) oder 0,3 molarer THAM-Lösung (3–10 ml/kg KG) erfolgen. Der Pufferlösung ist zur Behebung von Hypoglykämien 10 oder 5%ige Glukoselösung hinzuzufügen.

COCKBURN (8) gibt anfangs 5 ml 8,4%ige NaHCO₃-Lösung plus 5 ml 10%iger Glukoselösung und wiederholt diese Injektion nach 5–10 Minuten, falls notwendig.

SALING (37) appliziert zu Beginn THAM und 10%ige Glukoselösung, weil NAHCO₃ beim ateminsuffizienten Neugeborenen den pCO_{2a} zusätzlich erhöht.

Die Injektion von Pufferlösungen in die Nabelarterie kann zu schweren Nekrosen in der Gefäßperipherie führen. THAM oder NaHCO₃ sollten deshalb in die Nabelvene injiziert werden, die anschließend mehrmals zum Kind hin ausgestrichen werden soll (37).

Nabelvenenkatheter

Die Nabelschnur wird nach äußerer Desinfektion in 2–3 cm Entfernung von der Bauchdecke doppelt abgeklemmt. Die Nabelvene wird zwischen den Nabelarterien aufgesucht, inzidiert und das stumpfe Ende eines Plastikkatheters unter Aspiration mittels Spritze vorgeschoben und mit einer Nabelschnurligatur fixiert.

Nach blindem Vorschieben eines Nabelvenenkatheters findet sich die Spitze röntgenologisch häufig im rechten Leberlappen, so daß die Gefahr einer Venenwandschädigung durch hochkonzentrierte Lösungen gegeben ist.

Für Infusionen oder Injektionen wird der Katheter in Abhängigkeit von der Kindsgröße deshalb nur 7–10 cm weit vorgeschoben.

Wegen der Infektionsgefahr mit nachfolgender Sepsis, Thrombose oder gar portaler Hypertension sollte der Nabelvenenkatheter nicht für längere Zeit belassen werden. Für Blutentnahmen sollte vorher ein Nabelarterienkatheter gelegt werden.

Reanimation des Herzens

Wenn Herztöne 5–10 Minuten vor Entbindung nicht mehr hörbar waren oder die Herztätigkeit kurz nach der Geburt nachläßt oder sistiert, kann sofort einsetzende externe Herzmassage lebensrettend sein. Mitunter beginnt das Herz bereits nach endotrachealer Intubation und Beatmung mit Sauerstoff zu schlagen. Wenn nicht, drücken Zeige- und Mittelfinger einer Hand das mittlere

Sternum ungefähr 100×/Min. ca. 2 cm gegen eine feste Unterlage. Druck auf das untere Sternumdrittel ist weniger effektiv und kann zu Leberläsionen führen (40). Der Druck mit 2 Fingern einer Hand gibt die 2. Hand frei zum Fühlen des Pulses der A. femoralis oder A. carotis.

Während externer Herzmassage sind bei Neugeborenen systolische Drücke bis über 70 mm Hg gemessen worden (40).

Ca. alle 4 Sekunden muß die Lunge gebläht werden. Nach 30 Sekunden sollte geprüft werden, ob eine spontane Herzaktion vorhanden ist. Die Herzmassage kann abgebrochen werden, wenn die Herzfrequenz 100 oder mehr pro Minute beträgt.

0,05–0,1 mg Adrenalin und 1–2 ml einer 10%igen Kalziumlösung i. v. können zur Stabilisierung der Herzaktion beitragen.

Orciprenalin (Alupent) ist bei einer Herzfrequenz unter 60/Min. indiziert (0,1 mg Alupent/kg KG). Orciprenalin soll sich außerdem günstig auf die pulmonale Vasokonstriktion auswirken (20).

Schockbekämpfung

Zur Schockbekämpfung bei blassen Kindern können 15 ml einer Plasmaexpanderlösung oder 5%igen Humanalbumins pro kg Körpergewicht infundiert werden.

Niedermolekulare Dextrane sollen die Bildung intrapulmonaler Extravasate begünstigen und sind deshalb zu vermeiden. Beatmung, Azidose- und Schockbekämpfung sind vorrangig vor jeder anderen medikamentösen Behandlung durchzuführen.

Therapie des hypoxischen Hirnödems und zerebraler Blutungen

Zur Behandlung des Hirnödems ist Dexamethason (1 mg i. v. alle 6 Std.) das Mittel der Wahl (s. auch S. 183).

BERG (7) gibt Vitamin K_1 (Konakion) und Cohnsche Fraktion bei Verdacht auf intrazerebrale Blutungen.

Vorgehen bei Apgar-Werten 3–6

Bei Neugeborenen mit Apgar-Werten von 3–6 nach der Geburt kann zunächst O_2-angereicherte Luft (40–50%) über eine Maske verabfolgt werden. Setzt nach 60 Sekunden keine ausreichende Spontanatmung ein, sollte nach laryngoskopischer Darstellung des Kehlkopfes endotracheal abgesaugt werden. Wenn durch diesen Stimulus keine ausreichende Atmung ingang kommt, muß intubiert und beatmet werden.

Reife und besonders unreife Neugeborene sollten wegen der Gefahr einer retrolentalen Fibroplasie nur mit 100% Sauerstoff beatmet werden, wenn Ateminsuffizienz und Zyanose sich nach Beatmung, Azidose- und Schockbehandlung nicht bessern.

Unterkühlung des asphyktischen Neugeborenen

MILLER u. Mitarb. (27) haben neurologische Spätschäden nach Reanimation asphyktischer Affenneugeborener durch sofort vorgenommene Unterkühlung bis auf 17–24 °C erheblich reduzieren können. Die klinischen Erfahrungen sind jedoch noch zu begrenzt und umstritten, um die Methode in der klinischen Praxis zu empfehlen. Die protektive Wirkung der Hypothermie besteht nach MILLER (28) in einer Hemmung des oxydativen und anaeroben Stoffwechsels und der Wechselwirkung zwischen Hyperkapnie, Hypoxie und Hypothermie. Hyperkarbie und Hypoxie heben z. B. die kältebedingte allgemeine Vasokonstriktion auf und blockieren die Verarmung der Nebenniere an Katecholaminen und die Thermogenese (26).

WESTIN (47) sieht in der Hypoxie eine ideale „Prämedikation" für die Unterkühlung und fand von 10 Kindern, die wegen 8–52 Minuten währender Apnoephasen unterkühlt wurden, 9 nach 10 Jahren überdurchschnittlich intelligent.

Literatur

1. Adamsons jr., K., M. E. Towell: Thermal homeostasis in the fetus and newborn. Anesthesiology 26 (1965) 531–548
1a. Ahnefeld, F. W., W. Dick, P. Milewski, R. Dölp: Die Neugeborenen-Reanimation als Aufgabe der Rettungsdienste. Anaesthesist 22 (1973) 517–521
2. Avery, M. E., C. Normand: Respiratory physiology in the newborn infant. Anesthesiology 26 (1965) 510–521
3. Bartels, H., K. Riegel, J. Wenner, H. Wulf: Perinatale Atmung. Springer, Berlin 1972
4. Bennett, E. J., M. J. Daughety, M. T. Jenkins: Fluid requirements for neonatal anesthesia and operation. Anesthesiology 32 (1970) 343–350

5. Bennett, E. J., M. J. Daughety, M. T. Jenkins: Some controversial aspects of fluids for the anesthetized neonate. Anesth. Analg. Curr. Res. 49 (1970) 478–486
6. Bennett, J. E., D. E. Bowyer, M. T. Jenkins: Studies in aldosterone excretion of the neonate undergoing anesthesia and surgery. Anesth. Analg. Curr. Res. 50 (1971) 638–646
7. Berg, D.: Sofortmaßnahmen zur Reanimation asphyktischer Neugeborener. Gynäkologe 1 (1968) 89–93
7a. Børresen H. C., O. Knutrud: Effects of major surgery on the acid-base homeostasis in the newborn child. J. Pediat. Surg. 2 (1967) 493–498
7b. Brück, K.: Thermoregulatorische Wärmebildung und braunes Fettgewebe beim Neugeborenen. Hippokrates Verlag, Stuttgart 1970 (S. 133–149)
8. Cockburn, F.: Resuscitation of the newborn. Brit. J. Anaesth. 43 (1971) 886–902
9. Cross, K. W.: The respiratory rate and ventilation in the newborn baby. J. Physiol. (Lond.) 109 (1949) 459–474
10. Cross, K. W.: Respiration in the newborn baby. Brit. med. Bull. 17 (1961) 160–164
11. Cross, K. W.: Respiration and oxygen supplies in the newborn. In: Handbook of Physiology, Section 3: Respiration Bd. II, hrsg. von W. O. Fenn, H. Rahn. American Physiological Society, Washington 1965 (S. 1329–1343)
12. Cross, K. W., J. D. M. Hooper, T. E. Oppe: The effect of inhalation of carbon dioxide in air on the respiration of the full-term and premature infant. J. Physiol. (Lond.) 122 (1953) 264–273
13. Cross, K. W., P. Warner: The effect of inhalation of high and low oxygen concentrations on the respiration of the newborn infant. J. Physiol. (Lond.) 114 (1951) 283–295
14. Cross, K. W., T. E. Oppe: The effect of inhalation of high and low concentrations of oxygen on the respiration of premature infants. J. Physiol. (Lond.) 117 (1952) 38–55
15. Dawes, G. S.: Oxygen supply and consumption in late fetal life, and the onset of breathing at birth. In: Handbook of Physiology, Section 3: Respiration, Bd. II, hrsg. von W. O. Fenn, H. Rahn. American Physiological Society, Washington 1965 (S. 1313–1328)
16. Dawes, G. S.: Changes in the circulation at birth. Anesthesiology 26 (1965) 522–530
17. Dick, W., H. Reineke, F. W. Ahnefeld, P. Milowski, R. Dölp: Praktisch-klinische Aspekte zur primären Reanimation des Neugeborenen. Anaesthesist 22 (1973) 534–541
18. McDonald, I. H.: Infant physiology and anaesthesia. Brit. J. Anaesth. 32 (1960) 22–28
19. Ewerbeck, H.: Die Korrektur der Störungen im Wasser-, Elektrolyt- und Säure-Basen-Haushalt bei Säuglingen und Kleinkindern. In: Infusionstherapie, Bd. I, hrsg. von F. W. Ahnefeld u. a. Lehmanns Verlag, München 1973 (S. 224–243)
19a. Gladtke, E.: Der Umsatz von Glucose nach intravenöser Zufuhr bei Neugeborenen und jungen Säuglingen. In: Kreislauf- und Stoffwechselprobleme bei Neugeborenen und Stoffwechselprobleme bei Neugeborenen und Säuglingen. Symposion Fa. Braun, Melsungen. Urban u. Schwarzenberg, München 1968 (S. 129–134)
20. Helwig, H.: Der Basisbedarf im Wasser- und Elektrolytstoffwechsel zur Erhaltung der Homöostase bei Säuglingen und Kleinkindern. In: Infusionstherapie, Bd. I, hrsg. von F. W. Ahnefeld u. a. Lehmanns Verlag, München 1973 (S. 209–223)
21. Helwig, H.: Die Asphyxie des Neugeborenen und ihre Behandlung. Anaesthesist 17 (1968) 163–168
22. James, L. St.: Physiologic adjustments at birth effects of labor, delivery and anesthesia on the newborn. Anesthesiology 26 (1965) 501–509

22a. Kekomäki, M. P.: Food requirements in normal children. Acta anaesth. scand. 37 (1970) 18–23
23. Knutrud, O.: The water and electrolyte metabolism in the newborn child after major surgery. Universitetsforlaget, Oslo 1965
24. Lind, J.: Physiology of neonatal circulation. Acta anaesth. scand. Suppl. 37 (1970) 5–9
25. Lister, J.: Insensible water loss in infants. J. pediat. Surg. 2 (1967) 483–492
25a. Melichar, V.: Kohlenhydratstoffwechsel und Fettutilisation von Neugeborenen und Säuglingen und die intravenöse Ernährung. In: Kreislauf- und Stoffwechselprobleme bei Neugeborenen und Säuglingen, Symposion Fa. Braun, Melsungen. Urban u. Schwarzenberg, München 1968 (S. 126–128)
26. Miller, H. C., N. W. Smull: Further studies on the effect of hypoxia on the respiration of newborn infants. Pediatrics 16 (1955) 93–103
27. Miller jr., J. A.: New approaches to preventing brain damage during asphyxia. Amer. J. Ostet. Gynec. 110 (1971) 1125–1133.
28. Miller jr., J. A.: Physiology of hypothermic protection in anoxia. Vortrag Dortmunder Arbeitsgespräche: Hypothermie, 7.–9. Okt. 1973
29. Neligan, G. A.: Hypoglycaemia in the newborn infant. In: The adaption of the newborn infant to extrauterine life, hrsg. von J. H. P. Jonxis, H. K. A. Visser, J. A. Troelstra, Kroese Leiden 1964
30. Nelson, N. M., L. S. Prod'hom, R. B. Cherry, P. J. Lipsitz, C. A. Smith: Pulmonary function in the newborn infant. I. Methods: Ventilation and gaseous metabolism. Pediatrics 29 (1962) 963–973
31. Nicholas, M. N., L. S. Prod'hom, R. B. Cherry, Ph. J. Lipsitz, C. A. Smith: Pulmonary function in the newborn infant. The alveolar-arterial oxygen gradient. J. appl. Physiol. 18 (1963) 534–538
32. Pintér, A.: The metabolic effects on anaesthesia and surgery in the newborn infant. Z. Kinderchir. 12 (1973) 149–162
33. Pintér, A.: Metabolische Veränderungen bei Neugeborenen während der Operation und in der frühen postoperativen Phase. Z. Kinderchir. 11 (1972) 49–55.
33a. Pintér, A.: Untersuchungen des Säure-Basen-Haushalts im Gesamtblut und in den Erythrozyten von Neugeborenen unter Operationsbedingungen sowie in der frühen postoperativen Phase. Bruns Beitr. klin. Chir. 221 (1974) 234–238
34. Radde, I. C.: Calcium ion activity in the sick neonate: Effect of bicarbonate administration and exchange transfusion. Pediat. Res. 6 (1972) 43–49
35. Rickham, P. P.: The metabolic response to neonatal surgery. Havard University Press, Cambridge 1957
36. Riegel, K.: Über die Gastransportfunktion des Blutes im Kindesalter. Habilitationsschrift, Tübingen 1963
37. Saling, E.: Das Kind im Bereich der Geburtshilfe. Thieme, Stuttgart 1966
38. Schwenk, H. U., H. Truckenbrodt: Zur Pathophysiologie der gestörten Infektabwehr. Fortschr. Med. 90 (1972) 467–470
39. Senior, B.: Neonatal hypoglycemia. New Engl. J. Med. 289 (1973) 790–793
40. Smith, B. E., F. Moya: Resuscitation of the depressed newborn. Anesthesiology 26 (1965) 549–561
41. Smith, R. M.: Anesthesia for infants and children. Mosby, Saint Louis 1968
42. Stadler, H., D. Helbig: Prä- und postoperative Infusionsbehandlung in der Kinderchirurgie. Langenbecks Arch. klin. Chir. 300 (1962) 509–530
43. Strang, L. B.: Alveolar gas and anatomical deadspace measurements in normal newborn infants. Clin. Sci. 21 (1961) 107–114
44. Swenson, O., T. J. Egan: Measurement of postoperative water requirements in infants. J. pediat. Surg. 4 (1969) 133–141
45. Thibeault, D. W., E. Poblete, P. A. M. Auld: Alveolararterial O_2 and CO_2 differences and their relation

to lung volume in the newborn. Pediatrics 41 (1968) 574–587
46. Weissenbacher, G.: Prä- und postoperative Betreuung Neugeborener. Anästh. Prax. 5 (1970) 61–68
47. Westin, B.: Infant resuscitation and prevention of mental retardation. Amer. J. Obstet. Gynec. 110 (1971) 1134–1138
48. Wilton, T. N. P., F. Wilson: Neonatal Anaesthesia. Blackwell, Oxford 1965
49. Wulf, H.: Physiologie der perinatalen Adaption. Gynäkologe 1 (1968) 47–53
50. Young, D. G.: Fluid balance in pediatric surgery. Brit. J. Anaesth. 45 (1973) 953–957
50a. Young, D. G.: Neonatal acid-base disturbances. Arch. Dis. Child. 41 (1966) 201–203
51. Zweymüller, E.: Physiologie des Wasser-, Elektrolyt- und Säure-Basen-Haushaltes beim Säugling und Kleinkind. In: Infusionstherapie, Bd. I, hersg. von F. W. Ahnefeld u. a. Lehmanns Verlag, München 1973 (S. 181–203)

Physiologische Parameter des Kindesalters vor, während und nach Narkose

Atmung

Atemregulation

Die Kontrolle der Atmung über pCO_2, pO_2 und Wasserstoffionenkonzentration in den rezeptiven Strukturen der atmungsregulierenden Zentren unterscheidet sich bei gesunden Kindern im Prinzip nicht von der Atemregulation bei Erwachsenen. Säuglinge haben niedrigere arterielle CO_2-Drücke als Erwachsene, d. h., die Atmung bei einem gegebenen pCO_{2a} ist höher als bei Erwachsenen.

AVERY u. Mitarb. (1) fanden nach Bezug der Ventilation auf das Körpergewicht zwischen Erwachsenen und Säuglingen keine Unterschiede der Ventilationssteigerung pro mm Hg pCO_{2a}.

Ein qualitativer Unterschied zur Atemregulation von Erwachsenen scheint unter Hypoxie und Hyperkarbie zu bestehen. Die Erhöhung des arteriellen Sauerstoffdruckes bei spontan atmenden Erwachsenen mit chronischer Hypoxie kann durch Wegfall des hypoxischen Atemstimulus gelegentlich zum Anstieg des Kohlensäuredruckes bzw. zur „CO_2-Narkose" führen. Dagegen scheint die Beseitigung schwerer hypoxischer Zustände im Kindesalter unter Spontanatmung nicht mit weiteren Anstiegen des pCO_{2a} verbunden zu sein.

Akute Erhöhung der Atemwiderstände, wie sie in der Praxis durch Wahl zu enger Tuben oder Trachealkanülen vorkommen kann, wird vom Kindes- und Erwachsenenorganismus mit Abnahme der Atemfrequenz und Zunahme des Atemzugvolumens beantwortet (9, 21).

Blutgase und Ventilation

Den Abb. 12 u. 13 ist zu entnehmen, daß pO_{2a} und pCO_{2a} nach der Geburt und während des 1. Lebensjahres unter den bei Erwachsenen bekannten Werten liegen. Hohe $AaDO_2$ und niedrige pO_{2a} haben ihre Ursachen in erhöhten Rechts-links-Shunt-Blutmengen.

Ab 6. Lebensjahr unterscheiden sich pH_a und pCO_{2a} nicht signifikant von denen junger Erwachsener (Abb. 14, a u. b).

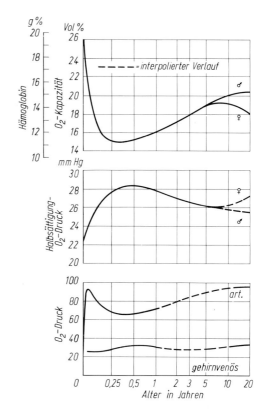

Abb. 12 O_2-Kapazität, Halbsättigungs-O_2-Druck und pO_2 im arteriellen und gehirnvenösen Blut in Abhängigkeit vom Lebensalter (nach RIEGEL)

Das Atemminutenvolumen bei Säuglingen und Kleinkindern zeigt eine gute Korrelation zum Körpergewicht (Abb. 15).

Diffusionskapazität

Die Diffusionskapazität ist in den ersten 3 Lebensmonaten halb so groß wie die des Erwachsenen (2).

AVERY u. NORMAND (1) zitieren jedoch auch Untersuchungen, die Werte für die Diffusionskapazität im Bereich der Erwachsenengrößen ergaben.

Atmung

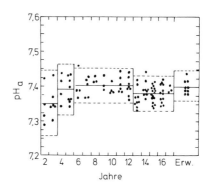

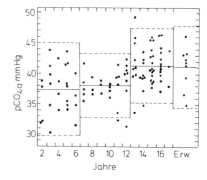

Abb. 14 (a u. b) pCO$_2$ und pH im arteriellen Blut von Kindern (nach CASSELS u. MORSE)

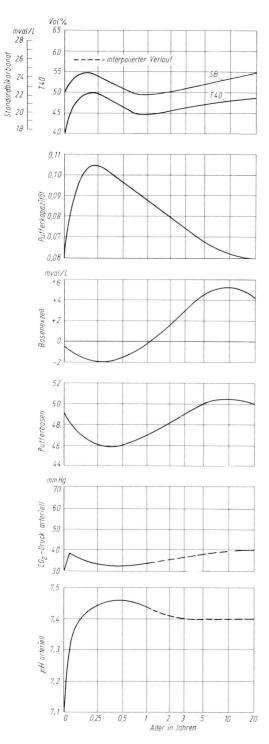

Abb. 13 Standardbikarbonat, BE, pH und pCO$_2$ im arteriellen Blut in Abhängigkeit vom Lebensalter (nach RIEGEL)

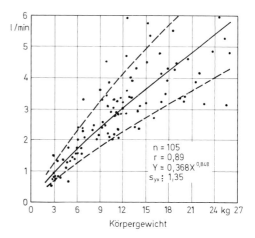

Abb. 15 Regressionskurve für Atemminutenvolumen und Körpergewicht im Säuglings- und Kleinkindesalter (aus J. WAWERSIK: Ventilation und Atemmechanik bei Säuglingen und Kleinkindern unter Narkosebedingungen. In: Anaesthesiologie und Wiederbelebung Bd. 24. Springer, Berlin 1967)

Sauerstoffsättigung des Hb, Sauerstoffverbrauch und -transport

Die Sauerstoffsättigung des arteriellen Blutes erreicht 10–20 Minuten post partum ca. 93%. Die mittlere HbSO$_2$ bei Frühgeborenen wurde während der ersten 26 Lebenstage mit 88% gemessen. Abb. 16 enthält Werte bis zum 16. Lebensjahr.

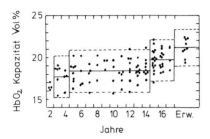

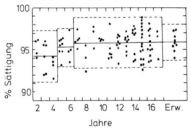

Abb. 16a, b HbO$_2$-Kapazität und Sauerstoffsättigung im arteriellen Blut von Kindern (nach CASSELS u. MORSE)

Die Zunahme des hirnvenösen pO$_2$ von ca. 25 auf 35 mm Hg im 1. Lebensjahr läßt auf eine geringer werdende Hypoxietoleranz des Gehirns schließen (31). Nach WENNER (32) liegt der O$_2$-Verbrauch der Neugeborenenhirnrinde $^2/_3$ bis $^3/_4$ unter dem von Erwachsenen. Im 1. Lebenshalbjahr steigt er dann allerdings auf fast den doppelten Wert an.

Die durchschnittliche AVDO$_2$ beträgt nach LUCAS u. Mitarb. (14) ab 21. Tag 4–4,5 Vol%, im 1. Jahr 4,8 und vom 3.–15. Jahr 3,6 Vol%.

Messungen des Sauerstoffverbrauchs bei herzkreislauf- und lungengesunden Säuglingen im 1. Lebenshalbjahr von LEES (12) ergaben $\dot{V}O_2$-Werte im Wachzustand zwischen 7,52–13,65 ml/kg/Min. (STPD), die während natürlichen Schlafes auf 5,89–10,85 ml O$_2$/kg/Min. abfielen. Die Mittelwerte nach Einbeziehung 4 weiterer Säuglinge mit angeborenen Herzfehlern ohne Herzinsuffizienz sind in Tab. 8 enthalten.

Unter Grundumsatzbedingungen nimmt der O$_2$-Verbrauch während der Kindheit von etwa 8 auf 5 ml/kg/Min. ab (Abb. 17).

Tabelle 8 Mittelwerte und Standardabweichung des Sauerstoffverbrauches von 9 Säuglingen im 1. Lebensjahr (nach LEES)

Zustand	$\dot{V}O_2$ (ml/kg/Min. STPD)
wach	10,67 ± 2,59
natürlicher Schlaf	8,63 ± 1,36
sediert*	6,51 ± 2,38

* Pethidin ca. 1,6 mg/kg, 0,5 mg Chlorpromazin/kg und Promethazin ca. 0,5 mg/kg i. m. oder 2 mg Pentobarbital/kg mit 2 mg Pethidin/kg KG i. m. oder ca. 40 mg Chloralhydrat/kg per os.

Die O$_2$-Affinität des fetalen Hämoglobins ist größer als die des Erwachsenenblutes. Die O$_2$-Dissoziationskurve bei Kindern ist im Vergleich zu Erwachsenen nach rechts verschoben (15).

Die Reduktion des Hämoglobingehaltes im Blut während des 1. Trimenons von ca. 20 auf 11 g% wird begleitet von einer Abnahme der Sauerstoffaffinität, d. h. der O$_2$-Bindungsfähigkeit in Abhängigkeit vom herrschenden pO$_2$ (Lit. bei 2).

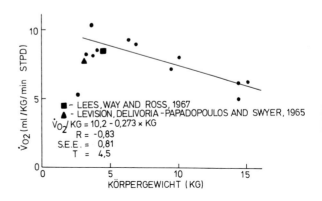

Abb. 17 Sauerstoffaufnahme in Abhängigkeit vom Körpergewicht bei Säuglingen und Kleinkindern mit und ohne Vitium cordis (nach OWEN-THOMAS u. Mitarb.)

Die maximale O₂-Menge, die fetales Hämoglobin binden kann, wird zwischen 1,21 und 1,34 ml/g Hb angegeben (Lit. bei 25).

Abb. 12 enthält Hb-Gehalt, O₂-Kapazität, Halbsättigungs-O₂-Druck und pO₂ im Blut in verschiedenen Altersstufen (T 37°C, pH 7,4).

Die Abnahme der Sauerstoffaffinität, deren Ursache unbekannt ist, gewährleistet die Gewebsoxygenierung bei geringerem Hb-Gehalt und ohne Kompensationsmechanismen wie z. B. Erhöhung des Herzzeitvolumens.

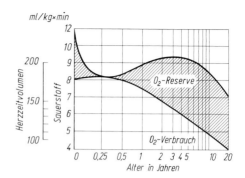

Abb. 19 O₂-Angebot und -Verbrauch in Abhängigkeit vom Lebensalter (nach RIEGEL)

Abb. 19 setzt errechnetes Sauerstoffangebot und O₂-Verbrauch in Beziehung. Der verfügbare O₂ ist mit Ausnahme des 2., 3. und 4. Lebensmonats im Kindesalter unter Ruhebedingungen größer als der O₂-Bedarf.

Compliance, Atemwiderstände

Im 1. Lebensjahr unterscheiden sich Lungen- und Gesamtcompliance nicht signifikant voneinander, d. h., die Dehnungsfähigkeit des Thorax ist groß. Die statische Gesamtcompliance in Narkose steht in signifikanter Korrelation zur Körpergröße und Körperoberfläche (Abb. 20, 21). Bei verschiedenen endobronchialen Druckwerten wurden im 1. Lebenshalbjahr in Narkose 1,9–15,8 ml/cm H₂O gemessen (16). Im 2. Lebenshalbjahr wurden an wachen Säuglingen für die

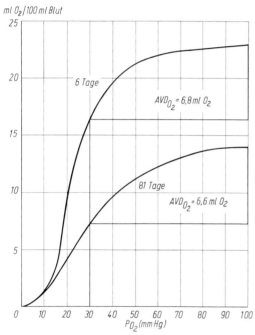

Abb. 18 Veränderung der O₂-Affinität des Hb und transportierbare O₂-Menge im Säuglingsalter (nach BARTELS)

Abb. 18 zeigt transportierbare O₂-Menge und venösen pO₂ bei 6 und 21 Tage alten Säuglingen. Infolge der veränderten Sauerstoffaffinität wird unter Annahme eines venösen pO₂ = 30 mm Hg nahezu die gleiche O₂-Menge in die Gewebe gebracht.

Am Ende des 1. Lebensjahres findet sich die größte Rechtsverschiebung der O₂-Bindungskurve, d. h., das Sauerstoffangebot an die perfundierten Gewebe ist größer als im Erwachsenen- und Neugeborenenalter (15). Wahrscheinlich trägt dieser Mechanismus dem altersspezifisch verschieden hohen Bedarf Rechnung.

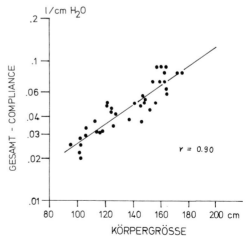

Abb. 20 Korrelation zwischen Gesamt-Compliance und Körpergröße bei 6- bis 15jährigen narkotisierten und relaxierten Kindern (nach NISBET u. Mitarb.)

Abb. 21 Compliance in Abhängigkeit von Größe und Körperoberfläche bei 24 normalen Kindern unter 2 Jahren (nach KRIEGER)

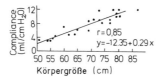
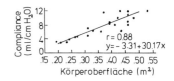

dynamische Lungencompliance, die sich nicht wesentlich von den unter statischen Bedingungen gemessenen Werten unterscheidet, Werte zwischen 2–11,5 ml/cm H_2O registriert (20).

Bezogen auf das funktionelle Residualvolumen differiert die Compliance Erwachsener nicht viel von der des Säuglings.

Nach NISBETH u. Mitarb. (17) bestehen keine signifikanten Unterschiede zwischen den Daten anästhesierter und wacher Kinder.

Kinder haben aufgrund der kleineren Durchmesser ihrer Atemwege höhere Strömungswiderstände als Erwachsene. Da das Atemvolumen jedoch entsprechend kleiner ist, brauchen Kinder mit Ausnahme der ersten Lebensminuten normalerweise keine größeren intrapleuralen Druckdifferenzen aufzubringen als Erwachsene. Während des ganzen Lebens werden von Lungengesunden intrapleurale Druckdifferenzen von 4–10 cm H_2O zur Atmung benötigt.

Messungen der viskösen Atemwiderstände bei Neugeborenen und während des 1. Lebensjahres ergaben 26–63,9 cm $H_2O/L/Sek.$ (4, 14, 24, 28, 29).

Mit zunehmendem Körperwachstum erfolgt dann ein Rückgang auf Werte unter 5 cm $H_2O/L/Sek.$

Atemarbeit

Bei Neugeborenen und Säuglingen wurden für die normale Atemarbeit Mittelwerte von 0,007–0,138 mkp/Min. errechnet (5, 11, 29, 30a). Abb. 22 zeigt die objektivierbare transpulmonale Atemarbeit in Narkose in Abhängigkeit vom Körpergewicht (30a).

Pulmonaler Gefäßwiderstand

Nach RUSSEL u. Mitarb. (26) erreicht der Lungengefäßwiderstand erst ab 4. Lebensjahr Werte, die denen Erwachsener entsprechen. Der pulmonale Gefäßwiderstand betrug 3560–1490 dyn/Sek./cm^{-5} bei ca. 9-jährigen Kindern.

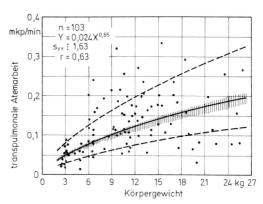

Abb. 22 Objektivierbare transpulmonale Atemarbeit bei Säuglingen und Kleinkindern in Narkose unter Spontanatmung (aus J. WAWERSIK: Ventilation und Atemmechanik bei Säuglingen und Kleinkindern. In: Anaesthesiologie und Wiederbelebung Bd. 24. Springer, Berlin 1967)

Lungenfunktionsänderungen in Narkose

Jede Narkose setzt die Sensibilität der atmungsregulierenden zentralvenösen Strukturen gegenüber CO_2 herauf und verändert atemmechanische Daten, so daß kontrollierte Beatmung während Narkosen, die 20 Minuten überschreiten, indiziert ist.

Unter inspiratorischen Halothankonzentrationen von 0,5–1,5 Vol% stieg der arterielle CO_2-Druck statistisch signifikant an (18, 27). Die intranarkotische Zunahme der alveolo-arteriellen O_2-Druckdifferenz scheint vorwiegend von der inspiratorischen O_2-Konzentration abzuhängen (20).

In Methoxyflurannarkose und Muskelrelaxation bei einer inspiratorischen O_2-Konzentration zwischen 50–100% nahm das funktionelle Residualvolumen (FRV) bei Kindern unter 11 Jahren im Mittel um 44%, bei älteren Kindern um 27% ab (7). Die Ursachen der altersabhängigen FRV-Abnahme können in altersspezifischen Lungenstrukturen und Thoraxkonfigurationen gesehen werden. Die Lungencompliance sank während der Narkose im Durchschnitt von 0,068 auf 0,062 ml/cm/H_2O (7). Bei Säuglingen fanden sich zwischen prä- und intraoperativen Werten für die dynamische Lungencompliance keine signifikanten Differenzen (20). Das mag durch die vorwiegend liegende Lebensweise der Säuglinge bedingt sein.

Bei der Wahl der Tubusgröße hat der Anästhesist zu berücksichtigen, daß Tuben mit kleinem Innendurchmesser den Atemwiderstand erhöhen und große Tuben Glottisödem, Ulzerationen an Kehlkopf und Trachea, und narbige Stenosen sowie Stimmbandgranulome herbeiführen. Die Atemwiderstandserhöhung durch enge Tubuslumina, die sich ohnehin nur bei Spontanatmung auswirkt, sollte jedoch nicht überschätzt werden. CAVE u. FLETCHER (3a) errechneten am Modell für Nasotrachealtuben mit Durchmessern von 2,5–3,5 mm und Längen von 10–12 cm, daß eine erhöhte Atemarbeit nur bei Anwendung des 2,5-mm-Tubus zu erwarten sei.

PODLESCH u. SCHETTLER (21) haben nach Intubation von Säuglingen im 2. Lebenshalbjahr mit einem Tubus, dessen Länge 15 cm und dessen Innendurchmesser 4 mm betrugen, in N_2O-Halothannarkose sogar eine geringe Abnahme der gesamten viskösen Atemwiderstände gemessen und diesen Befund durch Wegfall turbulenter Strömungen in den oberen Atemwegen und Bronchodilatation durch Atropin und Halothan erklärt.

Intubation mit einem 3 mm im Innendurchmesser messenden 15 cm langen Tubus führte in N_2O-Halothannarkose zu einem leichten Anstieg der viskösen Atemwiderstände.

Innerhalb der Untersuchungsdauer von 1 Stunde fanden sich zwischen den Werten für Atemarbeit, pH, BE und Blutgase unter den Tubuslumina von 3 und 4 mm keine signifikanten Unterschiede (21).

Literatur

1. Avery, M. E., C. Normand: Respiratory physiology in the newborn infant. Anesthesiology 26 (1965) 510–521
2. Bartels, H.: Gasaustausch und Atmungsregulation während des Säuglings- und Kindesalters im Hinblick auf den postoperativen Gasaustausch. Langenbecks Arch. klin. Chir. 319 (1967) 1014–1020
3. Cassels, D. E., M. Morse: Arterial blood gases and acid-base balance in normal children. J. clin. Invest. 32 (1953) 824–836
3a. Cave P., G. Fletcher: Resistance of nasotracheal tubes used in infants. Anesthesiology 29 (1968) 588–590
4. Cook, C. D., J. M. Sutherland, S. Segal, R. B. Cherry, J. Mead, M. B. McIlroy, C. A. Smith: Studies of respiratory physiology. III. Measurements of mechanics of respiration. J. clin. Invest. 36 (1957) 440–448
5. Cook, C. D., J. P. Helliesen, S. Agathon: Relation between mechanics of respiration, lung size and body size from birth to young adulthood. J. appl. Physiol. 13 (1958) 349–352
6. Dittmer, D. S., R. M. Grebe: Handbook of Respiration. Saunders, Philadelphia 1958 (S. 42–43)
7. Dobbinson, T. L., H. I. A. Nisbeth, D. A. Pelton, H. Levison, G. Volgyes: Functional residual capacity (FRC) and compliance in anaesthetized paralysed children. Part II, clinical results. Canad. Anaesth. Soc. J. 20 (1973) 322–333
8. Engström, C. G., P. Herzog, O. P. Norlander, S. A. Swensson: Ventilation nomogramm for the newborn and small children to be used with the Engström Respirator. Acta anaesth. scand. 6 (1962) 175
9. Graff, T. D., K. Sewall, T. S. Lim, O. Kantt, R. E. Morris, D. W. Benson: The ventilatory response of infants to airway resistance. Anesthesiology 27 (1966) 168–175
10. McIlroy, M. B., E. S. Tomlinson: The mechanics of breathing in newly born babies. Thorax 10 (1955) 58–61
11. Krieger, I.: Studies on mechanics of respiration in infancy. Amer. J. Dis. Child. 105 (1963) 439–448
12. Lees, M. H.: Gaseous metabolism in the infant: The effect of sedation and wakefulness. Canad. med. Ass. J. 91 (1964) 955–960
13. Levison, H., E. A. Featherby, T. R. Weng: Arterial blood gases, alveolar-arterial oxygen difference and physiologic dead space in children and young adults. Amer. Rev. resp. Dis. 101 (1970) 972–974
14. Luft, U. C., R. F. Goddard, E. H. Roorbach: Characteristics of respiratory flow and pressure in newborn infants. Fed. Proc. 20 (1961) 429
15. Morse, M., D. E. Cassels, M. Holder, O. Connell, A. Swansson: The position on the oxygen dissociation curve of the blood in normal children and adults. J. clin. Invest. 29 (1950) 1091–1103
16. Nightingale, D. A., C. C. Richards: Volume-pressure relations of the respiratory system of curarized infants. Anesthesiology 26 (1965) 710–714
17. Nisbeth, H. I. A., H. Levison, D. A. Pelton: Static thoracic compliance in normal children under general anesthesia. Acta anaesth. scand. 15 (1971) 179–191
18. Podlesch, I., R. Dudziak, K. Zinganell: Inspiratory and exspiratory carbon dioxide concentrations during halothane anesthesia in infants. Anesthesiology 27 (1966) 823–828
19. Podlesch, I., R. Purschke, D. Schettler: Untersuchungen über die Brauchbarkeit der Nomogramme nach Engström und nach Radford zur künstlichen Beatmung von Säuglingen. Anaesthesist 22 (1973) 106–110
20. Podlesch, I., D. Schettler: Der Einfluß der Narkose auf die Lungenfunktion und den Säure-Basen-Haushalt des Säuglings. I. Compliance und alveolo-arterielle Sauerstoffdruckdifferenz. Anaesthesist 22 (1973) 86–93
21. Podlesch, I., D. Schettler: Der Einfluß der Narkose auf die Lungenfunktion und den Säure-Basen-Haushalt des Säuglings. III. Visköse Atemwiderstände und Atemarbeit. Anaesthesist 22 (1973) 100–105
22. Rackow, H., E. Salanitre: Modern concepts in pediatric anesthesiology. Anesthesiology 30 (1969) 208–234
23. Radford, E. P., B. G. Ferris, B. C. Kriete: Clinical use of a nomogramm to estimate proper ventilation during artificial respiration. New Engl. J. Med. 251 (1954) 877–884
24. Reynolds, R. N., B. E. Etsten: Mechanics of respiration in apneic anesthetized infants. Anesthesiology 27 (1966) 13–19
25. Riegel, K.: Die Atemgas-Transportgrößen des Blutes im Kindesalter. In: Fortschritte der Pädologie, hrsg. von F. Linneweh. Springer, Berlin 1965 (S. 147–154)

26. Russell, V. L., J. W. St. Geme, R. C. Anderson, P. Adams, D. J. Ferguson: Maturation of the pulmonary vascular bed. Amer. J. Dis. Child. 101 (1961) 467–475
27. Schettler, D., I. Podlesch: Der Einfluß der Narkose auf die Lungenfunktion und den Säure-Basen-Haushalt des Säuglings. II. Arterielle Blutgase und Säure-Basen-Haushalt. Anaesthesist 22 (1973) 94–99
28. Schettler, D.: Untersuchungen der Ventilation, der Atemmechanik, der Blutgase und des Säure-Basen-Haushaltes bei Säuglingen mit Lippen-, Kiefer-, Gaumenspalten vor, während und nach der Operation. Habilitationsschrift, Düsseldorf 1970
29. Swyer, P. R., R. C. Reimann, J. J. Wright: Ventilation and ventilatory mechanics in the newborn. J. Pediat. 56 (1960) 612
30. Wawersik, J.: Besondere Beatmungsprobleme bei Säuglingen und Kleinkindern. In: Die Ateminsuffizienz und ihre klinische Behandlung, hrsg. O. H. Just. Thieme, Stuttgart 1967 (S. 98–105)
30a. Wawersik, J.: Ventilation und Atemtechnik bei Säuglingen und Kleinkindern unter Narkosebedingungen. In Reihe: Anaesthesiologie und Wiederbelebung, Bd. 24, hrsg. von R. Frey, F. Kern, O. Mayrhofer. Springer, Berlin 1967 (151 S.)
31. Wenner, J.: Über die O_2-Versorgung des Gehirns im Säuglingsalter. Normale Entwicklung und O_2-Mangelzustände. Habilitationsschrift, Bonn 1961
32. Wenner, J.: Über die Entwicklung des O_2-Verbrauches und die Durchblutung des Gehirns im Säuglingsalter. 61. Tg. D. Ges. Kinderheilk., Köln 1963

Herz-Kreislauf-System

Physiologische Daten

Blutdruckmessung und -werte

Zur Gewinnung exakter Blutdruckwerte nach der indirekten Methode von Riva-Rocci-Korotkoff sind bei Kindern verschiedene Manschettenbreiten zu benutzen. Nach ROBINOW (10) werden die in Tab. 9 wiedergegebenen Manschettenbreiten empfohlen.

Tabelle 9 Empfohlene Breiten der Blutdruckmanschette für Kinder (10)

Oberarmumfang cm	Manschettenbreite (ohne Stoff) cm
7,5–10,0	4
10,0–12,5	5
12,5–15,0	7
15,0–20,0	9
20,0	12

Tab. 10 enthält mittlere Blutdruckwerte bei Kindern verschiedenen Alters, die den „Biologischen Daten für den Kinderarzt" von BROCK entnommen wurden.

Bei Früh- und Neugeborenen ist es oft nicht möglich, den Blutdruck auskultatorisch zu messen. In diesen Fällen kann man die Manschette aufblähen und beim langsamen Ablassen des Druckes versuchen, systolischen und diastolischen Druck anhand des Auftretens und Verschwindens von Oszillationen der Manometernadel zu bestimmen. In einigen Fällen gelingt nach RAUTENBURG (15) auch die palpatorische Messung, d. h., der systolische Wert wird durch das Fühlbarwerden von Radialispulsationen bei Abnahme des Manschettendruckes bezeichnet. Die

Tabelle 10 Mittelwerte von Blutdruckmessungen bei Kindern

Alter	Blutdruck (mm Hg) Syst./diast.	Amplitude (mm Hg)
0– 3 Monate	74/51	23
3– 6 Monate	85/64	21
6– 9 Monate	86/63	23
9–12 Monate	89/68	21
1– 3 Jahre	91/63	28
3– 5 Jahre	95/59	36
5– 7 Jahre	95/58	37
7– 9 Jahre	97/58	39
9–11 Jahre	100/61	39
11–13 Jahre	104/66	38
13–14 Jahre	109/70	39

Bestimmung des diastolischen Druckwertes ist oft schwierig oder unmöglich, wenn die Arterientöne bis zu Null hörbar bleiben und auch ein Leiserwerden nicht auszumachen ist.

LANG u. HILBER (11) gaben zur Erleichterung der systolischen Druckmessung eine Spezialelektrode an, die die elektrischen Widerstandsänderungen am Unterarm nach Ablassen des Manschettendruckes registriert und damit eine Genauigkeit von ± 2,5 mm Hg besitzt.

Eine Verbesserung der indirekten Blutdruckmessung hat die Reflexion von Ultraschallwellen an der Arterienwand (Arteriosonde 1011, La Roche, Abb. 23) oder an den fließenden Erythrozyten (Modell 811, Parks Electronics Beaverton/USA) gebracht (3). Mittels letzterem Verfahren kann nur der systolische Druck ermittelt werden.

POPPERS (13) fand in Fällen, wo die Korotkoff-Methode versagte, eine gute Übereinstimmung der intraarteriell und mittels Ultraschallmethode ermittelten systolischen Werte. Die diastolischen

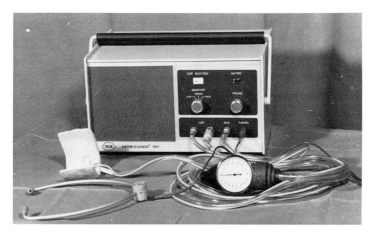

Abb. 23 Blutdruckmeßgerät nach Ultraschallprinzip Modell 1011, La Roche (Schweiz)

Druckwerte differierten im Mittel lediglich um 3,3 mm Hg.

Herzfrequenz

Das Registrieren der Herzfrequenz kann mittels Brustwand- oder Ösophagusstethoskop, mit Hilfe photoelektrischer Pulsrezeptoren oder EKG-Monitorgeräten erfolgen. Während kurzer unkomplizierter Operationen mag auch die „Hand am Puls" genügen. Die Herzfrequenz nimmt im Laufe der kindlichen Entwicklung ab. Die Höhe der Herzfrequenz unterliegt normalerweise starken Schwankungen (Tab. 11).

Tabelle 11 Werte für die Herzfrequenz in Abhängigkeit vom Lebensalter (zit. bei 16, (A) und 4 (B))

Alter	Mittelwert	untere und obere Grenze der Norm
A) Neugeborene	120	70–170
1–11 Monate	120	80–160
2 Jahre	110	80–130
4 Jahre	100	80–120
6 Jahre	100	75–115
8 Jahre	90	70–110
10 Jahre	90	70–110
B) Neugeborene	125	
1. Lebensmonat		150–140
1. Lebensjahr		140–130
2. Lebensjahr	120	
3.–6. Lebensjahr	100	
7.–12. Lebensjahr	90	
13.–15. Lebensjahr	85	

Elektrokardiogramm

Bis zum 6. Lebensmonat zeigt das EKG einen Rechtstyp oder Zeichen einer Rechtsherzhypertrophie.

Das Verhältnis von R-Zacke zu S-Zacke über dem rechten Ventrikel, das Ausmaß der Achsendeviation nach rechts und die Dicke des rechten Ventrikels in Prozent des linken zeigen im Laufe des kindlichen Wachstums ein identisches Verhalten.

Zentralvenöser Druck

Abb. 24 zeigt mittlere Venendruckwerte im Kindesalter. Die Einzelwerte unterliegen je nach Wahl des Bezugspunktes und des Meßortes starken Streuungen. Erst intra- und postoperative Verlaufs-Kontrollen erlauben Rückschlüsse auf das zirkulierende Blutvolumen.

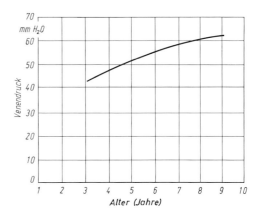

Abb. 24 Venendruck im Kindesalter (nach BURCH)

STOECKEL (17a) hat bei Säuglingen und Kleinkindern während Halothannarkose im Mittel einen zentralvenösen Druck von 43,5 mm H_2O gemessen.

Einfluß von Narkose und Operation auf Herz und Kreislauf

Arterielle Hypertension

Hypertension besteht primär bei Aortenisthmusstenose (s. S.172), Nierenerkrankungen, aortaler Regurgitation, ZNS-Erkrankungen, Wilms-Tumoren, Tumoren der Nebenniere (s. S. 210) und der Hypophyse. Blutdrucksteigerungen in Narkose kommen vor infolge zu flacher Narkose, bei bestimmten Anästhetika und alveolärer Hypoventilation.

Der Anstieg des Blutdruckes unter Zyklopropaninhalation kommt durch vermehrte Katecholaminausschüttung zustande, die zur Zunahme von peripherem Gefäßwiderstand und Kontraktilität des Myokards führt. Diese Wirkung kann man sich zunutze machen, wenn Operationen bei massiven Blutungen dringend indiziert sind (s. S. 44).

Die Ursache des Blutdruckanstieges nach Injektion von Ketamin (Ketanest) ist noch ungeklärt. Er ist weniger ausgeprägt nach Prämedikation mit Phenothiazinen und Opiaten als nach Prämedikation mit Atropin allein (s. S. 98).

Störungen der Atmung mit alveolärer Hypoventilation führen über eine Katecholaminausschüttung zur Blutdrucksteigerung. Wenn im Laufe einer Narkose ein Blutdruckanstieg beobachtet wird, ist deshalb sofort zu prüfen, ob eine effektive Beatmung vorliegt. Katastrophalen Komplikationen kann dadurch vorgebeugt werden. Andererseits schließt das Fehlen einer Blutdrucksteigerung das Vorliegen insuffizienter Atmung oder Beatmung nicht aus.

Arterielle Hypotension

Blutverlust ist eine der häufigsten Ursachen arterieller Hypotension (s. S. 42 hämorrhagischer Schock, Bestimmungen des Blutverlustes s. S. 40).

Mit Ausnahme von Zyklopropan, Lachgas und Ketamine rufen alle z. Zt. in Gebrauch befindlichen **Narkotika** in Abhängigkeit von der Dosierung eine Blutdrucksenkung hervor. Extreme Überdosierungen führen zum Herzstillstand. Bei normal entwickelten Säuglingen und Kindern scheint die Grenze des systolischen Druckes, die noch eine ausreichende Gewebsperfusion gewährleistet, bei 60–70 mm Hg zu liegen. Bei Inhalationsnarkotika heben Reduktion oder Stop der Zufuhr die Blutdrucksenkung auf.

Unspezifischer Antagonist der „Myokarddepression" durch Anästhetika ist Kalzium. Die i. v. Injektion einer 10%igen Kalziumglukonatlösung (bei Säuglingen 2–3 ml, Kleinkinder 3–5 ml, ab 3. Lebensjahr 5–7 ml) wirkt allerdings nur flüchtig. Die Infusion von Plasmaexpandern oder Elektrolytlösungen hat einen blutdruckstabilisierenden Effekt.

Bei exzessiver Überdosierung von Narkosemitteln wird man jedoch zusätzlich zu Vasopressoren greifen müssen.

Die Einschränkung der Herzleistung durch Halothan ist nach vorausgegangener Digitalisierung geringer als ohne (s. S. 88).

Kurare besitzt – wahrscheinlich infolge ganglioplegischer Wirkung und Histaminfreisetzung – einen leicht blutdrucksenkenden Effekt.

Bei der Kombination von Kurare und Halothan addiert sich die hypotensive Wirkung beider. Wichtig für den Anästhesisten zu wissen ist, daß die Blutdrucksenkung erst 5 Minuten nach Kurareinjektion ihr Maximum erreicht.

Störungen der Herzfrequenz und des Herzrhythmus

Im Prinzip können alle Faktoren mit steigernder oder senkender Wirkung auf die Herzfrequenz auch arrhythmische Herzaktionen provozieren.

Tab. 12 enthält eine Übersicht der Wirkung verschiedener Pharmaka und Faktoren auf die Pulsfrequenz herzgesunder Kinder.

Tabelle 12 Wirkung von Pharmaka und anderen Situationen auf die Herzfrequenz

Steigernd	Senkend
flache Narkose	flache Narkose
Hypoxie	vagale Reflexe
Hypovolämie	Hyperkarbie
Anämie	
Blutleere einer Extremität über 90 Min.	
Ketamin	Hypothermie
	Zyklopropan und Halothan
Gallamin	
Pancuroniumbromid	

Sinusbradykardie

Bradykardie besteht, wenn die Pulsfrequenz bei Säuglingen unter 100 und bei Kindern unter 80/Minuten liegt. Manipulationen an Auge (s. S. 195), Karotissinus, Atemwegen, Mediastinum, Peritoneum, Anal- und Sakralgegend können vagovagale Reflexe auslösen, die bei Vorhandensein von Asphyxie, Hyperkapnie, Hypoxie, Störungen des Elektrolythaushaltes oder metabolischer Azidose im Herzstillstand enden können.

Die Behandlung eines Vagusreflexes umfaßt:
1. Sistieren der chirurgischen Stimulation,
2. Atropin i. v. 0,01-0,02 mg/kg Körpergewicht,
3. Behebung unphysiologischer Begleitumstände, wie Hypoxie, Hyperkarbie, metabolischer Azidose.

Zur rascheren Diagnostik eines vagalen Reflexes empfiehlt es sich, bei disponierenden Operationen (Neck-Dissection, Exstirpation von Glomustumoren, ophthalmologische Eingriffe) Monitore zur laufenden Registrierung der Herzfrequenz zu benutzen.

Auch die lokale Umspritzung des Karotissinus mit 1-2%igem Novocain oder retrobulbäre Novocaininjektion kann vor Auftreten eines Vagusreflexes im entsprechenden Operationsgebiet schützen. In Unkenntnis vieler Zusammenhänge wurden in der älteren Literatur mehr Herzstillstände als heute vagalen Reflexen zugeschrieben.

Tachykardie

Die obere Normgrenze der Pulsfrequenz liegt bei Säuglingen und Kleinkindern höher als bei Erwachsenen. Es ist bisher offen, ab welcher Herzfrequenz in diesem Lebensalter die Perfusion der Koronararterien kritisch wird. Für die Praxis mag als Richtschnur gelten, daß eine Herzfrequenz über 180/Minute bei Säuglingen und höher als 140/Minute bei Kleinkindern während der Narkose oder postoperativen Phase nicht für längere Zeit bestehen sollte. Tachykardien pflegen häufig ungenügende Analgesie, Hypoxie oder Hypovolämie zugrunde zu liegen. Behebung dieser Zustände beseitigt auch die erhöhte Herzfrequenz.

Paroxysmale Tachykardien sind im Kindesalter selten. Bei Kindern mit paroxysmalen Tachykardien werden Wolff-Parkinson-White-Syndrom, Herzfehler, Infektionen, Verletzungen und Drogenabusus gefunden. Sie gehen mit Abnahme der arteriellen O_2-Sättigung einher und können Herzinsuffizienz hervorrufen.

Arrhythmien

Arrhythmische Herzaktionen sind besonders während Narkoseeinleitung und Intubation häufig zu beobachten und kommen nicht selten in Begleitung von Tachy- oder Bradykardien vor. Während gut geführter Narkosen sind sie besonders im Kindesalter selten behandlungsbedürftig. Als harmlos sind supraventrikuläre Rhythmusstörungen, AV-Knoten-Rhythmus oder wandernde Schrittmacher anzusehen. Als Warnzeichen für gravierende Störungen der Herztätigkeit sind dagegen ventrikuläre Arrhythmien aufzufassen. Obwohl die hämodynamischen Auswirkungen von Arrhythmien häufig gering sind, sollte ihr Auftreten Anlaß sein, die Narkoseführung und chirurgische Stimuli (z. B. Mediastinalmanipulationen) sofort zu überprüfen und später eine gründliche kardiale Untersuchung vorzunehmen. Das Auftreten von Herzrhythmusstörungen wird begünstigt durch Hypoxie, Hyperkarbie, metabolische Azidose, metabolische Alkalose, Applikation oder Ausschüttung von Katecholaminen, bestehende Herzerkrankungen, lange Narkosedauer, zu tiefe Narkose, Digitalisüberdosierung, endotracheale Intubation, Lage des Operationsfeldes in Gebieten erhöhter sympathikotoner oder vagotoner Sensibilität, Hyperthermie, Spontanatmung in Narkose, flache Narkose und Störungen des Elektrolythaushaltes. Während Zyklopropan- und Chloroformnarkose treten Herzrhythmusstörungen häufiger auf als unter Äther, Halothan, Methoxyfluran und Fluoromar.

Nach Applikation von Muskelrelaxantien kann es zu Herzrhythmusstörungen kommen die in den entsprechenden Kapiteln (s. S. 114) abgehandelt werden.

Katecholamine

Die zur Erzeugung von Arrhythmien notwendigen Dosen von Adrenalin, Noradrenalin und Isoproterenol werden durch Anästhesien mit Zyklopropan oder halogenierten Kohlenwasserstoffen drastisch reduziert (9). Es wird deshalb auch von einer „Sensibilisierung" des Herzens gegenüber Katecholaminen durch Narkosemittel, wie Chloroform, Trichloräthylen, Halothan, Methoxyfluran und Fluroxen, gesprochen. In der klinischen Praxis wird der Anästhesist mit dem Problem katecholamininduzierter Arrhythmien vorwiegend konfrontiert bei der Instillation adrenalinhaltiger Lösungen zur lokalen Blutungsminderung und bei Patienten mit Phäochromozytom (s. S. 210). Begünstigt oder begleitet werden diese Arrhythmien durch Hypertension, Tachykardie und Kaliumfreisetzung aus der Leber.

Wegen der Gefahr von Kammerflimmern ist vor der Applikation von Adrenalin in Halothannarkose gewarnt worden (9). Bei Säuglingen des eigenen Krankengutes, denen bei Lippen-Kiefer-Gaumenspalt-Plastiken regelmäßig 2–5 ml einer Adrenalinlösung 1:100000 injiziert werden, wurden gelegentlich 5–15 Minuten dauernde Tachykardien beobachtet, die keiner Behandlung bedurften.

Störungen des Elektrolythaushaltes

Da die Funktion der Herzmuskelzellen in entscheidendem Maße vom zyklischen transmembranalen Kaliumionentransport abhängt, verursacht Kaliummangel Repolarisationsstörungen und Zunahme der diastolischen Depolarisation mit supraventrikulären oder ventrikulären Extrasystolen. Im EKG treten Abflachung der T-Welle, Senkung der ST-Strecke, präterminale T-Negativität, U-Wellen und T-U-Verschmelzungswellen auf. Hypokaliämie kommt vor bei Dialyse wegen Niereninsuffizienz, Anoxie, Erbrechen, Durchfall, Ileus, Verlust von Magen-Darm-Flüssigkeit über Fisteln, mangelnder Substitution während parenteraler Ernährung, bei Aldosteronismus und während einer Behandlung mit Diuretika. Kaliumspiegel > 6,0 mval/l im Serum führen zur Abnahme der Membranpotentiale und sinoatrialen und atrioventrikulären Überleitungsstörungen bis zur Ausbildung multifokaler Aktionspotentiale, eines AV-Blockes oder einer Asystolie. Im EKG sind spitze schmalbasige T-Zacken mit normaler oder überhöhter Amplitude, QRS-Verbreiterung und Verlängerung der PQ-Zeit typisch. Hyperkaliämien werden beobachtet bei Nebennierenrinden- und Niereninsuffizienz, nach massiven Bluttransfusionen, bei diabetischer Azidose, Sichelzellanämie, Behandlung mit Aldosteronantagonisten und nach Succinylcholininjektion bei einer Reihe von Krankheitsbildern (s. S. 114). Hyperkalzämie erhöht die Kontraktilität des Myokards und bewirkt in exzessiven Graden Sinusbradykardie und Herzstillstand.

Digitalisüberdosierung

Alle digitalisierten Kinder können infolge Ausscheidungsstörungen (Dehydratation, Hypotension), Kaliumverlust und Hyperkalzämie digitalisinduzierte Herzrhythmusstörungen (Vorhoftachykardie oder -flimmern mit AV-Block, kompletter AV-Block, Interferenzdissoziation, ventrikuläre Tachykardie, ventrikuläre Extrasystolen, sinoatrialer Block, AV-Rhythmus mit ante- oder retrogradem Block) entwickeln, bei denen Diphenylhydantoin das Mittel der Wahl darstellt. Im Falle einer Hypokaliämie steht die Kaliumsubstitution (s. S. 52) an erster Stelle der therapeutischen Maßnahmen.

Therapie von Herzrhythmusstörungen

Wenn Herzrhythmusstörungen trotz einwandfreier Narkosetechnik (vor allem ausreichende Ventilation u. adäquate Narkosetiefe) und nach Ausschluß anderer Ursachen (Störungen des Elektrolythaushaltes, Katecholamininjektion, metabolische Azidose, Digitalisüberdosierung) persistieren, stehen neben einer Digitalisierung eine Reihe von Pharmaka zur Verfügung.

Sie sind am sinnvollsten nach exakter Diagnose der vorliegenden Herzrhythmusstörung, unter fortlaufender EKG-Kontrolle und unter Bereithaltung des entsprechenden Antidots einzusetzen Supraventrikuläre Tachykardien sprechen auf Karotismassage Verapamil (Isotopin), β-Rezeptoren-Blocker (Dociton, Inderal), Ajmalin (Neo-Gilurytmal), Diphenylhydantoin (Zentropil, Epanutin, Phenhydan) oder Elektrokonversion an, während ventrikuläre Tachykardien unter Umständen durch Procainamid (Novocamid), Lidocain (Xylocain) und Diphenylhydantoin zu beeinflussen sind.

BÜKY (2) hat supraventrikuläre und ventrikuläre Extrasystolen mit 0,030–0,080 mg Propranolol/kg Körpergewicht ohne Nebenwirkungen unterdrücken können. In seltenen therapieresistenten Fällen kann ein Elektroschock (s. S. 38) Arrhythmien beenden. Paroxysmale Tachykardien, die im Kindesalter überwiegen, sprechen auch auf Isoptin in einer Dosierung von 1 mg/kg Körpergewicht langsam i. v. an.

Bei Bradykardien kann zunächst Atropin versucht werden. Am wirkungsvollsten sind i. v. Injektionen von 0,1–0,4 mg Orciprenalin (Alupent). Im Adams-Stokes-Anfall ist bis zur Bereitstellung einer Alupentspritze externe Herzmassage vorzunehmen.

Herzstillstand und seine Behandlung

Genese und Häufigkeit

Ein Herzstillstand tritt selten ohne vorhergehende Veränderung von Atmung, Blutdruck und Puls ein (8). In den meisten Fällen kommt ein Herzstillstand im Gefolge von Hypoxie, Hyperkarbie, Hypovolämie, Überdosierung von Narkosemitteln, metabolischer Azidose, Hypothermie, Hyperthermie, Entgleisungen im Elektrolythaushalt oder einer Kombination der genannten Faktoren vor und ist deshalb ein vermeidbares Ereignis.

Während chirurgischer Eingriffe – die Herz- und Gefäßchirurgie ausgenommen – kommen Herzstillstände bei Erwachsenen in der Frequenz 1:2500 und bei Kindern 1:700 vor (5).

RACKOW u. SALANITRE (14) verzeichneten bei ihren Patienten in Abhängigkeit vom Lebensalter folgende Frequenz von Herzstillständen während Narkose: 0–1 Jahr 1:600 und 1–12 Jahre 1:1700.

SNIDER u. Mitarb. (17) erwähnen nach Ausschluß von Kindern mit kongenitalen Vitien eine Herzstillstandshäufigkeit von 1:2500 in 20 Jahren. In den letzten 5 Jahren dieses Beobachtungszeitraumes ereignete sich 1 Herzstillstand auf 1128 Operationen. Während kardiovaskulärer Eingriffe stand das Herz 1mal in 16 Fällen still.

Die Anoxietoleranz des kindlichen Gehirns kann in Normothermie zwischen 5–8 Minuten angenommen werden. Der experimentelle Beweis, daß das Gehirn Neugeborener wegen mangelnder Differenzierung resistenter gegenüber anoxischen Zuständen ist, steht noch aus.

Diagnose

Die Kürze der therapeutisch nutzbaren Zeit beim Herzstillstand gebietet rasche Diagnostik und sofortigen Behandlungsbeginn. Da eine erfolgreiche Wiederbelebung nur bei unverzüglichem und zielstrebigem Vorgehen erwartet werden kann, ist es ratsam, einen Therapieplan in jedem Raum auszuhängen, in dem sich Herzstillstände ereignen können.

Symptome:

1. Fehlen zentraler Pulse (A. carotis, A. femoralis), intraoperativ keine Blutungen im Operationsfeld,
2. Bewußtlosigkeit,
3. fehlende Atmung,
4. Pupillen können weit sein, enge Pupillen schließen einen Herzstillstand nicht aus.

Behandlung

Zur effektvollen Behandlung eines Herzstillstandes müssen Beatmung mit Sauerstoff und Herzmassage sofort und gleichzeitig beginnen. Zunächst muß deshalb ein genügend großer Personenkreis benachrichtigt (am zweckmäßigsten über speziell installierte Alarmanlagen) werden. Der Anästhesist sollte Leiter des behandelnden Teams sein, weil er auf Grund seiner Ausbildung und theoretisch-praktischen Kenntnisse die Reanimation am besten beherrscht.

Bei Eintritt eines Herzstillstandes empfehlen wir folgendes Vorgehen:

1. Ruf nach Hilfspersonal, Monitor und Defibrillator,
2. Blick auf die Uhr, um über die Dauer der Reanimation orientiert zu sein,
3. präkordialer Faustschlag,
4. **Beginn mit externer Herzmassage und reiner Sauerstoffbeatmung** über Maske oder Tubus und Thorakotomie vorbereiten lassen.

Für 1–3 sind nur einige Sekunden erforderlich. Bei Fehlen entsprechender Apparate läßt sich bei Kindern relativ leicht eine Mund-zu-Nase-Mund-Beatmung oder bei älteren Kindern Mund-zu-Nase-Beatmung durchführen.

Sobald wie möglich sollte über Endotrachealtubus beatmet werden, weil die Beatmung über Maske beide Hände erfordert, schlechter zu kontrollieren ist und man den Magen aufblähen kann.

Bei der Beatmung ist zu beachten, daß infolge emotioneller Erregung nicht hyperventiliert wird. Hypokapnie führt zur koronaren Vasokonstriktion, die sich ungünstig auf die myokardiale Sauerstoff- und Substratversorgung und den Abtransport saurer Stoffwechselprodukte auswirkt. Die inspiratorische Beatmungsphase darf außerdem nicht mit externer Thoraxkompression zusammenfallen. Der Inspirationsdruck sollte so niedrig wie möglich sein, um den venösen Rückfluß zum Herzen nicht zu beeinträchtigen. Sauerstoffbeatmung und Herzmassage sollten synchron und so rasch wie möglich begonnen werden. Bei geschlossenem Thorax muß das mittlere Drittel des Sternums je nach Kindesgröße mit beiden Daumen (Neugeborene, junge Säuglinge), Zeige- und Mittelfinger (Kleinkinder) oder beiden Händen (Schulkinder) rythmisch komprimiert werden. Die **Frequenz der Kompressionen** darf nicht zu hoch sein, damit die diastolische Füllungszeit nicht unphysiologisch verkürzt wird (Frequenz/Min. für Säuglinge 100–120, Kleinkinder 80–100, ab 4. Lebensjahr 60–80). Bei Vorhandensein von nur einer reanimierenden Person muß die Frequenz der Herzmassage im Wechsel mit der Beatmung erfolgen (15:3).

Der bei der externen Herzmassage aufgewendete Druck sollte so dosiert werden, daß der Radialispuls bei jeder Kompression fühlbar wird.

Kontraindikationen der externen Herzmassage sind:

Pneumothorax, Herzbeuteltamponade, Blutung aus den großen Gefäßen, Verdacht auf Herzruptur,

Die Diagnose der Kontraindikationen ist selten sicherzustellen. **Die Indikation zur Thorakotomie ist deshalb dann gegeben, wenn die externe Herzmassage 2–3 Minuten lang nicht effektiv ist,** d. h. Karotis- und Radialispuls nicht fühlbar werden. Während Thorax- und Herzoperationen ist selbstverständlich sofort mit der internen Herzmassage zu beginnen.

Die Komplikationen der externen Massage, die nahezu ausschließlich bei Erwachsenen beschrieben worden sind, bestehen in: Rippenfrakturen, Hämatothorax, Fettembolie, Leberruptur. Bei Erwachsenen konnte die Komplikationsrate durch Dosierung des Druckes nach der Qualität peripherer Pulse signifikant gesenkt werden.

Bei Kindern ist die Gefahr von Rippenfrakturen wegen des elastischeren Thorax ohnehin geringer. Die interne Massage wird anstelle der externen sofort begonnen, wenn der Thorax eröffnet ist, sich die externe Massage nach 2–3 Minuten als ineffektiv erwiesen hat. In den letztgenannten Situationen darf die Thorakotomie nicht

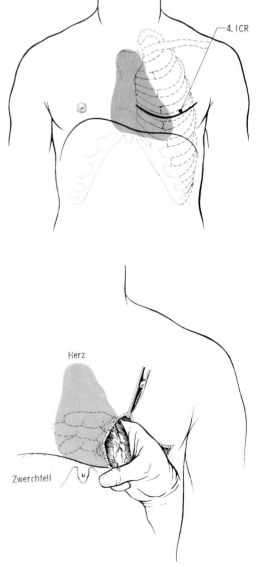

Abb. 25 Technik der Thorakotomie und Herzmassage bei Herzstillstand

hinausgezögert werden. Geschnitten wird in der Regel im 4. ICR unterhalb der linken Brustwarze vom Sternum bis zur Axillarlinie (Abb. 25). Die Massage gestaltet sich einfacher, wenn das Perikard eröffnet wird.

5. Die intrakardiale oder intravenöse Injektion von 1–3 ml einer 0,0001%igen Adrenalinlösung (1 mg = 1 Amp. auf 10 ml phys. NaCl-Lösung) hat einen positiv inotropen Effekt. Myokardialer

Tonus und Koronardurchblutung werden erhöht. Die Wirkung des Adrenalins ist kurzfristig, und die Injektion kann nach 5 Minuten wiederholt werden.

Die Technik der intrakardialen Injektion kann verschieden gehandhabt werden. Mögliche Zugänge sind:

a) Injektion vom 3. oder 4. ICR links parasternal in Richtung Mittellinie des Sternums.
b) Injektion subxiphoidal nach schräg kranial.

Die möglichen Komplikationen der intrakardialen Injektion (Verletzung einer Koronararterie, Pneumothorax) werden ohne stark verzögerten Wirkungseintritt vermieden durch i. v. Injektion oder Instillation der Adrenalinlösung in den Endotrachealtubus.

Eine Alternative zum Adrenalin stellt Orciprenalin (Alupent) in Dosen zwischen 0,1 und 0,2 mg dar. Es hat eine positiv inotrope Wirkung und keinen vasokonstriktorischen Effekt. Die Hauptindikation des Orciprenalin ist der AV-Block. Obwohl die vasopressorische Wirkung von Adrenalin theoretisch die Herzarbeit gegen Druck erhöht, ist seine Wirkung bei Herzversagen nach unserer Erfahrung zuverlässiger als die des Orciprenalin.

6. Die **i. v. Infusion oder intrakardiale Injektion von Natriumbikarbonatlösung oder THAM** ist bei jedem Herzstillstand indiziert.

Der Versuch der Zellen, durch anaerobe Glykolyse Energie zu gewinnen, setzt größere Mengen von Brenztraubensäure frei, die anstelle der normalen Abwanderung über Azetylkoenzym A in den Zitronensäurezyklus in Milchsäure transformiert wird. 2–3 Minuten nach Kreislaufunterbrechung wurden infolge Anhäufung fixer Säuren bereits pH-Werte zwischen 7,1 und 6,8 gemessen. GILSTON (6) gibt folgende Faustregel zur Behebung der Azidose an: mval $NaHCO_3$ = Gew. in kg × Min. Herzstillstandsdauer × $^1/_{10}$. Weitere Gaben sollten von der Bestimmung des Basenüberschusses im arteriellen Blut abhängig gemacht werden. RACKOW u. SALANITRE (14) geben bis zur Fertigstellung einer Blutgasanalyse 1–2 mval $NaHCO_3$/kg KG i. v.

Katecholamine sind in azidotischer Stoffwechsellage weniger wirksam. Die Wirksamkeit von Adrenalin wird durch $NaHCO_3$-Gabe erhöht. Bei freiliegendem Herzen können 9–10 ml einer 5–6%igen $NaHCO_3$-Lösung auch in den rechten Ventrikel injiziert werden. Die Injektion in den rechten Ventrikel soll eine Reizung der arteriellen Gefäßwände verhindern.

7. Zusätzlich können **intravenös oder intrakardial Kalziumglukonat, Kalziumchlorid oder Kalziumthiosulfat** injiziert werden, die einen positiv inotropen Effekt besitzen und den extrazellulären Kaliumionenanstieg während metabolischer Azidose (ca. 0,7 mval/Senkung des pH-Wertes um 0,1) antagonisieren. Die Einzeldosis kann bis zu 0,5 g Kalzium betragen und kann nach 5–10 Minuten wiederholt werden.

8. Der venöse Rückfluß zum Herzen und damit die Herzfüllung lassen sich auch bei normovolämischen Kindern erhöhen durch **Infusion von Plasmaexpandern.** Um eine Überinfusion zu vermeiden, sollten nicht mehr als 10 ml/kg infundiert werden. Eine funktionelle Verringerung der extrazellulären Flüssigkeit in der Azidose wird verursacht durch Abstrom von Wasser in die Zellen, ins Interstitium und Absorption von Natrium und Wasser durch kollagenes Bindegewebe.

9. Bei nichtdigitalisierten Kindern empfiehlt sich die intrakardiale oder intravenöse Gabe von **Strophanthin** (0,004 mg/kg KG).

Während Beatmung, Herzmassage, Injektionen und Infusionen in Gang gesetzt werden, ist es meist möglich, mit inzwischen herbeigeschafftem Monitor oder nach der Thorakotomie zu erkennen, ob Kammerflimmern besteht. Die elektrische Defibrillation hat die größten Erfolgsaussichten, wenn durch kräftige Massage für eine gute Oxygenation des Myokards gesorgt ist, bestehende Azidosen neutralisiert und der Herzmuskel gut tonisiert ist (Adrenalin, Kalzium). Tab. 13 enthält Daten zur Defibrillation.

Die Anlage der Elektroden erfolgt außen am vorteilhaftesten durch Aufsetzen einer Elektrode auf die Herzgegend und unterschieben der 2., so daß sie der dorsalen Thoraxwand gegenüber anliegt. Lassen die Elektroden diese Plazierung nicht zu, müssen sie links parasternal (Klavikulahöhe) und über der Herzspitze angelegt werden. Bei der inneren Defibrillation werden die Elektroden unter den linken Ventrikel und auf die Herzoberfläche gelegt. Während der Defibrillation darf kein Kontakt zwischen Kind und Behandelndem bestehen. Ist der erste Elektroschock nicht erfolgreich, sollte eine Wiederholung erst stattfinden, nachdem erneut manuell massiert, Adrenalin und Natriumbikarbonat inji-

Tabelle 13 Daten zur Elektrodefibrillation

Applikation		Außen	Innen
Gleichstrom (Wattsek)	Säuglinge	50–100	10–30
	Klein- u. Schulkinder	100–200	30–50
	Jugendliche	200–300	30–60
Wechselstrom (Volt/0,1 sec)	Säuglinge	250	110
	Klein- u. Schulkinder	500–1000	80–100
	Jugendliche	400–880*	100–180

* Volt/0,25 sec

ziert worden sind. In seltenen Fällen haben wir bei Erwachsenen nach vergeblichen elektrischen Defibrillationsversuchen mit der intrakardialen Injektion von 5 ml einer 7,4%igen KCl-Lösung noch eine Defibrillation erreicht. Andere Autoren empfehlen bei wiederkehrenden Episoden von Kammerflimmern oder Tachykardie nach geglückter Defibrillation 1–2 mg Lidocain/kg i. v. oder 1–2 mg Procainamid (Novocamid)/kg langsam intravenös zu injizieren.

10. Glukokortikoidgaben (s. S. 183) sind beim Herzstillstand wegen der Hirnödemprophylaxe sinnvoll. Lysosomenstabilisation und positiv inotroper Effekt stellen weitere wünschenswerte Wirkungen dar.

Die häufigsten **Fehler bei der Therapie des Herzstillstandes** sind:

1. Zu langes Hinauszögern der Thorakotomie,
2. das Einlegen zu langer Massagepausen, um das Wiedereinsetzen der Herzaktion zu eruieren,
3. Hyperventilation,
4. Zu frequente Herzmassage.

Hektik und Katastrophenstimmung lassen sich nur durch systematische Ausbildung und Vorbereitung vermeiden. In jedem Operationssaal und in jeder postoperativen Pflegeeinheit sollte das Personal mit den Prinzipien des Vorgehens bei Herzstillstand vertraut sein und Bestecke zur Venae sectio, Thorakotomie, Intubation und Beatmung sowie Kanülen und Medikamente zur intrakardialen Injektion einsatzbereit zur Verfügung stehen.

Die Wiederbelebung von Herz und Kreislauf kann im allgemeinen abgebrochen werden, wenn sich 60 Minuten nach Beginn von Herzmassage und Beatmung keine spontane Herzaktion eingestellt hat oder ohne Hirnverletzung 60 Minuten Areflexie und weite Pupillen bestanden haben.

Die **Weiterbehandlung von Kindern mit behobenem Herzstillstand** verlangt:

1. Intensive Überwachung von Atmung und Kreislauf,
2. Kontrolle von Säure-Basen-Haushalt und Elektrolytstatus,
3. evtl. Behandlung eines hypoxischen Hirnödems (s. S. 182, 183),
4. gründliche Diskussion der Ursachen des Herzstillstandes und ihre Beseitigung.

Literatur

1. Brock, J.: Biologische Daten für den Kinderarzt. 2. Aufl. Bd. I. Springer, Berlin 1954
2. Büky, B.: Propranolol zur Behandlung der in Narkose auftretenden paroxysmalen Tachycardie im Säuglings- und Kindesalter. Anaesthesist 19 (1970) 125–127
3. Dehnen, H.: Ultraschall-Doppler-Flow-Detektor als Blutdruckmeßgerät für Säuglinge während der Anaesthesie. Z. prakt. Anästh. Wiederbeleb. 9 (1974) 254–256
4. Ebeling, J.: Inspektion und Palpation bei der Diagnose von Herzerkrankungen im Kindesalter. Dtsch. Ärztebl. 70 (1973) 902–906
5. Frank, H. A.: Management of cardiac arrest. Surg. Clin. N. Amer. 43 (1963) 703–714
6. Gilston, A.: Clinical and biochemical aspects of cardiac resuscitation. Lancet 1965/II, 1039–1043
7. Gleiss, J.: Die physio-pathologischen Besonderheiten des Säuglingsalters. Anaesthesist 9 (1960) 77
8. Greenberg, H. B.: Cardiac arrest in 20 infants and children. Dis. Chest. 47 (1965) 42–46
9. Katz, R. L., J. Th. Bigger: Cardiac arrhytmias during anesthesia and operation. Anesthesiology 33 (1970) 193–213
10. Keuth, U.: Zur Methodik der Blutdruckmessung bei Kindern. Z. Kinderheilk. 86 (1961) 169
11. Lang, V. O., H. M. Hilber jr.: Zur Blutdruckmessung im Säuglingsalter. Z. Kinderheilk. 105 (1969) 156–164
12. Moll, W., H. Bartels: Fetal und Placentarkreislauf. In: Physiologie des Kreislaufs, Bd. 1. Springer, Berlin 1971 (S. 425–454)
13. Poppers, P. J.: Controlled evaluation of ultrasonic measurement of systolic and diastolic blood pressures in pediatric patients. Anesthesiology 38 (1973) 187–191
14. Rackow, H., E. Salanitre, L. T. Green: Frequency of cardiac arrest associated with anesthesia in infants and children. Pediatrics 28 (1961) 697–704
14a. Rackow, H., E. Salanitre: Modern concepts in pediatric anesthesiology. Anesthesiology 30 (1969) 208–234
15. Rautenburg, H. W.: Blutdruckmessung beim Kind. Diagnostica 2 (1969) 4
16. Smith, R. M.: Anesthesia for Infants and Children. Mosby, Saint Louis 1968
17. Snyder, W. H., M. H. Snyder, L. Chaffin: Cardiac arrest in infants and children. A. M. A. Archives of Surgery 66 (1953) 714–729
17a. Stoeckel. H.: Kreislaufüberwachung bei Säuglingen und Kleinkindern mit Hilfe des zentralen Venendruckes. Anaesthesist 18 (1969) 250–253
18. Wiedemann, K.: Arteriosonde: ein Gerät zur unblutigen Messung des arteriellen Drucks mit der Ultraschall-Doppler-Methode. Z. prakt. Anästh. Wiederbeleb. 7 (1972) 60–62
19. Zahed, B., M. S. Sadove, Sh. Hatano, H. H. Wu: Comparison of automated Doppler ultrasound and korottkoff measurements of blood pressure of children. Anesth. Analg. Curr. Res. 50 (1971) 699–704

Hb-Gehalt, präoperative Anämie

Reife Neugeborene haben im Mittel 71% fetales Hämoglobin, während das fetale Hb bei Frühgeborenen im Mittel 81% ausmacht (25).

Abb. 26 zeigt den Hb-Gehalt des Blutes im Kindesalter. Hb-Werte im Venenblut liegen tiefer als im Kapillarblut. Am Ende des 1. Trimenons sinken Hb-Gehalt und Erythrozytenzahl beträchtlich. Parallel dazu nimmt die O_2-Affinität des Hb ab, so daß die O_2-Abgabe ins Gewebe erleichtert und die „physiologische" Anämie durch eine größere Ausschöpfbarkeit des Blutes kompensiert wird (23). Bei Anämien im Kindesalter sinkt die O_2-Affinität des Hämoglobins desto mehr über das altersbedingte Maß hinaus, je älter das Kind, je stärker die Anämie und je dünner die Erythrozyten sind. Mit zunehmender Anämie erniedrigt sich der Bikarbonatgehalt des Blutes. Für die klinische Praxis ergibt sich, daß bis zu einem Hb-Gehalt von ca. 8 g% der Sauerstoffbedarf des kindlichen Organismus ohne Steigerung des Herzzeitvolumens gedeckt werden kann. Kinder mit einem Hb-Gehalt unter 8 g% sollten präoperativ transfundiert werden, wenn die Operation nicht aufgeschoben werden kann.

Die notwendige Blutmenge kann dem Schema von RIEGEL (23) in Abb. 27 entnommen werden. Vom gesunden Neugeborenen wird eine Anämie

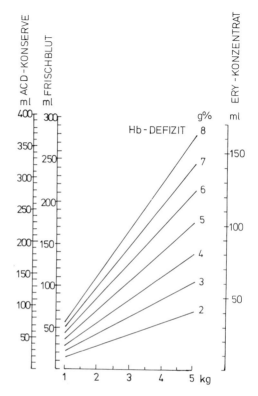

Abb. 27 Schema zur Bestimmung der Blutmenge zum Ausgleich eines Hb-Defizites (nach RIEGEL)

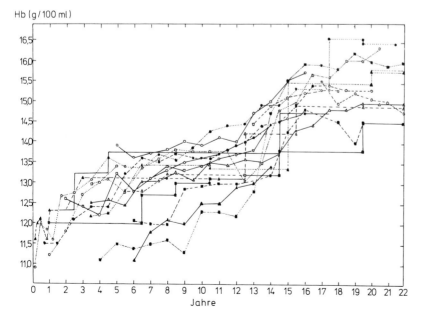

Abb. 26 Hb-Gehalt des Blutes in Abhängigkeit vom Lebensalter (nach CASSELS u. MORSE)

bis zu 12 g/100 ml venösen Blutes komplikationslos toleriert (23). Bei großen Eingriffen verringert Anämie jedoch die Schocktoleranz.

Geringer Gesamtkörpereisengehalt des Frühgeborenen, rasches Wachstum, erhöhter Erythrozytenabbau und Ernährungsschwierigkeiten bewirken Hb-Werte bis zu 8 g% und niedriger, bevor die hämatopoetische Aktivität voll entwickelt ist. Ab 2. Lebensmonat werden deshalb zusätzliche Eisengaben empfohlen. Eine Eisenmangelanämie spricht in der Regel in wenigen Tagen auf Eisenpräparate an (22).

Blutvolumen, Blutverlust, Blutersatz, Schock

Blutvolumen, Blutverlust, Blutersatz

Das Blutvolumen des Neugeborenen liegt bei ca. 85 ml/kg KG. Bei Säuglingen wurden ca. 71 ml/kg KG gemessen. Frühgeborene haben post partum ein Blutvolumen von 108 ml/kg KG, das im Laufe der ersten 6 Lebenswochen auf 73 ml/kg KG abfällt (26).

Im Laufe der Kindheit werden die Erwachsenenwerte von ca. 75 ml/kg KG erreicht.

Blutverluste werden um so schlechter toleriert, je rascher sie eintreten.

Der Blutverlust bei Säuglingen und Kleinkindern ist schwierig zu bestimmen. Gerade in diesem Lebensalter ist jedoch eine exakte Erfassung verlorengegangener Blutmengen notwendig, da z. B. beim Säugling ein Blutverlust zwischen 60–80 ml bereits zum Schock führen kann. Einen brauchbaren Anhalt gibt die Gewichtsdifferenz zwischen trockenen und feuchten Tupfern bzw. Platten oder Tüchern in Verbindung mit der Messung im Sauger (Abb. 28). Diese Methode ist praktisch in jedem Operationssaal durchführbar. Einen größeren technischen Aufwand erfordert die kolorimetrische Methode, die den Verlust durch Hb-Bestimmung in der Auswaschlauge von Tupfern usw. bestimmt.

Prä- und postoperative Hb- und Hkt-Bestimmungen erlauben keine Rückschlüsse auf den Blutverlust, da bei einer Verminderung der Gesamtblutmenge normale Werte bestehen können. Unter ausreichender Flüssigkeitszufuhr läßt die Hb-Konzentration erst 6 Stunden später das wahre Ausmaß des Blutverlustes erkennen.

Der intra- und postoperative Blutersatz sollte unter folgenden Aspekten erfolgen:

Bei Neugeborenen kann der Blutverlust wegen der physiologischen Polyglobulie bis zu einer Erythrozytenzahl von 5 Mill./mm^3 oder einem Hb-Wert von 12 g% mit 5%iger Albuminlösung ersetzt werden.

Werden diese Werte unterschritten, muß Blut ersetzt werden.

Bei Thorax-, Herz- und Gefäßoperationen können plötzlich große Blutmengen verloren gehen. Eine Vortransfusion von 10 ml Blut/kg KG kann in diesen Fällen sehr nützlich sein. Für Kinder mit Polyglobulie bei schweren Herz- und Gefäßmißbildungen gelten gleiche Prinzipien für den Blutersatz wie bei Neugeborenen.

Bei Säuglingen erlaubt der Blutersatz mittel 10- oder 20-ml-Spritzen eine exakte Dosierung.

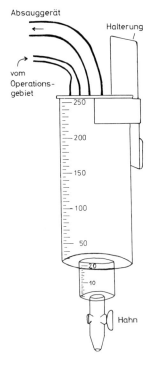

Abb. 28 Modifiziertes Urinauffanggerät zur Messung des Blutverlustes (nach JONES)

Schock

Ursachen

Ein Schockgeschehen im Kindesalter wird am häufigsten ausgelöst durch Volumenmangelzustände (Blut-, Wasser-, Salzverluste), Bakterientoxine und anaphylaktische Reaktionen.

Symptome und Beurteilung des Herz-Kreislauf-Systems

Die Diagnose eines Schockzustandes stützt sich auf Hypotension, geringe Blutdruckamplitude, Tachykardie, periphere Vasokonstriktion, Tachy- oder Dyspnoe, erhöhte Temperaturgradienten zwischen Haut und Körperinnerem, herabgesetzte Urinausscheidung und metabolische Azidose.

Da Blutdruck- und Herzfrequenzwerte im Kindesalter ohnehin niedrig bzw. hoch sind, kommt den übrigen Symptomen eine größere Bedeutung zu.

Meist durch Endotoxine gramnegativer Erreger ausgelöst, kann der septische oder Endotoxinschock mit erhöhtem Herzzeitvolumen, weitgestellter Gefäßperipherie, Thrombozytensturz, Akrozyanose, respiratorischer Alkalose und Widerstandserhöhung im kleinen Kreislauf einhergehen (21).

Im Schock und bei starker peripherer Vasokonstriktion arbeitet das Blutdruckmeßgerät Modell 811 (Parks Electronics) am zuverlässigsten.

Hinweise auf den Zustand des Kreislaufes im Säuglingsalter geben außerdem die Qualität von Karotispuls und Herztönen.

Mit Hilfe der kontinuierlichen Messung des zentralvenösen Druckes können größere Blutverluste erfaßt werden. Bei toxischen Schockzuständen (Ileus, Peritonitis) scheint die Venendruckmessung dagegen keine repräsentativen Ergebnisse zu liefern. Für verbindliche Venendruckmeßergebnisse sind einwandfreie Katheterposition, Rückenlage des Patienten und exakte Markierung des Nullpunktes notwendig.

Pathophysiologische Befunde im Schock

Atmung, Lunge

Während die Bruttoventilation erhöht oder normal ist, bestehen arterielle Hypoxämie bei Erhöhung der Kurzschlußblutmenge und des physiologischen Totraumes sowie Störungen des Ventilations-/Perfusionsverhältnisses (12, 31).

Mittels kontinuierlich positiver Druckbeatmung konnten AYRES u. Mitarb. (3) den pO_{2a} anheben, während Spontanatmung von 100% O_2 zu keinem signifikanten Anstieg des pO_{2a} führte.

WILSON u. Mitarb. (31) registrierten die größten Shuntblutmengen bei azidotischen Patienten. Außerdem bestand ein Zusammenhang zwischen Überlebenschance und Höhe des intrapulmonalen Shunts. Pathologisch-anatomisch wurden in Lungen von Schockpatienten Mikrothromben, Fettembolien, Lungenstauung, interstitielles und perivaskuläres Ödem, hyaline Membranen, Atelektasen und zelluläre Infiltrationen nachgewiesen.

Herz-Kreislauf- und endokrines System, Sauerstoffverbrauch

Der hämorrhagische Schock ist gekennzeichnet durch Abnahme des zentralen Blutvolumens und des Sauerstoffverbrauchs, sinkendes Herzzeitvolumen, Hypotension, Erhöhung des pulmonalen Gefäßwiderstandes mit Anstieg des Druckes im Truncus pulmonalis (28). Der periphere Gefäßwiderstand steigt anfangs an und nimmt später ab (28). Bis auf die Abnahme des peripheren Gefäßwiderstandes sind die genannten Veränderungen nach rechtzeitigem Blutersatz reversibel (28). Azidose und Hypoxie stimulieren die Katecholaminausschüttung der Nebenniere. Neutralfette und Glyzerin im Blut steigen an. Proteolytische Enzyme können über die Freisetzung vasoaktiver Polypeptide, die Hypotension und erhöhte Kapillarpermeabilität bewirken, und Aktivierung „myokarddepressiver" Substanzen zur Irreversibilität des Schocks beitragen (16).

Nierenfunktion

In Abhängigkeit vom Volumenmangel sinkt die Filtrationsrate der Niere.

Blutgerinnung

Mikrozirkulationsstörungen mit Aggregationen von Thrombo- und Erythrozyten und Plasmastase im Kapillargebiet führen zur „Verbrauchskoagulopathie", für die Thrombozytensturz und Fibrinogenmangel charakteristisch sind.

Behandlung

In jedem Falle muß sofort ein stabiler venöser Zugang geschaffen und ein Verlaufsbogen zur Kontrolle lebenswichtiger Parameter (Blutdruck, Puls, zentralvenöser Druck, Urinausscheidung, Temperatur, EKG, Atmung, Blutgase, Gerinnungswerte) angelegt werden. Vor Therapiebeginn muß Blut entnommen werden für Hb- und Hkt-Bestimmung, Blutgruppe, Elektrolyte, Blutgase, Gerinnungswerte, Nieren- und Leberfunktionsproben. Beim septischen Schock sollten Blutkultur, Erreger- und Resistenzbestimmung durchgeführt werden.

Hämorrhagischer Schock

Volumensubstitution

Bis Blutgruppe und Kreuzprobe vorliegen, müssen zur Volumensubstitution Hxdroxyäthylstärke (Plasmasteril) oder Dextranpräparate verschiedenen Molekulargewichtes (Macrodex, Rheomacrodex, Plasmafusin, Longasteril, Onkovertil, Neosubsidal, Parenteral, Salvidextran, Schiwadex) die onkotische Wirkung haben und die Mikrozirkulation verbessern, oder Serumkonserven (Biseko, Seretin) oder Gelatine- oder Albuminlösungen (Humanalbumin, Humanalbin) infundiert werden.

Derzeit scheint Hydroxyäthylstärke die günstigen Eigenschaften der Dextran- und Gelatinepräparate auf sich zu vereinigen, ohne ihre unerwünschten Nebenwirkungen, wie Histaminfreisetzung mit anaphylaktoiden Reaktionen, Nierenschäden, Lipolyse, Blutgerinnungsstörungen und Anstieg des Druckes im Truncus pulmonalis zu haben (30).

Serumkonserven und Albuminlösungen haben die längste intravasale Verweildauer und können deshalb nach Beginn der Bluttransfusion eine Hypervolämie verursachen. Infolge des hohen Molekulargewichtes verbleiben Stärkelösungen länger im Gefäßsystem als Dextrane, für die eine Verweildauer zwischen 3–8 Stunden angegeben wird (14). Die Dosierung von Plasmaexpandern sollte 10–15 ml/kg Körpergewicht nicht überschreiten, da größere Mengen zu Störungen der Blutgerinnung (Verlängerung der Blutungszeit, gesteigerte Kapillarfragilität, Änderung der Suspensionsstabilität des Blutes und der Struktur, Mobilität und Adhäsivität der Thrombozyten, Verzögerung des Prothrombinverbrauches während des Gerinnungsvorganges, Reaktion mit Albumin, Fibrinogen, Lipoproteinen und Gerinnungsfaktoren, induzierter Block oder Mangel an Gerinnungsfaktoren) und Nierentätigkeit führen. Dextrane erhöhen außerdem den Druck im Truncus pulmonalis. Neben Gaben von Blutersatzmitteln müssen ebenfalls Elektrolytlösungen zugeführt werden, weil im Schockzustand größere Mengen an extrazellulärer Flüssigkeit sequestriert werden können.

Sobald wie möglich ist mit der Transfusion möglichst vorgewärmten Blutes zu beginnen.

Ausgleich der metabolischen Azidose

Bis zur Bestimmung des Basendefizites können THAM oder $NaHCO_3$-Lösungen (2 ml der 8,4%igen Lösung/kg Körpergewicht) auf Verdacht infundiert werden. So rasch wie möglich sollte eine Blutgasanalyse vorgenommen werden.

Digitalisierung, Glukokortikosteroide, Vasopressoren, Kreislaufmittel

Da das kindliche Herz frei von degenerativen Veränderungen zu sein pflegt, ist eine Digitalisierung nicht unbedingt erforderlich.

Glukokortikoide und Vasopressoren sind indiziert beim anaphylaktischen und Endotoxinschock. Nur wenn beim Volumenmangelschock kein sofortiger Volumenersatz möglich ist, kann die Durchblutung lebenswichtiger Organe auf Kosten von Haut, Muskulatur usw. mit Hilfe von Vasopressoren länger aufrechterhalten werden. Zur Anhebung der Herzleistung im Schock sind Orciprenalin (Alupent) oder Dopamin geeignet. Orciprenalin stimuliert die β-Rezeptoren und führt vorwiegend in der Skelettmuskulatur zur Vasodilatation. Dopamin steigert das Herzzeitvolumen bei geringer Herabsetzung des peripheren Gefäßwiderstandes und ausgeprägter Dilatation der Nierengefäße (s. S. 167).

Antibiotika

Antibiotika sollten nicht nur beim bakteriellen Endotoxinschock, sondern auch beim Volumenmangelschock verabfolgt werden, um Wachstum und toxischen Auswirkungen von sonst apathogenen Bakterien vorzubeugen.

Therapie der Verbrauchskoagulopathie

Zur Normalisierung des Fibrinogenspiegels und der Thrombozytopenie sind Heparingaben angezeigt. Zu Beginn können 140 IE Heparin/kg Körpergewicht/24 Std. appliziert werden. Die weitere Therapie richtet sich nach dem jeweiligen Gerinnungsstatus.

Respiratortherapie

Eine Besserung der arteriellen Hypoxämie kann über künstliche Beatmung eher erreicht werden als über die Erhöhung der inspiratorischen O_2-Konzentration allein.

Sympathikolyse

Bleibt die periphere Vasokonstriktion trotz ausreichender Volumenzufuhr bestehen, kann eine α-Rezeptorenblockade mit 0,1 mg Droperidol/kg oder 0,005–0,01 mg Hydergin/kg Körpergewicht versucht werden, die durch Pethidin potenziert werden kann.

Therapie des septischen Schocks

1. In der Frühphase des septischen Schocks scheinen **Antihistaminika** die Lungengefäße gegen freiwerdende vasoaktive Substanzen zu schützen.
2. Symptomatisch kann gegen die rasch einsetzenden Gerinnungsstörungen Heparin verabfolgt werden.
3. So schnell wie möglich sollte der **streuende Herd chirurgisch eliminiert** werden.
4. Ohne Erreger- und Resistenzbestimmung abzuwarten, sollten **Breitbandantibiotika** (Cephalosporine, Peptolide, Polypeptide, Carbenicillin) und oder Aminoglykoside (Gentamycin, Tobramycin, Amikacin) gegeben werden.
5. Die **Senkung der Körpertemperatur** durch physikalische Maßnahmen unter pharmakologischer Ausschaltung der Gegenregulationen (s. S. 63) auf normale Werte entlastet den Kreislauf.
6. Im ausgeprägten Schockzustand ist **Volumenersatz** indiziert (s. S. 42).
7. Der **Ausgleich der metabolischen Azidose** gehört zu den unerläßlichen Behandlungsmaßnahmen.
8. Günstige Ergebnisse werden beim septischen Schock von **hochdosierten Glukokortikoidgaben** gesehen.

Nebenwirkungen massiver Bluttransfusionen

Die rasche Transfusion größerer Blutmengen kann zu einer Reihe von Komplikationen führen.

Hypothermie

Massive Transfusionen kalten Blutes können infolge Unterkühlung Herzrhythmusstörungen und Herzstillstand hervorrufen. Einen gewissen Schutz bietet die Voraustransfusion von 10–20 ml Blut/kg Körpergewicht bei Operationen, die größere Blutverluste erwarten lassen. Eine rasche Blutkonservenerwärmung ist mit Geräten möglich, die mittels Ultraschall arbeiten.

Zitratintoxikation und Störungen des Elektrolythaushaltes

Symptome einer Zitratintoxikation sind Hypotonie, kleine Blutdruckamplitude und Erhöhung des linksventrikulären enddiastolischen und zentralvenösen Druckes, die die Bindung ionisierten Kalziums durch Zitrat zur Ursache haben soll (17).

Die Reduktion des ionisierten Kalziums durch 1000 ml ACD-Blut betrug 0,6 g/100 ml (9).

10 Minuten nach Transfusionsende hatte sich die Kalziumionenkonzentration bereits wieder um 0,3 g/100 ml erhöht (9). Eine direkte Korrelation bestand zwischen pCO_{2a} und Kalziumspiegel.

Der Wert der in manchen Zentren bei Bluttransfusionen routinemäßig durchgeführten Kalziumgabe erscheint deshalb zweifelhaft. Auch die nach Transfusion von länger als 10 Tagen aufbewahrten Blutkonserven auftretende Hyperkaliämie ist selten und indiziert keine obligate Kalziumapplikation. Lediglich bei ausgeprägten Zeichen einer Hyperkaliämie (s. S. 52) ist die langsame i. v. Injektion von Kalziumglukonat angezeigt.

Veränderungen des Säure-Basen-Haushaltes

ACD-Blutkonserven werden durch Laktatanhäufung azidotisch (5) und können in Abhängigkeit von der Aufbewahrungszeit ein Basendefizit bis zu 40 mval/l haben (6). Routinemäßige Gaben von 5 ml einer 8,4%igen $NaHCO_3$-Lösung pro

Konserve bei massiven Transfusionen sind jedoch nur bei persistierender Hypotension, Hypothermie und Leberinsuffizienz notwendig (6).

Vorzuziehen ist ein Ausgleich des Basendefizites aufgrund einer aktuellen Analyse des arteriellen Blutes.

Störungen der Blutgerinnung

Die Blutgerinnung wird beeinträchtigt durch Verdünnungsthrombozytopenie (Thrombozytenzahl $< 65000/mm^3$), disseminierte intravasale Koagulation und primäre Fibrinolyse. Heparingaben zur Normalisierung der Thrombozytenzahl und des Fibrinspiegels werden jedoch nur bei schweren und langanhaltenden Schockzuständen notwendig.

Um ein Defizit an Gerinnungsfaktoren zu vermeiden, geben HOWLAND u. RYAN (10) 500 ml Frischplasma pro 10 Blutkonserven.

Die disseminierte intravasale Koagulation, die bei Thrombozytopenie, Hypofibrinogenämie und Auflösung eines Blutgerinnsels in 2 Stunden wahrscheinlich ist, tritt eher im Gefolge eines bestehenden Schockzustandes als infolge massiver Transfusionen auf. Die Verabreichung von Streptokinase (1000–2000 IE/kg KG/24 Std.) zur Thrombolyse ist noch umstritten.

Thrombozytenkonzentrate, thrombozytenreiches Plasma oder Frischblut sollten erst nach Heparin verabfolgt werden. LUCAS (13) empfiehlt initial 4000 IE Heparin/m^2 Körperoberfläche und fährt fort in den darauffolgenden Tagen mit 10000–15000 IE/m^2/24 Std. Eine Blutgerinnungsanalyse muß vorgenommen werden. Nach LUCAS (13) zeigt die Verlängerung der Thrombinzeit um das 3- bis 4fache eine ausreichende Gerinnungshemmung an.

Lungenveränderungen

Hypoxämie und Hyperventilation nach massiven Transfusionen können Ausdruck von Mikroembolien in der Lunge durch Leuko- und Thrombozytenaggregate sein, die möglicherweise durch spezielle Blutfilter aufzuhalten sind. Bei Sensibilität des Empfängers gegenüber Spenderleuko- oder -thrombozyten können bereits nach einer Konserve Lungenödem, Urtikaria und Eosinophilie auftreten.

Verschiebung der O_2-Dissoziationskurve

Die Affinität des Hb zu O_2 wird vorwiegend durch den Gehalt des Erythrozyten an 2,3-Diphosphoglyzerinsäure und ATP bestimmt. Nach massiven ACD-Bluttransfusionen haben Patienten erniedrigte 2,3 DPG-Werte (im Mittel 0,24 mol/mol Hb) und eine nach links verschobene O_2-Dissoziationskurve (8, 27).

Erst nach 4 Tagen näherten sich die Werte der Norm (0,76 mol DPG/mol Hb; $P_{50} = 25{,}2$ mm Hg).

Hepatitis

15 ikterische Hepatitiden sind auf 1000 Patienten, die Bluttransfusionen erhielten, gezählt worden (17).

SCHRICKER u. RYBA (24) geben eine Hepatitishäufigkeit bis zu 7% an.

Gammaglobulin scheint vor einer Serumhepatitis nicht zu schützen (29).

Die Mortalität der Bluttransfusion für alle Altersgruppen liegt mit 1:200 höher als die kindliche Anästhesieletalität (22).

Narkose im Schock

Wenn Blutungen aus großen intrathorakalen oder intraabdominellen Gefäßen, Rupturen parenchymatöser Organe oder bakterienstreuende Herde zur Narkoseeinleitung im Schock zwingen, kann diese nur unter gleichzeitiger Volumenauffüllung des Kreislaufs stattfinden. Besteht bereits Bewußtlosigkeit, kann sich der Anästhesist auf eine Beatmung mit Sauerstoff beschränken. Ketamin bewirkt im hämorrhagischen Schock einen Anstieg von Blutdruck, Herzfrequenz und peripherem Widerstand bei gleichbleibendem Herzzeitvolumen und sinkendem Schlagvolumen (20), so daß seine Anwendung gerechtfertigt erscheint. Günstige klinische Ergebnisse mit der Kombination von Ketamin und Pancuroniumbromid im Schockzustand wurden von BOND u. DAVIES (4) berichtet.

Auch bei „poor risk"-Patienten wurde ein Blutdruck- und Pulsfrequenzanstieg gemessen (18). Patienten mit den geringsten Kreislaufänderungen hatten nach Ketamin den größten Flüssigkeits- und Blutbedarf (18). Den günstigen klinischen Befunden stehen Laborbefunde gegenüber, die kürzere Schocküberlebenszeiten nach Ketamin als nach anderen Narkotika ausweisen. Vielleicht sind die Widersprüche dadurch zu erklären, daß in der Klinik bereits vor und während der Narkose alle Maßnahmen zur Überwindung des Schockzustandes getroffen werden.

Literatur

1. van Ackern, K. P. K., B. Frey, R. Schoenian: Die Wirkung verschiedener Narkotika auf Herz und Kreislauf bei der Narkoseeinleitung im frühen hämorrhagischen Schock. Z. prakt. Anästh. Wiederbeleb. 7 (1972) 263–270
2. Alexander, B.: Recent studies on plasma colloid substitutes: Their effects on coagulation and hemostasis. In: Body Fluid Replacement in the Surgical Patient, hrsg. von Ch. L. Fox, G. G. Nahas. Grune u. Stratton VII, New York 1969
3. Ayres, S. M., H. Mueller, S. Gianelli, P. Fleming, W. C. Grace: The lung in shock: Alveolar-capillary gas exchange in the shock syndrome. Amer. J. Cardiol. 26 (1970) 588–594
4. Bond, A. C., C. K. Davies: Ketamine and pancuronium for the shocked patient. Anaesthesia 29 (1974) 59–62
5. Bunker, J. P.: Metabolic effects of blood transfusion. Anesthesiology 27 (1966) 446–455
6. Collins, J. A., R. L. Simmons, P. M. James, C. E. Bredenberg, R. W. Anderson, Ch. E. Heisterkamp: Acid-Base status of seriously wounded combat casualties: II. Resuscitation with stored blood. Ann. Surg. 173 (1971) 6–18
7. Collins, J. A.: Effect of massive blood transfusions on acid-base status of combat casualties in Vietnam. In: Body Fluid Replacement in the Surgical Patient, hrsg. von Ch. L. Fox, G. G. Nahas. Grune u. Stratton VII, New York 1969 (S. 72–77)
8. McConn, R., J. G. Derrick: The respiratory function of blood: Transfusion and blood storage. Anesthesiology 36 (1972) 119–127
9. Hinkle, J. E., L. H. Coopermann: Serum ionized calcium changes following citrated blood transfusion in anesthetized man. Brit. J. Anaesth. 43 (1971) 1108–1112
10. Howland, W. St., G. M. Ryan: Massive transfusion. A reassessment. In: Body Fluid Replacement in the Surgical Patient, hrsg. von Ch. L. Fox, G. G. Nahas. Grune u. Stratton VII, New York 1969 (S. 57–64)
11. Jones, J. F.: Measuring surgical blood losses in the pediatric patient. Anesthesiology 39 (1973) 462
12. McLaughlin, J. S.: Physiologic consideration of hypoxemia in shock and trauma. Ann. Surg. 173 (1971) 667–677
13. Lucas, D.: Neuere Erkenntnisse in der Schocktherapie und deren Anwendung bei Kindern. Anästh. Prax. 8 (1973) 59–62
14. Lutz, H.: Volumensubstitution mit Plasmaersatzmitteln. Med. Welt 23 (1972) 79–82
15. Martin, A. M., H. B. Soloway, L. R. Simons: Pathologic anatomy of the lungs following shock and trauma. Trauma 8 (1968) 687–698
16. Massion, H., G. Blümel: Irreversibility in shock: Role of vasoactive kinins. Anesth. Analg. Curr. Res. 50 (1971) 970–978
17. Miller, R. D.: Complications of massive blood transfusions. Anesthesiology 39 (1973) 82–93
18. Nettles, D. C., T. J. Herrin, J. G. Mullen: Ketamine induction in poor-risk patients. Anesth. Analg. Curr. Res. 52 (1973) 59–64
19. Neuhof, H., E. D. Berndt, H. Ditter, H. Hey: Vergleichende Untersuchungen über die Wirkung kolloidaler Plasmaersatzmittel auf das Gerinnungssystem. Anaesthesist 23 (1974) 21–29
20. Peter, K., W. Dietze, B. Frey, R. Klose, J. Mayr: Hämodynamische Veränderungen im Schock bei intravenöser Narkoseeinleitung mit Ketamin. In: Ketamin. In Reihe: Anaesthesiologie und Wiederbelebung, Bd. 69, hrsg. von R. Frey, F. Kern, O. Mayrhofer. Springer, Berlin 1973
21. Pichlmayr, I.: Gesichtspunkte zur Therapie des septischen Schocks. Anästh. Prax. 7 (1972) 67–75
22. Rackow, H., E. Salanitre: Modern concepts in pediatric anesthesiology. Anesthesiology 30 (1969) 208–234
23. Riegel, K.: Die Gastransportfunktion des Blutes bei Anämien des Kindesalters. Dtsch. med. Wschr. 87 (1962) 1947–1952
24. Schricker, K. Th., W. Ryba: Ikterisch und anikterische Transfusionshepatitis. Fortschr. Med. 88 (1970) 1396–1398
25. Schulman, I., H. Smith, G. S. Stern: Fetal and adult hemoglobin in premature infants. A. M. A. J. Dis. Child 88 (1954) 568–575
26. Schulman, I., C. H. Smith: The blood volume in premature infants. A. M. A. J. Dis. Child. 88 (1954) 575–582
27. Schweizer, O., W. S. Howland: Factors influencing the level of 2,3-DPG during anesthesia and operation. Anesth. Analg. Curr. Res. 52 (1973) 542–547
28. Shoemaker, W. C.: Systematic and pulmonary hemodynamic patterns in hemorrhagic and traumatic shocks. In: Fluid Replacement in the Surgical Patient, hrsg. von Ch. L. Fox, G. G. Nahas. Grune u. Stratton VII, New York 1969 (S. 32–41)
29. Spellberg, M. A., P. M. Berman: The incidence of posttransfusion hepatitis and the lack of efficacy of gamma globulin in its prevention. Amer. J. Gastroent. 55 (1971) 564–574
30. Vogel, W., W. E. Zimmermann, N. Kleine, F. Walter: Wirkung von Plasmaersatzmitteln auf hämodynamische und metabolische Veränderungen nach Blutverlusten von 1000 ml bei gesunden Freiwilligen. Ref. in Fresenius: Wissenschaftliche Informationen 1 (1973) 63–64
31. Wilson, R. F., P. A. Larned, J. J. Corr, E. J. Sarver, D. M. Barrett: Physiologic shunting in the lung in critically ill or injured patients. J. surg. Res. 10 (1970) 571–578

Wasser- und Elektrolythaushalt

Säuglinge setzen in 24 Stunden $^1/_7$ ihres Körpergewichtes bzw. $^1/_3$ ihrer Extrazellulärflüssigkeit um (2). Infolge hohen Grundumsatzes, großer Körperoberfläche und 3- bis 4mal größeren Wasseraustausches treten im Säuglingsalter 5- bis 7mal häufiger Wasser- und Elektrolytdefizite auf.

Die Kenntnis des Wasserhaushaltes ist um so wichtiger, weil beim Wasserüberschuß in Höhe von 8% des Körpergewichtes zerebrale Krämpfe, bei 20% der Exitus letalis und bei ungenügender Flüssigkeitszufuhr rasch Exsikkosezeichen eintreten. Abb. 29 zeigt die Altersabhängigkeit der Muskelzusammensetzung.

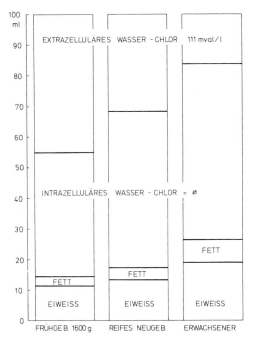

Abb. 29 Altersabhängigkeit der Zusammensetzung der Muskulatur (nach KERPEL-FRONIUS)

Perspiratio insensibilis, Nierenfunktion

Die Perspiratio insensibilis von Säuglingen betrug bei einer relativen Luftfeuchtigkeit von 25–45% 2–3 g/kg/Std. (15). Die Perspiratio insensibilis schwankt stark in Abhängigkeit von der körperlichen Aktivität. Allgemein werden Werte von 30–40 ml/kg Körpergewicht/24 Std. angenommen.

Die Mindesturinmenge für Kinder beträgt 40–50 ml/kg/24 Std. (12).

Anhaltspunkte für die normale Urinausscheidung im Kindesalter enthält Tab. 14.

Tabelle 14   Urinmengen im Kindesalter

Alter	ml/24 Std.	ml/Std.
1 Tag–2 Tage	30–60	2
3 Tage–10 Tage	100–300	8
10 Tage–2 Monate	250–450	15
2 Monate–1 Jahr	400–500	18
1 Jahr–3 Jahre	500–600	22
3 Jahre–5 Jahre	600–700	27
5 Jahre–8 Jahre	650–1000	34
8 Jahre–14 Jahre	800–1400	46
über 14 Jahre	1000–1600	50

Glomeruläre Filtrationsrate, PAH und Inulinclearance (bezogen auf die Körperoberfläche) betragen beim Neugeborenen ca. 25 und 50% der Erwachsenenwerte (16). Die Nierenfunktion des Erwachsenen wird zwischen 1. und 2. Lebensjahr erreicht (16).

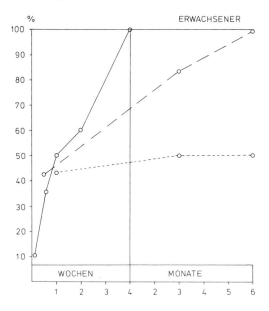

Abb. 30 Entwicklung der Nierenfunktion im 1. Lebenshalbjahr (nach BACHMANN)

Säuglinge konnten unter Wassermangel den Urin auf maximal 1250–1428 mOsm/l konzentrieren. Abb. 30 enthält die Entwicklung der Nierenfunktion in den ersten Lebensmonaten.

Wasserbedarf

Anhaltspunkte für den kindlichen Wasserbedarf können Tab. 15 und Abb. 31 entnommen werden. Schwankungen der Körpertemperatur um 1 °C erhöhen oder erniedrigen den Wasserbedarf um 10%. Nach EWERBECK (7) sollten entsprechende Berechnungen erst ab 39 °C und 35 °C angestellt werden. Bis zum 3. Lebensjahr kann der Flüssigkeitshaushalt mit Hilfe der Gewichtskontrolle überwacht werden. Prinzipiell gilt nach HELWIG (5), je jünger das Kind, desto größer ist der Flüssigkeitsbedarf und desto geringer ist der Elektrolytgehalt. Der Wasserbedarf steigt intra operationem infolge Exposition von Eingeweiden, Applikation trockener Narkosegase und Sequestration in den sog. 3. Raum.

Von allen Flüssigkeitsverlusten sind Sequestrationen in Darmlumina am schwersten zu schätzen. Meist geben erst Dehydratationszeichen, vermehrter Durst und hochgestellter Urin Hinweise auf intestinale Verluste.

Tabelle 15 Wasserbedarf in ml/kg KG/24 Std.

~Alter		EWERBECK (7)	Univ. Kinderklinik Düsseldorf
Frühgeborene	< 1,5 kg	150	
	> 1,5 kg	100–150	
1–3 Tage		80–100	1. Tag 33 ml, dann bis zum 10. Tag tgl. 50–60 ml mehr als am Vortag
10 Tage		150	
1 Monat		160	180
3 Monate			140
5 Monate		160	
6 Monate			120
12 Monate		140	100
3 Jahre			80
6 Jahre		100	
7,5 Jahre			80
10 Jahre		80	60
12 Jahre			60
14 Jahre		60	

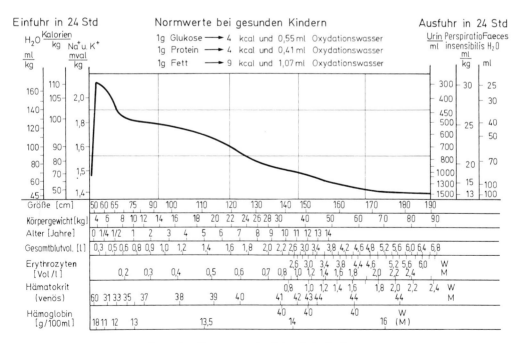

Abb. 31 Schema zur Ermittlung des Wasser- und Elektrolytbedarfs unter normalen Bedingungen bei Kindern (nach ABERDEEN Lancet 1961, 1025)

Intra- und postoperative Flüssigkeitszufuhr

Vor jedem Eingriff, der 1 Stunde überschreitet, sollte eine Infusion angelegt werden. Intra- und postoperativ verabreichte Flüssigkeitsmengen müssen sich an dem Normalbedarf und zusätzlichen Verlusten orientieren.

Der Wasserverlust durch Perspiratio insensibilis kann intraoperativ in Abhängigkeit von der Temperatur im Operationssaal und dem Vorhandensein einer Klimaanlage beim Neugeborenen bis 60 ml, beim 1jährigen Kind bis zu 150 ml, beim 6jährigen Schulkind bis 240 ml und beim älteren Schulkind bis zu 300 ml/Std. betragen.

Die postoperative Flüssigkeitsmenge ergibt sich aus Normalbedarf und zusätzlichen Verlusten von Magen- oder Darmsaft. Eine grobe Orientierung liefert das Nomogramm in Abb. 32.

So früh wie möglich ist eine orale Flüssigkeits- und Nahrungsaufnahme anzustreben.

Fieber erhöht den Wasserbedarf. STADLER u. HELBIG (17a) verabreichen bei Körpertemperaturen bis zu 38 °C 200 ml/m^2/24 Std., zwischen 38–39 °C 400 ml/m^2/24 Std. und über 39 °C 600 ml/m^2/24 Std. einer Lösung zusätzlich, die zu 4,3% aus Glukose und 0,18% aus NaCl besteht. Die Körperoberfläche läßt sich nach Tab. 16 schätzen (17a) oder dem Nomogramm in Abb. 33 entnehmen.

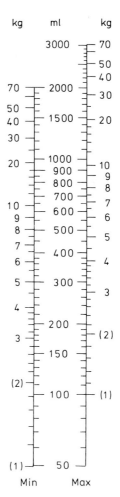

Abb. 32 Nomogramm zur Berechnung des Wasserbedarfs (ml/24 Std.) nach OKMIAN. Die kleinere Säule gibt den Flüssigkeitsbedarf für die ersten 24 postoperativen Stunden, die größere Säule den Bedarf für die folgenden Tage oder nicht operierte Kinder an.

Tabelle 16 Alter und Körperoberfläche (m^2) nach STADLER u. HELBIG

Alter	m^2
Frühgeborenes	0,15
Neugeborenes	0,2
1 Jahr	0,5
6 Jahre	0,8
älteres Schulkind	1,0

FURMAN u. Mitarb. (10) kalkulieren den intraoperativen Flüssigkeitsbedarf mit 4 ml/kg/Std. (Früh- und Neugeborene 2,5 ml/kg/Std.) und decken ihn mit Ringer-Laktat-Lösung.

Für die präoperative Nahrungskarenz wird der gleiche Bedarf zugrunde gelegt und mit 5% Glukose in Ringer-Laktat-Lösung gedeckt.

Daten für die postoperative Wasser- und Elektrolytzufuhr können Tab. 17 entnommen werden.

Tab. 17 Minimalbedarf in der postoperativen Phase in ml/kg/24 Std. nach EWERBECK (7)

Alter	1. Tag	2. Tag	3. Tag
Neugeborene	50	80	100
bis 12 Monate	50	100	150
1.–3. Jahr	50	80	100

Am 1. Tag wird 5–10%ige Glukose verabfolgt, am 2. Tag werden 2 mval Na/kg und 1 mval K/kg und am 3. Tag der Basiselektrolytbedarf zugesetzt.

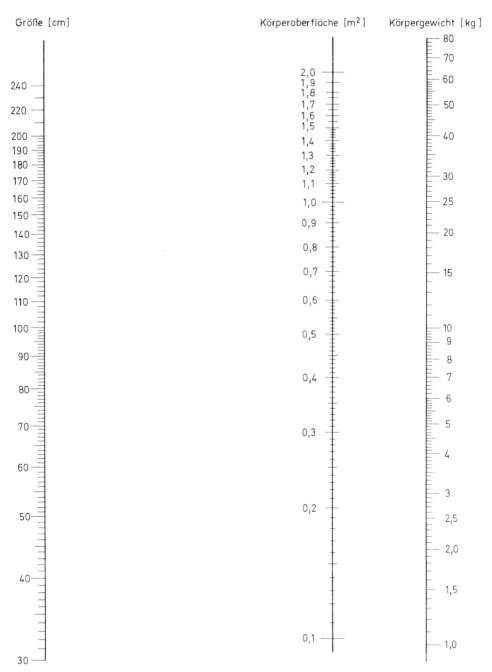

Abb. 33 West-Nomogramm zur Errechnung der kindlichen Körperoberfläche (aus W. E. NELSON, R. J. MCKAY, V. C. VAUGHAN: Textbook of Pediatrics, 9. Auflage. Saunders, Philadelphia 1969)

Störungen des Wasserhaushaltes

Natriumgehalt des Serums und Hämatokrit geben wichtige Hinweise auf den Flüssigkeitshaushalt.

Tab. 18 gibt eine Übersicht über Zusammenhänge zwischen Serumelektrolyten, Hkt, Urinausscheidung und Wasserhaushalt.

Tabelle 18 Hämatokrit, Serumelektrolyte und Urinausscheidung in Abhängigkeit vom Hydratationszustand

	Hkt	Na	K	Urinausscheidung	MCV	MCHC
isotone Dehydratation	↑	n	n	↓	n	n
hypertone Dehydratation	↑	↑	(↓)	↓	↓	↑
hypotone Dehydratation	↑	↓	↓	↓–n	↑	↓
isotone Hyperhydratation	↓	n	↓	n	n	n
hypertone Hyperhydratation	↓	↑	↓	↑	↓	↑
hypotone Hyperhydratation	↓	↓	↓	↑(↓)	↑	↓

n = normal; ↑ = erhöht; ↓ = erniedrigt gegenüber der Norm

MCV = mittleres korpuskuläres Erythrozytenvolumen

$$\left(\frac{\text{Hkt in \% } \times 10}{\text{Eryzahl (mill/mm}^3)}\right)$$

MCHC = mittlere korpuskuläre Hb-Konzentration

$$\left(\frac{\text{Hb(g\%)} \times 100}{\text{Hkt}}\right)$$

Dehydratation

Tab. 19 gibt einen Überblick über die Stadien der Dehydratation und die zur Rehydratation erforderlichen Flüssigkeitsmengen und Zeiträume. Zur Auffüllung des Extrazellulärraumes dienen $1/3-1/6$ physiologische NaCl-Lösung in 5% Glukose. Von der ermittelten Flüssigkeitsmenge kann die Hälfte in 4–6 Stunden gegeben werden.

Das Säure-Basen-Gleichgewicht ist im Falle einer Entgleisung zu normalisieren.

Der Zusatzbedarf an Flüssigkeit exsikkierter Kinder für 24 Stunden beträgt 2,5% des Körpergewichtes bei leichter Dehydratation (= 5% Verlust des Körpergewichtes), 5% des Gewichtes bei mittlerer Dehydrierung (= 10% Verlust an Körpergewicht) und 10% des Gewichtes bei schwerer Exsikkose, die einem Gewichtsverlust von 20% entspricht (7). Bis zum Bekanntwerden der Serumelektrolyte, die eine gezielte Substitution erlauben, können $1/3$ Ringer-Lösung und $2/3$ 5%ige Glukoselösung infundiert werden.

Bei Natriumwerten im Serum > 150 mval/l braucht der Verlust nicht berücksichtigt zu werden. Bei Werten zwischen 130–150 mval/l müssen 8–15 mval Na/kg Körpergewicht über den Basisbedarf hinaus zugeführt werden.

Schwere Exsikkosen erfordern zur raschen Normalisierung des Kreislaufvolumens unabhängig vom Basisbedarf die Infusion von Plasma-, Albumin- oder Plasmaexpanderlösungen in einer Dosierung von 20–30 ml/kg Körpergewicht (9).

Kalium sollte erst in der Rekonvaleszenz der Exsikkose, d. h. nach Ingangkommen der Urinproduktion in einer Dosis substituiert werden, die 3 mval/kg/24 Std. nicht überschreitet (8).

Natrium- und Wasserhaushalt stehen in einem engem Zusammenhang.

Natriumverluste bei Exsikkose können am Natriumgehalt des Serums abgelesen werden (Tab. 20).

Zur Beseitigung eines Natriummangels kann folgende Formel benutzt werden:

mval Na = (140 – akt. Na-Wert)
× 0,4 × kg Körpergewicht; (s. S. 52)

Physiologische NaCl-Lösung enthält 154 mval Na/l, 8,4%ige NaHCO$_3$-Lösung 1000 mval Na/l.

Überwässerung

Ursachen

Eingeschränkte Nierenfunktion, überhöhte Zufuhren isotoner, hypo- oder hypertoner Elektrolytlösungen.

Wasser- und Elektrolythaushalt

Tabelle 19 Ausmaß und Symptome der Dehydratation, Zeiträume und Flüssigkeitsmengen zur Rehydratation (nach STADLER u. HELBIG)

Grad der Dehydratation und Operabilität	Symptome	Zur Rehydratation erforderliche Flüssigkeitsmenge
leicht (Flüssigkeitsverlust von annähernd 5% des Körpergewichtes) sofort nur bedingt operabel nach 4–6 Std. operabel	Irritabilität, Mundschleimhaut u. Zunge trocken, leicht eingesunkene, weit offene, halonierte Augen, gerötetes Gesicht, Haut warm mit leicht herabgesetztem Turgor, Durst (nicht obligat), Kollaps der oberflächlichen Venen	50 ml/kg Körpergewicht
mittel (Flüssigkeitsverlust von 5–10% des Körpergewichtes) erst nach 4–6 Std. bedingt operabel	Unruhe, ängstlich erregter Gesichtsausdruck, Mundschleimhaut und Zunge sehr trocken, tiefliegende Augen, Bulbusdruck herabgesetzt, Haut blaß mit deutlich vermindertem Turgor, Durst, Fieber, Tachykardie, Gewichtssturz, deutliche Oligurie mit aufgehobener Kochsalzausscheidung beim Säugling: schriller Schrei und eingesunkene Fontanelle, Abschwächung der tiefen Sehnenreflexe	75 ml/kg Körpergewicht
schwer (Flüssigkeitsverlust von 10% des Körpergewichtes oder mehr) erst nach 24–48 Std. bedingt operabel	schwerstkrankes Aussehen, Apathie bis Somnolenz, Reaktionslosigkeit, Areflexie, Hypotonie, Mundschleimhaut u. Zunge sehr trocken, tiefliegende, ins Weite starrende Augen, Bulbi weich, Haut blaß u. kalt mit Zyanose der Extremitäten und extremem Turgorverlust, schneller, weicher Puls, schwere Oligurie bis Anurie, paralytischer Ileus, beim Säugling: stark eingesunkene Fontanelle, evtl. Krämpfe, vor allem bei den fast immer bestehenden hohen oder sogar hyperpyretischen Temperaturen	100–120 ml/kg Körpergewicht

Tabelle 20 Natriumverluste bei Eksikkose (nach FINBERG zit. bei (8))

Na im Serum (mval/l)	Na-Verlust (mval/l)
130–150	8–15
< 130	20
> 150	2–5

Symptome

Erhöhter Venendruck, laute Herztöne, Tachypnoe, Erbrechen, Diarrhö, isoliertes Muskelzukken, hyperaktive Sehnenreflexe, Lungenödem, periphere Ödeme, Krämpfe mit Intervallstupor und Reflexverlust, Laborbefunde und Harnausscheidung enthält Tab. 18.

Behandlung

Die isotone Überwässerung kann durch Beschränkung der Flüssigkeitszufuhr, Kaliumsubstitution, Diuretika oder Osmotherapie behoben werden. Bei hypertonem Flüssigkeitsüberschuß wird 5%ige Glukose oder Laevulose mit Kaliumzusatz infundiert.

Hypotone Überwässerung erfordert eingeschränkte Flüssigkeitszufuhr. Elektrolytdefizite müssen berechnet und substituiert werden. Eventuell sind Diuretika anzuwenden.

Elektrolytgehalt und -bedarf

Tab. 21 enthält den Gehalt verschiedener Körpersäfte an den wichtigsten Elektrolyten.

Daraus können Hinweise gewonnen werden für den Ersatz verlorengegangener Körperflüssigkeiten, der über den Normalbedarf (Tab. 22) hinaus substituiert werden muß.

Nach DELL (5) werden pro 100 kcal 2–3 mval Na, 1–2 mval K und 2–3 mval Cl umgesetzt.

Tabelle 21 Elektrolytgehalt verschiedener Körperflüssigkeiten (in mval/l) und Serumosmolalität (mosm/l)

	Serum	extrazelluläre Flüssigkeit	intrazelluläre Flüssigkeit	Urin	Schweiß	Magensaft	Dünndarmsekret	Dickdarmsekret
Na	136–142	145–140	10–12	180	58	59	105	80
K	4,5	4–5	150–144	100	10,0	9,3	5–15	21
Cl	103	114–103	10–2	200	45	90	90–130	48
Mg	2,0							
Osmolalität	285,0							

Tabelle 22 Elektrolytbedarf im Säuglings- und Kindesalter (nach EWERBECK, KAPLAN und HERDEN)

	mval/kg/24 Std.
Na	2–4
K	2–3
Cl	2–3
Ca	1,2
Mg	0,2–0,3

In den ersten Lebenstagen soll nur die Hälfte der genannten Elektrolytmengen appliziert werden.

Störungen des Elektrolythaushaltes

Sekretverluste infolge Erkrankungen des Magen-Darm-Traktes können vielfältige Störungen des Elektrolythaushaltes bewirken. Anhaltspunkte für die Substitution geben Analysen und Mengenbestimmung des Sekretes. Falls die Möglichkeit gegeben ist, sollten Sekrete aus atonischen Darmabschnitten nach distal in funktionierende Darmanteile umgeleitet werden.

Kalium

Hypokaliämie

Infolge vermehrter Aldosteronausschüttung, Hämolyse, Verlusten von Magen-Darm-Sekret, Hypoxie, Alkalose und Nahrungskarenz kommt es post operationem häufig zu Kaliummangelzuständen, zu deren klinischen Symptomen Schwäche, Hypotonie, Reflexverlust, schlaffe Lähmungen, Meteorismus, paralytischer Ileus, Konzentrationsunfähigkeit der Nieren, Herzdilatation und Tachykardie zählen. Im EKG erscheinen hohe P-Zacken, gesenkte S-T-Strecken und biphasische oder negative T-Zacken mit positiver Nachschwankung. Saurer Urin bei metabolischer Alkalose zeigt intrazelluläre Azidose und schweren Kaliummangel an. Bei klinisch relevanter Hypokaliämie sind ca. 8–9 mval/kg Körpergewicht verlorengegangen. Hypokaliämie im Serum wird bis zu einem gewissen Maße symptomlos vertragen und läßt das intrazelluläre Kaliumdefizit nur schwer abschätzen. Empfohlen wird bei Hypokaliämie die Gabe von 3–4 mval/kg Körpergewicht in 24 Std.

Mehr als 5 mval/kg Körpergewicht in 24 Std. sollten keinesfalls ersetzt werden.

Die Auffüllung von Kaliumdefiziten nimmt meist einige Tage in Anspruch.

Extrazelluläre Elektrolytdefizite lassen sich nach der Formel berechnen:

$$\text{Defizit (mval)} = \text{Elektrolyt}_{soll} - \text{Elektrolyt}_{ist} \times \text{kg KG} \times 0{,}4$$

(Der Faktor 0,4 gilt für Säuglinge und Kleinkinder, für ältere Kinder gilt der Faktor 0,3.) Zur Substitution stehen KCl-Lösung, Kalium-Magnesium-Aspartat und Kaliumkarbonat zur Verfügung. Es scheint bisher nicht bewiesen, daß K-Mg-Aspartat wegen seiner größeren „intrazellulären Affinität" zur Deckung von Kaliumdefiziten besser geeignet ist als KCl-Lösung.

Als vorteilhaft sehen wir seinen Mg-Gehalt an, weil auch der Magnesiumspiegel im Serum post operationem Veränderungen erfährt.

Hyperkaliämie

Hyperkaliämie kommt meist bei Niereninsuffizienz oder akzidenteller Überdosierung vor und manifestiert sich in Benommenheit, Parästhesien, schlaffen Lähmungen, plötzlichen Änderungen der Herzfrequenz, hohen spitzen T-Zacken, QRS-Verbreiterungen und P-Q-Verlängerungen im EKG. Die Gefahr des Herzstillstandes bzw.

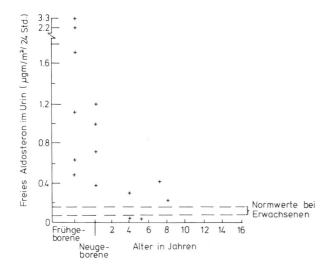

Abb. 34 Aldosteronausscheidung im Urin bei normalen Kindern (nach NEW u. Mitarb.)

des Kammerflimmerns droht ab 7 mval K/l im Serum.

Versuche, den Kaliumspiegel zu senken, können mit der Zufuhr hochprozentiger Glukoselösung (1 ml 50%ige Glukose/kg) oder 10%iger Kalziumlösung (0,5 ml/kg Körpergewicht) i. v. unternommen werden (8).

Der Glukoselösung kann 1 IE Altinsulin/kg Körpergewicht zugefügt werden. Der Blutzuckerspiegel sollte nach Erreichen von 200–300 mg% mit 10–20 ml 20 oder 30%iger Glukoselösung/kg Körpergewicht zeitweilig aufrechterhalten werden. Unter Umständen müssen Ionenaustauscher eingesetzt werden (z. B. 1 g Resonium A/kg Körpergewicht oral oder als Einlauf).

Natrium

Störungen des Natriumbestandes gehen immer mit Störungen des Flüssigkeitshaushaltes einher und müssen deshalb im Zusammenhang mit ihm behoben werden (s. S. 50).

Aldosteron hat einen maßgeblichen Einfluß auf Na und Flüssigkeitsbilanz. Die Aldosteronausscheidung bei Kindern in Abb. 34 zeigt bezogen auf m^2 Körperoberfläche keine Differenzen zu Erwachsenen (16a).

Hypochlorämie

Hypochlorämie kommt meist nach Austauschtransfusionen mit ACD-Blut vor und wird mit Hilfe der nachstehenden Formel ausgeglichen:

mval Cl = (108 − aktueller Cl-Wert)
$\times$ 0,4 $\times$ kg Körpergewicht (s. S. 52)

0,9%ige NaCl-Lösung enthält 154 mval Cl/l. Wenn kein Natriummangel besteht, können anstelle von NaCl Arginin- oder Lysinhydrochlorid verwendet werden. Bei starken metabolischen Alkalosen (pH > 7,6) ist auch die Infusion von n/20 HCl-Lösung in Erwägung zu ziehen.

Kalzium

Herzrhythmusstörungen bei Hypokalziämie sind nicht bekannt. Kalzium hat eine positiv inotrope Wirkung. Erhöhte Kalziummengen im Serum führen über Extrasystolie zum Herzstillstand.

Magnesium

Abnorme Mg-Spiegel werden häufig im Zusammenhang mit anderen Elektrolytstörungen beobachtet, so daß angegebene Symptome (Hypomagnesiämie: ST-Senkung, T-Abflachung oder -Negativierung, Q-T-Verlängerung, Niedervoltage, Bigeminus, Kammerflimmern; Hypermagnesiämie: P-Q-Verlängerung, QRS-Verbreiterung, Bradykardie, Herzstillstand) selten allein auf Störungen des Mg-Haushaltes zurückzuführen sein dürften.

Glykosidbedingte Herzrhythmusstörungen sprechen auf Kalium-Magnesium-Gemische gut an.

Nierenfunktion und Elektrolythaushalt intra und post operationem

Prämedikation, Neuroleptanalgesie und Narkosen mit Barbituraten, Inhalationsnarkotika und

Muskelrelaxantien reduzieren die glomeruläre Filtrationsrate und die renale Plasmadurchströmung signifikant (6). Erniedrigte Urinausscheidung, erhöhte Urinosmolalität und negative Clearance freien Wassers sprechen für einen ausgeprägten antidiuretischen Effekt der Narkose.

Intraoperative Blut- und Flüssigkeitsverluste, Natriumverarmung und niedriges Herzzeitvolumen führen infolge vermehrter ADH-Ausschüttung zu einer intensiven und langanhaltenden Einschränkung der Wasser- und Natriumausscheidung, die die Aldosteronsekretion über das Renin-Angiotensinsystem stimuliert und durch Flüssigkeits- und Elektrolytzufuhr modifiziert werden kann (4). Synchron zur Aldosteronsekretion steigen Gluko- und Mineralokortikoidsekretion. Aldosteron forciert die Natriumretention über Nieren, Darm, Speichel und Schweißdrüsen und steigert die zelluläre Kaliumabgabe (17).

Na/K-Quotient im Urin und Aldosteronsekretion zeigen ein paralleles Verhalten. Der postoperative Aldosteronismus, der nach größeren Operationen 2–4 Tage anhält, kann durch eine ausgeglichene Flüssigkeitsbilanz nicht vollständig unterdrückt werden (Lit. b. 17).

Exzessive postoperative Aldosteronausschüttung kann durch Spironolacton (Aldactone) behandelt werden, das den aldosteronabhängigen Natriumtransport kompetitiv hemmt.

Die Sekretion freien Aldosterons liegt bezogen auf die Körperoberfläche nur bei Früh- und Neugeborenen höher als bei Erwachsenen (vgl. Abb. 34).

Unter Spironolacton nimmt das Urinvolumen wenig zu, die Na-Diurese steigt und die K-Ausscheidung nimmt ab. Bei starken Ödemen sollte Spironolacton deshalb mit Diuretika, wie Furosemid (Lasix) oder Etacrynsäure, kombiniert werden.

Wohl durch unterschiedliche Substitution von Elektrolytlösungen bedingt wurde von einigen Autoren (4) für Säuglinge eine intra- und postoperative Natriumretention festgestellt, während von anderen Autoren (3) eine Natriumausscheidung auch bei Hyponatriämie gemessen wurde.

Literatur

1. Bachmann, K. D.: Infusionstherapie der Störungen des Säure-Basen-Haushaltes. In: Therapie lebensbedrohlicher Zustände bei Säuglingen und Kleinkindern. In Reihe: Anaesthesiologie und Wiederbelebung, Bd. 72, hrsg. von R. Frey, F. Kern, O. Mayrhofer. Springer, Berlin 1973 (S. 84–90)
2. Bachmann, K. D.: Die physiologische Entwicklung des Säuglings und Kleinkindes. In: Anaesthesie im Kindesalter, hrsg. von F. W. Ahnefeld, C. Burri, W. Dick, M. Halmágyi. Lehmanns Verlag, München 1973 (S. 41–53)
3. Bennett, E. J., M. J. Daughety, M. T. Jenkins: Some controversial aspects of fluids for the anesthetized neonate. Anesth. Analg. Curr. Res. 49 (1970) 478–486
4. Bevan, D. R., H. A. F. Dudley, P. J. Horsey: Renal function during and after anaesthesia and surgery: Significance for water and electrolyte management. Brit. J. Anaesth. 45 (1973) 968–975
5. Dell, R. B.: Fluid therapy in the pediatric patient. In: Body Fluid Replacement in the Surgical Patient, hrsg. von Ch. L. Fox, G. G. Nahas. Grune u. Stratton VII, New York 1969 (S. 270–274)
6. Deutsch, S., R. D. Bastron, E. C. Pierce jr., L. D. Vandam: The effects of anaesthesia with thiopentone, nitrous oxide, narcotics and neuromuscular blocking drugs on renal function in normal man. Brit. J. Anaesth. 41 (1969) 807–815
7. Ewerbeck, H.: Die Bilanzierung des Flüssigkeitshaushaltes im Säuglings- und Kindesalter. In: Therapie lebensbedrohlicher Zustände bei Säuglingen und Kleinkindern. In Reihe: Anaesthesiologie und Wiederbelebung, Bd. 72, hrsg. von R. Frey, F. Kern, O. Mayrhofer. Springer, Berlin 1973 (S. 73–83)
8. Ewerbeck, H.: Die Korrektur der Störungen im Wasser-, Elektrolyt- und Säure-Basen-Haushalt bei Säuglingen und Kleinkindern. In: Infusionstherapie, Bd. I, hrsg. von F. W. Ahnefeld u. a. Lehmanns Verlag, München 1973 (S. 224–243)
9. Ewerbeck, H.: Die parenterale und enterale Ernährung des Säuglings und Kleinkindes bei chirurgischen Erkrankungen. Chirurg 43 (1972) 393–397
10. Furman, E. B., D. G. Roman, L. A. S. Lemmer, J. Hairabet, M. Jasinska, M. B. Laver: Specific therapy in water, electrolyte and blood-volume replacement during pediatric surgery. Anesthesiology 42 (1975) 187–193
11. Helwig, H.: Der Basisbedarf im Wasser- und Elektrolytstoffwechsel zur Erhaltung der Homöostase bei Säuglingen und Kleinkindern. In: Infusionstherapie, Bd. I, hrsg. von F. W. Ahnefeld u. a. Lehmanns Verlag, München 1973 (S. 209–223)
12. Herden, H. N.: Infusionstherapie in der Kinderchirurgie. Z. prakt. Anästh. Wiederbeleb. 9 (1974) 267–274
13. Hungerland, H.: Wasser- und Mineralhaushalt. In: Therapie lebensbedrohlicher Zustände bei Säuglingen und Kleinkindern. In Reihe: Anaesthesiologie und Wiederbelebung, Bd. 72, hrsg. von R. Frey, F. Kern, O. Mayrhofer. Springer, Berlin 1973 (S. 3–20)
14. Kaplan, S. A.: Fluid therapy in pediatrics. In: Pediatric Therapy, hrsg. von S. S. Gellis, B. M. Kagan. Saunders, Philadelphia 1970
15. Lister, J.: Insensible water loss in infants. J. pediat. Surg. 2 (1967) 483–492
16. Mattila, M. A. K.: Water and electrolyte balance in the normal child. Acta anaesth. scand. 37 (1970) 24–27
16a. New, M. J., B. Miller, R. E. v. Peterson: Aldosterone excretion in normal children and in children with adrenal hyperplasia. J. clin. Invest. 45 (1966) 412–428
17. Oelert, H.: Aldosteron und Aldosteronantagonisten in der Chirurgie. Anaesthesist 20 (1971) 205–211
17a. Stadler, H., D. Helbig: Prä- und postoperative Infusionsbehandlung in der Kinderchirurgie. Langenbecks Arch. klin. Chir. 300 (1962) 509–530
18. Young, D. G.: Fluid balance in pediatric surgery. Brit. J. Anaesth. 45 (1973) 953–957
19. Zweymüller, E.: Physiologie des Wasser-, Elektrolyt- und Säure-Basen-Haushaltes beim Säugling und Kleinkind. In: Infusionstherapie, Bd. I, hrsg. von F. W. Ahnefeld u. a. Lehmanns Verlag, München 1973 (S. 181–203)

Säure-Basen-Haushalt

Normale Parameter

Da die Regulation über Nieren und Lunge in den ersten Lebensmonaten noch erschwert ist, finden sich Störungen des Säure-Basen-Haushaltes besonders häufig in diesem Lebensabschnitt.

pH, pCO_2 und Bikarbonatgehalt im arteriellen Blut sind bei Kindern niedriger als bei Erwachsenen.

Die Abb. 13 und 35 (S. 25 u. 56) zeigen pCO_{2a}, pH und Daten des Säure-Basen-Haushaltes in der Kindheit, die durch Daten in Tab. 23 ergänzt werden.

pH, Standardbikarbonat und Pufferkapazität nehmen im 1. Trimenon zu und verhalten sich mit Ausnahme des pH anschließend wieder rückläufig. Die stärkste Azidoseneigung besteht zwischen 2. Lebensmonat und 3. Lebensjahr.

Tabelle 23 Mittelwerte und Standardabweichung für pH, BE und pCO_2 im Hand- oder Fußkapillarblut von ruhigen und schreienden Säuglingen und Kleinkindern (nach ALBERT)

Alter (Monate)	pH	pCO_2 (mmHg)	BE (mval/l)
3–6	7,368 ± 0,026	36,2 ± 3,2	− 2,8 ± 1,8
6–9	7,400 ± 0,028	32,2 ± 3,3	− 3,9 ± 1,7
9–12	7,390 ± 0,019	33,3 ± 4,3	− 3,7 ± 1,3
12–15	7,400 ± 0,038	33,9 ± 3,4	− 3,0 ± 1,6
15–18	7,410 ± 0,024	33,7 ± 2,7	− 2,6 ± 1,6
18–21	7,396 ± 0,013	35,3 ± 4,3	− 2,7 ± 1,7
21–24	7,399 ± 0,021	33,4 ± 2,8	− 2,6 ± 1,5

Tabelle 24 Intraerythrozytäre pH-, BE- und Stbk-Werte bei Kindern (nach MANZKE)

Alter	pH	Stbk (mval/l)	BE (mval/l)
reife Neugeborene	7,185 ± 0,041	14,23 ± 1,33	− 16,64 ± 2,61
4–12 Jahre	7,241 ± 0,013	16,63 ± 1,17	− 12,30 ± 2,46

Tab. 24 enthält intraerythrozytäre Säure-Basen-Parameter, die sich zwischen Neugeborenen und älteren Kindern statistisch signifikant unterscheiden (12).

Störungen des Säure-Basen-Haushaltes

Für die Einteilung der Störungen werden pH, Basendefizit, pCO_2 und Standardbikarbonat herangezogen. Die Funktion körpereigener Enzyme ist an die weitgehende Konstanz des pH-Wertes im umgebenden Milieu gebunden. Ein Anstieg der Wasserstoffionenkonzentration über die Norm hinaus beeinträchtigt daher alle lebenswichtigen Organe, die Transmission nervöser Impulse und die Ionisation verschiedener Elektrolyte. Zur Aufrechterhaltung des Säure-Basen-Gleichgewichtes stehen dem Organismus die Puffersysteme Bikarbonat, Hämoglobin, Phosphat und Protein, die Lunge, die Nieren und das endokrine System zur Verfügung.

Metabolische Azidose

Metabolische Azidosen entstehen durch Anhäufung fixer Säuren (meist infolge Gewebshypoxie), verminderte H^+-Ionenausscheidung durch die Nieren, renale (mangelnde Bikarbonatrückresorption) und extrarenale Verluste von Basen und Bikarbonat (Dünndarm-, Gallen- und Pankreassekret).

Sauerstoffmangel reduziert Oxydationspotentiale und Redoxsysteme innerhalb der Zellen.

Unter aeroben Bedingungen werden über die Atmungskette aus 1 mol Glukose 38 mol ATP gewonnen. Hypoxie steigert die anaerobe Glykolyse, die nur $1/19$ der ATP-Ausbeute des aeroben Stoffwechsels ergibt und über Milchsäureentstehung zur metabolischen Azidose führt. Fortgeschrittene Azidose geht mit Herzinsuffizienz und Einschränkung der Nierenfunktion einher. Die Wirkung ausgeschütteter oder applizierter Katecholamine ist herabgesetzt. Infolge Einschränkung des Kationentransportes an den Membranen kommt es zur Elektrolytverschiebung zwischen intra- und extrazellulärem Milieu.

Eine rasche Kompensation metabolischer Azidosen wird durch i. v. Infusion von Na-Bikarbonat oder THAM erreicht (Tab. 25). $NaHCO_3$ setzt unter Aufnahme von H^+-Ionen CO_2 frei und

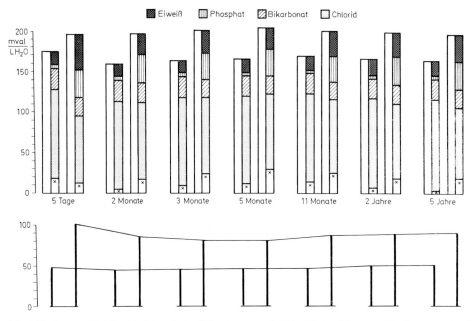

Abb. 35 Mittelwerte für Eiweiß, Phosphate, Bikarbonat und Chloride im Blut von Kindern verschiedener Altersklassen (aus K. RIEGEL: Habilitationsschrift, Tübingen 1963)
x = nicht differenzierte Ionen
linke Säulen = Plasmawerte
rechte Säulen = intraerythrozytär
unten zur Pufferung verfügbare Basenanteile in Plasma und Erythrozyten

Tabelle 25 Gefahren, Kontraindikationen und Dosierung von THAM und NaHCO$_3$

Substanz	Nebenwirkungen	Kontraindikation	Defizitberechnung
NaHCO$_3$ (1 g = 11,9 mval)	Hypernatriämie Kaliumverlust	respiratorische Azidose ohne künstliche Beatmung	BE × kg KG × 0,3 = mval Defizit*
THAM (1 g = 8,4 mval)	Atemdepression Kaliumverlust Hypoglykämie	Anurie (bei respiratorischer Insuffizienz nur in Verbindung mit künstlicher Beatmung anwendbar)	BE × 1–1,5 × kg KG = ml 0,3 mol. THAM-Lösung

* bei Säuglingen und Kleinkindern anstelle des Faktors 0,3 0,4; bei Neugeborenen 0,5 einsetzen.

ist die physiologischere Puffersubstanz. Das Natrium verbleibt zunächst im Organismus und kann akkumulieren. Trishydroxyaminomethan (THAM) kann an einer Aminogruppe Wasserstoffionen aufnehmen. Wegen der Zellwandpermeabilität entfaltet es seine Pufferwirkung intra- und extrazellulär. Im Plasma sind 70% des infundierten THAM ionisiert, im Zellinneren 90%, wenn der pH tiefer als der des Plasma ist (18). Durch Bindung der H$^+$-Ionen wächst die Kapazität der Protonenakzeptoren, während die der -donatoren abnimmt.

THAM wird kaum metabolisiert und weitgehend über die Nieren ausgeschieden.

Die wichtigsten Nebenwirkungen sind Atemdepression (Anhebung des intrazellulären pH im „Atemzentrum"), Kaliumverlust (osmotische Diurese oder Einfluß auf die Tubuluszellen) und Hypoglykämie (möglicherweise durch vermehrte Insulinfreisetzung).

Außerdem scheint THAM mit dem Wasserstoff-Natrium-Austausch und der Regulation zwischen pCO$_{2a}$ und tubulärer Bikarbonatrückresorption zu interferieren. In der klinischen Praxis haben sich die theoretischen Vorteile des THAM gegenüber NaHCO₃ als Puffersubstanz nicht objektivieren lassen (3, 14, 18). Auch HCO_3^- scheint in die Zelle transferiert zu werden (10). Bei alveolärer Hypoventilation, Na-Retention und im diabetischen azidotischen Koma wird THAM der Vorzug zu geben sein. Eingeschränkte Nierenfunktion spricht für die Anwendung von NaHCO₃.

Günstige Effekte kann THAM bei kindlichen Intoxikationen mit Barbitursäure- und Salizylsäurederivaten (Lit. b. 3, 18) und im Status asthmaticus entfalten (3).

Für die THAM-Anwendung im Kindesalter spricht ebenfalls die gute orale Resorption, die in der Behandlung von Kindern mit schweren angeborenen Herzfehlern vorteilhaft sein kann.

Die Transfusion THAM-gepufferten Konservenblutes scheint den Säure-Basen-Haushalt bei Austauschtransfusionen günstiger zu beeinflussen als die Verwendung normalen ACD-Blutes (Lit. b. 18).

Die Dosierung von NaHCO₃ zur Behebung einer metabolischen Azidose im Schulkindesalter ergibt sich aus der Formel

ml 8,4%iger NaHCO₃-Lösung
= BE × kg KG × 0,3.

Neugeborene und Säuglinge haben einen größeren Extrazellulärraum, deshalb muß der Faktor 0,3 durch 0,5 bei Neugeborenen, durch 0,4 bei Säuglingen und Kleinkindern ersetzt werden.

Bei der Behebung der metabolischen Azidose sollte $1/3$ der errechneten Puffermenge i. v. injiziert und $2/3$ anschließend über 30 Minuten infundiert werden.

Die zur Pufferung benötigte THAM-Menge kann Tab. 25 entnommen werden.

Bei Verwendung von Pehanorm K muß die Menge an THAM-Lösung verdoppelt werden wegen des Essigsäurezusatzes. Sie wird wegen der Gefahr einer Atemdepression und Hypoglykämie über 2–3 Stunden infundiert.

Die Infusion muß wegen der Gewebsirritation in große Venen und unter Aufsicht erfolgen. Infusionen in die Nabelvene sollten 3–5 Tropfen einer 0,3 molaren Lösung pro Min. (= 9–15 ml/Std.) nicht überschreiten. Hypoglykämische Zustände scheinen bei Kindern erst ab einer Dosierung > 500 mg THAM/kg KG oder einer Infusion schneller als 0,2–0,3 ml/kg KG/Min. aufzutreten (18) und sind durch Infusion hypertoner Glukoselösung leicht zu beheben. THAM äquilibriert mit dem Intrazellulärraum in 4–6 Stunden (3), während NaHCO₃ in 1–2 Stunden zu $1/3$ den Extrazellulärraum verläßt.

Metabolische Alkalose

Metabolische Alkalosen kommen vor infolge Verlustes saurer Valenzen bei Pylorusstenose oder hohem Darmverschluß oder infolge Überdosierung basischer Substanzen. Erhöhte Aldosteronausschüttung nach Operationen und Traumen kann über Kaliumverlust und die daraus resultierende Unfähigkeit der Niere, H^+-Ionen zu retinieren, auch zur metabolischen Alkalose führen. Hypochlorämie und Hypokaliämie begleiten die metabolische Alkalose meist. Sie kann zu Herzrhythmusstörungen, Verschiebungen der O₂-Dissoziationskurve nach links, Reduktion der Hirndurchblutung und Änderung des Lungengefäßwiderstandes führen (11). Metabolische Alkalosen mit Blut-pH-Werten > 7,55 bei Sepsis, schweren Verletzungen und Ateminsuffizienz gehen mit einer hohen Mortalität einher (19).

Zur Therapie können 7,45%ige KCl-Lösung, 17,34%iges L-Argininhydrochlorid, 20%ige NaCl-Lösung oder n/10 HCl-Lösung benutzt werden. HCl wirkt wesentlich prompter als NaCl- oder KCl-Lösung. Die Initialdosis wird in mval aus der Formel 0,3–0,5 × kg KG × BE errechnet (0,5 Neugeborene; 0,4 Säuglinge u. Kleinkinder; 0,3 Schulkinder).

Hochkonzentrierte Lösungen werden am komplikationslosesten über zentralvenöse Katheter infundiert. Mineralokortikoidexzesse sind durch Aldosteronantagonisten (z. B. Aldactone) zu beseitigen.

Respiratorische Azidose

Respiratorische Azidosen sind Ausdruck pulmonaler oder kardialer Insuffizienz, zentraler Beeinflussung der atmungsregulierenden Zentren (Vergiftung, Überdosierung von Barbituraten, Opiaten und ähnlichen Präparaten) oder Lähmung der Atemmuskulatur. Die CO₂-Akkumulation bewirkt eine vermehrte Katecholaminausschüttung mit Anstieg von Blutdruck, Herzzeitvolumen und Pulsfrequenz.

Während die metabolische Azidose mit einer Alkalose im Liquor einhergeht, folgt das Säure-Basen-Verhältnis im Liquor akuten respiratorischen Veränderungen gleichsinnig. Zerebrale Durchblutung und intrakranieller Druck steigen während respiratorischer Azidose an.

Respiratorische Alkalose

Maschinelle oder spontane Hyperventilation bei Hypoxie führen zur Alkalose, die meist in Verbindung mit metabolischer Azidose oder Alkalose beobachtet wird.

Die Hirndurchblutung wird in Abhängigkeit vom arteriellen Kohlensäurendruck gesenkt (s. S. 179). Die respiratorische Alkalose wird durch Sedierung evtl. Muskelrelaxation und künstliche Beatmung mit und ohne Totraumvergrößerung behandelt.

Regulationsvorgänge und Therapie

Der Organismus ist bestrebt, den intra- und extrazellulären pH-Wert solange wie möglich in normalen Grenzen zu halten. Metabolische Azidosen werden beispielsweise von herz- und lungengesunden Kindern durch Hyperventilation kompensiert, und während Hyperventilation wird vermehrt Bikarbonat über die Nieren ausgeschieden. Im Hinblick auf die nachhinkenden Veränderungen im Liquor, die die Atmungsregulation beeinflussen und Dissoziationsveränderungen einiger Elektrolyte (s. S. 14) sollten Störungen des Säure-Basen-Haushaltes nicht zu abrupt beseitigt werden.

Einfluß von Narkose und Operation auf den Säure-Basen-Haushalt

8stündige Nahrungskarenz führte bei Kindern von 0 bis 10 Jahren im Vergleich zu einer gefütterten Kontrollgruppe nicht zu signifikanten Differenzen im Säure-Basen-Haushalt (2). Unter Hyperventilation ($pCO_{2cap.}$ 22–24 mm Hg) in N_2O-Halothannarkose entwickelte sich bei Neugeborenen und Kindern bis zu 2 Jahren eine progressive metabolische Azidose, die sich erst 24 Stunden post operationem normalisierte. Während Narkosen ohne Störungen der Atmungs- und Kreislaufverhältnisse entstehen normalerweise keine gravierenden Stoffwechselazidosen (6, 15).

Literatur

1. Albert, M. S., R. W. Winters: Acid-base equilibrium of blood in normal infants. Pediatrics 37 (1966) 728–732
2. Bevan, J. C., M. C. Burn: Acid-base changes and anaesthesia. The influence of preoperative starvation and feeding in pediatric surgical patients. Anaesthesia 28 (1973) 415–422
3. Bleich, H. L., W. B. Schwartz: Tris buffer (THAM): An appraisal of its physiologic effects and clinical usefulness. New Engl. J. Med. 274 (1966) 782–787
4. Børresen, H. C., O. Knutrud: Effects of major surgery on the acid-base homeostasis in the newborn child. J. pediat. Surg. 2 (1967) 493–498
5. Bunker, J. P., W. R. Brewster, R. M. Smith, H. K. Beecher: Metabolic effects of anesthesia in man. III. Acid-base balance in infant and children during anesthesia. J. appl. Physiol. 5 (1952) 233–241
6. Bunker, J. P.: Metabolic acidosis during anesthesia and surgery. Anesthesiology 23 (1962) 107–122
7. Glowes, G. H. A., G. A. Sabga, A. Konitaxis, R. Tomin, M. Hughes, F. A. Simeone: Effects of acidosis on cardio vascular function in surgical patients. Ann. Surg. 154 (1961) 524
8. Ewerbeck, H.: Tris-Pufferbehandlung der Stoffwechselacidose bei der toxischen Gastroenteritis des Säuglings und beim atemgestörten Neugeborenen (fetal-distress-Syndrom). Dtsch. med. Wschr. 90 (1965) 1989–1994
9. Graff, T. D., R. S. Holzmann, D. W. Benson: Acid-base balance in infants during halothane anesthesia with use of an adult circle-absorption system. Anesth. Analg. Curr. Res. 43 (1964) 589–593
10. Heisler, N.: Diagnose und Therapie von Störungen des Säure-Basen-Haushaltes. Wiss. Informat. Freseniusstiftung 4 (1974) 135–171
11. Lawson, N. W., G. H. Butler, C. T. Ray: Alkalosis and cardiac arrhythmias. Anesth. Analg. Curr. Res. 52 (1973) 951–964
12. Manzke, H.: Untersuchungen über das extra-intrazelluläre Säure-Basen-Gleichgewicht, den BOHR-Effekt und das Adenylsäuresystem im Blut atemgestörter Frühgeborener. Fortschr. Med. 90 (1972) 184–187
13. Riegel, K.: Über die Gastransportfunktion des Blutes im Kindesalter. Habilitationsschrift, Tübingen 1963
14. Rietbrock, I.: Vergleichende Untersuchungen zur Wirkung von Natriumbikarbonat und THAM auf die metabolische Acidose. Anästh. Inform. 2 (1971) 57–59
15. Schettler, D., I. Podlesch: Der Einfluß der Narkose auf die Lungenfunktion und den Säure-Basen-Haushalt des Säuglings. Teil II: Arterielle Blutgase und Säure-Basen-Haushalt. Anaesthesist 22 (1973) 94–99
16. Schöber, J. G., K. D. Tympner, K. Bühlmeyer: Der Säure-Basen-Haushalt bei angeborenen cyanotischen Herzvitien und seine Bedeutung für die prä- und postoperative Behandlung. Klin. Wschr. 45 (1967) 282–288
17. Scott, J. C., J. S. Inkster: Acid-base changes in paediatric anaesthesia. The effects of passive hyperventilation. Anaesthesia 28 (1973) 268–279
18. Strauss, J.: Tris (Hydroxymethyl) amino-methane (THAM): A pediatric evaluation. Pediatrics 41 (1968) 667–689
19. Wilson, R. F., D. Gibson, A. K. Percinal, M. A. All, G. Baker, L. P. LeBlanc, C. Lucas: Severe alkalosis in critically ill surgical patients. Arch. Surg. 105 (1972) 197–203

Stoffwechsel und endokrine Organe

Bei der Geburt weist die Leber ein Defizit an Mikrosomen auf. Bilirubin, Barbiturate und andere Narkosemittel können deshalb nicht konjugiert und ausgeschieden werden wie bei Erwachsenen.

Angst, Schmerz, Hypoxie und Hämorrhagie steigern die Katecholaminausschüttung. Bei unterschiedlichen Blutspiegeln ist eine Erhöhung der Urinkatecholamine in der Regel bis zu 48 Stunden nach der Operation nachweisbar.

Nach WATSON (6) besteht bei Kindern in Thiopental-N_2O-Narkose unter kontrollierter Beatmung keine Beziehung zwischen „Operationsstreß" und Blutzuckerspiegel. In 10% der Kinder wurde eine Hypoglykämie registriert, die in keinem Zusammenhang mit der Dauer der präoperativen Nahrungskarenz stand.

Bei 4- bis 11jährigen Kindern konnten BLACK u. RHEA (1) in Methoxyflurannarkose während kleinerer chirurgischer Interventionen keine Blutzuckererhöhungen feststellen.

Nach Operationen und Traumen anderer Genese kommt es zu einer katabolen Stoffwechsellage mit erhöhter Stickstoffausscheidung im Urin und negativer Stickstoffbilanz (3, 4). Je größer das Operationstrauma ist, desto höher ist der Nettoverlust an Körpereiweiß (2, 4).

Isotopenuntersuchungen ergaben in der postoperativen Periode eine Erhöhung des katabolen und anabolen Eiweißstoffwechsels (2).

Die Eiweißbilanz und -synthese konnten im Tierexperiment durch hohe Zufuhrraten günstig beeinflußt werden (4).

GREWAL u. Mitarb. (2) fanden nach kleinen Operationen negative Stickstoffbilanzen bis zum 4. postoperativen Tag. Nach mittleren und umfangreichen chirurgischen Eingriffen wurde die Stickstoffbilanz erst am oder nach dem 6. postoperativen Tag positiv (2).

Die Blutharnstoffspiegel stiegen am Operationstag und kehrten am 4.–6. Tag nach der Operation auf die Ausgangswerte zurück. 48–72 Stunden post operationem waren Natrium, Kalium und Chloride im Serum erhöht; im Urin Kalium erhöht und Natrium und Chloride erniedrigt bei verminderter Urinausscheidung.

Anabole Steroide reduzieren die Negativität der Stickstoffbilanz, lassen sie rascher positiv werden und bewirken eine leichte Retention von Natrium und Chloriden.

Literatur

1. Black, G. W., J. L. Rea: Effects of methoxyflurane (Penthrane) anaesthesia in children. Brit. J. Anaesth. 36 (1964) 26–30
2. Grewal, R. S., J. Mampilly, T. R. Misra: Postoperative protein metabolism and electrolyte changes in pediatric surgery. Int. Surg. 51 (1969) 142–148
3. Hartig, W., K. Wetzel, O. Gebhardt, H. D. Czarnetzki, G. Hübner: Der postoperative Eiweiß-Stoffwechsel. Z. Exper. Chirurg. 3 (1970) 56–72
4. Hartig, W., G. Hübner, H. D. Czarnetzki, O. Gebhardt, K. Wetzel: Der postoperative Eiweiß-Stoffwechsel. Z. Exper. Chirurg. 3 (1970) 170–176
5. New, M. I., B. Miller, R. E. Peterson: Aldosterone excretion in normal children and in children with adrenal hyperplasia. J. clin. Invest. 45 (1966) 412–428
6. Watson, B. G.: Blood glucose levels in children during surgery. Brit. J. Anaesth. 44 (1972) 712–715

Zentralnervensystem

In den ersten 4 Lebenswochen scheint die Schmerzempfindlichkeit von Kindern geringer zu sein als bei älteren Kindern, weil die Hirnrinde noch weniger entwickelt ist (geringere Zahl synaptischer Strukturen, Fehlen Nisslscher Körper in den Kortexneuronen und mit Ausnahme der Betzschen Zellen keine Neurofibrillen).

Wertvolle Hinweise auf die Narkosetiefe beim Säugling ergibt der Greifreflex. Solange er erhalten bleibt, liegt keine Narkosemittelüberdosierung vor. Bis zum 2.–3. Lebensmonat sind die EEG-Potentiale reduziert.

Temperaturregulation

Physiologie

Die Wärmebildung rekrutiert sich größtenteils aus dem oxydativen Abbau organischer Substrate. Säuglinge in den ersten 6 Lebensmonaten geben wegen ihrer im Verhältnis zum Körpergewicht (5% des Erwachsenengewichtes) größeren Körperoberfläche (15% der Erwachsenenoberfläche), wegen ihrer geringeren Hautdicke und des wenig entwickelten subkutanen Fettpolsters, wegen der größeren Oberflächenkrümmung und weil ihnen das Kältezittern als Abwehrreaktion fehlt, in kalter Umgebung durch Leitung, Strömung und Strahlung rasch Wärme ab. Gegenregulatorisch nehmen Katecholaminausschüttung (vorwiegend Noradrenalin) und Sauerstoffverbrauch zu (Abb. 36). Blässe oder Marmorierung der Haut zeigen eine periphere Vasokonstriktion an. Ein Mechanismus der Kälteabwehr die sog. „zitterfreie Thermogenese" wird in der Stimulation eines spezifischen Fettgewebes (braunes Fettgewebe) gesehen, das paravertebral, axillär, am Nacken und perirenal liegen soll, vermehrt von Gefäßen und Nerven versorgt wird und einen hohen Noradrenalin-, Enzym- und Mitochondriengehalt haben soll. Das interskapuläre braune Fettgewebe ist über Gefäße mit den spinalen Thermorezeptoren verbunden (14). Nach HEIM u. HULL (7) macht die Stoffwechselaktivität des braunen Fettgewebes $2/3$ der zitterfreien Wärmebildung aus. Zittern kommt vor bei Überlastung der zitterfreien Thermogenese oder nach β-Rezeptorenblockade (9).

Der Sauerstoffverbrauch – als Maß der Wärmeproduktion – und die Differenz zwischen Rektal- und Hauttemperatur korrelieren nahezu linear miteinander (1). Es ist nicht bekannt, wie lange Neugeborene gegenregulatorische Stoffwechselsteigerungen zur Minderung des Temperaturabfalles aufbringen können.

Die Thermoregulation unterliegt auch Einflüssen wie Hypoxie, Hyperkarbie, Hypotension und Ernährungszustand der Mutter. Akute Hypoxie verringert oder hebt die kälteinduzierte Steigerung der O_2-Aufnahme auf.

Abfall der Körpertemperatur mit und ohne Narkose

Ursachen

Wärmeverluste entstehen durch Strahlung, Leitung, Verdunstung und Strömung. Die Strahlung, die abhängt von der Differenz der Temperaturen der Körperoberfläche und der Umgebung, kann bei normalen Außentemperaturen als wichtigster Faktor angesehen werden.

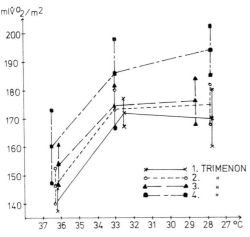

Abb. 36 Anstieg des Sauerstoffverbrauches gesunder Säuglinge bei fallender Umgebungstemperatur (nach SCHWENK Diss. Univ. Tübingen 1967)

Primäre Hypothermien kommen infolge zerebraler Schädigung, Unreife, kongenitaler Vitien, Unterernährung, schwerer Infektion und perinataler Asphyxie vor. Wegen der relativ großen Körperoberfläche, des spärlichen Unterhautfettgewebes und unreifer Organfunktionen sind besonders Frühgeborene für hypotherme Zustände prädestiniert und geraten über Stoffwechselaktivierung, hypoxische Phasen, metabolische Azidose und verminderte Wärmeproduktion in eine progrediente Hypothermie. Intra operationem sind Wärmeverluste an der Haut und in eröffneten Körperhöhlen bei niedrigen Temperaturen im Operationssaal, Infusionen kalter Lösungen (Perfusionshypothermie) und die narkosebedingte Aufhebung der Kältegegenregulation die häufigsten Ursachen einer Unterkühlung. Wärmeverluste sind außerdem möglich durch Anbringen metallener Erdungsplatten, Verwendung trockener, nicht vorgewärmter Narkosegase und Wegfall der Wärmeproduktion durch Atemarbeit bei Muskelrelaxation.

Häufig ist die Hypothermie Folge von Kombinationen der einzelnen Faktoren, die besonders bei langen Operationen wirksam werden.

In Operationsräumen mit Klimaanlage sind Hypothermien häufiger und ausgeprägter (14, 13, 28). Kinder mit einer Körperoberfläche < 0,5 m² kühlen in Narkose stärker aus als Kinder mit größerer Körperoberfläche.

In Abhängigkeit vom Lebensalter wurde während Halothannarkose eine stärkerer Temperaturabfall bei Kindern registriert als in Narkose mit Äther, Zyklopropan, Trichloräthylen und Ketamin (12, 20a). Ideale Bedingungen für Neugeborene bestehen bei einer Raumtemperatur von 32 °C, einer relativen Luftfeuchtigkeit von 50% und einer Luftströmung von 5 cm/Sek., d. h., unter diesen Bedingungen ist der Wärmeverlust durch Strahlung und Konvektion am niedrigsten (11).

Folgen

Hypothermie in Narkose führt zur Abnahme von Herzfrequenz, Herzzeitvolumen, Sauerstoffaufnahme des Organismus, alveolärer Ventilation und zum Anstieg des physiologischen Totraumes (1, 15). Als Folge einer vermehrten Noradrenalinausschüttung mit Engstellung des pulmonalen Gefäßbettes sahen STEPHENSON u. Mitarb. (26) subnormale arterielle Sauerstoffdrücke bei Neugeborenen, die in den ersten Lebensstunden rektale Temperaturen unter 36 °C hatten. Auch die Schilddrüsensekretion steigt. Ungenügende Suppression der Kältegegenregulation (flache Narkose) kann bei älteren Kindern Sauerstoffverbrauchssteigerungen um 300% hervorrufen. Unter 28–30 °C rektal kommt es zu Arrhythmie, A + V-Block und Kammerflimmern. Als Folge der Depression der Enzymaktivität in Leber und Niere werden Narkosemittel und Muskelrelaxantien verzögert abgebaut und ausgeschieden, und die Gefahr einer Überdosierung und Wirkungsverlängerung wächst. Die Löslichkeit von Inhalationsnarkotika nimmt zu, während die MAC sinkt.

Der Blutdruck kann bei zunehmender Hypothermie mit konventionellen Methoden nicht mehr gemessen werden. In nahezu allen Fällen entwickeln sich Oligurie und metabolische Azidose, die besonders ausgeprägt in Äthernarkose ist. Die O_2-Dissoziationskurve wird nach links verschoben, d. h., die O_2-Abgabe ins Gewebe ist erschwert. Die Mikrozirkulation verschlechtert sich infolge erhöhter Blutviskosität und Engstellung der Gefäße. Die postoperative Erholung hypothermer Kinder ist verlängert, wodurch bei Kindern ohne parenterale Zufuhr Flüssigkeits- und Nahrungskarenz verlängert werden. Körperliche und Reflexaktivität und Nahrungsaufnahme sind bei unterkühlten Kindern auch nach Erreichen einer normalen Körpertemperatur noch eingeschränkt.

Bei Neugeborenen können Ödeme der Haut (besonders an den Extremitäten) und Sklerodermie im Gefolge von Hypothermie auftreten (1, 13).

FARMAN (13) wies 1962 auf die erhöhte Mortalität von Kindern hin, die intra operationem hypotherm geworden waren.

Bei Frühgeborenen nimmt die Frühsterblichkeit mit fallender Aufnahmetemperatur signifikant zu. Während chronischer Hypothermie erschöpfen sich die körpereigenen Glykogenreserven. Hämatokrit, Kalium und die Konzentration harnpflichtiger Substanzen im Serum steigen an. In oder an Hypothermie verstorbene Kinder zeigen bei der Sektion häufig intrapulmonale Blutungen (1).

Verhütung

Es ist sehr viel einfacher, einer Unterkühlung vorzubeugen, als sie zu behandeln. Der Vorbeugung dienen:

1. Kontinuierliche Messung der Körpertemperatur; die in der Regel elektrisch (Abb. 37) über eine rektal liegende Sonde durchgeführt wird. Dabei ist zu berücksichtigen, daß die Rektaltemperatur langsamer abfällt als die intraösophageal gemessene Temperatur. Bei eröffne-

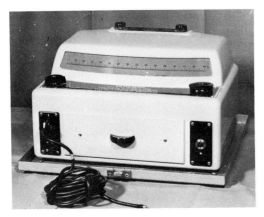

Abb. 37 Elektrisches Temperaturmeßgerät der Fa. Ellab (Dänemark)

tem Brustkorb können vorübergehend Diskrepanzen bis über 4°C zwischen Rektal- und Ösophagustemperatur bestehen.
2. Die Raumtemperatur sollte bei Operationen von Neugeborenen und Säuglingen 24°C nicht unterschreiten und eher bei 30°C liegen (Benutzung von Infrarotstrahlern).
3. Soweit möglich soll eine Lagerung auf elektrisch (z. B. Maquet thermocontrol, Fa. Stierlen-Maquet, Rastatt) oder wasserbeheizten Platten oder Matten (z. B. Hica-Blancetrol-Hyper- und Hypothermiegerät, Vertrieb Fa. Hirtz, Köln) erfolgen (Temperatureinstellung 40°C). Effektiver ist das Einschlagen des Kindes in eine Polyesterfolie (11).
4. Außerhalb des Operationsgebietes muß der Körper so weit wie möglich bedeckt oder Warmwasserflaschen (38°C) an den Körper des Kindes angelegt werden.
5. Blut und Infusionslösungen sollten auf 34–37°C erwärmt werden.
6. Nach Untersuchungen von RASHAD u. BENSON (23) tragen Befeuchtung des inspiratorischen Gasgemisches auf 100% relative Feuchtigkeit und Erwärmung auf 30°C wesentlich zur Aufrechterhaltung der Normothermie in Narkose bei.

Zusätzliche prophylaktische Maßnahmen sind Entkleiden der Kinder erst unmittelbar vor Narkosebeginn, Beschränkung auf die kürzest mögliche Operationszeit, sorgfältige Indikation von Muskelrelaxantien und Warmhalten von Erdungsplatten durch Kochsalzlösung. Falls die Umstände es zulassen, können Bauchhöhle oder Brustkorb intermittierend mit erwärmter steriler Kochsalzlösung (37–38°C) gespült werden.

RUSSEL u. Mitarb. (24) empfehlen die Benutzung eines Spezialbettes, von dem aus das Kind mit warmer Luft umströmt wird.

Behandlung

Es ist bis heute nicht geklärt, ob die rasche Aufwärmung hypothermer Kinder einer langsamen Erwärmung vorzuziehen ist. Wir vermeiden ein allzu drastisches Vorgehen und beschränken uns in leichten Fällen auf das Einbringen der Kinder in einen Inkubator (z. B. Babytherm 4200, Drägerwerk AG, Lübeck) mit einer Innentemperatur von 37°C. Liegt die Rektaltemperatur unter 34°C, werden Wärmflaschen mit einer Temperatur um 40°C auf den Körper des Kindes gelegt. Bis zum Erreichen einer rektalen Temperatur von 34°C wird die Atmung über einen Endotrachealtubus assistiert und parenteral ernährt.

Andere Autoren empfehlen dagegen bei akuten Hypothermien, die in der Narkose auftreten, ein Wasserbad von 45°C als Methode der Wahl.

Hyperthermie

Präoperative Temperatursteigerungen

erhöhen Flüssigkeitsbedarf, Sauerstoff- und Narkosemittelverbrauch und das Narkoserisiko, weil Herz und Hirn bei eventuellem Herzstillstand schlechter reanimiert werden können als in Normothermie. Hohe Körpertemperaturen bewirken Vasodilatation verschiedener Gefäßbezirke und reduzieren durch die Belastung des Herz-Kreislauf-Systems die Kompensationsmöglichkeiten gegenüber Lagerungswechsel, Volumenverlust oder anderen zusätzlichen Belastungen. Exzessive Hyperthermie geht mit Krämpfen, Koma oder psychischen Störungen und in schwersten Fällen mit degenerativen Veränderungen des ZNS, der Leber (zentrolobuläre Nekrosen), der Nieren und disseminierten Blutungen in den Lungen und im subendokardialen Gewebe einher. Fiebernde Kinder sollten deshalb nur aus vitaler Indikation operiert werden, oder wenn durch den Eingriff die Ursache des Fiebers behoben werden kann.

Bestehende Infektionen sollten erst abklingen. Kleinkinder erleben eine große Zahl an Infektionen, die häufig im Nasen-Rachen-Raum lokalisiert und von unterschiedlicher Intensität sind (18).

Bei erhöhten Temperaturen unklarer Genese müssen Mukoviszidose und Antikörpermangel-syndrom ausgeschlossen werden (18). Bei Neugeborenen ist an das harmlose Durstfieber zu denken. Unerklärliche Fieberzacken sind im Anschluß an banale Effekte zuweilen lediglich Ausdruck einer labilen Thermoregulation (18). In diesen Fällen können Operationen unter sorgfältiger Temperaturkontrolle vorgenommen werden.

In jedem Falle sollte vor der Operation versucht werden, erhöhte Körpertemperaturen zu senken.

Intra- und postoperatives Fieber

Während langdauernder Operationen kann es bei weitgehend abgedecktem Körper, hohen Außentemperaturen und hoher Luftfeuchtigkeit zu Temperaturanstiegen kommen.

Die Temperaturerhöhungen können meist durch Entblößen des Rumpfes und Auflegen von eisgefüllten Behältern behoben werden. In der Säuglingsanästhesie der früheren Jahre galt das von OMBREDANNE u. ARMINGEAT (21) beschriebene „Syndrom paleur et hyperthermie" als gefährliche Komplikation, die in einigen Fällen zum Tode führte. Mit Aufkommen der parenteralen intra- und postoperativen Flüssigkeitszufuhr hat dieses Krankheitsbild an Bedeutung verloren.

Therapie

Mit Hilfe von kalten, feuchten Wickeln oder durch Eispackungen gelingt es bei Kindern leicht, die Temperatur zu senken. Vor Einleiten der temperatursenkenden Maßnahmen müssen wache Kinder sediert werden, um Kältezittern und periphere Vasokonstriktion, die eine Abkühlung verhindern, zu vermeiden. Zur Sedierung kann eine Kombination von Promethazin (Atosil) und Pethidin (Dolantin) in der zur Prämedikation angegebenen Dosierung (s. S. 130) und Hydergin (0,005 mg/kg KG) benutzt werden. Promethazin kann außerdem ersetzt werden durch Promazin (Protactyl), das in der Dosierung von 0,5 mg/kg Körpergewicht verordnet werden kann. Zur raschen Abkühlung können Eiswasserspülungen des Magens zu Hilfe genommen werden.

Maligne Hyperthermie in Narkose

In den letzten Jahren häuften sich Berichte über exzessive und in ca. 70% der Fälle letal verlaufende Hyperthermien während Allgemeinnarkose, bei der am häufigsten die Kombination von Halothan und Succinylcholin verwandt worden war (2, 3, 5).

In einigen Fällen kamen in Verbindung mit Succinylcholin auch Chloroform, Methoxyflurane, Äther, Äthylchlorid und Zyklopropan oder Kombinationen dieser Narkosemittel mit Decamethonium, d-Tubocurarin oder Gallamin zur Anwendung.

Symptome und klinischer Verlauf

Gesteigerte Rigidität der Muskulatur fällt bereits auf nach Gabe einer Dosis Succinylcholin zur Intubation.

In der ersten Stunde nach Narkoseeinleitung treten auf:

1. Tachykardie bzw. Herzrhythmusstörungen (Bigeminus, ventrikuläre Arrhythmien).
2. Rascher, kontinuierlicher Anstieg der Körpertemperatur, Wärme der Haut, heißer Atemkalk.
3. Hyperventilation, Zyanose der Haut und Schleimhäute trotz reiner Sauerstoffbeatmung.
4. Intrazellulär niedriger ATP- und hoher ADP-Gehalt rufen Muskelsteifigkeit hervor.
5. Manchmal Opisthotonus und Karpopedalspasmus, die durch Muskelrelaxantien nicht zu beeinflussen sind (meist im Alter bis zu 20 Jahren).
6. Schwere metabolisch-respiratorische Azidose.
7. Hyperkaliämie, Hyperphosphatämie, Hyperkalzämie, Hyperglykämie.
8. Hämo- und Myoglobinurie bei Oligurie.
9. Erhöhung von Kreatininphosphokinase, Aldolase, SGOT und LDH im Serum.
10. Blutgerinnungsstörungen (Verbrauchskoagulopathie).
11. Hämolyse.
12. Linksherzversagen und Dezerebrierung.

In ca. 70% der berichteten Fälle kam es nach Perioden von Kammertachykardie oder anderen Herzrhythmusstörungen zu therapieresistentem Kammerflimmern oder Asystolie. Autoptisch fanden sich Lungen- und Hirnödem. Elektronenmikroskopisch wurden in 2 Fällen degenerative Mitochondrienveränderungen nachgewiesen. Bei den Überlebenden ergab die grobe klinische Untersuchung keine bleibenden Schäden.

Differentialdiagnose

Abzugrenzen von der malignen Hyperthermie sind:

1. Präexistentes Fieber.
2. Temperaturanstieg infolge zu starker Abdeckung von Kindern bei hohen Außentemperaturen.
3. Zentrale oder spinale Temperatursteigerungen bei Läsionen des Halsmarkes, Hirntumoren, Blutungen an der Hirnbasis und Hirnoperationen.
4. Fettembolie.
5. Pyrogene Kontamination von In- oder Transfusionen.
6. Akute septische Streuung.
7. Endokrine Steigerung der Körpertemperatur (Phäochromozytom, Thyreotoxikose).

Genese

In der Hälfte der Patienten mit Hyperthermiesyndrom waren in der Familie ähnliche Narkosezwischenfälle bekannt (4). Es scheint sich um eine autosomal dominant vererbliche anomale Reaktionsbereitschaft der Muskulatur gegenüber potenten Inhalationsnarkotika oder Muskelrelaxantien zu handeln mit inkompletter Penetranz. Vermutet wird ein Defekt kalziumspeichernder Membranen der Skelett- und Herzmuskelzellen, der im Sarkolemm, in den T-Tubuli, im sarkoplasmatischen Retikulum oder in den Mitochondrien lokalisiert sein kann (16). Man nimmt z. Z. an, daß über defekte Membranen ins Zytoplasma gelangtes Kalzium den Zellstoffwechsel stark beschleunigt und damit erhöhten O_2-Verbrauch, metabolische Azidose, Hitzeproduktion und ATP-Verbrauch verursacht (16).

HARRISON u. Mitarb. (15) inkubierten Muskulatur von Schweinen, von denen 25% einer bestimmten Rasse auf Halothan mit einem sehr ähnlichen Hyperthermiesyndrom reagierten, mit Halothan und konnten einen rascheren Abfall des ATP-Gehaltes messen als in der Muskulatur der Kontrolltiere. Möglicherweise existiert neben der hereditären eine sporadisch auftretende maligne Hyperthermie.

Die Häufigkeit des Hyperthermiesyndroms, das bisher weder im Säuglings- und Kleinkindesalter noch bei Greisen beobachtet wurde, wird derzeit im kinderchirurgischen Krankengut auf 1:15000 geschätzt (15). In der Regel werden vorher gesunde Patienten befallen. In einer Reihe von Fällen mit maligner Hyperthermie bestanden jedoch bei den Betroffenen oder deren Familienangehörigen Anomalitäten der Muskulatur und des Skeletts: Kyphoskoliose, Ptosis, Strabismus, kongenitale Hernien, Bandscheibenvorfall oder diffuse Myopathien (muskuläre Schwäche, Krämpfe nach körperlicher Belastung, atrophe zwischen hypertrophen Muskelarealen, Verlust der tiefen Sehnenreflexe, degenerierte und nekrotische Muskelfasern mit basophiler Regeneration (17).

Therapie

Nach unseren Erfahrungen (22) ist die Prognose nicht absolut infaust, wenn unverzüglich und konsequent unter fortlaufender Kontrolle der Körpertemperatur mit einer symptomatischen Behandlung begonnen wird. Die Sofortmaßnahmen umfassen:

1. Abbruch der bisher durchgeführten Narkose und nach Möglichkeit auch der Operation. Falls infolge Hirnödems noch keine Bewußtlosigkeit besteht und sich die Weiterführung einer Narkose als notwendig erweist, sind Barbiturate, Droperidol oder Fentanyl äußerst vorsichtig zu dosieren.
2. Maximale Hyperventilation mit reinem Sauerstoff.
3. Sofort beginnen mit intensiven Kühlungsmaßnahmen (Oberflächenkühlung, Magenspülung mit Eiswasser, Infusion kalter Lösungen, evtl. extrakorporale Zirkulation mit „heat exchanger".
4. THAM- oder $NaHCO_3$-Infusion zur Behebung der Azidose zunächst auf Verdacht, später nach Blutgasanalyse (s. S. 56).
5. Reichliche Flüssigkeitszufuhr, bei Oligurie Zusatz von Mannit und Furosemid, falls bei ausgiebiger $NaHCO_3$-Gabe viel Natrium zugeführt werden mußte.
6. Aufheben der Hyperkaliämiewirkung durch Injektion von Kalzium und Infusion von Glukoselösung mit Insulinzusatz.
7. Blutentnahme zur Bestimmung von CPK, Transaminasen, Elektrolyten, zu Blutgasanalyse und Gerinnungsstatus.
8. Die i. v. Injektion von 10–15 mg Procain oder Procainamid pro kg/10 Min. zur Senkung des Zytoplasmakalziums ist noch umstritten (10a). Wir haben in einem Fall auf die Procaininjektion Krämpfe gesehen, jedoch keinen temperatursenkenden Effekt des Procains.

Nach Beherrschung des akuten Anfalls sollte der Patient auf eine Intensivpflegestation gebracht werden, wo kontinuierliche Überwachung und die Behandlung sekundärer Erscheinungen (Verbrauchskoagulopathie, Nierenversagen, Hirnödem) erfolgen können.

Prophylaxe

Patienten, die eine maligne Hyperthermie überleben, müssen mit einem entsprechenden Paß versehen werden. Falls sich die Vermutungen bestätigen, nach denen bei allen gefährdeten Patienten eine CPK- und Pyrophosphaterhöhung im Serum nachweisbar ist (18, 19), müßten alle Familienangehörigen untersucht werden. Bei Patienten mit überstandener hyperthermer Reaktion oder deren Familienangehörigen mit positiven Tests sollte man auf regionale Anästhesieverfahren auszuweichen versuchen. Auch eine Barbiturat-Lachgas-Narkose oder Neuroleptanalgesie ohne Muskelrelaxantien kann komplikationslos vorgenommen werden. Hinweise auf normal verlaufene Narkosen in der Vorgeschichte schließen das Risiko einer malignen Hyperthermie nicht sicher aus. Es sind einige Fälle berichtet worden, in denen vor dem Ereignis durchgeführte Narkosen – besonders im Säuglings- und Kleinkindesalter – normal verlaufen sind.

Literatur

1. Adamsons, K. jr, M. E. Towell: Thermal homeostasis in the fetus and newborn. Anesthesiology 26 (1965) 531–548
2. Aldrete, J. A., A. Padfield, C. C. Salomon, M. W. Rubright: Possible predictive tests for malignant hyperthermia during anesthesia. J. Amer. med. Ass. 215 (1971) 1465–1469
3. Bower, B. D., L. F. Jones, M. M. Weeks: Cold injury in the newborn. Brit. med. J. 1 (1960) 303–309
4. Britt, B. A., W. Kalow: Hyperrigidity and hyperthermia associated with anesthesia. Ann. N. Y. Acad. Sci. 151 (1968) 947–958
5. Britt, B. A., W. Kalow: Malignant hyperthermia: Aetiology unknown. Canad. Anaesth. Soc. J. 17 (1970) 316–330
6. Britt, B. A.: Zur Behandlung der malignen Hyperthermie. Anaesthesist 21 (1972) 201–205
7. Brück, K.: Thermoregulatorische Wärmebildung und braunes Fettgewebe beim Neugeborenen. Hippokrates Verlag, Stuttgart 1970 (S. 133–149)
8. Brück, K., B. Wünnenberg: Influence of ambient temperature in the process of replacement of non-shivering thermogenesis during postnatal development. Fed. Proc. 25 (1966) 1332–1336
9. Brück, K., W. Wünnenberg: Beziehung zwischen Thermogenese im braunen Fettgewebe, Temperatur im cervicalen Anteil des Vertebralkanals und Kältezittern. Pflügers Arch. ges. Physiol. 290 (1966) 167–183
10. Clark, R. E., L. R. Orkin, E. A. Rovenstine: Body temperature studies in anesthetized man. Effect of environmental temperature, humidity and anesthesia system. J. Amer. med. Ass. 154 (1954) 311–319
10a. Clarke, I. M. C., F. R. Ellis: An evaluation of procaine in the treatment of malignant hyperpyrexia. Brit. J. Anaesth. 47 (1975) 17–21
11. Dick, W., H. Kreuscher, D. Lühken: Prevention of heat loss during anaesthesia and operation in the newborn baby and small infant. Acta anaesth. scand. Suppl. 37 (1970) 134–139
12. Engelmann, D. R., Ch. H. Lockhardt: Comparison between temperature effects of ketamine and halothane anesthesia in children. Anesth. Analg. Curr. Res. 51 (1972) 98–101
13. Farmann, J. V.: Heat losses in infants undergoing surgery in air – conditioned theatres. Brit. J. Anaesth. 34 (1962) 543–557
14. Hackett, P. R., R. M. N. Crosby: Some effects of inadvertent hypothermia in infant neurosurgery. Anesthesiology 21 (1960) 356–359
15. Harrison, G. G., S. J. Saundres, J. F. Biebuyck, R. Hickman, D. M. Dent, V. Weaver, J. Terblanche: Anaesthetic – induced malignant hyperpyrexia and a method for its prediction. Brit. J. Anaesth. 41 (1969) 844–855
16. Harrison, G. G., A. B. Bull, H. J. Schmidt: Temperature changes in children during general anaesthesia. Brit. J. Anaesth. 32 (1960) 60–68
17. Jones, W. Ph.: Familial hypertonic fever during anaesthesia. Surg. Clin. N. Amer. 50 (1970) 433–437
18. Küster, F.: Fieberhafte Erkrankungen aus der Sicht des Pädiaters. Diagnostica 5 (1972) 409–412
19. Larard, D. G., C. P. Rice, R. Robinson, R. W. Spencer, R. A. Westhead: Malignant hyperthermia: A study of an affected family. Brit. J. Anaesth. 44 (1972) 93–96
20. Marx, G. F., S. N. Steen, K. J. Berenyi, H. L. Erlanger, E. S. Foster, E. R. Kepes, C. M. Jardwat, R. S. Potash, M. Shapira: Fulminating hyperthermia during anesthesia. N. Y. St. J. Med. 68 (1968) 2566–2568
20a. Naito, H., T. Yamazaki, K. Nakamura, M. Matsumoto, M. Namba: Skin and rectal temperatures during ether and halothane anesthesia in infants and children. Anesthesiology 41 (1974) 237–241
21. Ombrédanne, L., J. Armingeat: Le syndrom paleur et hyperthermie chez les nourrissons opérés. Presse méd. 37 (1929) 1345
22. Oppermann, Ch., I. Podlesch, R. Purschke: Maligne Hyperthermie während Allgemeinanaesthesie mit Rigor, Myoglobinurie und Gerinnungsstörung. Anaesthesist 20 (1971) 315–322
23. Rashad, K. F., D. W. Benson: Role of humidity in prevention of hypothermia in infants and children. Anesth. Analg. Curr. Res. 46 (1967) 712–717
24. Russell, H. E., H. B. Othersen, Th. S. Hargest: Thermal regulation of pediatric patients in the operating room by means of an air fluidized bed. Amer. Surg. 38 (1972) 111–114
25. Smith, R. M.: Anesthesia for Infants and Children. Mosby, Saint Louis 1968 (S. 24)
26. Stephenson, J. M., J. N. Du, Th. K. Oliver jr.: The effect of cooling on blood gas tensions in newborn infants. Pediatrics 76 (1970) 848–852
27. Strobel, G. E., C. P. Bianchi: An invitro model of anesthetic hypertonic hyperpyrexia – halothane – caffeine – induced muscle contractures: Prevention of contracture by procainamide. Anesthesiology 35 (1971) 465–473
28. Study committee of the New York State Soc. Anesth.: Inadvertent hypothermia during anesthesia. N. Y. St. J. Med. 68 (1968) 2688–2689

Anästhesietechnik, Narkosemittel, Muskelrelaxantien, Schmerzbekämpfung

Narkosezubehör

Masken

Von jedem einschlägigen Hersteller können heute Masken für Kinder bezogen werden (Dräger, Lübeck, BOC England, Ohio USA).

Den kleinsten Totraum haben die von Rendell-Baker angegebenen Masken (Abb. 38). Da Maskennarkosen jedoch nicht über 30 Minuten ausgedehnt werden sollten und Säuglinge Totraumvergrößerungen über eine gewisse Zeit kompensieren können (22), ist dieser Vorteil von geringer Bedeutung. Als Nachteil dieser Masken empfindet man, besonders bei Kindern jenseits des 1. Lebensjahres, die Undichtigkeit bei künst-

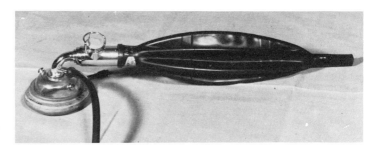

Abb. 39　Maske mit aufblasbarem Gummiwulst

licher Beatmung. Den besten Sitz zur künstlichen Beatmung haben Masken, deren Rand von einem aufblasbaren Gummiring (Abb. 39) gebildet wird.

Tuben

Die Freihaltung der Luftwege während einer Maskennarkose oder post operationem kann durch Einlegen eines oropharyngealen oder nasopharyngealen Tubus aus Gummi oder Plastikmaterial erleichtert werden. Um Würgen oder Husten zu vermeiden, sollten sie nicht in zu flacher Narkose eingeführt werden. Wichtig ist die Wahl der richtigen Größe.

Endotrachealtuben verschiedener Form und Materialien enthält Abb. 40.

Die Form des Cole-Tubus gewährleistet einen vergleichsweise niedrigen Atemwiderstand und eignet sich besonders gut für Neugeborene. Metallspiraltuben sind indiziert, wenn die Gefahr des Abknickens des Tubus oder Aufbeißens besteht. Sie müssen mit Führungsmandrin eingeführt werden.

Die Tuben der Fa. Fletcher (London) haben ein günstigeres Verhältnis von Innen- zu Außen-

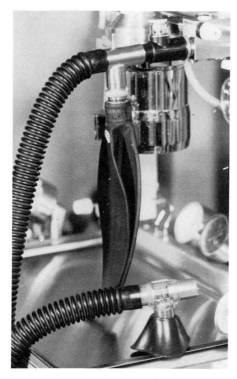

Abb. 38　Rendell-Baker-Maske mit Ruben-Ventil

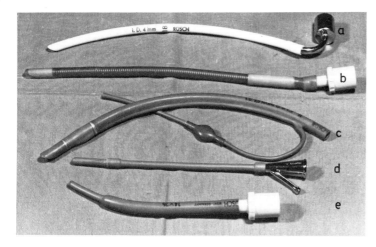

Abb. 40 Endotracheal-Tubi:
a) Plastiktubus
b) Metallspiraltubus (Latex) nach WOODBRIDGE
c) Weichgummitubus
d) Metallspiraltubus (Fa. Fletcher)
e) Cole-Gummitubus

durchmesser als die Metallspiraltuben der Fa. Rüsch (Deutschland).

Bis zum 3. Lebensjahr können manschettenlose Tuben benutzt werden, weil sich die Stimmbänder weitgehend an den Tubus anlegen. Eine zusätzliche Abdichtung kann durch Einbringen einer feuchten Mullbinde in die Nähe des Kehlkopfes erreicht werden.

Variationen der abgebildeten Tubusformen sind der Oxford-non-Kinking- oder Kuhn-Tubus, der sich den natürlichen Krümmungen der Atemwege besser anpaßt und der Tubus nach RING (5), der für den Fall der endobronchialen Intubation Perforationen zur Ventilation des linken Haupt- und rechten Oberlappenbronchus besitzt und außerhalb des Mundes nahezu rechtwinklig geformt ist. Alle Tuben werden steril verpackt aufbewahrt.

Laryngoskope

Neben dem „geraden" Spatel von FOREGGER und dem „gebogenen" nach MACINTOSH sind zahlreiche Modifikationen, wie Miller-, Wis-Hipple, Flagg-, Wis-Foregger-, Seward- oder Anderson-Spatel angegeben worden (6, 4). Die meisten haben ein gerades Blatt, das lediglich am Ende in eine leichte Krümmung übergeht. Bei normaler Mundöffnung scheint kein Modell evidente Vorteile zu haben. Im Gegensatz zu den Erfahrungen anderer Autoren, die für Neugeborene und Säuglinge Laryngoskope mit geradem Blatt empfehlen (4, 6), intubieren wir komplikationslos vom Neugeborenen bis zum Jugendlichen alle Kinder mit einem Spatel nach MACINTOSH und halten den gebogenen Spatel für günstiger, weil die kleine, spitze Epiglottis von Neugeborenen und Säuglingen nur schwierig mittels Laryngoskop „aufgeschaufelt" werden kann.

Verbindungsstücke

Den Kriterien Totraum und Atemwiderstand sind auch alle Konnektoren zwischen Tubus und Atemschläuchen oder Masken und Atemschläuchen oder zwischen Masken und Ventilen unterworfen worden (1).

Da ihr Lumen jedoch in der Regel weiter als das der Endotrachealtuben ist, die inspiratorische Atemarbeit während längerer Narkosen vom Respirator übernommen wird und der anatomische Totraum durch Intubation halbiert wird, treten Atemwiderstand und Totraum von Verbindungsstücken in ihrer Bedeutung zurück.

Intravenöse Kanülen

Die Butterfly-Kanülen mit Innendurchmessern von 0,7–1,1 mm haben ihr Hauptanwendungsgebiet bei Säuglingen und Kleinkindern. Ihre Konstruktion hat sicher manchem Kind eine Venae sectio erspart. Für Venen größeren Kalibers können alle Metall- und Plastikkanülen verwendet werden, die auch bei Erwachsenen üblich sind: (Hersteller: Braun, Melsungen; Medimex, Hamburg; Vygon, Aachen; Continental Pharma, Frankfurt).

Für kurze Eingriffe ohne wesentlichen Blutverlust genügen Butterfly- oder andere Metallkanülen, die bei längerem Verbleib zu lokalen Infektionen führen (2). Steht eine längere Flüssigkeitszufuhr oder Blutersatz in Aussicht, müssen Plastikkanülen plaziert werden, weil sie größere Lumina und einen stabileren Sitz haben. Gelingt das Einführen einer Plastikkanüle nicht, muß eine Venae sectio durchgeführt werden. Am leichtesten auffindbar ist die V. Saphena magna.

Infusions- und Transfusionsbestecke

Zur exakteren Dosierung sind in verschiedenen Ländern Systeme mit ablesbaren Größenordnungen bis zu 1 ml entwickelt worden.

Die einschlägigen Systeme sind: Babydos, Abb. 41 (Pfrimmer, Erlangen), Baxter Pedatrol Baxter Vacoset (Baxter, Baierbrunn, Am. Hosp. Supply Corp. USA), Capon-Heaton und Metriset-In-

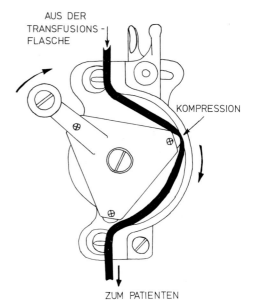

Abb. 42 Rollerpumpe zur Bluttransfusion (nach GULLESTAD)

fusionsgerät (Pharmaseal lab., Germering). Zur Bluttransfusion sind diese Systeme nicht geeignet, sondern die Dosierung muß mit Spritzen oder Hängewaage, an der Blutkonserve und Druckmanschette hängen, vorgenommen werden. Auch Infusions- oder Transfusionspumpen (Abb. 42) führen zum Ziel.

Literatur

1. Brown, E. S., R. S. Hustead: Resistance of pediatric breathing systems. Anesth. Analg. Curr. Res. 48 (1969) 842–849
2. Crossley, K., M. Matsen: The scalp vein needle. A prospective study of complications. J. Amer. med. Ass. 220 (1972) 985–987
3. Lim, H. S., Th. D. Graff, D. W. Benson, O. Kantt: Ventilatory response of infants to added deadspace. Anesthesiology 26 (1965) 254
4. Niederer, W.: Die Anaesthesie im Kindesalter. In: Lehrbuch der Anaesthesiologie, Reanimation und Intensivtherapie, hrsg. von R. Frey, W. Hügin, O. Mayrhofer. Springer, Berlin 1971 (S. 779–810)
5. Ring, W. H., J. C. Adair, R. A. Elwyn: A new pediatric endotracheal tube. Anesth. Analg. Curr. Res. 54 (1975) 273–274
6. Smith, R. M.: Anesthesia for Infants and Children. Mosby, Saint Louis 1968

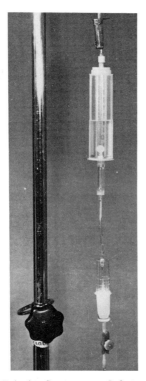

Abb. 41 Babydos-System zur Infusion kleinerer Volumina

Narkosesysteme

Die Wahl eines Narkosesystems hat heute den physiologischen Gegebenheiten des Kindesalters (Totraum, Atemwiderstand) und dem Schutz der im Operationssaal tätigen Personen vor Inhalation von Narkosegasen Rechnung zu tragen.

Gerade unter dem letzten Aspekt sind Modifikationen des Ayreschen T-Stückes und Nichtrückatmungsventile nur noch in Verbindung mit effektiven Absaugvorrichtungen akzeptabel.

Die Bedeutung der Anfeuchtung der Narkosegase ist häufig überschätzt worden. Die Verwendung von Kreissystemen mit Frischgaszufuhr über den Absorber gewährleistet einen ausreichenden Feuchtigkeitsgehalt der Inspirationsluft (5, 15).

Für das Mapleson-T-System (29), die Modifikation des T-Stückes nach REES (13) und Kreislaufsysteme (5) wurden aufwendige apparative Zusätze zur Befeuchtung der Inspirationsgase angegeben, deren Anwendung sich infolge erhöhter Infektionsgefahr, Verlegung der Atemschläuche durch Kondenswasser und Gefahr der Überwässerung nicht problemlos gestaltet. Während künstlicher Beatmung von Säuglingen und Kleinkindern hat DICK (8a) einen mittleren respiratorischen Wasserverlust von 0,0286 g/l Atemzeitvolumen und einen mittleren respiratorischen Wärmeverlust von 19,63 kcal/l Atemzeitvolumen gemessen.

Eine relative Feuchtigkeit von 100% im Inspirationsgemisch würde daher zu einem Wasserüberschuß führen. Die Anfeuchtung der Inspirationsluft kann sich sinnvollerweise deshalb nur an den individuell unterschiedlichen Verlusten orientieren, die meßtechnisch erfaßt werden müssen. Einfacher erscheint es uns deshalb, der endobronchialen und -trachealen Sekreteintrocknung durch ausreichende i. v. Flüssigkeitszufuhr vorzubeugen und die Körpertemperatur mit entsprechenden Vorrichtungen konstant zu halten (s. S. 61). Narkosen bis zu 5 Stunden Dauer wurden von Säuglingen unseres Krankengutes ohne Anfeuchtung der Narkosegase komplikationslos vertragen.

Untersuchungsergebnisse von DERY u. Mitarb. (9a) lassen erkennen, daß die Umgehung der oberen Luftwege in gewissem Maße durch Kondenswasser im Anästhesiezubehör (Tubus, Atemschläuche, Verbindungsstücke) kompensiert werden kann.

Im folgenden Text werden die am häufigsten angewandten Narkosesysteme besprochen.

Ayres T-Stück und seine Modifikationen

Das ursprünglich von AYRE für Lippen-Kiefer-Gaumenspalt-Operationen und neurochirurgische Eingriffe im Säuglingsalter angegebene T-Stück maß 10 mm im Durchmesser und hatte einen kurzen Exspirationsschenkel.

Die später entwickelten T-Stück-Modifikationen teilt HARRISON (16) wie folgt ein:

1. T-Stücke ohne Exspirationsschenkel (Abb. 43 I a u. b), bei denen die Ausatemluft direkt oder im rechten Winkel auf den Frischgas-

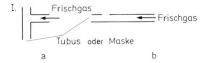

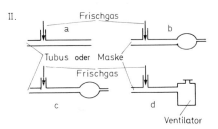

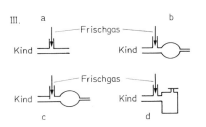

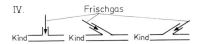

Abb. 43 Einteilung der Modifikationen des Ayreschen T-Stückes (nach HARRISON)

strom trifft. Um die Einatmung von Raumluft unter Spontanatmung zu vermeiden, muß die zugeführte Frischgasmenge ca. das 4- bis 5fache des kindlichen Atemminutenvolumens betragen (16). Durch intermittierenden Verschluß der Exspirationsöffnung kann die Frischgasmenge erheblich reduziert werden, ohne daß ein Verdünnungseffekt durch Raumluft eintritt.

10 mm 1 cm H_2O nicht überschreitet (16). Der geringste Atemwiderstand wurde gemessen, wenn der Winkel zwischen Exspirations- und Frischgasstrom möglichst klein ist.

Kuhnsches System

Das Kuhnsche System (Dräger, Lübeck) – eine Modifikation des Ayreschen T-Stückes –, das

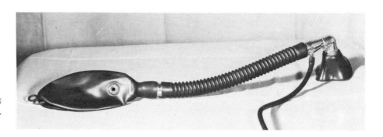

Abb. 44 System nach KUHN (Fa. Dräger, Lübeck) mit Rendell-Baker-Maske

2. Die Kapazität des Exspirationsschenkels ist größer als das Atemzugvolumen des Kindes (Abb. 43 II a, b, c, d), so daß keine Raumluft inhaliert und die Lunge mittels Finger- oder automatischem Verschluß des Exspirationsschenkels oder über einen Atembeutel gebläht werden kann. Auch alternierend positiv-negative Druckbeatmung ist möglich. Die Gefahr einer Verdünnung des Narkosegasgemisches durch Raumluft ist hier wegen der Reservoirwirkung des Ausatemschenkels nicht gegeben. Zur Verhinderung einer CO_2-Rückatmung unter Spontanatmung oder künstlicher Beatmung muß die Frischgaszufuhr 2,5–3mal das Atemminutenvolumen betragen (16).

3. Das Ausatemstück ist kleiner als das Atemzugvolumen (Abb. 43 III a, b, c, d). Weitere Modifikationen sind möglich, indem der Winkel des einströmenden Frischgases geändert wird (Abb. 43 IV). Untersuchungen bei Spontanatmung sprechen dafür, daß Rückatmung und Inhalation von Raumluft nicht auftreten, sobald die Frischgaszufuhr das $2^1/_2$fache des Atemminutenvolumens beträgt (16). Bei künstlicher Beatmung mit Beutel oder Ventilator sollte der Frischgasstrom mindestens 3mal größer sein als das AMV.

Atemwiderstandsmessungen ergaben, daß der Atemwiderstand der verschiedenen T-Stück-Modifikationen unter der notwendigen Frischgaszufuhr und einem Lumen des T-Stückes von

besonders in Deutschland verbreitet ist, ist von HOFMEISTER u. TSCHELEBIEW (17) mit einem System zur Abgasfilterung versehen worden (Abb. 44, 45).

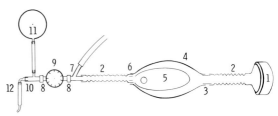

Abb. 45 Kuhnsches System mit Vorrichtung zur Abgasfilterung (nach HOFMEISTER u. TSCHELEBIEW)
1. Abgasfilter
2. Reptilschläuche
3. Metallzwischenstück
4. Überzugbeutel
5. gelochter Atembeutel
6. Plastikzwischenstück
7. Frischgaszufuhr
8. Zwischenstück
9. Volumeter
10. Zwischenstück
11. Manometer
12. Tubus oder Maske

Während der Einatmung strömt das Frischgas vom Rotameter des Narkoseapparates über ein Rohr im Maskenkrümmer in die Maske. Bei der Ausatmung gelangen exhaliertes und frisch zuströmendes Gas über den Faltenschlauch in den Atembeutel und entweichen teilweise durch dessen Loch. Durch Verschluß der Öffnung des Atembeutels kann künstlich beatmet werden.

Auch das Kuhnsche System erfordert einen Frischgaszustrom in Höhe des 2- bis 3fachen Atemminutenvolumens des Kindes, wenn eine Rückatmung vermieden werden soll.

Nichtrückatmungsventile

Von STEPHEN u. SLATER (36), RUBEN (33) und FRUMIN (12) wurden die am häufigsten verwendeten Nichtrückatmungsventile konstruiert. Sie trennen Ein- und Ausatemluft. Inspirationsgasstrom oder -druck verschließen den Ausatemweg. Nachlassen des Inspirationsdruckes gibt die Ausatemöffnung frei, der ausgeatmete Gasstrom verschließt das Einatemventil und kann über Geräuschverstärker zur Atmungskontrolle dienen (7). Der Totraum dieser Ventile liegt zwischen 6–11 ml, der Atemwiderstand bei Frischgasströmung bis zu 5 l/Min. unter 1 cm H_2O.

Das Ventil nach STEPHEN u. SLATER (Abb. 46a) hat den Nachteil, daß der Anästhesist zur kontrollierten Beatmung beide Hände braucht, während der Ausatemweg bei den anderen Ventilen automatisch verschlossen wird.

Zu hoher Frischgaszufluß kann die Exspiration beim Ruben-Ventil (Abb. 46b) blockieren und zur Lungenüberblähung oder -ruptur führen. Weitere Nachteile der Nichtrückatmungsventile sind in der Rückatmung zu sehen, die bei den Ventilen von RUBEN, FRUMIN und der Fa. Dräger gemessen wurde, wenn der Inspirationsdruck zu langsam abfiel (8, 23) oder die Atemfrequenz 40/Min. überschritt (25).

Pendelsysteme

Die Pendel- oder „to and fro"-Systeme bestehen aus verschieden großen CO_2-Absorbern mit Atembeutel und können an Masken oder Endotrachealtuben angeschlossen werden. Die Frischgaszufuhr erfolgt proximal vom Absorber.

Die Unhandlichkeit, die Gefahr der Kalkstaubinhalation, die CO_2-Rückatmung bei Erschöpfung des Absorbers und die Begünstigung von Temperatursteigerungen (1) haben diese Systeme weitgehend aus der Praxis verdrängt.

Kreissysteme

Kreissysteme mit CO_2-Absorption erlauben eine umweltfreundliche, ökonomische Anwendung und ausreichende Anfeuchtung der Narkosegase (s. S. 69). Künstliche oder assistierte Beatmung ist leichter als mit anderen Systemen möglich.

Pädiatrische Systeme

Spezielle Kinderkreissysteme mit geringem Totraum und niedrigen Atemwiderständen sind Bloomquist-Gerät (Abb. 47), Ohio-Kreissystem (Abb. 48) und eine Modifikation von HOLM u. SECHER (18, 19). Sie müssen relativ nahe am Kopf des Patienten plaziert werden. Funktions-

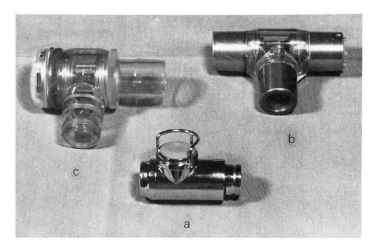

Abb. 46 Nichtrückatmungsventile
a) nach STEPHEN-SLATER
b) nach RUBEN
c) Fa. Dräger, Lübeck

Anästhesietechnik, Narkosemittel, Muskelrelaxantien, Schmerzbekämpfung

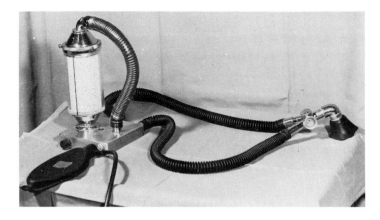

Abb. 47   Kinderkreissystem (nach BLOOMQUIST)

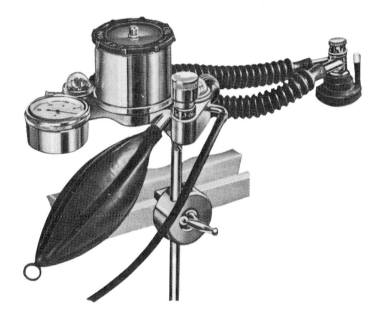

Abb. 48 Kinderkreissystem der Fa. Ohio (USA)

untüchtige Ventile können rasch zur Atemwiderstandserhöhung oder CO_2-Rückatmung führen.

Erwachsenenkreissysteme

Während Erwachsenenkreissysteme wegen des großen Totraumes und erhöhten Atemwiderstandes prinzipiell für die Anwendung im Kindesalter abgelehnt wurden, haben spezielle Untersuchungen ergeben, daß dieser Standpunkt zumindest für Kinder ab dem 2. Lebensjahr revidiert werden kann. Blutgasanalysen von Säuglingen, die in Halothan-N_2O-Narkose unter Anwendung eines T-Stückes oder eines Erwachsenenkreissystems spontan atmeten, zeigten über einen Zeitraum von 15 Minuten keine signifikanten Differenzen (14).

Säuglinge können Totraumvergrößerungen bis zum 3fachen des normalen anatomischen Totraumes durch erhöhte Atemarbeit ausgleichen (22, 39). Eigene Untersuchungen an Kindern mit einem Körpergewicht von 10–20 kg für die Dauer von 2–5 Std. ergaben für Erwachsenenkreissysteme keine ungünstigeren Blutgaswerte. Die arteriellen pCO_2-Werte waren allein abhängig von der Narkosetiefe (Abb. 49).

Die erhöhte Atemarbeit schlägt sich nach unseren Untersuchungen (Abb. 49) nicht in einem erhöhten Basendefizit des arteriellen Blutes

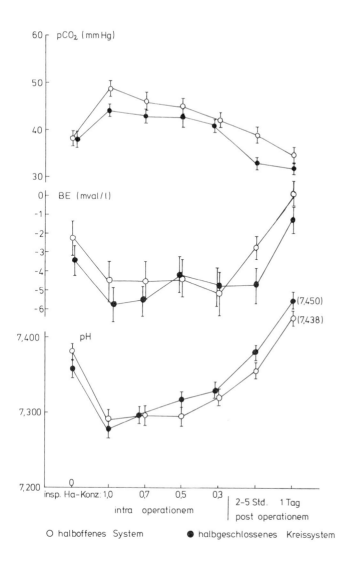

Abb. 49 Blutgase, pH und BE im arteriellen Blut von 10–20 kg schweren Kindern, die in N$_2$O-Halothannarkose unter Anwendung eines Nichtrückatmungsventils und eines Erwachsenenkreissystems spontan atmeten

nieder. Sie entfällt ohnehin unter künstlicher Beatmung, die für eine Narkosedauer von mehr als 30 Minuten zur Vermeidung einer zentral ausgelösten Hyperkarbie indiziert ist.

Mit Hilfe einer Spezialumwälzpumpe (Revell circulator) kann der Totraum eines Erwachsenenkreissystems reduziert werden.

RACKOW u. SALANITRE (27, 28) berichten über die komplikationslose Anwendung von Kreissystemen in Verbindung mit Sierra- oder Columbia-Kinderventilen.

Das Columbia-Kinderventil hat einen Totraum von 0,5 ml und einen Atemwiderstand bei Kindern unter 1 cm H$_2$O (28).

Künstliche Beatmung während der Narkose

Kontrollierte Beatmung wirkt der narkosemittelbedingten „Atemdepression" entgegen, die infolge CO$_2$-Akkumulation zu Vasodilatation und erhöhter Blutungsneigung im Operationsgebiet, zu Veränderungen des Herzzeitvolumens, des intrakraniellen Druckes und des Elektrolythaushaltes führen kann.

Kontrollierte Beatmung erspart dem kindlichen Organismus die Atemarbeit und erlaubt zusammen mit der Anwendung von Muskelrelaxantien eine niedrigere Dosierung von Narkosemitteln. Damit kann die Intoxikation geringer gehalten werden. Die Kinder erwachen am Operationsende rascher und gelangen früher in den Besitz einer normalen Reflexaktivität.

Spontanatmung sollte aus diesen Gründen nur für Eingriffe bis zu 30 Minuten in Frage kommen.

Kontrollierte Beatmung sollte nach Möglichkeit mittels Respirator erfolgen. Dadurch wird eine größere Konstanz des Atemminutenvolumens erreicht. Der Anästhesist hat außerdem die Hände frei für Injektionen, Infusionen oder Transfusionen und die Kontrolle der vitalen Funktionen.

Respiratoren für Säuglinge und Kleinkinder

Die Steuerung eines Respirators am Ende der Inspirationsphase kann zeit-, volumen- oder druckbedingt sein.

Zur maschinellen Beatmung von Säuglingen und Kleinkindern können speziell zu diesem Zweck konstruierte Apparate oder Erwachsenenrespiratoren mit Spezialzubehör benutzt werden, bei denen jedoch das Kompressionsvolumen, das mitunter das Mehrfache des kindlichen Atemzugvolumens ausmachen kann, beachtet werden muß. Volumengesteuerte Geräte halten das eingestellte Atemzugvolumen bei Änderungen der Atemwegswiderstände oder der Compliance bis zu einem vorgegebenen Druck, während druckgesteuerte Apparate nachjustiert werden müssen. Volumengesteuerte Respiratoren gestatten außerdem eine exaktere Einstellung der inspiratorischen O_2-Konzentration und des Atemzugvolumens. Da exakte Atemzugvolumenbestimmungen bei Säuglingen und Kleinkindern bisher nur mit Hilfe der aufwendigen und für die klinische Praxis ungeeigneten Pneu-

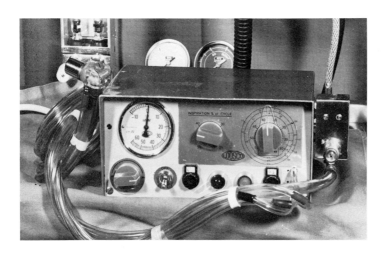

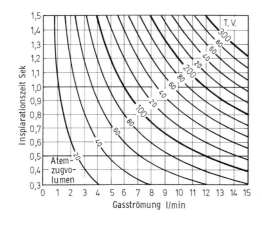

Abb. 50 Loosco- oder Keuskamp-Infant-Ventilator und Skala zur Bestimmung des Atemzugvolumens

motachographie möglich sind, sind Respiratoren mit Einstellungsmöglichkeiten für das Atemzugvolumen vorteilhafter.

Im folgenden werden spezielle pädiatrische Beatmungsgeräte besprochen.

T-Stück-Verschluß-Respiratoren. Sie stellen das einfachste Konzept zur künstlichen Beatmung von Kindern dar: Die einem Narkosegerät entnommenen Gase werden durch variabel einzustellenden Verschluß des Exspirationsschenkels eines T-Stückes in die Lunge geleitet. Das Atemzugvolumen läßt sich aus der Menge des zuströmenden Gases und der Frequenz und Dauer des Verschlusses am Ausatemschenkel berechnen.

Uns hat sich in jahrelanger Praxis der **Loosco- oder Keuskamp-Infant-Ventilator** (Vertrieb Hoyer, Bremen) (Abb. 50) gut bewährt.

Der an Rotametern einer externen Gasquelle (z. B. eines Narkosegerätes) eingestellte Gasstrom wird auf 2 Röhren verteilt. Eine führt den Gasstrom direkt in das T-Stück (Abb. 51) und wird

und halten die routinemäßige Anwendung einer negativen Druckphase während der Exspiration nicht für sinnvoll.

Der Respirator erlaubt IPP- und PEEP-Beatmung. Das Verhältnis von Einatem- zu Ausatemzeit kann zwischen 1:1 bis 1:3 variiert werden. Über den Gasstrom und das Ein- und Ausatemzeitverhältnis kann das Atemminutenvolumen reguliert werden.

Der Anschluß des Gerätes ans Stromnetz und die Inspiration werden durch Lämpchen angezeigt. Bei Stromausfall kann mit der Hand weiterbeatmet werden. Der maximale Beatmungsdruck ist durch ein Überdruckventil begrenzt.

Die Einstellung des Atemzugvolumens wird durch eine seitlich angebrachte Skala ermöglicht (Abb. 50b).

Der Kopf des Ventilators hat einen Totraum von ca. 0,5 ml. Unter simulierter Compliance-Abnahme und Erhöhung des Atemwiderstandes zeigte der Keuskamp-Ventilator eine größere Konstanz des Atemminutenvolumens als der

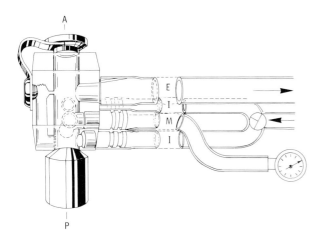

Abb. 51 Kopf des Keuskamp-Ventilators (nach URBAN u. WEITZNER)
E Exspirationsschenkel
I Inspirationsschenkel
M Zuleitung zum Manometer
A Öffnung zum Absaugen
P Patientenanschluß

am Ausatemrohr durch ein elektromagnetisches Ventil in einstellbarer Frequenz (15–60 Min.) unterbrochen. Durch Verschluß des Ventils erfolgt die Einatmung. Nach Ventilöffnung entweicht der Gasstrom zusammen mit dem ausgeatmeten Gas in den Raum. Die 2. der Röhren führt den Gasstrom seitlich über das T-Stück und kann während der Exspirationsphase einen regulierbaren negativen Druck erzeugen. Wir benutzen den Knopf zur Regulierung des negativen Druckes nur, wenn der Beatmungsdruck am Ende der Inspiration nicht auf Null abfällt

Engström-Respirator Modell 200 mit Spezialausrüstung für Kinder (38).

Die Beseitigung der entweichenden Narkosegase haben wir inzwischen durch Befestigung einer Absauganlage (Dräger, Lübeck) über dem Ausatemventil gelöst (Abb. 52).

Der Sheffield-Infant-Ventilator MK II (East u. Co., Oxford) ist eine weitere Modifikation des automatischen T-Stück-Verschlusses. Bei elektrischem Antrieb können Inspirations- und Exspirationszeit zwischen 0,2–1,2 und 0,4–2,4 Sek.

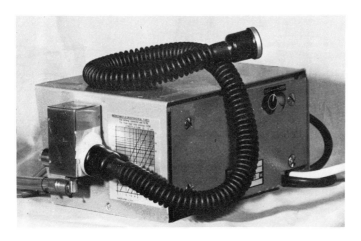

Abb. 52 Absaugvorrichtung für Narkosegase am Keuskamp-Ventilator

variiert werden, was Atemfrequenzen zwischen 16–100/Min. ermöglicht. Eine rechenschieberähnliche Skala gestattet eine leichtere Einstellung des vom Frischgaszufluß und von der Inspirationszeit abhängigen Atemzugvolumens als beim Keuskamp-Ventilator.

Eine hörbare Alarmvorrichtung zeigt Lecks im Beatmungssystem an. Auch manuelle Beatmung ist möglich. Der inspiratorische Druck kann bis zu 70 cm H_2O eingestellt werden. Luftbefeuchter verschiedener Größe können angeschlossen werden.

Vickers-Infant-Ventilator ist ein batteriegetriebenes, druckgesteuertes Beatmungsgerät nach dem Prinzip eines automatisch schließenden T-Stückes, das Atemfrequenzen zwischen 20–120/Min. ermöglicht. Der Beatmungsdruck kann zwischen 10–50 cm H_2O variiert werden.

Mit Erfolg wurden in der Säuglingsbeatmung auch Kombinationen der Bird-Respiratoren Mark IV und Mark VIII mit einem Bloomquist-Foregger-Kreissystem (Abb. 53), eines Bird

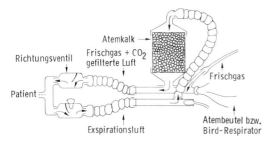

Abb. 53 Gerät zur Säuglingsbeatmung, bestehend aus Bird (Mark VIII u. IV) und Bloomquist-Foregger-Kreissystem (nach Peter u. Dietzel)

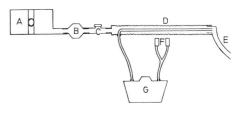

Abb. 54 Kombination von Bird Mark VII und Mapleson D-System zur Säuglingsbeatmung (nach Bain u. Reid)
A Bird Mark VII
B Mikrovernebler
C Ausatemventil
D In- und Exspirationsschenkel
E Endotrachealtubus
F Frischgasquelle
G Bennett-Kaskadenanfeuchter

Mark VII mit einem modifizierten Mapleson D-System (Abb. 54) oder eines Zyklators mit Kindersystem benutzt (3, 9, 24, 40).

Die Nachteile dieser Kombinationen liegen in dem höheren Kostenaufwand und ihrer komplizierteren Bedienung.

Nomogramme zur Beatmung und die Kontrolle der Beatmung

Nomogramme zur Aufrechterhaltung eines physiologischen Gasaustausches während der Narkose können nur bei an Herz und Lunge gesunden Kindern angewandt werden. Für das Säuglingsalter ergab das Nomogramm von Engström u. Mitarb. (11) in Abb. 55 unter Beatmung mit dem Keuskamp-Ventilator arterielle CO_2-Drücke, die den Normwerten am nächsten kamen (26).

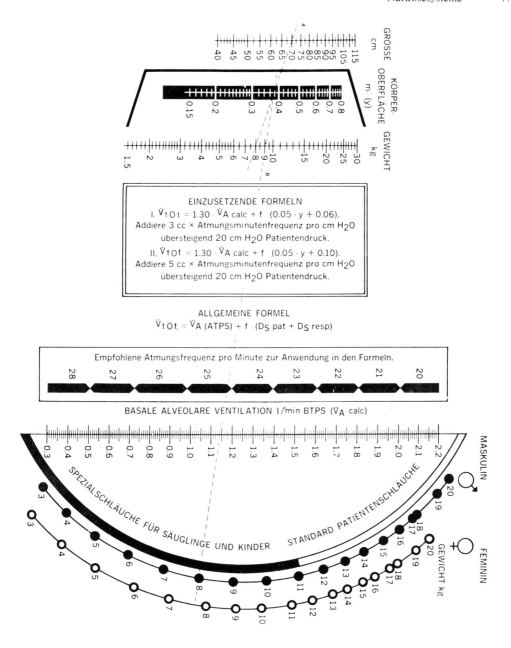

Abb. 55 Nomogramm zur Beatmung im Säuglings- und Kleinkindesalter (aus C. G. Engström, P. Herzog, O. O. Norlander, S. A. Swenson: Acta anaesth. scand. 6 [1962] 175)

$\dot{V}_{tot}$ = Atemminutenvolumen (ATPS) in l/Min.
$\dot{V}_A$ = alveoläre Ventilation = $\dot{V}_{Acalc}$ (aus dem Nomogramm abzulesen) × 1,3 (l/Min.)
f = Atemfrequenz/Min. aus dem Nomogramm
V_{Dpat} = Patiententotraum (in l) nach endotrachealer Intubation oder Tracheotomie = $0{,}05 \times m^2$ Körperoberfläche
y = m^2 Körperoberfläche
$D_{Sresp.}$ = Totraum des Respirators bzw. der Atemschläuche

Das von interpolierten Erwachsenendaten der CO_2-Produktion ausgehende Nomogramm wurde zunächst für die Beatmung mit Engström-Respirator angegeben und legt einen Totraum von 0,05 l/m² Körperoberfläche zugrunde. Unter Berücksichtigung des jeweiligen apparatspezifischen Kompressionsvolumens ist es jedoch auch für andere Respiratoren brauchbar. Spezielle Kinderrespiratoren haben bei normaler Lungenfunktion und freien Atemwegen in der Regel ein zu vernachlässigendes Kompressionsvolumen. Für Kinder mit einem Körpergewicht ab 30 kg kann das Atemminutenvolumen für einen anzustrebenden pCO_{2a} dem Rechenschieber (Predictor) von NUNN (23a) entnommen werden.

Die Messung des Atemzugvolumens kann ab 1. Lebensjahr mit handelsüblichen Meßinstrumenten (Wright-Respirometer (BOC England, Vertrieb Engström Deutschland), Kinder-Volumeter (Dräger, Lübeck)) vorgenommen werden.

Bis zum 1. Lebensjahr können das Minimeter von ELAM (10) in Abb. 56 oder ein Pneumota-

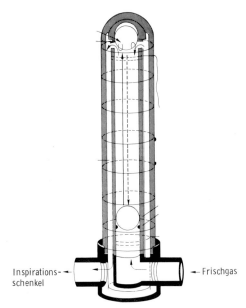

Abb. 56 Minimeter oder Mikrovolumeter (aus J. O. ELAM: Anesthet. Analg. 54 [1975] 233)

chograph eingesetzt werden. Einfacher ist die Verwendung von Respiratoren, welche die Einstellung eines definierten Volumens erlauben. Unabhängig von der Atemvolumenmessung bzw. -einstellung müssen die Haut- und Blutfarbe und die Atemgeräusche mittels Brustwandstethoskop oder Brustkorbexkursionen laufend beobachtet werden. Während mehrstündiger Operationen sind Blutgasanalysen aus arteriellem Blut oder arterialisiertem Kapillarblut indiziert. Periphere Vasokonstriktion kann die Analyse aus dem arterialisierten Kapillarblut verfälschen.

Gasanalysen aus dem Kapillarblut der Fingerbeere sind bei Säuglingen repräsentativer als aus Ferse oder Ohrläppchen.

Praktische Empfehlungen

Man muß nicht alle beschriebenen Ventile, Systeme und Ventilatoren besitzen, um komplikationslose Kindernarkosen durchzuführen. Im Gegenteil, die pädiatrische Anästhesie kann mit einer sinnvollen Auswahl von Instrumentarium gut bestritten werden.

Narkosesysteme bis zum 3. Lebensjahr

Für kurze Maskennarkosen oder zur Einleitung von Intubationsnarkosen können Kuhn-System oder eine Kombination von Maske, Atembeutel und Ventil (für Neugeborene Stephen-Slater, für Säuglinge und Kleinkinder Ruben-Ventil). Auch Mapleson-Systeme, die als Zubehör für die meisten Narkosegeräte geliefert werden, kommen in Verbindung mit Ventilen nach FRUMIN oder RUBEN in Frage.

Das Kuhn-System erfordert einen Frischgaszufluß in Höhe des 2- bis 3fachen kindlichen Atemminutenvolumens, während die beschriebenen Kombinationen einen Frischgasflow von 2–4 l/Min. erfordern.

Die Filterung der Exspirationsluft ist beim Kuhn-System nur mit Spezialvorrichtung (s. S. 70) möglich.

Die Absaugung der Exspirationsluft ist beim RUBEN-Ventil einfacher zu bewerkstelligen als an den Ventilen nach STEPHEN-SLATER und FRUMIN. Zur Verhütung einer Magenblähung während Beatmung über Maske kann der Handgriff nach SELLICK angewandt werden (Abb. 57).

Längere Narkosen erfordern endotracheale Intubation und kontrollierte Beatmung, deren Ausführung durch einen Respirator dem Anästhesisten die Hände frei macht für Injektionen, Transfusionen, Blutdruckmessungen usw.

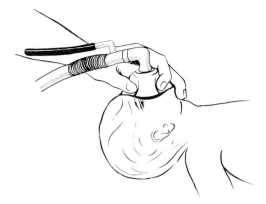

Abb. 57 Kehlkopfdruck zur Verhütung einer Magenaufblähung während Maskenbeatmung (nach SALEM u. Mitarb.)

Einfacher als beschriebene Kombinationen oder Adaptationen von Erwachsenenventilatoren sind spezielle Kinderbeatmungsgeräte zu handhaben.

In langjähriger Praxis hat sich uns der Loosco-Infant-Ventilator gut bewährt.

Ein gleichwertiges europäisches Erzeugnis stellt der Sheffield-Infant-Ventilator MK II dar.

Narkosesysteme ab 3. Lebensjahr

Nach Erreichen des 3. Lebensjahres wenden wir bei allen Kindern Erwachsenenkreissysteme und -respiratoren an.

Literatur

1. Adriani, J., T. Griggs: Rebreathing in pediatric anesthesia: recommendations and descriptions of improvements in apparatus. Anesthesiology 14 (1953) 337–347
2. Ayre, P.: Endotracheal anesthesia for babies: with special reference to hare lip and cleft palate operations. Anesth. Analg. Curr. Res. 16 (1937) 330
3. Bain, J. A., D. Reid: A simple way to ventilate babies utilizing a mark VII Bird ventilator and a modified Mapleson D breathing circuit. Canad. Anaesth. Soc. J. 22 (1975) 202–207
4. Berry, F. A., D. I. Hughes-Davies, C. A. Di Fazio: A system for minimizing respiratory heat loss in infants during operation. Anesth. Analg. Curr. Res. 52 (1973) 170–175
5. Berry, F. A., D. I. Hughes-Davies: Methods of increasing the humidity and temperature of the inspired gases in the infant circle system. Anesthesiology 37 (1972) 456–462
6. Bloomquist, E. R.: Pediatric circle absorber. Anesthesiology 18 (1957) 787–789
7. Busse, J., I. Hosselmann, U. Bovenkamp: Einfaches Gerät zur akustischen Überwachung der Ventilation mit Stephen-Slater- und Digby-Leigh-Ventilen. Z. prakt. Anästh. Wiederbeleb. 9 (1974) 252–254
8. Clementsen, H. J., G. Wolff, W. Hügin: Die Funktionsveränderungen des E. M. O. Inhalers durch Kombination mit dem Ambu-Beatmungsbeutel und Ruben-Ventil. Anaesthesist 13 (1964) 15–21
8a. Dick, W.: Respiratorischer Flüssigkeits- und Wärmeverlust des Säuglings und Kleinkindes bei künstlicher Beatmung. In Reihe: Anaesthesiologie und Wiederbelebung, Bd. 62, hrsg. von R. Frey, F. Kern, O. Mayrhofer. Springer, Berlin 1972
9. Doctor, N. H.: A device for mechanical ventilation suitable for newborn and infants during anaesthesia. Brit. J. Anaesth. 36 (1964) 259–265
9a. Déry, R., A. Jacques, M. Clavet, J. J. Houde: Humidity in anaesthesiology: III. heat and moisture patterns in the respiratory tract during anaesthesia with the semiclosed system. Canad. Anaesth. Soc. J. 14 (1967) 287–297
10. Elam, J. O.: A volumetric system for monitoring minimal respiration in man. Anesth. Analg. Curr. Res. 54 (1975) 232–237
11. Engström, C. G., P. Herzog, O. O. Norlander, S. A. Swenson: Ventilation nomogram for the newborn and small children to be used with the Engström respirator. Acta anaesth. scand. 6 (1962) 175–183
12. Frumin, M. J.: New valve for nonrebreathing systems. Anesthesiology 20 (1959) 383
13. Garg, G. P.: Humidification of the Rees-Ayre T-Piece system for neonates. Anesth. Analg. Curr. Res. 52 (1973) 207–209
14. Graff, Th. D., S. Holzmann, D. W. Benson: Acid-base balance in infants during halothane anesthesia with the use of an adult circle-absorption system. Anesth. Analg. Curr. Res. 43 (1964) 583–588
15. Hamer, Ph.: Intratracheale Feuchtigkeitsmessungen bei intubierten Patienten während der Narkose und auf der Intensivstation unter Verwendung verschiedener Befeuchtungssysteme. Prakt. Anästh. 9 (1974) 306–315
16. Harrison, G. A.: Ayres T-Piece: A review of its modifications. Brit. J. Anaesth. 36 (1964) 115–120
17. Hofmeister, I., E. Tschelebiew: Eine neue Methode zur Abgasfilterung beim Kuhnschen System. Anästhesiologische Informationen 15 (1974) 151–154
18. Holm, H. H.: A new valve for pediatric anaesthesia. Acta anaesth. scand. 12 (1968) 75–79
19. Holm, H. H., O. Secher: A new circle system for pediatric anaesthesia. Acta anaesth. scand. 12 (1968) 81–88
20. Inkster, J. S.: Ventilators for paediatric use. In: Progress in Anaesthesiology Proc. IV World Congress of Anaesthesiologists, hrsg. von T. B. Boulton, R. Bryce-Smith, M. K. Sykes, G. B. Gillett, A. L. Revell. Exerpta Medica Foundation, Amsterdam 1970
21. Keuskamp, D. H. G.: Wechseldruckbeatmung beim Kleinkind und Säugling mittels eines modifizierten Ayreschen-T-Verbindungsstückes. Anaesthesist 12 (1963) 7–12
22. Lim, H. S., Th. D. Graff, D. W. Benson, O. Kantt: Ventilatory response of infants to added dead space. Anesthesiology 26 (1965) 254
23. Loehning, R. W., G. Davis, P. Safar: Rebreathing with "nonrebreathing" valves. Anesthesiology 25 (1964) 854–856
23a. Nunn, J. F.: Predictors for oxygen and carbon dioxide levels during anaesthesia. Anaesthesia 17 (1962) 182–194
24. Peter, K., W. Dietzel: Gerätekombination zur Beatmung von Säuglingen in Narkose. Anästh. prax. 5 (1970) 15–16
25. Podlesch, I., R. Dudziak, K. Zinganell: Inspiratory and exspiratory carbon dioxide concentrations during halothane anesthesia in infants. Anesthesiology 27 (1966) 823–828
26. Podlesch, I., R. Purschke, D. Schettler: Untersuchungen über die Brauchbarkeit der Nomogramme nach Engström und nach Radford zur künstlichen Beatmung von Säuglingen. Anaesthesist 22 (1973) 106–110

27. Rackow, H., E. Salanitre: Modern concepts in pediatric anesthesiology. Anesthesiology 30 (1969) 208–234
28. Rackow, H., E. Salanitre: A new pediatric circle valve. Anesthesiology 29 (1968) 833–834
29. Racz, G. B.: Humidification in a semiopen system for infant anesthesia. Anesth. Analg. Curr. Res. 50 (1971) 995–999
30. Radford jr., E. P., B. G. Ferris, B. C. Krute: Clinical use of a nomogram to estimate proper ventilation during artificial respiration. New Engl. J. Med. 251 (1954) 877–884
31. Revell, D. G.: A circulator to eliminate mechanical dead space in circle absorption systems. Canad. Anaesth. Soc. J. 6 (1959) 98–104
32. Revell, D. G.: An improved circulator for closed circle anaesthesia. Canad. Anaesth. Soc. J. 6 (1959) 104–107
33. Ruben, H.: A new nonrebreathing valve. Anesthesiology 16 (1955) 643
33a. Salem, M. R., A. Y. Wong, M. Mani, B. A. Sellick: Efficacy of cricoid pressure in preventing gastric inflation during bag-mask ventilation in pediatric patients. Anesthesiology 40 (1974) 96–98
34. Schettler, D., I. Podlesch: Methoden der Atemvolumenbestimmung bei Säuglingen. Z. prakt. Anästh. Wiederbeleb. 6 (1971) 294–203
35. Smith, R. M.: Anesthesia for infants and children. Mosby, Saint Louis 1968
36. Stephen, C. R., H. M. Slater: Nonresisting nonrebreathing valve. Anesthesiology 9 (1948) 550
37. Taylor, C., V. K. Stoelting: A modified Ayre s T-Tube technic anesthesia for cleft lip and palate surgery. Anesth. Analg. Curr. Res. 42 (1963) 55–62
38. Urban, B. J., St. W. Weitzner: The Amsterdam infant ventilator and the Ayre-piece in mechanical ventilation. Anesthesiology 40 (1974) 423–432
39. Versteeg, J., W. C. Stevens: A comparison of respiratory effort of infants anesthetized with several adult and pediatric systems. Anesthesiology 27 (1966) 229
40. Voss, T. J. V.: The adaption of ventilators for anaesthesia with particular reference to paediatric anaesthesia. S. Afr. med. J. 10 (1967) 1079–1082

Inhalationsnarkotika

Allgemeine Gesichtspunkte

Aufnahme, Verteilung, minimale aveoläre Konzentration (MAC)

Einleitung, Tiefe und Abfluten einer Inhalationsnarkose hängen ab von den physikalischen Eigenschaften des Narkosegases (Löslichkeit, Membrangängigkeit), dem angewandten System und den physiologischen Gegebenheiten des narkotisierten Patienten (Lungenfunktion, Herzzeitvolumen, Fettpolster)

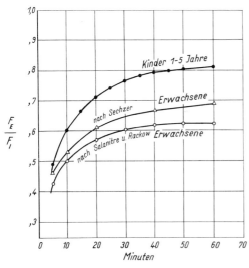

Abb. 58 Angleichung der exspiratorischen an die inspiratorische Halothankonzentration (nach SALANITRE u. RACKOW)

SALANITRE u. RACKOW (99) fanden bei 1–5 Jahre alten Kindern eine raschere Annäherung der alveolären an die inspiratorische Narkosegaskonzentration als SALANITRE (98) und SECHZER (102) bei Erwachsenen.

Aus Abb. 58 geht hervor, daß die endexspiratorische (bei Lungengesunden = alveolär) Halothankonzentration bei Kindern nach 30 Minuten 76% und nach 1 Stunde 82% der inspiratorischen Halothankonzentration erreicht hat, während sie bei Erwachsenen zu diesen Zeitpunkten erst bei 60–65 und 63–68% der inspiratorischen Narkosegaskonzentration liegt.

Nach SALANITRE u. RACKOW (99) bestehen diese Unterschiede, weil Kinder in Relation zur Körpermasse eine höhere Ventilation und ein höheres Herzzeitvolumen als Erwachsene haben, und ein größerer Anteil des Herzzeitvolumens Hirn, Herz, Leber und Nieren durchströmt. Größere Atem- und Herzzeitvolumina und die vermehrte Perfusion gut durchbluteter Organe führen zu einer raschen Äquilibrierung zwischen Blut und Gewebe, sodaß die Narkosegasaufnahme absinkt und der daraus resultierende Anstieg der venösen Narkosegaskonzentration die alveoläre Konzentration erhöht. In geringem Maße können geringerer Hämatokritwert bei Kindern (herabgesetzte Löslichkeit), höherer Fettanteil der Muskulatur der Erwachsenen und unterschiedliche Versuchsbedingungen zu den Differenzen der Anflutung von Inhalationsnarkotika zwischen Kindern und Erwachsenen beigetragen haben. Da das Ausmaß der Anflutungsgeschwindigkeit bestimmt wird durch die Löslichkeit der Inhalationsnarkotika im Blut und in den Geweben, sind die Unterschiede zwischen Kindern und Erwachsenen beim Lachgas gering und für Methoxyflurane am größten. Verwischt werden die Unterschiede in der klinischen Praxis allerdings durch die Altersabhängigkeit der von SAIDMAN u. Mitarb. (97) definierten „minimalen alveolären Konzentration" von Narkosemitteln (MAC), bei der 50% der untersuchten Probanden Inzisionen ohne Abwehrbewegungen tolerieren. Weitere Definitionen sind AD_{50} (anesthetic dose) und AD_{95}, die die Konzentration angeben, unter der 50 bzw. 95% einer Population anästhesiert sind.

Die MAC hängt allgemein vom Öl-Gas-Löslichkeitskoeffizienten ab (Abb. 61). Individuell wird sie variiert durch den Katecholamingehalt des ZNS (60).

Bereits DEMING (31) fand bei klinisch vergleichbarer Narkosetiefe höhere Zyklopropanspiegel im Blut jüngerer Kinder als bei älteren Kindern.

Nach NICODEMUS u. Mitarb. (84) ist Halothan bei Erwachsenen 1,28 mal stärker wirksam als im Alter von 0–6 Monaten und 1,16 mal stärker als bei 6–24 Monate alten Kindern (Abb. 59). In Abb. 60 sind die von GREGORY u. Mitarb. (53) gemessenen MAC-Werte für Halothan in verschiedenen Altersstufen enthalten, die deutlich über denen von Erwachsenen liegen.

Für die tägliche Routine muß berücksichtigt werden, daß N_2O-Zusatz zum Narkosegasgemisch, Prämedikation mit Barbituraten, Opiaten oder opiatähnlichen Substanzen, Hypotension und Hypothermie die MAC beträchtlich reduzieren (96) und einer Dosierung der Inhalationsnarkotika „nach Wirkung" der Vorzug zu geben ist.

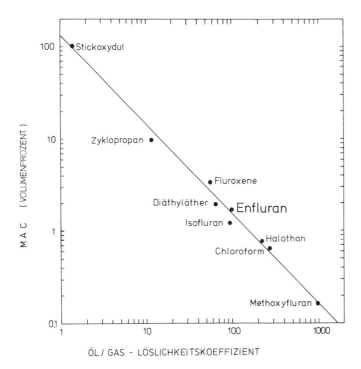

Abb. 61 Abhängigkeit der MAC verschiedener Inhalationsnarkotika vom Öl-Gas-Löslichkeitskoeffizienten (nach SCHUH)

Da die MAC für Halothan bei Kindern höher liegt als bei Erwachsenen (53), ergibt sich nach EGER u. Mitarb. (34) kein großer Unterschied in der Narkoseeinleitung bei Erwachsenen und Kindern. Hohe Sauerstoffkonzentrationen im Inspirationsgasgemisch verzögern die Anflutung von Inhalationsnarkotika (91).

Wirkung auf die Atmung und die Lungenfunktion

In flacher Narkose stimulieren Äther und Zyklopropan die Atmung (27). Mit zunehmender Narkosetiefe deprimieren jedoch alle inhalierbaren Narkosemittel – mit Ausnahme von N_2O – die

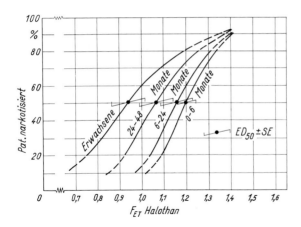

Abb. 59 Endexspiratorische Halothankonzentration und Anästhesieeffekt in verschiedenen Altersklassen (nach NICODEMUS u. Mitarb.)

Atmung, d. h., die Ansprechbarkeit der atmungsregulierenden nervösen Strukturen auf CO_2 wird herabgesetzt. In äquinarkotischer Dosierung auf der Grundlage der MAC wirkten Halothan und Fluroxen bei Erwachsenen stärker „atemdepressiv" als Zyklopropan (Abb. 62).

FOURCADE u. Mitarb. (44) wiesen nach, daß der atemdepressive Effekt von Halothan und Zyklopropan nach dreistündiger Narkosedauer geringer wird.

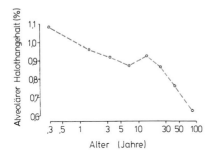

Abb. 60 Minimale alveoläre Halothankonzentration in Abhängigkeit vom Lebensalter (nach GREGORY u. Mitarb.)

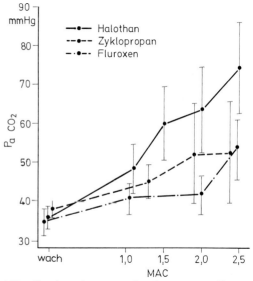

Abb. 62 Atemdepression bei äquipotenter Dosierung von Inhalationsnarkotika (aus E. S. MUNSON, C. Ph. LARSON, A. A. BABAD, M. J. REAGAN, D. R. BUECHEL, E. J. EGER II jr.: Anesthesiology 27 [1966] 716)

Tabelle 26 Mittelwerte und Standardabweichung von pH, pCO_2 und Standardbikarbonat bei Kindern während Halothan- und Methoxyflurannarkose (1,5 Vol% im Inspirationsgasgemisch) unter Spontanatmung (nach BLACK u. McKANE)

Mittel	pCO_{2a} (mm Hg)		HCO_3^- (mval/l)		pH	
	Kontrolle	Narkose	Kontrolle	Narkose	Kontrolle	Narkose
Halothan	40,7 ± 4,9	52,6 ± 12,5	20,03 ± 1,25	19,55 ± 1,55	7,31 ± 0,032	7,26 ± 0,042
Methoxyfluran	39,1 ± 7,3	55,9 ± 11,7	20,1 ± 1,2	20,1 ± 2,5	7,32 ± 0,051	7,27 ± 0,047

Foran beeinflußt die Atmung am stärksten. In Äthernarkose kommt CO_2-Akkumulation infolge Irritation der Luftwege, die atmungssteigernd wirkt, erst ab Narkosestadium III_2 (Guedel) vor. Da für Inhalationsnarkosen wegen der Gefahr einer respiratorischen Azidose ohnehin assistierte oder kontrollierte Atmung zu empfehlen ist, spielt der atemdepressive Effekt keine Rolle bei der Auswahl eines Narkosemittels.

Tab. 26 enthält pH, pCO_2 und Bikarbonat im arteriellen Blut von 5–13jährigen Kindern unter Halothan- und Methoxyflurannarkose, die eine respiratorische Azidose anzeigen.

Im Erwachsenenalter führen alle bekannten Narkosemittel zur Abnahme von funktioneller Residualkapazität und Lungencompliance mit oder ohne Anstieg des Atemwiderstandes (92a). In verschiedenen Lungenarealen kann „airway closure" auftreten. Isofluran erhöht den Gesamtatemwegswiderstand (92a).

Bei Säuglingen in Halothan-N_2O-Narkosen wurden keine signifikanten Änderungen der Lungencompliance und der Atemwegswiderstände im Vergleich zum Wachzustand gemessen (88a).

Wirkungen auf das Herz-Kreislauf-System und den Sauerstoffverbrauch des Organismus

In vitro wirken alle bisher bekannten Inhalationsnarkotika negativ inotrop. Am intakten Organismus kann dieser Effekt durch Gegenregulationen des zentralen und autonomen Nervensystems maskiert werden.

In äquinarkotischer Dosierung fanden BROWN u. CROUT (21) folgende Abnahme der Kontraktilität des isolierten Papillarmuskels:

Ethran 45%
Halothan 31%
Zyklopropan 21%
Methoxyfluran 16%
Äther 14%.

Am erwachsenen Menschen erhöhten Halothan, Flurxoen, Äther und Zyklopropan den mittleren Vorhofdruck und die Hautdurchblutung, während Basenüberschuß im Serum und Gesamtsauerstoffverbrauch abnahmen.

Herzzeit- und Schlagvolumen, Herzarbeit und mittlerer arterieller Druck änderten sich unter Äther, Fluroxen und Zyklopropan nicht wesentlich. In Halothannarkose waren dagegen alle Parameter in Abhängigkeit von der Konzentration erniedrigt (36). Im Laufe fünfstündiger Narkosen zeigten die beschriebenen Veränderungen rückläufige Tendenz.

Bei über 5 Jahre alten Kindern blieben systolischer und diastolischer Blutdruck während Äthernarkose (Verdampferkonzentration 5–10 Vol%) über den Ausgangswerten. Halothankonzentrationen von 0,6–1,9 Vol% veränderten den Blutdruck nicht signifikant (16).

Anregung und Hemmung von Enzymsystemen, Metabolismus, Leberfunktion

Flüchtige Narkotika können den Metabolismus anderer Drogen beeinflussen und umgekehrt.

Halothan und Methoxyfluran beschleunigen im Gegensatz zu Diäthyläther oder Chloroform in vitro die Anilinhydroxylierung. Bei Ratten, die für längere Zeit subanästhetischen Konzentrationen von Methoxyfluran, Diäthyläther, Fluroxen, Enfluran, Halothan und Chloroform ausgesetzt waren, wurde die Schlafdauer nach Hexobarbital deutlich verkürzt (10, 71). Die Verlängerung der Diäthyläthernarkose durch Phenobarbital scheint durch Hemmung von Enzymsystemen zustande zu kommen. Für N_2O konnten LINDE u. BERGMAN (71) keine Enzyminduktion nachweisen.

Inhalationsnarkotika werden teilweise durch mikrosomale Enzyme der Leber und der Nieren abgebaut (33, 93).

Der Metabolismus der inhalierbaren Anästhetika findet nach VAN DYKE (33) an der Zellmembran statt, er erfordert Sauerstoff und reduziertes NADP, hängt ab von der Konzentration des Narkosemittels und kann durch Kohlenmonoxyd inhibiert werden. Die beteiligten Enzyme können angeregt werden durch Vorbehandlung mit bestimmten Chemikalien oder Narkotika selbst.

Die Dehalogenierung von halogenierten Kohlenwasserstoffen kann enzymatisch oder über Sulfhydrylgruppen tragende Substanzen erfolgen.

Abbaustufen und Angriffspunkte der einzelnen Narkotika und ihrer Metaboliten sind noch weitgehend unbekannt. Diskutiert werden Bindung an die Zellmembran – speziell an Zytochrom P – 450 –, Behinderung des „turnover" von Membranbestandteilen und Hemmung des durch

Kalium und Natrium stimulierten ATP-ase-Systems (33, 79).

VAN DYKE (33) wies nach, daß 2–4% des aufgenommenen Äthers 24 Stunden später in Form von CO_2 ausgeschieden werden.

REHDER u. Mitarb. (92) errechneten, daß 15–20% der aufgenommenen Halothanmenge vom Menschen abgebaut werden können, während Methoxyfluran bis zu 50% zu Dichlor- und Methoxyfluoressigsäure, zu Fluoriden, CO_2 und Oxalsäure abgebaut werden kann (56). Probanden metabolisierten 12–15% einer injizierten Fluroxendosis (17).

Das Ausmaß des Stoffwechsels hängt von der Menge des aufgenommenen Narkosemittels, von Umwelteinflüssen und genetischen Konstellationen ab (25). Neben Bromiden, Chloriden und Trifluoroacetatäthanolamid scheint Trifluoressigsäure der Hauptmetabolit des Halothanstoffwechsels zu sein, der im Urin einige Tage bis Wochen nach Halothanapplikation nachgewiesen werden kann (25). Der partielle Abbau der Inhalationsnarkotika scheint auf die Narkoseführung keinen Einfluß zu haben.

Zyklopropan (18%) und Halothan (1,5%) im Inspirationsgasgemisch reduzierten bei Erwachsenen die Leberdurchblutung infolge sinkenden Blutdruckes unter Halothan und Zunahme des Gefäßwiderstandes unter Zyklopropan. Die Sauerstoffaufnahme änderte sich nicht (90). Das Sauerstoffangebot an das Leberparenchym unterschritt die kritische Grenze nicht.

Nach nahezu allen Inhalationsnarkosen treten passagere Erhöhungen der Transaminasen auf.

Wirkung auf die Nierenfunktion

Zyklopropan, Äther, Halothan und Methoxyfluran senken die glomeruläre Filtrationsrate, die effektive Nierenplasmadurchströmung, die Urin- und Elektrolytausscheidung bei Erwachsenen (2, 11, 32) (Abb. 63).

Kinder (1–11 Jahre alt) hatten unter 1–1,2 Vol% Halothan im Inspirationsgasgemisch während urologischer Operationen eine Abnahme der Urinausscheidung von 1,86 2,17 auf 0,5 0,37 ml/Min. und auf 0,44 0,22 ml/Min. nach der Operation (11). Die Kreatininclearance fiel von 128 39 auf 81 36 ml/Min. und erreichte den Ausgangswert am 1. postoperativen Tag nicht ganz.

Natrium- und Chlorexkretion nahmen unter Narkose und Operation ebenfalls ab, während die Kaliumausscheidung bei einigen Kindern anstieg und bei einigen abfiel (11).

Den Veränderungen der Nierenfunktion durch Halothan kann durch die Infusion elektrolythaltiger Lösungen entgegengewirkt werden (5). Für die Beeinflussung der Nierenfunktion durch Inhalationsnarkotika werden Vasokonstriktion der efferenten Arteriolen, Freisetzung von antidiuretischem Hormon und eine Aktivierung des Renin-Angiotensin-Aldosteron-Systems diskutiert (32).

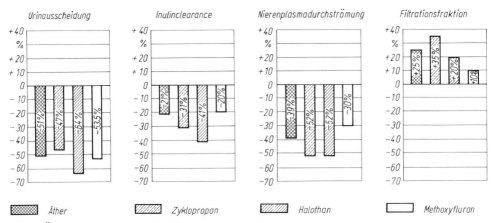

Abb. 63 Änderungen der Nierenfunktion unter verschiedenen Inhalationsnarkotika (nach AUBERGER)

Parenchymschäden nach halogenierten Kohlenwasserstoffen

In seltenen Fällen kommt es nach wiederholten Narkosen mit Halothan oder Methoxyfluran zu Leberschäden, die sich in Krankheitsbildern ähnlich der Hepatitis äußern und nach Ausbildung massiver Leberzellnekrosen in ca. 80% der Fälle letal verlaufen (20, 24, 106a, 114).

Am häufigsten wurden Hepatitiden beobachtet, wenn mehrere Halothannarkosen innerhalb von 3 Monaten stattfanden. Die Häufigkeit tödlich verlaufener massiver Lebernekrosen nach Halothannarkosen liegt aufgrund retrospektiver Untersuchungen bei ca. 1:10000 und nach Ausschluß anderer Faktoren (Antibiotika, Hormone, Zyto- und Tuberkulostatika) 1:35000 (23), die der „Halothanhepatitis" bei ca. 1:2500 (24).

Im Kindesalter ist die „Halothanhepatitis" seltener als bei Erwachsenen (24).

Es ist bisher nicht bekannt, ob Leberschäden direkt oder indirekt (Bildung von Antigenen mit Zellproteinen) durch Abbauprodukte entstehen.

Die Auslösung von Leberschäden durch niedrige Halothankonzentrationen und Untersuchungen von Lymphozyten und antimitochondrialen Antikörpern deuten auf eine Sensibilisierung. Die Halothanhepatitis wird begünstigt durch mehrfache Narkosen innerhalb von 3 Monaten, Fettsucht, präexistente Leberleiden, große Bauchoperationen, das Bestehen allergischer Diathesen, Nahrungsentzug, Hypoxie und Hyperkarbie. Kinder mit mehrfachen Korrekturen zyanotischer Herzfehler sind besonders gefährdet.

Auf einen Leberschaden durch Halothan weisen in der postoperativen Phase Übelkeit, Appetitlosigkeit, Erbrechen, Schüttelfrost, Fieber, Muskelschmerzen, Ikterus, Erhöhung des Blutammoniaks, der Transaminasen und der alkalischen Phosphatase, Verlängerung der Prothrombinzeit und Eosinophilie hin (114). Der histologische Befund gleicht dem Bilde einer Virushepatitis (Leberzellnekrosen, periportale Rundzellinfiltrationen).

Seltener als nach Halothan sind bisher Leberschäden nach Methoxyfluran publiziert worden (6, 20, 114). Wahrscheinlich kann eine Kreuzsensibilität der Leber gegenüber Halothan und Methoxyfluran entwickelt werden (63).

Die häufigste und oft zum Tode führende Nebenwirkung des Methoxyfluran betrifft die Nieren.

CRANDELL u. Mitarb. (29) beschrieben 1966 bei 16 von 94 Patienten, die Methoxyfluran erhalten hatten, Polyurie, steigende Serumosmolalität, fixierte Harnosmolalität, Dehydratation, Gewichtsverlust, Hypernatriämie, Anstieg harnpflichtiger Substanzen im Serum und verminderte Ansprechbarkeit auf antidiuretisches Hormon.

HOLLENBERG u. Mitarb. (57) beobachteten nach Methoxyfluran Oligurie und irreversible Nierenschäden.

TAVES u. Mitarb. (110) und MAZZE u. Mitarb. (78) konnten zeigen, daß die dosisabhängig im Gefolge des Methoxyfluranabbaus auftretenden Abbauprodukte in Form von anorganischen Fluoriden und Oxalsäure nephrotoxisch wirken können.

Histologisch konnten exzessive Kalziumoxalatdepositionen in den Nieren betroffener Patienten nachgewiesen werden (9, 57, 86). Anstieg der Oxalatproduktion und -ausscheidung im Gefolge von Methoxyflurannarkosen wurden von mehreren Autoren publiziert (56, 78).

MCINTIRE u. RUSSEL (79) fanden im Tierversuch eine Hemmung der Aktivität des ATP-ase-Systems in der Nierenrinde unter Methoxyfluran.

Die durch Methoxyfluran verursachte Nierenschädigung scheint durch die Menge der anfallenden Metaboliten, d. h. lange Narkosedauer und hohe arterielle Konzentrationen (28), fortgeschrittenes Alter, Fettsucht und Tetrazyklingabe begünstigt zu werden (56). Leichte Veränderungen der Leber- und Nierenfunktion sind jedoch auch nach geringen Methoxyflurandosen nachweisbar.

Verhütung der Halothan-Hepatitis:

1. Bei Gelbsucht nach vorausgegangener Halothan- oder Methoxyflurannarkose halogenierte Kohlenwasserstoffe vermeiden.

2. Treten während des postoperativen Verlaufes Übelkeit, Erbrechen, Leberschwellung, Erhöhung der Transaminasen und der alkalischen Phosphatase mit oder ohne Ikterus auf, sollte den Eltern des Kindes ein Schriftstück ausgehändigt werden, das in Zukunft alle behandelnde Ärzte darauf hinweist.

Wirkung auf den Stoffwechsel

Diäthyläther und Zyklopropan rufen eine Hyperglykämie hervor, die auf eine sympathikomimetische Wirkungskomponente zurückgeführt wird. Auch unter Halothan- und Methoxyflurannarkose ohne chirurgische Stimuli wurden Blutzuckeranstieg, Zunahme der freien Fettsäuren und eine reduzierte Insulinausschüttung auf Glukosestimulation beobachtet (80).

Halogenierte Äther und Halothan verursachen intraoperativ einen Anstieg des Noradrenalins im Plasma, der jedoch geringer ist als unter Neuroleptanalgesie oder der sogenannten „balanced anesthesia".

Katecholamine und halogenierte Kohlenwasserstoffe

Halogenierte Kohlenwasserstoffe erhöhen die Empfindlichkeit des Herzens gegenüber Katecholaminen (s. auch S. 33). Die Instillation adrenalinhaltiger Lösungen, die besonders häufig vor Operationen im Kopfbereich (HNO, Neurochirurgie, Kiefer- und Gesichtschirurgie, plastische Eingriffe) vorgenommen wird, und Hyperkarbie, die zur Katecholaminausschüttung führt, können deshalb Herzrhythmusstörungen und unter ungünstigen Umständen einen Herzstillstand hervorrufen (67, 95). BLACK u. REA (13) beobachteten bei 4 Kindern, deren endexspiratorische CO_2-Spiegel exogen auf 65–90 mmHg erhöht wurden, unter Halothannarkose (inspiratorische Konzentration 1 Vol%) ventrikuläre Extrasystolen, während unter Methoxyfluran (1 Vol% inspiratorische Konzentration) keine Änderung des Herzrhythmus auftrat. Diese Befunde sprechen dafür, daß Katecholamine unter Methoxyfluran besser als unter Halothannarkose toleriert werden.

2 von 50 Kindern, denen während Halothannarkose mit Adrenalinlösung (1,0 ml 1:1000) getränkte Mulltupfer in Tonsillenbetten oder in das Wundbett nach Adenotomie eingebracht wurden, entwickelten für 60 Sekunden ventrikuläre Arrhythmien, die hämodynamisch keine Auswirkung hatten (69). Nach eigenen Erfahrungen werden unter inspiratorischen Halothankonzentrationen von 0,3–0,5 Vol% 2–8 ml einer Adrenalinlösung 1:100 000 s. c. oder i. m. unter passagerem Anstieg des Blutdruckes und der Pulsfrequenz gut toleriert.

YILMAZ (116) schaltet heterope Reizbildungen unter Halothan und Adrenalin durch prophylaktische Isoptingabe aus.

Wirkung auf die neuromuskuläre Reizübertragung

Äther und halogenierte Kohlenwasserstoffe erzeugen über eine zentrale und periphere Wirkungskomponente eine mehr oder weniger starke Muskelrelaxation, so daß die Dosis von Muskelrelaxantien reduziert werden kann. Als Wirkungsmechanismus wird u. a. eine Herabsetzung der Empfindlichkeit an der postsynaptischen Membran für Azetylcholin diskutiert.

Halothan depolarisiert die Muskelzelle, indem es die stimulierende Wirkung der Katecholamine auf die Na-Pumpe und die Katecholaminfreisetzung hemmt (64). Zyklopropan hyperpolarisiert die Muskelzelle (64).

Immunosuppression

Erste Berichte über Knochenmarkdepressionen nach prolongierter Beatmung mit O_2-N_2O-Gemischen wurden bereits vor mehr als 20 Jahren publiziert.

Untersuchungen von HUMPHREY u. Mitarb. (59) und anderen Autoren (zit. bei 59) sprechen für eine Hemmung der Immunabwehr in Narkose.

Spezielle Inhalationsnarkotika

Halothan (Fluothane, Halothan Hoechst)

Halothan (1,1,1-Trifluor-2-brom-2-chlor-äthan) ist das derzeit verbreiteste Inhalationsnarkotikum mit starken narkotischen und schwachen analgetischen Eigenschaften.

Wirkung auf die Atmung, den Säure-Basen-Haushalt und den Sauerstoffverbrauch

Halothan deprimiert die Atmung bei Kindern in Abhängigkeit von der alveolären Konzentration bzw. Narkosetiefe (14, 51, 88) (vgl. Tab. 26).

2 Wochen bis 12 Monate alte Kinder ließen während leichter Halothannarkose in Spontanatmung und unter künstlicher Beatmung keine nen-

nenswerte metabolische Azidose erkennen (51, 100). Bei Halothankonzentrationen zwischen 0,7 und 1 Vol% im Inspirationsgasgemisch (O_2 : $N_2O = 1:2$) und erhaltener Spontanatmung zeigten Säuglinge im Laufe der Narkose eine kontinuierliche Zunahme der Laktatkonzentration im Serum des arteriellen Blutes und einen Anstieg des Quotienten Laktat: Pyruvat. Das Basendefizit änderte sich jedoch nicht signifikant (89).

Der Gesamtsauerstoffverbrauch des Organismus sinkt in Halothannarkose dosisabhängig (85, 103, 113). Bei Hunden sank der Gesamtsauerstoffverbrauch unter kontrollierter Beatmung und einer endexspiratorischen Halothankonzentration von 1,5% um 27% (111). Daran waren das Herz mit 47, die Skelettmuskulatur mit 23, das Splanchnikusgebiet mit 9, die Nieren mit 5 und das Gehirn mit 2% beteiligt.

Nach THEYE (111) nahm die externe Arbeit des linken Ventrikels (> 85% der gesamten Herzarbeit) unter den zitierten Bedingungen um 71% ab, während die myokardiale Sauerstoffaufnahme um 59% zurückging (von 1,40 auf 0,57 ml O_2/min/kg).

Wirkungen auf das Herz-Kreislauf-System

Im Vordergrund der Halothanwirkung auf das Herz-Kreislauf-System stehen der konzentrationsabhängige Abfall des arteriellen Druckes, der Herzfrequenz, der Arbeit des linken Ventrikels und des Schlag- und Herzzeitvolumens und die Erhöhung des zentralvenösen Druckes und des Druckes im rechten Vorhof, deren wichtigste Ursache in dem direkt negativ inotropen Effekt des Halothans infolge Reduzierung des oxydativen Herzstoffwechsels gesehen werden muß. Als weitere Ursachen der Hypotension werden schwache Ganglionblockade, periphere Vasodilatation, Suppression der Barorezeptorenfunktion und Vagusstimulation diskutiert (66).

Die Abnahme der Myokardkontraktilität unter Halothan ist zeitlich früher als andere Herz-Kreislauf-Effekte nachzuweisen (40).

Die Veränderungen des Herz-Kreislauf-Systems durch Halothan sind während Spontanatmung geringer als während kontrollierter Beatmung (4). Ihr Ausmaß verringert sich im Laufe einer mehrstündigen Halothannarkose.

MCGREGOR u. Mitarb. (52) haben nach Prämedikation mit Pentobarbital, Morphin und Scopo-

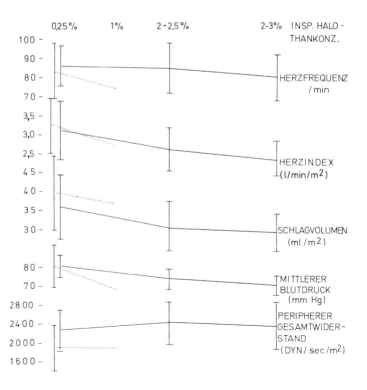

Abb. 64 Herzfrequenz, Herzindex, Schlagvolumen, mittlerer Blutdruck und peripherer Gesamtwiderstand unter verschieden hohen inspiratorischen Halothankonzentrationen bei 5–13 Jahre alten, normalen Kindern (nach MCGREGOR u. Mitarb.)
gepunktete Linie = 1% Ha-Konzentration

lamin in Spontanatmung an normalen Kindern unter inspiratorischen Halothankonzentrationen von 2–3% und 50% N$_2$O eine Verminderung des Herzindex um 15–23% gemessen. 0,25% Halothan und 50% N$_2$O in der Inspirationsluft waren ohne Effekt (Abb. 64).

Die peripheren Venen erscheinen unter Halothan prall gefüllt. Der Vasodilatation, die wir in der klinischen Praxis oft ausnutzen, indem bei Säuglingen und Kleinkindern vor Venenpunktionen eine Halothannarkose eingeleitet wird, scheint eine verminderte Ansprechbarkeit auf Noradrenalin zugrundezuliegen.

Herzrhythmusstörungen sind bei adäquater Ventilation selten. Hyperkarbie während Halothannarkose induziert jedoch Bigeminus, multifokale ventrikuläre Extrasystolen und ventrikuläre Tachykardien.

Prophylaktische Digitalisierung schwächt die negativ inotrope Halothanwirkung ab (8).

Narkosetechnik

Die Aufrechterhaltung einer Halothannarkose sollte mit Rücksicht auf Kinder, Umwelt und Narkosekosten mit den niedrigst möglichen Konzentrationen erfolgen. Nach Prämedikation und unter gleichzeitiger Verabfolgung von 50–70% N$_2$O im Inspirationsgas und Muskelrelaxantien genügen im Kindesalter inspiratorische Halothankonzentrationen zwischen 0,3–0,5 Vol%.

An Ausatemventilen bzw. -schläuchen sollten Absaugvorrichtungen angebracht werden.

Postnarkotisch kann bei intraoperativem Abfall der Körpertemperatur starkes Zittern auftreten, das zur starken Steigerung des Sauerstoffverbrauches mit arterieller Hypoxie führen kann (62). Das Zittern kann unterbunden werden durch 0,5 mg Pethidin/kg Körpergewicht i. v.

Methoxyfluran (Penthrane)

Methoxyfluran (2,2-Dichlor-1,1-difluor-äthylmethyläther) hat bei Erwachsenen eine MAC von 0,16 Vol% und wird infolge seines hohen Öl-Wasser-Verteilungskoeffizienten von 400 stark in den fetthaltigen Geweben gespeichert. Wegen der langen Anflutungszeit ist die Kombination von Methoxyfluran mit einem rascher wirkenden Narkosemittel sinnvoll. Leichte Methoxyflurannarkose bewirkt eine Senkung von Herzzeitvolumen, peripherem Gefäßwiderstand und arteriellem Mitteldruck. Die Herzfrequenz steigt (115).

BLACK u. REA (13) haben unter 0,5–1,5 Vol% Methoxyfluran im Inspirationsgasgemisch einen signifikanten pCO$_{2a}$-Anstieg gemessen. Der Blutdruck sank bei steigender Herzfrequenz. Statistisch ließen sich diese Änderungen nicht sichern (13).

MARUYAMA u. Mitarb. (76) sahen bei Kindern unter Methoxyflurananästhesie für Thorax- und Baucheingriffe, orthopädische, neurochirurgische und ophthalmologische Eingriffe keine signifikanten Änderungen des Blutdruckes, der Herzfrequenz und des Säure-Basen-Status. Nach Abstellen des Methoxyfluran 3–5 Min. vor Operationsende betrug die Zeit zwischen Extubation und Öffnen der Augen in Abhängigkeit von der Narkosedauer 7–10 Min. (76). Laryngospasmen traten bei der Extubation nicht auf. Blutzuckeranstiege unter Methoxyfluran wurden bei Kindern nicht gemessen (13). Unter leichter Methoxyflurannarkose und Muskelrelaxation sinkt der Gesamtsauerstoffverbrauch des Menschen auf ca. 80% des Ausgangswertes (84a, 112).

Methoxyfluran hat eine muskelentspannende Wirkung und potenziert die Wirkung kompetitiv wirkender Muskelrelaxantien, deren Dosis unter Methoxyfluran auf $1/3$ bis $1/5$ der sonst üblichen Menge reduziert werden kann.

In einer prospektiven Untersuchung beschrieben MERKLE u. Mitarb. (81) einen signifikanten Anstieg des Kreatinins im Serum und Abfall der mittleren Urinosmolalität bei Patienten, die Methoxyflurannarkosen erhalten hatten. Nach Halothan wurden keine analogen Befunde erhoben (81).

Gesunde Kinder, die 0,5 Vol% Methoxyfluran für 60 Minuten einatmeten, hatten postoperativ statistisch signifikante Anstiege der Harnstoff- und Harnsäurekonzentration im Serum ohne Veränderungen der Osmolalität, des Kreatinin- und Natriumspiegels (15). Weil gleichgerichtete aber weniger ausgeprägte Veränderungen auch nach Halothannarkosen beschrieben wurden, scheinen Operationstrauma und Stoffwechselsteigerung ursächlich zu sein (15).

FREIBERGER u. Mitarb. (47) fanden während 2–3 Stunden dauernder Methoxyflurannarkosen im Urin von Patienten subnormale Werte für Oxydationsprodukte von Adrenalin und Noradrenalin.

Postnarkotisches Erbrechen wurde bei 18% der Patienten beobachtet (1).

Enfluran (Ethrane)

Über Enfluran (1,2-Trifluoro-2-chloräthyl-difluoromethyläther) liegen jetzt die ersten klinischen Berichte vor.

Enfluran ist unter normalen Druckverhältnissen in Luft-, Sauerstoff- und Lachgasgemischen nicht explosibel und entzündbar. Es ist im Blut nur mäßig löslich (Verteilungskoeffizient Blut/Gas = 1,91), so daß sich die alveoläre Konzentration rasch der inspiratorischen angleicht und eine kurze Narkoseeinleitung und Aufwachphase und gute Steuerbarkeit resultieren.

Ca. 83% der aufgenommenen Enfluranmenge werden unverändert in der Exspirationsluft ausgeschieden. 2,7% wurden als organische und anorganische Fluoride im Urin nachgewiesen (26).

Wirkung auf das ZNS und die neuromuskuläre Reizübertragung

Die MAC für Erwachsene wird mit 1,68 Vol% angegeben und reduziert sich bei N_2O-Zugabe zum Narkosegasgemisch von 70% auf 0,56 Vol% (49). Die mittlere Einleitungszeit betrug bei Kindern 6–7 Min., wenn steigende Konzentration dem Inspirationsgas (0,5%/Min.) zugesetzt wurden (12).

Bei Narkosebeginn mit 3,5 Vol% im Inspirationsgas war das chirurgische Toleranzstadium in 2 Minuten erreicht (12). Gelegentlich wird eine leichte Exzitation beobachtet (70). Zur Aufrechterhaltung der Narkose unter Spontanatmung und N_2O-Zusatz wurde eine inspiratorische Enflurankonzentration von 2,8–3% benötigt, während assistierter Beatmung waren nur 1,5–2,8 Vol% Enfluran notwendig (12). Hohe arterielle Enflurankonzentration und Hyperventilation provozieren klinisch und im EEG Krampfanfälle. Im chirurgischen Toleranzstadium der Enflurannarkose treten Krampfpotentiale selten oder nur in milder Form auf (19, 68, 83).

GIES u. Mitarb. (48) registrierten unter einer inspiratorischen Enflurankonzentration von 5 Vol% generalisierte „Spike-Wave"-Komplexe mit Übergang zu „polyspike-wave"-Bildern und periodisch auftretenden isoelektrischen Phasen (burst suppression). Klinisch treten spontane oder durch akustische Reize ausgelöste Muskelzuckungen und tonisch klonische Bewegungen auf. Krämpfe wurden in einzelnen Fällen auch 6–8 Tage nach Enflurananwendung beobachtet. Enfluran hat eine starke muskelrelaxierende Wirkung, so daß die Dosierung von nichtdepolarisierenden Muskelrelaxantien erheblich reduziert werden kann (101).

Die Wirkung von Depolarisationsblockern wird durch Enfluran nicht beeinflußt.

Die muskelrelaxierende Wirkung wird weniger durch Wirkung auf Muskelzellen oder motorische Endplatten als durch zentrale Angriffspunkte angenommen.

Wirkung auf das Herz-Kreislauf-System

Enfluran führt zu einem dosisabhängigen Blutdruckabfall, der durch Abnahme des Herzzeit- und Schlagvolumens und des peripheren Widerstandes verursacht wird (7).

Gelegentlich sind Herzrhythmusstörungen unter Enfluran beobachtet worden, das die „kardiale Sensibilität" gegenüber Katecholaminen weniger zu steigern scheint als Halothan, Fluroxen oder Zyklopropan (101).

Im Tierexperiment senkte Enfluran die Myokardkontraktilität und den myokardialen O_2-Verbrauch (109). Es ergaben sich im Vergleich zu Halothan keine hämodynamischen Vorteile (109).

Die zur Aufrechterhaltung des chirurgischen Toleranzstadiums notwendigen Konzentrationen bewirken keine signifikanten Veränderungen des Blutdruckes und des Herzzeitvolumens gegenüber der Norm, lediglich eine leichte Herzfrequenzzunahme (74).

Im Kindesalter registrierten BIMAR u. RIGAUT (12) initial einen Blutdruckabfall um 10–20 mm Hg. Während Enflurannarkose verhielt sich der Blutdruck bei leichter Herzfrequenzsteigerung stabil.

Wirkung auf die Atmung

Die atemdepressive Wirkung des Enfluran ist konzentrationsabhängig (71). 1,5–3,5 Vol% Ethrane im Inspirationsgasgemisch führten zu einer respiratorischen Azidose (39).

Unter äquinarkotischen Konzentrationen scheint die respiratorische Azidose geringer zu sein als unter Halothan. Die während normaler Atmung intermittierend vorkommenden tiefen Atemzüge scheinen unter Enfluran erhalten zu bleiben.

Sonstige Nebenwirkungen

Nach Narkoseende können Übelkeit, Schüttelfrost und Kopfweh auftreten (101). Postnarkotisches Erbrechen soll selten sein. Hinweise für Nierenparenchymschäden nach Enflurannarkosen sind bisher nicht bekannt geworden. Enfluran scheint in geringerem Maße verstoffwechselt zu werden als Halothan und Methoxyfluran (101). Der Anstieg anorganischer Fluoride im Serum ist gering. Während Enflurannarkose steigen Blutzucker, SGOT, SGPT und LDH an (79, 106). Hypokaliämie kann auftreten (12).

Kontraindikationen

Bisher erarbeitete Kontraindikationen sind Epilepsie, exogene oder endogene Erhöhungen der Plasmakatecholaminspiegel und Diabetes mellitus.

Isofluran (Foran)

Foran (1-Chloro-2,2,2-tri-fluoroäthyl-difluoromethyläther) hat im Vergleich zu Halothan die Vorzüge einer fehlenden „Sensibilisierung" des Herzens gegenüber Katecholaminen und eines niedrigeren Blut-Gaspartitions-Koeffizienten, d. h. einer rascheren Anflutung. Die MAC beträgt 1,2–1,4%.

Isofluran wird nur in geringer Menge verstoffwechselt. Foran ist stärker atemdepressiv als alle bekannten Inhalationsnarkotika. Die bei Vertiefung der Halothannarkose kompensatorisch einsetzende Atemfrequenzsteigerung fehlt bei Foran (45). Unter klinischen Bedingungen wirkten Herzfrequenzanstieg und Zunahme des Gesamtgefäßwiderstandes bei konstantem pCO_{2a} einer Abnahme des Herzzeitvolumens entgegen (51a).

Mittlerer arterieller Druck und peripherer Widerstand fielen bei gesunden jungen Erwachsenen jedoch mit zunehmender Narkosetiefe ab (107). Unter Spontanatmung (Anstieg des pCO_{2a} infolge atemdepressiver Foranwirkung) stiegen Herzzeitvolumen und Herzfrequenz über die Kontrollwerte an (30). Das EEG zeigt unter Isofluran keine Krampfpotentiale wie bei tiefer Enflurannarkose.

Isofluran bewirkt eine gute Muskelentspannung und potenziert kompetitiv wirkende Muskelrelaxantien.

Auch Isofluran wird in geringem Maße zu organischen und anorganischen Fluoriden abgebaut, die dosisabhängig im Urin nachgewiesen wurden (77). Die Konzentrationen liegen jedoch unter denen nach Halothan- und Methoxyflurannarkose (77). Während der Aufwachphase kann es zu Exzitationserscheinungen kommen.

Stickoxydul (N_2O, Lachgas)

Kinder nehmen N_2O rascher auf als Erwachsene (Abb. 65). Die narkotische Wirkung des N_2O ist gering.

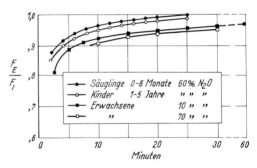

Abb. 65 Angleichung der exspiratorischen an die inspiratorische N_2O-Konzentration bei Kindern und Erwachsenen (nach SALANITRE u. RACKOW)

Inspiratorische Konzentrationen von 35–40 Vol% haben jedoch schon eine analgetische Wirkung. 40% N_2O im Inspirationsgasgemisch riefen bei 6–12jährigen Kindern in 78% der Fälle eine Herzfrequenzabnahme, jedoch keine retrograde Amnesie hervor (55).

In Konzentrationen zwischen 50–70% wird N_2O heute allen potenten Inhalationsnarkotika zugesetzt, wenn nicht zwingende Gründe für die Gabe eines sauerstoffreicheren Gasgemisches sprechen. Der ausgeprägten emetischen Wirkung von

N_2O (18, 87) kann durch Atropin oder Droperidol vorgebeugt werden.

Wirkung auf das Herz-Kreislauf-System

N_2O scheint keinen negativ inotropen Effekt am Herzen zu haben (42, 50). N_2O-Zusatz zu Narkosen mit konstanter inspiratorischer Halothankonzentration wirkte – wahrscheinlich über leichte α-adrenerge Stimulation – einigen durch Halothan verursachten hämodynamischen Veränderungen (Senkung des Herzzeitvolumens, des arteriellen Druckes und des peripheren Gefäßwiderstandes) entgegen (3, 58, 105).

EISELE u. SMITH (37) wiesen unter Atmung von 40% N_2O in Sauerstoff einen geringen Anstieg der Katecholamine im Plasma nach.

**"Second gas effect",
Diffusionshypoxie, Diffusionshyperoxie**

Dem von EPSTEIN u. Mitarb. (38) geprägten Begriff des „second gas effect" liegt die Beobachtung zugrunde, daß der Anstieg der alveolären Halothankonzentration (second gas) bei konstanter inspiratorischer Halothankonzentration unter gleichzeitiger Einatmung von N_2O (first gas) rascher erfolgt. Dieses Phänomen wurde erklärt mit der rascheren Absorption des N_2O in der Lunge, was einen Anstieg der inspiratorischen Strömungsmenge und die Erhöhung der alveolären Halothankonzentration zur Folge hat.

Der „second gas effect" konnte auch für andere Inhalationsnarkotika und CO_2 nachgewiesen werden (65, 108). Da er auch eintrat nach Äquilibrierung des Gesamtkörpers mit einem Narkosegas folgerten STOELTING u. EGER (108), daß es unter diesen Bedingungen zu einer Konzentrationserhöhung des einen Gases aufgrund der rascheren Absorption des anderen Gases in der Alveole kommt und eine Zunahme des inspiratorischen Atemvolumens in den Hintergrund trete. Diese Auffassung wurde durch Untersuchungen von KITAHATA u. Mitarb. (65) mit CO_2 bestätigt. Auf dem Prinzip des „second gas effect" basiert auch der von FINK (43), FANNING u. COLGAN (41) und SHEFFER u. Mitarb. (104) gemessene Abfall der Sauerstoffsättigung bzw. des Sauerstoffdruckes im arteriellen Blut in den ersten 5–10 Minuten nach Beendigung einer N_2O-Narkose und sofortiger Umschaltung auf Luftatmung.

Weil mehr N_2O in die Alveole diffundiert als aufgrund der ca. 30mal geringeren Löslichkeit im Blut Stickstoff aufgenommen werden kann, entsteht durch Verdünnung eine Abnahme der alveolären Sauerstoffkonzentration, die arterielle Hypoxie zur Folge haben kann. Da gerade am Narkoseende Momente wie Laryngospasmus, Husten, Würgen, unregelmäßige Atmung und ausgedehntes endobronchiales Absaugen zusätzlich die Gefahr einer Hypoxie heraufbeschwören können, ist es empfehlenswert, nach jeder N_2O-Narkose mindestens für 5 Minuten reinen Sauerstoff atmen zu lassen.

Den dargestellten Gesetzmäßigkeiten folgend konnten HELLER u. WATSON (54) und MARKELLO u. Mitarb. (72) einen pO_{2a}-Anstieg während Einleitung einer N_2O-Narkose messen.

Zyklopropan

Zyklopropan ist in sauerstoffhaltigen Gasgemischen explosibel und kann deshalb nur unter Verhütung elektrischer Entladungsvorgänge angewendet werden. Die negativ inotrope Wirkung des Zyklopropan wird in vivo durch Stimulation des sympathischen und parasympathischen Nervensystems antagonisiert. Beim Erwachsenen konnten einerseits Abnahme der isometrischen Kontraktionskraft und andererseits konzentrationsabhängige Anstiege des Schlag- und Herzzeitvolumens gemessen werden, die auf Katecholaminausschüttung und Steigerung der Katecholaminempfindlichkeit peripherer Strukturen zurückgeführt werden (61, 66).

Nach Morphinprämedikation fehlt die Steigerung des Herzzeitvolumens (61). Nach Überschreiten des chirurgischen Toleranzstadiums nimmt das Herzzeitvolumen ab (61). Ventrikuläre Extrasystolen sind nicht selten.

Zyklopropannarkose reduziert die Durchblutung des Splanchnikusgebietes und ruft hier eine Exzesslaktatbildung hervor (90).

COBB u. Mitarb. (27) haben metabolische Azidosen unter Zyklopropan gemessen, während BUNKER u. Mitarb. (22) bei Säuglingen und Kindern leichte respiratorische Azidosen und nur einen geringen Anstieg fixer Säuren im Blut gefunden haben.

Bei arteriellen Zyklopropankonzentrationen von 7,1–15,2 mg% ließen Säuglinge keine signifikanten Veränderungen der arteriellen pH- und pCO_2-

Werte erkennen (94). Säuglinge hatten unter Spontanatmung in Zyklopropannarkose nahezu normale endexspiratorische CO_2-Werte (46).

Wegen der sympathikomimetischen Wirkung galt Zyklopropan indiziert, wenn bei massiven Blutungen eine Narkose eingeleitet werden mußte.

Säuglinge und Kinder nehmen Zyklopropan rascher auf als Erwachsene. Trotz der rasch einsetzenden narkotischen Wirkung, die es zur Narkoseeinleitung im Kindesalter besonders geeignet erscheinen läßt, ist Zyklopropan heute weitgehend durch Halothan verdrängt worden.

Diäthyläther

Äther soll sympathikomimetisch, vagolytisch und ganglienblockierend wirken und Baro- und Chemorezeptoren stimulieren.

COBB u. Mitarb. (27) und BUNKER u. Mitarb. (22) fanden metabolische Azidosen nach Äthernarkosen im Erwachsenen-, Kindes- und Säuglingsalter.

MARTINEZ u. Mitarb. (75) sahen unter Luft-Äther-Anästhesie keine signifikanten Änderungen des Basendefizites. Während Äthernarkose wurden im menschlichen Plasma erhöhte Katecholaminspiegel gemessen (8).

Ätherkonzentrationen im arteriellen Blut, die zur Aufrechterhaltung des chirurgischen Toleranzstadiums benötigt werden, verursachen keine signifikante Depression der Atmung (27, 73) und kaum Änderungen des Blutdruckes (66). Für das Herzzeitvolumen wurden infolge unterschiedlicher Versuchsbedingungen normale, erniedrigte oder leicht erhöhte Werte gemessen (66).

Äther potenziert kompetitiv wirkende Muskelrelaxantien. Wegen seiner langen Anflutungszeit und Explosibilität in sauerstoffreichen Gasgemischen wird Äther heute kaum noch verwendet.

Literatur

1. Auberger, H., J. Hilschenz: Erfahrungen mit dem Inhalationsanästhetikum Methoxyflurane in der operativen Orthopädie. Z. Orthop. Grenzgeb. 99 (1964) 69–77
2. Auberger, H., J. Heinrich: Methoxyflurane und Nierenfunktion. Anaesthesist 14 (1965) 202–204
3. Bahlmann, S. H., E. I. Eger II jr., N. T. Smith, W. C. Stevens, T. F. Shakespeare, D. C. Sawyer, M. J. Halsey, T. H. Cromwell: The cardiovascular effects of nitrous oxide-halothane anesthesia in man. Anesthesiology 35 (1971) 274–285
4. Bahlmann, S. H., E. I. Eger, M. J. Halsey, W. C. Stevens, T. F. Shakespeare, N. T. Smith, T. H. Cromwell, H. Fourcade: The cardiovascular effects of halothane in man during spontaneous ventilation. Anesthesiology 36 (1972) 404–502
5. Barry, K. G., R. I. Mazze, F. D. Schwartz: Prevention of surgical oliguria and renal hemodynamic suppression of sustained hydration. New Engl. J. Med. 270 (1964) 1371–1377
6. Becker, F. P.: Fatal massive liver necrosis after repeated methoxyflurane anaesthesia. Lancet 1970/II 719–720
7. Beer, R., D. Beer: The effect of enflurane on cardiovascular function. Int. Congress Series Nr. 330. IV. European Congress of Anaesthesiology. Excerpta Medica, Amsterdam 1974 (S. 161)
8. Benthe, H. F., M. Göthert, G. von Klinggräff: Zur negativ inotropen Wirkung von Inhalationsnarkotika und zur Kompensation dieses Effekts durch Herzglykoside. Anaesthesist 22 (1973) 62–68
9. Bergstrand, A., L. G. Collste, C. Franksson, J. E. Glas, B. Löfström, G. Magnusson, H. Nordenstam, B. Werner: Oxalosis in renal transplantants following methoxyflurane anaesthesia. Brit. J. Anaesth. 44 (1972) 569–574
10. Berman, M. L., J. E. Bochantin: Evidence of enhanced microsomal enzyme activity by preservative in volatile anesthetics. In: Cellular Biology and Toxicity of Anesthetics, hrsg. von B. R. Fink. Williams & Wilkins, Baltimore 1971
11. Bihler, K.: Anaesthesiebedingte Veränderungen der Nierenfunktion und renalen Elektrolytexkretion. Anaesthesist 18 (1969) 396–400
12. Bimar, J., F. Rigaut: Clinical and biological evaluation of anesthesia by enflurane in pediatric anesthesiology. Int. Congress Series Nr. 330, IV. European Congress of Anaesthesiology. Exerpta Medica, Amsterdam 1974 (S. 20)
13. Black, G. W., J. L. Rea: Effects of methoxyflurane (penthrane) anaesthesia in children. Brit. J. Anaesth. 36 (1964) 26–30
14. Black, G. W., R. W. McKane: Respiratory and metabolic changes during methoxyflurane and halothane anaesthesia. Brit. J. Anaesth. 37 (1965) 409–414
15. Black, G. W., S. R. Keilty: Renal function following methoxyflurane anaesthesia. Brit. J. Anaesth. 45 (1973) 353–357
16. Black, G. W., S. H. S. Love: Circulatory and respiratory effects of ether, halothane and the azeotrope mixture. Anaesthesia 16 (1961) 324–332
17. Blake, A., H. F. Cascorbi: A note on the biotransformation of fluroxene in two volunteers. Anesthesiology 32 (1970) 560
18. Bodman, R. I., H. J. V. Morton, E. T. Thomas: Vomiting by outpatients after nitrous oxide anaesthesia. Brit. med. J. (1960) 1327–1330
19. Botty, C., B. Brown, V. Stanley, C. R. Stephen: Clinical experiences with compound 347, a. halogenated anesthetic agent. Anesth. Analg. Curr. Res. 47 (1968) 499–505
20. Brenner, A. I., M. M. Kaplan: Recurrent hepatitis due to methoxyflurane anaesthesia. New Engl. J. Med. 284 (1971) 961–962
21. Brown jr. B. R., J. R. Crout: A comparative study of the effects of five general anesthetics on myocardial contractility. I. Isometric conditions. Anesthesiology 34 (1971) 236–245
22. Bunker, J. P., W. R. Brewster, R. M. Smith, H. K. Beecher: Metabolic effects of anesthesia in man. J. appl. Physiol. 5 (1952) 233–241
23. Bunker, J. P., W. H. jr. Forrest, F. Mosteller, L. D. Vandam: The national halothane study. In: A Study of the possible Association between Halothane Anesthesia and postoperative Hepatic Necrosis. Government Printing Office, Washington 1969

24. Carney, F. M. T., R. A. van Dyke: Halothane hepatitis. A critical review. Anesth. Analg. Curr. Res. 51 (1972) 135–160
25. Cascorbi, H. F., J. S. Gravenstein: Parenchymschäden nach Halothan und Methoxyfluran. Anaesthesist 20 (1971) 413–416
26. Chase, R. E., D. A. Holaday, V. Fiserova-Bergerova, L. J. Saidman, F. E. Mack: Biotransformation of ethrane in man. Anesthesiology 35 (1971) 262–267
27. Cobb, S., G. Converse, Ch. M. Landmesser: Respiratory responses to carbon dioxide transients during ether and cyclopropane anesthesia. Anesthesiology 19 (1958) 359–376
28. Cousins, M. J., T. G. Nishimura, R. I. Mazze: Renal effects of low-dose methoxyflurane with cardiopulmonary bypass. Anesthesiology 36 (1972) 286–292
29. Crandell, W. B., S. G. Pappas, A. Mc Donald: Nephrotoxicity associated with methoxyflurane anesthesia. Anesthesiology 27 (1966) 591–607
30. Cromwell, Th. H., W. C. Stevens, E. I. Eger II, Th. F. Shakespeare, M. J. Halsey, St. H. Bahlman, H. E. Fourcade: The cardiovascular effects of compound 469 (Forane) during spontaneous ventilation and CO_2 challenge in man. Anesthesiology 35 (1971) 17–25
31. Deming, M. V.: Agents and techniques for induction of anesthesia in infants and young children. Anesth. Analg. Curr. Res. 31 (1952) 113–119
32. Deutsch, St., M. Goldberg, G. W. Stephen, W. H. Wu: Effects of halothane anesthesia on renal function in normal man. Anesthesiology 27 (1966) 793–804
32a. Dobkin, A. B., P. H. Byles, H. Y. Arandia, S. Ghanooni, K. Nishioka, A. A. Levy: Comparative metabolic responses to halogenated anaesthetics. Acta anaesth. scand. 16 (1972) 69–75
33. Van Dyke, R. A.: Introduction: Metabolic pathways and anesthetic detoxification. In: Cellular Biology and Toxicity of Anesthetics, hrsg. von B. R. Fink. Williams & Wilkins, Baltimore 1971 (S. 61–64)
34. Eger II jr. E. I., St. H. Bahlman, E. S. Munson: The effects of age on the rate of increase of alveolar anesthetic concentration. Anesthesiology 35 (1971) 365–372
35. Eger, E. I., N. T. Smith, R. K. Stoelting, C. Whitcher: The cardiovascular effects of various alveolar halothane concentrations in man. Anesthesiology 29 (1968) 185–187
36. Eger II E. I., N. Ty Smith, D. J. Cullen, B. F. Cullen, G. A. Gregory: A comparison of the cardiovascular effects of halothane, fluroxene, ether and cyclopropane in man. A resumé. Anesthesiology 34 (1971) 25–41
37. Eisele, J., N. Ty Smith: Cardiovascular effects of 40 percent nitrous oxide in man. Anesth. Analg. Curr. Res. (1972) 956–962
38. Epstein, R. M., H. Rackow, E. Salanitre, G. L. Wolf: Influence on the concentration effect on the uptake of anesthetic mixtures: The second gas effect. Anesthesiology 25 (1964) 364–371
39. Erhorn, H., H. Foitzik, P. Lawin: Wirkung von Ethrane auf die Blutgase bei Spontanatmung. Prakt. Anästh. 9 (1974) 93–97
40. Etsten, B., T. H. Li: Current concepts of myocardial function during anaesthesia. Brit. J. Anaesth. 34 (1962) 884–889
41. Fanning, G. L., F. J. Colgan: Diffusion hypoxia following nitrous oxide anesthesia. Anesth. Analg. Curr. Res. 50 (1971) 86–91
42. Fieldman, E. J., R. W. Ridley, E. H. Wood: Hemodynamic studies during thiopental sodium and nitrous oxide anesthesia in humans. Anesthesiology 16 (1955) 473–489
43. Fink, B. R.: Diffusion anoxia. Anesthesiology 16 (1955) 511–519
44. Fourcade, H. E., C. Ph. Larson jr., R. F. Hickey, St. H. Bahlman, E. I. Eger II: Effects of time on ventilation during halothane and cyclopropane anesthesia. Anesthesiology 36 (1972) 83–88
45. Fourcade, H. E., W. C. Stevens, C. Ph. Larson jr., Th. H. Cromwell, St. H. Bahlman, R. F. Hickey, M. J. Halsey, E. I. Eger II: The ventilatory effects of forane a new inhaled anesthetic. Anesthesiology 35 (1971) 26–31
46. Freeman, A., M. St. Pierre, L. Bachman: Comparison of spontaneous and controlled breathing during cyclopropane anesthesia in infants. Anesthesiology 25 (1964) 597–599
47. Freiberger, K. U., F. W. Koenen, L. Havers, G. Hack: Der Katecholaminspiegel bei längeren gynäkologischen Eingriffen unter Methoxyflurannarkosen. Z. prakt. Anästh. Wiederbeleb. 7 (1972) 241–243
48. Gies, B., P. Gerking, K. L. Scholler: Das EEG bei Probandennarkosen und kontinuierliche EEG-Frequenzanalyse (EISA) während Operationen unter Ethrane Z. prakt. Anästh. 9 (1974) 109–115
49. Gion, H., L. J. Saidman: The minimum alveolar concentration of enflurane in man. Anesthesiology 35 (1971) 361–364
50. Goldberg, A. H., Y. Z. Sohn, W. P. C. Phear: Direct myocardial effects of nitrous oxide. Anesthesiology 37 (1972) 373–380
51. Graff, Th. D., R. S. Holzman, D. W. Benson: Acid base balance in infants during halothane anesthesia with the use of an adult circle absorption system. Anesth. Analg. Curr. Res. 43 (1964) 583–589
51a. Graves, K., J. E. Mallow, E. E. Fibuch, D. R. Krabill, A. D. Sessler: Cardiovascular effects of Isoflurane in surgical patients. Anesthesiology 41 (1974) 486–489
52. Mc Gregor, M., D. Davenport, W. Jegier, P. Sekeji, J. E. Gibbons, P. P. Demers: The cardiovascular effects of halothane in normal children. Brit. J. Anaesth. 30 (1958) 398–408
53. Gregory, G. A., E. I. Eger II, E. S. Munson: The relationship between age and halothane requirement in man. Anesthesiology 30 (1969) 488–491
53a. Guedel, A. E.: Inhalation anaesthesia. A fundamental guide. Mc Millan, New York 1951
54. Heller, M. L., T. R. Watson: The role of preliminary oxygenation prior to induction with high nitrous oxide mixtures: Polarographic p_aO_2 study. Anesthesiology 23 (1962) 219–230
55. Hogue, D., M. Ternisky, B. Iranpour: The responses to nitrous oxide analgesia in children. J. Dent. Child. 38 (1971) 129–133
56. Holaday, D. A., S. Rudofsky, P. S. Treuhaft: The metabolic degradation of methoxyflurane in man. Anesthesiology 33 (1970) 579–593
57. Hollenberg, N. K., F. D. Mc Donald, R. Cotran, E. G. Galvanek, M. Warhol, L. D. Vandam, J. P. Merril: Irreversible acute oliguric renal failure. A complication of methoxyflurane anesthesia. New Engl. J. Med. 286 (1972) 877–879
58. Hornbein, T. F., W. E. Martin, J. J. Bonica: Nitrous oxide effects on the circulatory and ventilatory responses to halothane. Anesthesiology 31 (1969) 250–260
59. Humphrey, L. J., J. R. Amerson, E. L. Frederickson: Preliminary observations on the effect of halothane and oxygen anesthesia on the immunologic response in man. Anesth. Analg. Curr. Res. 49 (1970) 809–816
60. Johnston, R. R., W. L. Way, R. D. Miller: The effects of CNS catecholamine-depleting drugs on dextroamphetamine-induced elevation on halothane MAC. Anesthesiology 41 (1974) 57–61
61. Jones, R. E., N. Guldmann, H. W. Linde, R. D. Dripps, H. L. Price: Cyclopropane anaesthesia. III. Effects of cyclopropane on respiration and circulation in normal man. Anesthesiology 21 (1960) 380–393
62. Jones, H. D., C. A. B. McLaren: Postoperative shivering and hypoxaemia after halothane, nitrous oxide and oxygen anaesthesia. Brit. J. Anaesth. 37 (1965) 35–41

63. Judson, J. A., H. J. de Jongh, J. B. W. Walmsley: Possible cross-sensitivity between halothane and methoxyflurane: Report of a case. Anesthesiology 35 (1971) 527–531
64. Kendig, J. J., J. P. Bunker: Alterations in muscle resting potentials and electrolytes during halothane and cyclopropane anesthesia. Anesthesiology 36 (1972) 128–131
65. Kitahata, L. M., A. Taub, A. J. Conte: The effect of nitrous oxide on alveolar carbon dioxide tension: A second gas effect. Anesthesiology 35 (1971) 607–611
66. Krebs, R., F. Kersting: Zur Ursache der hämodynamischen Nebenwirkungen einiger Narkotika. Anaesthesist 21 (1972) 153–165
67. Lange de, J. J.: Cardiac arrest with halothane and adrenaline. Anaesthesia 18 (1963) 537–538
68. Lebowitz, M. H., C. D. Blitt, J. B. Dillon: Enflurane induced central nervous system excitation and its relation to carbon dioxide tension. Anesth. Analg. Curr. Res. 51 (1972) 355–363
69. Lee, J. H., M. Sigel, H. M. Paisner, van S. Lawrence: Use of topical epinephrine in tonsillectomy and adenoidectomy with halothane anesthesia. Anesth. Analg. Curr. Res. 51 (1972) 64–68
70. Linde, H. W., V. E. Lamb, C. W. Quimby jr., J. Homi, J. E. Eckenhoff: The search for better anesthetic agents: Clinical investigation of ethrane. Anesthesiology 32 (1970) 555–559
71. Linde, H. W., M. L. Berman: Nonspecific stimulation of drug-metabolizing enzymes by inhalation anesthetic agents. Anesth. Analg. Curr. Res. 50 (1971) 656–665
72. Markello, R., L. Maceda, D. Goplerud: Diffusion hyperoxia, a "concentrating" effect. Anesth. Analg. Curr. Res. 53 (1974) 233–238
73. Marshall, B. E., R. A. Grange: Changes in respiratory physiology during ether/air anaesthesia. Brit. J. Anaesth. 38 (1966) 329–338
74. Marshall, B. E., P. J. Cohen, C. H. Klingenmaier, J. C. Neigh, J. W. Pender: Some pulmonary and cardiovascular effects of enflurane (ethrane) anaesthesia with varying p_aCO_2 in man. Brit. J. Anaesth. 43 (1971) 996–1002
75. Martinez, L. R., M. H. Harmel: Arterial oxygen tensions and acid-base changes during ether/air anaesthesia. Acta anaesth. scand. 15 (1971) 169–177
76. Maruyama, F. S., H. Sankawa, E. B. Scott, M. B. Leigh: Anesthesia with methoxyflurane in children. Anesth. Analg. Curr. Res. 45 (1966) 396–400
77. Mazze, R. I., M. J. Cousins, G. A. Barr: Renal effects and metabolism of Isoflurane in man. Anesthesiology 40 (1974) 536–542
78. Mazze, R. I., G. L. Shue, S. H. Jackson: Renal dysfunction: associated with methoxyflurane anesthesia: A randomized prospective clinical evaluation. J. Amer. med. Ass. 216 (1971) 278–288
79. Mc Intyre, J. W. R., J. C. Russel: Renal function and methoxyflurane anaesthesia. Canad. Anaesth. Soc. J. 18 (1971) 131–136
80. Merin, R. G., P. N. Samuelson, D. S. Schalch: Major inhalation anesthetics and carbohydrate metabolism. Anesth. Analg. Curr. Res. 50 (1971) 625–632
81. Merkle, R. B., F. D. Mc Donald, J. Waldman, G. D. Maynard, J. Petit, D. J. Fleming, W. J. Murray: Human renal function following methoxyflurane anesthesia. J. Amer. med. Ass. 218 (1971) 841–844
82. Munson, E. S., C. Ph. Larson, A. A. Babad, M. J. Reagan, D. R. Buechel, E. I. Eger II jr.: The effects of halothane, fluroxene and cyclopropane on ventilation: A comparative study in man. Anesthesiology 27 (1967) 716–728
83. Neigh, J. L., J. K. Garman, J. R. Harp: The electroencephalographic pattern during anesthesia with ethrane: Effects of depth of anesthesia, p_aCO_2 and nitrous oxide. Anesthesiology 35 (1971) 482–487
84. Nicodemus, H. F., C. Nassiri-Rahimi, L. Bachmann, Th. C. Smith: Median effective doses (ED_{50}) of halothane in adults and children. Anesthesiology 31 (1969) 344–348
84a. Nisbet, H. I. A., T. L. Dobbinson, T. A. Thomas, D. A. Pelton: Oxygen uptake in ventilated children during methoxyflurane anaesthesia. Canad. Anaesth. Soc. J. 20 (1973) 334–346
85. Nunn, J. F., L. R. Matthews: Gaseous exchange during halothane anaesthesia the steady respiratory state. Brit. J. Anaesth. 31 (1959) 330–340
85a. Ohm, W. W., B. F. Cullen, D. W. Amory, R. D. Kennedy: Delayed seizure activity following enflurane anesthesia. Anesthesiology 42 (1975) 367–368
86. Paddock, R. B., J. W. Parker, N. P. Guadagni: The effects of methoxyflurane on renal function. Anesthesiology 25 (1964) 707–708
87. Parkhouse, J., J. R. Henrie, M. G. Duncan, H. P. Rome: Nitrous oxide analgesia in relation to mental performance. J. Pharmacol. exp. Ther. 128 (1960) 44–54
88. Podlesch, I., R. Dudziak, K. Zinganell: Inspiratory and expiratory carbon dioxide concentrations during halothane anesthesia in infants. Anesthesiology 27 (1966) 823–828
88a. Podlesch, I., D. Schettler: Der Einfluß der Narkose auf die Lungenfunktion und den Säure-Basen-Haushalt des Säuglings. I. Compliance und alveolo-arterielle Sauerstoffdruckdifferenz. Anaesthesist 22 (1973) 86–93
89. Podlesch, I. D. Schettler: Der Einfluß der Narkose auf die Lungenfunktion und den Säure-Basen-Haushalt des Säuglings. Teil III: Atemwiderstände und Atemarbeit. Anaesthesist 22 (1973) 100–105
90. Price, H. L., S. Deutsch, I. A. Davidson, A. J. Clement, M. G. Behar, R. M. Epstein: Can general anesthetics produce splanchnic visceral hypoxia by reducing regional blood flow. Anesthesiology 27 (1966) 24–32
90a. Rackow, H., E. Salanitre: The pulmonary equilibration of cyclopropane in infants and children. Brit. J. Anaesth. 46 (1974) 35–42
91. Rawstron, R. E., C. J. Evans: The effect of various oxygen concentrations in the anaesthetic vehicle on induction times with halothane anaesthesia. Brit. J. Anaesth. 42 (1970) 412–418
92. Rehder, K., J. Forbes, H. Alter, O. Hessler, A. Stier: Halothane biotransformation in man: a quantitative study. Anesthesiology 28 (1967) 711–715
92a. Rehder, K., J. E. Mallow, E. E. Fibuch, D. R. Krabill, A. D. Sessler: Effects of Isoflurane anesthesia and muscle paralysis on respiratory mechanics in normal man. Anesthesiology 41 (1974) 477
93. Rehder, K., R. A. van Dyke: Der Metabolismus flüchtiger Anaesthetica. In: Lehrbuch der Anaesthesiologie u. Wiederbelebung, hrsg. von R. Frey, W. Hügin u. O. Mayrhofer. Springer, Berlin 1971 (S. 115–118)
94. Reynolds, R. N.: Acid-base equilibrium during cyclopropane anesthesia and operation in infants. Anesthesiology 27 (1966) 127–131
95. Rosen, M., R. B. Poe: Adrenaline infiltration during halothane anaesthesia. Brit. J. Anaesth. 35 (1963) 51–53
96. Saidmann, L. J., E. I. Eger II jr.: Effect of N_2O and of narcotic premedication on the alveolar concentration on halothane required for anesthesia. Anesthesiology 25 (1964) 302–306
97. Saidmann, J. L., E. I. Eger II jr., E. S. Munson, A. Babad, M. Muallem: Minimum alveolar concentration of methoxyflurane, halothane, ether and cyclopropane in man. Anesthesiology 28 (1967) 994–1002
98. Salanitre, E., G. L. Wolf, H. Rackow: Pulmonary exchange of divinyl ether in man. Anesthesiology 28 (1967) 535–539

99. Salanitre, E., H. Rackow: The pulmonary exchange of nitrous oxide and halothane in infants and children. Anesthesiology 30 (1969) 388–394
100. Schettler, D., I. Podlesch: Der Einfluß der Narkose auf die Lungenfunktion und den Säure-Basen-Haushalt des Säuglings. II. Arterielle Blutgase und Säure-Basen-Haushalt. Anaesthesist 22 (1973) 94–99
101. Schuh, F. T.: Enfluran (Ethrane)-Pharmakologie und klinische Aspekte eines neuen Inhalationsnarkoticums. Anaesthesist 23 (1974) 273–280
102. Sechzer, P. H., H. W. Linde, R. D. Dripps, H. L. Price: Uptake of halothane by the human body. Anesthesiology 24 (1963) 779–783
103. Severinghaus, J. W., S. C. Cullen: Depression of myocardium and body oxygen consumption with fluothane in man. Anesthesiology 19 (1958) 165–177
104. Scheffer, L., J. L. Steffenson, A. A. Brich: Nitrous-oxide-induced diffusion hypoxia in patients breathing spontaneously. Anesthesiology 37 (1972) 436–439
105. Smith, N. T., E. I. Eger II jr., R. K. Stoelting: The cardiovascular and sympathomimetic responses to the addition of nitrous oxide to halothane in man. Anesthesiology 32 (1970) 410–421
106. Soares, L. E.: Hepatic function tests in patients under enflurane anesthesia. Int. Congress Series No. 330, IV. European Congress of Anesthesiology. Exerpta Medica, Amsterdam 1974 (S. 18–19)
106a. Stefanini, M., A. Herland: Fatal massive necrosis of the liver following repeated exposure to methoxyflurane. Anesthesiology 32 (1970) 374–378
107. Stevens, W. C., Th. H. Cromwell, M. J. Halsey, E. I. Eger II jr., Th. F. Shakespeare, St. H. Bahlmann: The cardiovascular effects of a new inhalation anesthetic forane in human volunteers at constant arterial carbon dioxide tension. Anesthesiology 35 (1971) 8–16
108. Stoelting, R. K., E. I. Eger: An additional explanation for the second gas effect: A concentrating effect. Anesthesiology 30 (1969) 273–277
109. Tarnow, J., J. W. Gethmann, W. Heß, D. Patschke, A. Wayma, J. B. Brückner: Der Einfluß von Ethrane auf die Hämodynamik und die Sauerstoffversorgung des Myocards im Vergleich zu Halothane. Anaesthesist 23 (1974) 281–290
110. Taves, D. R., B. W. Fry, R. B. Freeman, A. J. Gillies: Toxicity following methoxyflurane anesthesia. II. Fluoride concentrations in nephrotoxicity. J. Amer. med. Ass. 214 (1970) 91–95
111. Theye, R. A.: The contributions of individual organ systems to the decrease in whole-body $\dot{V}O_2$ with halothane. Anesthesiology 37 (1972) 367–372
112. Theye, R. A., G. F. Tuchy: Considerations in the determination of oxygen uptake and ventilatory performance during methoxyflurane anesthesia in man. Anesth. Analg. Curr. Res. 43 (1964) 306–312
113. Theye, R. A., G. F. Tuchy: Oxygen uptake during light halothane anesthesia in man. Anesthesiology 25 (1964) 627–633
114. Trey, Ch., L. Lipworth, Ch. S. Davidson: The clinical syndrome of halothane hepatitis. Anesth. Analg. Curr. Res. 48 (1969) 1033–1042
115. Walker, J. A., G. N. Eggers, C. R. Allen: Cardiovascular effects of methoxyflurane in man. Anesthesiology 23 (1962) 639–642
116. Yilmaz: Die Vermeidung von Komplikationen bei der Kombination von Suprareninfiltration mit Halothan- und Barbituratnarkose. Arch. klin. exp. Ohr.-, Nas.- u. Kehlk.-Heilk. 195 (1970) 298–312

Barbiturate

Aufnahme, Verteilung, Abbau und Ausscheidung

Ins Blut gelangte Barbiturate werden rasch von den gut perfundierten Organen und Geweben (Herz, Niere, ZNS, Splanchnikusgebiet) aufgenommen, so daß innerhalb 1 Minute nur noch die Hälfte des injizierten oder resorbierten Barbiturates im Blut nachweisbar ist. Nach 1 Minute haben Barbiturate deshalb die maximale Wirkung am ZNS. In der 2. Phase geben die gut durchbluteten Gewebe Barbiturate an Muskulatur, Haut, Fett und andere Gewebe ab. Teilweise werden die Barbiturate bereits in der Leber verstoffwechselt (11). Innerhalb von wenigen Minuten reduziert sich die Barbituratkonzentration im ZNS auf die Hälfte. Barbiturate werden in der Leber metabolisiert und die Metaboliten größtenteils über Galle und Urin ausgeschieden.

Wirkung auf das ZNS

Barbitursäurederivate wirken hypnotisch und erzeugen keine Analgesie. Der exakte Wirkungsmechanismus ist nicht bekannt. Als Ausdruck einer Stoffwechselhemmung nimmt der Sauerstoffverbrauch des ZNS ab. Dabei sind die phylogenetisch jüngeren Hirnbereiche stärker betroffen als ältere (z. B. Medulla oblongata).

Nach Einzeldosen von Barbitursäurederivaten kehrt das Bewußtsein in 5–10 Minuten zurück. EEG-Veränderungen lassen sich jedoch noch nach mehreren Stunden nachweisen (6). Der intrakranielle Druck sinkt während Barbituratnarkose.

Wirkung auf das Herz-Kreislauf-System

Barbiturate wirken negativ inotrop (2, 3, 13). Nach höheren Dosen sinken Blutdruck, Schlag- und Herzzeitvolumen bei zunehmender Herzfrequenz. Nach den meisten Barbituratsäurederivaten steigt der periphere Gefäßwiderstand (3, 12).

Die Ursache dieser Wirkungen ist weitgehend unbekannt. In äquinarkotischer Dosierung hat die Wirkung der einzelnen Derivate auf das Herz-Kreislauf-System in etwa das gleiche Ausmaß (3).

Wirkung auf die Atmung

Barbiturate setzen die Empfindlichkeit des Atemzentrums gegenüber CO_2 herab (5, 10) und können bei absoluter oder relativer Überdosierung zum Atemstillstand führen.

Thiobarbiturate können außerdem Laryngo- oder Bronchospasmen auslösen (12).

Wirkung auf Leber- und Nierenfunktion

Die Leberfunktion ändert sich unter Barbituraten nicht nachhaltig. Chronische Barbituratapplikation kann Leberenzyme induzieren und therapeutisch genutzt werden. Unter Barbituratnarkosen nehmen Urinvolumen, Filtrationsrate und Elektrolytausscheidung ab.

Sonstige Nebenwirkungen

Selten sind anaphylaktische Reaktionen nach mehrfachen Barbituratgaben beschrieben worden (1). Thiopental-N_2O-Narkose senkt die Plasmakortisolspiegel signifikant, ändert jedoch nicht die streßbedingte Kortisolausschüttung (9).

Praktische Gesichtspunkte

Die am häufigsten verwandten Barbitursäureabkömmlinge sind Thiopental (Pentothal, Trapanal), Hexobarbital (Evipan) und Methohexital (Brevital, Brietal, Brevimytal).

Während Thiopental und Hexobarbital nahezu ausschließlich zur Einleitung von Kombinationsnarkosen verwendet werden, findet Methohexital in gewissem Umfang auch als Monoanästhetikum für kurze Eingriffe Verwendung (8).

Tab. 27 enthält Dosierung, Applikationsart sowie die Nachteile der genannten Derivate.

Methohexital wirkt 2,5–4fach stärker als andere Barbitursäurederivate (8). Seine Wirkung ist vergleichsweise kürzer, weil eine geringere Fettlöslichkeit und -speicherung besteht.

Nach FREY (7) sind extreme Jugend und Eingriffe in reflexogenen Zonen relative Kontraindikationen reiner Barbituratnarkosen.

Die Propanididnarkose verläuft im Vergleich zur Methohexitalnarkose ruhiger, und das psychophysische Leistungsvermögen ist rascher wieder hergestellt (4).

Bei Vorhandensein eines intravenösen Zuganges können Barbiturate selbst bei Säuglingen komplikationslos angewandt werden (14).

Literatur

1. Anderton, J. M., D. S. Hopton: Thiopentone anaphylaxis: A hazard of multiple cystoscopic examinations under general anaesthesia. Anaesthesia 23 (1968) 90–93.
2. Blackburn, J. P., C. M. Conway, J. M. Leigh, M. J. Lindop, J. A. Reitan: The effects of anaesthetic induction agents upon myocardial contractility. Anaesthesia 26 (1971) 93–94
3. Conway, C. M., D. B. Ellis: The haemodynamic effects of short-acting barbiturates. Brit. J. Anaesth. 41 (1969) 534–542
4. Darboven, O.: Untersuchungen hinsichtlich der Straßenfähigkeit nach Methohexital- und Propanidid-Narkosen. In: Das Ultrakurznarkoticum Methohexital. In Reihe: Anaesthesiologie und Wiederbelebung, 57, hrsg. von R. Frey, F. Kern, O. Mayrhofer, Springer, Berlin 1972
5. Derra, E., J. Korth: Blutgasaustausch und zirkulierende Blutmenge bei der intravenösen Evipan- und Eunarcon-Narkose. Dtsch. Z. Chir. 253 (1940) 381
6. Doenicke, A., J. Kugler: Electrical brain function during emergence time after methohexital and propanidid anaesthesia. Acta anaesth. scand. Suppl. 17 (1965) 99

Tabelle 27 Struktur, Applikationsart, Dosierung und Nachteile der wichtigsten Barbituratsäurederivate

Präparat	Chem. Struktur	Applikation	Dosis (mg/kg KG)	Nachteile
Thiopenthal	Äthylmethyl-butyl-thio-barbitursäure	i. v. rektal	3–5 28–44	Nekrosen bei paravenöser Injektion
Hexobarbital	N-Methyl-cyklohexenyl-methylbarbitur-säure	i. v.	3–6	
Methohexital	N-Methyl-allyl-methyl-pentinyl-barbitursäure	i. v. i. m. rektal	1–2 6–7 5–20	Atemdepression, Hypotension, motorische Erregungszustände, Schluckauf, Husten, Laryngospasmus, Injektionsschmerz

7. Frey, R.: Vergleichende Untersuchungen der kurzwirkenden Barbiturate. In: Das Ultrakurznarkoticum Methohexital. In Reihe: Anaesthesiologie und Wiederbelebung, Bd. 57, hrsg. von R. Frey, F. Kern, O. Mayrhofer. Springer, Berlin 1972 (s. 86–100)
8. Lehmann, Ch.: Klinische Anwendung des Methohexital in 60000 Fällen. In: Das Ultrakurznarkoticum Methohexital. In Reihe: Anaesthesiologie und Wiederbelebung, Bd. 57, hrsg. von R. Frey, F. Kern, O. Mayrhofer. Springer, Berlin 1972 (S. 56–62)
9. Oyama, T., M. Tackiguchi, N. Acki, T. Kudo: Adrenocortical function related to thiopental nitrous oxide-oxygen anesthesia and surgery in man. Anesth. Analg. Curr. Res. 50 (1971) 727–731
10. Pflüger, H.: Respiratorische Veränderungen bei intravenöser Narkose. Anaesthesist 9 (1960) 56–58
11. Saidman, L. J., E. I. Eger: The effect of thiopental metabolism on duration of anaesthesia. Anesthesiology 27 (1966) 118–126
12. Soehring, K., M. Frahm: Barbitursäure-Derivate. In: Lehrbuch der Anaesthesiologie u. Wiederbelebung, hrsg. von R. Frey, W. Hügin, O. Mayrhofer. Springer, Berlin, 1971 (S. 126)
13. Soga, D., R. Beer: Myocardkontraktilität und Hämodynamik im Verlauf einer Methohexital-Narkose. In: Das Ultrakurznarkoticum Methohexital. In Reihe: Anaesthesiologie und Wiederbelebung, Bd. 57, hrsg. von R. Frey, F. Kern, O. Mayrhofer. Springer, Berlin 1972 (S. 20–30)
14. Stephen, C. R., H. M. Slater: Agents and techniques employed in pediatric anesthesia. Anesth. Analg. Curr. Res. 29 (1950) 254–262

Ketamin (Ketanest, Ketalar)
(Hersteller: Parke Davis, Ann Arbor, USA)

Ketamin (2-(O-Chlorophenyl-2-(methylamino)-cyclohexanonhydrochlorid) wurde 1965 von CORSSEN in die Anästhesie eingeführt. Es handelt sich um ein Phencyclidinderivat, dessen Wirkungsweise sich von den klassischen Narkosemitteln unterscheidet. Die Toxizität des Ketamin ist bei akuter und chronischer Anwendung gering. Intramuskuläre und intravenöse anästhetische Dosen über 6 Wochen verabfolgt, führten bei Ratten, Hunden und Affen zu keinerlei toxischen Erscheinungen.

Aufnahme, Verteilung, Abbau, Ausscheidung

Bei oraler oder parenteraler Verabreichung wird Ketamin rasch absorbiert. Nach i. v. Gabe bei Ratten sank die Plasmakonzentration nach 1 Stunde auf 10–20% des Ausgangswertes. Die Halbwertzeit in Hirn, Fett, Leber, Lunge, Niere beträgt ca. 2 Stunden. Die höchsten Konzentrationen wurden im Fettgewebe, in Leber und Niere gemessen. Der Hauptanteil des Ketamins wird in der Leber demethyliert und oxydativ gespalten. Ein geringerer Prozentsatz wird unverändert im Urin ausgeschieden.

Wirkung auf das ZNS

Es wird vermutet, daß Ketamin afferente Impulse im Dienzephalon und in den damit verbundenen Kortexzonen blockiert, während der Hirnstamm weniger betroffen ist. Die selektive Wirkung auf das thalamoneokortikale System und die Aktivation des limbischen Systems haben zur Bezeichnung „dissoziative" Anästhesie geführt. Diesem Konzept widersprechen EEG-Befunde in Ketaminnarkose an Katzen, die von KAYAMA u. IWAMA (13) über Kortex und Hippokampus als Desynchronisation mit nachfolgender Krampfaktivität interpretiert wurden.

FERRER-ALLADO (8) registrierte nach 2–4 mg Ketamin/kg KG über limbischen und thalamischen Arealen Krampfpotentiale, die sich im Oberflächen-EEG nicht in diesem Maße darstellten und die mit verschiedenen Bewußtseinslagen korrelierten.

Einfluß auf die Atmung

Pneumotachographische und blutgasanalytische Untersuchungen bei Kindern nach Ketamine (Abb. 66, 67) ergaben nur eine flüchtige und geringgradige Einschränkung der Atmung, die

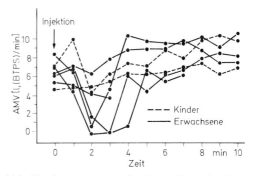

Abb. 66 Atemminutenvolumina nach i. v. Injektion von 1–2 mg Ketamin/kg KG (aus I. PODLESCH: Anaesthesiologie u. Wiederbelebung 40 [1969] 133)

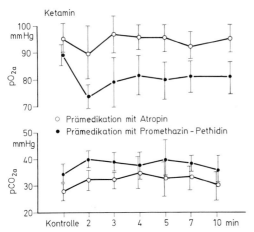

Abb. 67 Arterielle Blutgase bei Kindern nach unterschiedlicher Prämedikation und i. v. Gabe von 1–2 mg Ketamin/kg KG (aus I. PODLESCH: Anaesthesiologie u. Wiederbelebung 40 [1969] 219)

nach Prämedikation mit Promethazin-Pethidin-Atropin stärker war, als nach Vorbereitung mit Atropin.

Bei Kindern in reduziertem Allgemeinzustand kann die Atmung durch Ketamine nach normaler Prämedikation mit Promethazin-Pethidin-Atropin (s. S. 130) bis zur Apnoe deprimiert werden.

Die Möglichkeit künstlicher Beatmung sollte deshalb immer gegeben sein. Die Atmung kann in diesen Fällen auch durch i. v. Injektion von 0,3–0,6 ml Bemegrid (Micoren) stimuliert werden.

Wirkung auf Herz und Kreislauf

Die Wirkung auf das Herz-Kreislauf-System scheint biphasisch zu sein (17). Nach einer kurzen „Myokarddepression", die sich in einem initialen Blutdruckabfall und verlängerter Anspannungszeit äußert (17, 23), führt Ketamine in narkotisch wirkender Dosierung zu einem Anstieg von Blutdruck, Pulsfrequenz (Abb. 68) und des Herzzeitvolumens, der die hypnotische und analgetische Wirkung nach einmaliger Injektion von Ketamin überdauern kann (12, 23, 34). Der periphere Gefäßwiderstand änderte sich nicht signifikant. Als Folge der Herzzeitvolumenzunahme kann es auch zu Drucksteigerungen im Truncus pulmonalis kommen. Nachinjektionen von Ketamin rufen gleichgerichtete Kreislaufveränderungen hervor.

Das Ansteigen von Pulsfrequenz, Blutdruck und Herzzeitvolumen ist durch β-Rezeptorenblockade nicht aufzuheben (31).

Die kreislaufanaleptische Wirkung des Ketamin ist nach Prämedikation mit Promethazin-Pethidin oder Droperidol geringer als nach Atropinprämedikation.

TRABER u. Mitarb. (32) beobachteten nach α-Rezeptorenblockade mit Phentolamin geringere Kreislaufänderungen nach Ketamin und schlossen daraus auf eine α-adrenerge Stimulation durch Ketamin.

ZSIGMOND (36) berichtete über einen signifikanten Anstieg des Noradrenalinspiegels im Plasma 5 Minuten nach i. v. Gabe von 2 mg Ketamin/kg bei chirurgischen Patienten.

SONNTAG u. Mitarb. (28) haben nach i. v. Injektion von 5 mg Ketamin/kg Körpergewicht bei Erwachsenen in 50% der Fälle eine signifikante Zunahme der Koronardurchblutung und des myokardialen O_2-Verbrauches mit erhöhter Extraktion von Laktat und freien Fettsäuren gemessen, während 50% der Patienten keine signifikanten Veränderungen dieser Parameter, sondern nur eine Zunahme der myokardialen Glukoseextraktion zeigten.

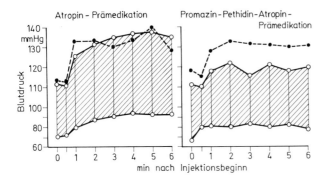

Abb. 68 Blutdruck und Pulsfrequenz bei Kindern nach 1–2 mg Ketamin/kg KG i. v. (aus I. PODLESCH, M. ZINDLER: Anaesthesist 10 [1967] 301)

Hirndurchblutung und -stoffwechsel, intrakranieller Druck

Nach i. v. Gabe von 3 mg Ketamin/kg Körpergewicht in 2 Dosen stieg bei Erwachsenen die Hirndurchblutung im Mittel von 47 auf 76 ml/100 g/Min. an, bei Abnahme des zerebralen Gefäßwiderstandes von 1,91 auf 1,38 mm Hg/ml/100 g/Min. Der pCO_{2a} stieg durchschnittlich von 36,0 auf 37,9 mm Hg an. Sauerstoffverbrauch, Glukose- und Laktatutilisation des Gehirns änderten sich nicht signifikant (29). HOUGAARD u. Mitarb. (10) fanden vorwiegend Zunahmen der regionalen Hirndurchblutung, die sie als stoffwechselbedingt interpretieren.

Ketamin steigert den Liquordruck (25). Starke Erhöhungen des Liquordruckes bzw. des intrakraniellen Druckes wurden bei Hydrozephalus und anderen zerebralen Erkrankungen gemessen (9, 17, 35) Bei Säuglingen beobachtete TSCHAKALOFF (33) nach 3 mg Ketamin/kg Körpergewicht i. v. signifikante Anstiege des Ventrikelliquordruckes. Nach i. m. Applikation von 8 mg/kg Körpergewicht waren die Liquordruckanstiege geringer, jedoch statistisch signifikant über den Ausgangswerten. Der Anstieg des Liquordruckes kann durch Hyperventilation oder Barbiturate rückgängig gemacht werden (25, 35).

Wirkung auf die neuromuskuläre Transmission und spinale Motorik

Der Skelettmuskeltonus bleibt unter Ketamin erhalten. Erhaltene oder gesteigerte Eigenreflexe, faszikuläre Muskelzuckungen, athetotische Kopf- und Extremitätenbewegungen sprechen nach LANGREHR u. KLUGE (15) für eine Zunahme supraspinaler exzitatorischer Impulse aus der Stammhirnretikulärzone.

Sonstige Nebenwirkungen

Unter Ketamin nehmen Salivation und Bronchialsekretion stark zu. Eine Prämedikation mit Atropin ist deshalb notwendig.

Gelegentlich kommt es bei Kindern, denen zur Vorbereitung nur Atropin gegeben wurde, zu Träumen oder Zwangsvorstellungen in der Aufwachphase, die nach unsereren Erfahrungen vorwiegend als unangenehm empfunden werden. Übelkeit und Erbrechen in der postnarkotischen Phase kommen in ca. 3% der Fälle vor. Selten treten nach der Narkose motorische Unruhe, Kopfschmerz und Doppeltsehen auf. Die lokale Verträglichkeit von Ketamin ist sehr gut.

Nach Atropinprämedikation sieht man besonders im Säuglingsalter bei Dosen über 2 mg Ketamin/kg Körpergewicht gelegentlich Opisthotonus, Trismus, allgemeine Muskelrigidität und Überstreckung der Gliedmaßen, die durch Barbiturate aufzuheben sind (24). Unabhängig von der Höhe der Dosis können leichte klonische Zuckungen der Extremitäten vorkommen.

Die Körpertemperatur fällt während Ketaminnarkose bei Kindern bis zum 2. Lebensjahr geringer ab als unter Halothan-N_2O-Narkose (6).

OYAMA u. Mitarb. (22) haben nach Pentobarbital-Pethidinprämedikation und Injektion von 2 mg Ketamin/kg Körpergewicht einen signifikanten Anstieg des Plasmakortisolspiegels gemessen. KUDO u. Mitarb. (14) fanden nach Ketamin- und N_2O-Applikation eine Stimulierung des adrenokortikalen Systems, die durch chirurgische Stimuli verstärkt wurde.

Technik der Ketaminnarkose

Vorbereitung und Prämedikation

Wie vor jeder Narkose hat der Anästhesist sich einen Überblick über Allgemeinzustand des Kindes, die Vorgeschichte und eingenommene Medikamente zu verschaffen. Erbrechen ist nach Ketamin im Vergleich zu anderen Narkosemitteln selten. Husten- und Schluckreflex sind im chirurgischen Toleranzstadium erhalten. Obwohl wir einige Kinder aus chirurgischer Indikation unter Umgehung der üblichen Nahrungskarenz ohne Komplikationen operiert haben, erscheint es bis zum Vorliegen weiterer Erfahrungen sicherer, die Narkose bei leerem Magen einzuleiten. Vor dem Narkosebeginn sollte unbedingt Atropin oder ein ähnliches Parasympathikolytikum zur Prämedikation gegeben werden (s. S. 128), um vermehrter Salivation und Bronchialsekretion vorzubeugen.

Bei Kindern, die sich in stationärer Behandlung befinden, ist die Gabe von Promethazin und Pethidin zusätzlich zum Atropin aus mehreren Gründen empfehlenswert:

1. Bei gut sedierten Kindern ist die Gefahr eines psychischen Traumas durch die Narkoseeinleitung geringer.

2. Der Anstieg von Blutdruck und Herzfrequenz ist nach Promethazin-Pethidin-Prämedikation geringer.
3. Unangenehmen Träumen in der Aufwachphase wird vorgebeugt.

Dosierung und narkotische Wirkung

Die i. v. Injektion von 1–2 mg Ketamin/kg Körpergewicht bewirkt bei Kindern in 20–40 Sekunden ein Toleranzstadium für chirurgische Eingriffe, das bis zu 5 Minuten anhalten kann. Der Eintritt der Narkose ist abhängig von der Injektionsgeschwindigkeit. Die obige Angabe gilt für die Injektion von ca. 2,5 mg/Sek. Das Flacherwerden der Narkose kündigt sich an durch Bewegungen der Extremitäten, Seufzer oder Stöhnen. Für die Notwendigkeit einer Nachinjektion spricht die Kontraktion des M. orbicularis oculi nach passiver Öffnung des Auges (16).

Der Zustand der Bewußtlosigkeit überdauert die Analgesie für Operationen. Die Narkose kann durch Nachinjizieren von 0,5–1,0 mg/kg beliebig verlängert werden. Ketaminnachinjektionen haben einen kumulierenden Effekt. Während die Wiedererlangung der vollen geistigen und physischen Leistungsfähigkeit nach einer einmaligen Ketamin-Gabe 1–2 Stunden in Anspruch nimmt, kehren diese Funktionen nach Applikation höherer Ketamindosen erst nach mehreren Stunden zurück.

LOCKHARDT u. NELSON (19) haben eine Altersabhängigkeit der zur Narkose notwendigen Ketamindosen errechnet (Abb. 69). Ketamindo-

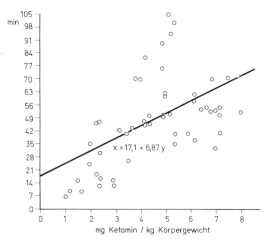

Abb. 70 Regression zwischen i. v. Ketamindosis und Wiederkehr der Ansprechbarkeit bei Kindern nach Atropinprämedikation (aus I. PODLESCH: Anaesthesiologie u. Wiederbelebung 40 [1969] 218)

sis und Narkosedauer korrelieren miteinander (Abb. 70)

Bei intramuskulärer Verabfolgung sind zur Erreichung einer genügend tiefen Narkose 8–10 mg/kg Körpergewicht notwendig. Der Beginn der Narkose ist nach 3 Minuten zu erwarten, mit der Operation kann im allgemeinen 5 Minuten nach der Injektion begonnen werden.

Das chirurgische Toleranzstadium kann 15–42 Minuten anhalten. Die nur mit Atropin vorbereiteten Kinder wachen 40–180 Minuten nach Narkosebeginn auf. Nach Prämedikation mit Pethidin können bis zum Wiedererwachen der Kinder bis zu 6 Stunden vergehen.

Während der Narkose sind Pharynx- und Larynxreflexe, Lid-, Konjunktival- und Kornealreflex erhalten oder abgeschwächt (2).

Aufgrund der Untersuchungen von TAYLOR u. TOWEY (30), die Kontrastmittelaspirationen während Ketaminnarkose nachwiesen, sollten Kinder mit vollem Magen intubiert werden. Die Kiefermuskulatur ist ausreichend tonisiert, so daß in der Regel auf Halten des Unterkiefers oder Einlegen eines Guedel-Tubus verzichtet werden kann. Obwohl Ketamin keine muskelrelaxierende Wirkung besitzt, konnten wir Repositionen von Frakturen und Luxation und endotracheale Intubationen allein in Ketaminnarkose vornehmen. Falls sich eine Intubation als notwendig erweist, ist jedoch eine Muskelrelaxation

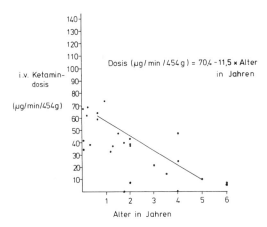

Abb. 69 Abhängigkeit der Ketamindosis vom Lebensalter (nach LOCKHARDT u. NELSON)

vorzuziehen, da Berühren des Larynx in Ketaminmononarkose einen Glottisschluß provozieren kann, der die Intubation unmöglich machen oder traumatisch gestalten kann.

Prämedikation mit Phenothiazinen, Opiaten oder ähnlich wirkenden Substanzen potenziert und verlängert die Wirkung von Ketamin.

Kombination mit anderen Narkosemitteln und Muskelrelaxantien

Kinder mit schwer auffindbaren Venen, bei denen der Eingriff die Fortsetzung einer Maskennarkose nicht erlaubt (z. B. Augenoperationen), kann man zunächst mit Lachgas-Halothan norkotisieren und die Narkose nach erfolgter Venenpunktion mit Ketamin fortsetzen. Ketamin potenziert die atemdepressorische Wirkung des Halothan. Man muß die Ketamindosis deshalb bei dieser Technik reduzieren auf 0,5–1 mg/kg Körpergewicht oder mit der Ketamininjektion warten bis die Halothanwirkung weitgehend abgeklungen ist.

Die Wirkung von kompetitiv und depolarisierend wirkenden Muskelrelaxantien wird durch Ketamin nicht beeinflußt. Der Ersatz eines Barbiturates zur Narkoseeinleitung durch Ketamin bringt nur bei Kindern in schlechtem Allgemeinzustand Vorteile. Im Endotoxinschock oder bei Kindern mit kongenitalen Herzfehlern kann die barbiturat- oder halothanbedingte Depression des Herz-Kreislauf-Systems durch Ketamin vermieden werden.

Indikationen und Kontraindikationen

Bei stationär aufgenommenen Kindern können alle Operationen, deren Dauer 1 Stunde nicht überschreitet, in Ketaminnarkose vorgenommen werden. Eingriffe über 1 Stunde erfordern eine hohe Dosierung, die infolge des kumulativen Effektes von Ketamin mit einer Nachschlafdauer von mehreren Stunden verbunden ist.

Da Ketamingaben bis zu 2 mg/kg Körpergewicht postnarkotische Erholungsphasen von mindestens 1 Stunde bedingen, sind der Ketaminnarkose Propanidid oder Lachgas-Halothan für ambulante Kinder vorzuziehen.

Gute Erfahrungen sammelten CRONIN u. Mitarb. (4) und BENNETT u. BULLIMORE (1) mit Ketamin zur Immobilisation bei radiotherapeutischen Maßnahmen. Ketamin wird außerdem zur Narkoseeinleitung bei „poor risk"-Patienten empfohlen (21).

Narkosen für Thorakotomien und intraabdominelle Eingriffe sind wegen der notwendigen Muskelrelaxation und Dauer nicht allein mit Ketamin durchzuführen. Ketamin kann bei diesen Narkosen anstelle von Barbituraten zur Einleitung benutzt werden, was jedoch bei normalen Kindern keine ins Auge fallenden Vorteile bietet.

Kontraindikationen stellen nach dem heutigen Wissensstand arterielle Hypertension und Operationen dar, bei denen Blut, Eiter usw. in den Rachenraum gelangen und wegen der unter Ketaminnarkose erhaltenen Reflexe Husten oder Laryngospasmus auslösen oder aspiriert werden können.

Wegen der zerebralen Durchblutungszunahme und Hirndrucksteigerung unter Ketamin (29) sind außerdem Patienten mit Verdacht auf erhöhten intrakraniellen Druck und Schädelhirnverletzungen von der Ketaminanwendung auszunehmen. Bei Hirnläsionen oder Kortexerkrankungen scheint die Ketaminwirkung ohnehin unsicher (5, 11).

Von SEFER (26) wurden bei kardiologisch-diagnostischen Eingriffen günstige Erfahrungen mit Ketamin mitgeteilt.

Anläßlich von Herzkatheteruntersuchungen bei Kindern mit angeborenen Herzfehlern in Ketaminnarkose hat MARYNEN (20) wiederholte Herzstillstände und exzessive Tachykardien beschrieben.

Literatur

1. Bennett, J. A., J. A. Bullimore: The use of ketamine hydrochloride anesthesia for radiotherapy in young children. Brit. J. Anaesth. 45 (1973) 197–201
2. Carson, I. W., J. Moore, J. P. Balmer, J. W. Dundee, T. G. McNabb: Laryngeal competence with ketamine and other drugs. Anesthesiology 38 (1973) 128–133
3. Corssen, G., J. E. en Hoy: A new parenteral anesthetic – CI-581: its effect on intraocular pressure. Amer. J. Pediatric Ophthalmology 4 (1967) 20
4. Cronin, M. M., J. D. Busfield, E. B. Hewett, I. M. McLellan, T. B. Bulton: Ketamine anaesthesia for radiotherapy in small children. Anaesthesia 27 (1972) 135–142
5. Drury, W. L., L. C. Clark: Ketamine failure in acute brain injury: A case report. Anesth. Analg. Curr. Res. 49 (1970) 859–861
6. Engelman, D. R., Ch. H. Lockhart: Comparisons between temperature effects of ketamine and halothane anesthesia in children. Anesth. Analg. Curr. Res. 51 (1972) 98–101

7. Eyrich, K., H. D. Brackebusch, P. Sefin: Liquordruck unter Ketamin. In: Ketamin. In Reihe: Anaesthesiologie und Wiederbelebung, Bd. 69, hrsg. von R. Frey, F. Kern, O. Mayrhofer. Springer, Berlin 1973 (S. 209–213)
8. Ferrer-Allado, Th., V. L. Brechner, A. Dymond, H. Cozen, P. Crandall: Ketamine-induced electroconvulsive phenomena in the human limbic and thalamic regions. Anesthesiology 38 (1973) 333–344
9. Gibbs, J. M.: The effect of intravenous ketamine on cerebrospinal fluid pressure. Brit. J. Anaesth. 44 (1972) 1298–1302
10. Hougaard, K., A. Hansen, P. Brodersen: The effect of ketamine on regional cerebral blood flow in man. Anesthesiology 41 (1974) 562–567
11. Janis, K. M., W. Wright: Failure to produce analgesia with ketamine in two patients with cortical disease. Anesthesiology 36 (1972) 405–406
12. Junger, H., R. Schorer, J. Teichmann, H. Unseld: Kreislaufwirkung von Ketamin. In: Ketamin. In Reihe: Anaesthesiologie und Wiederbelebung, Bd. 69, hrsg. von R. Rey, F. Kern, O. Mayrhofer. Springer, Berlin 1973 (S. 54–58)
13. Kayama, Y., K. Iwama: The EEG, evoked potentials, and single unit activity during ketamine anesthesia in cats. Anesthesiology 36 (1972) 316–328
14. Kudo, T., T. Oyama, K. Kimura, T. Takazawa, M. Tagiguchi, S. Shibata: Effects of ketamine on adrenocortical function in man. Anesth. Analg. Curr. Res. 49 (1970) 697–700
15. Langrehr, D., J. Kluge: Zur Anwendung von Ketamine in der Kinderanästhesie. Z. Kinderchir. 7 (1969) 1–8
16. McLellen, I.: Assessment of depth of anaesthesia under ketamine. Anaesthesia 29 (1974) 493
17. List, W. F., A. H. Anton: Neuere Kreislaufuntersuchungen unter Ketamin. In: Ketamin. In Reihe: Anaesthesiologie und Wiederbelebung, Bd. 69, hrsg. von R. Frey, F. Kern, O. Mayrhofer. Springer, Berlin 1973 (S. 84–88)
18. List, W. F., H. F. Cascorbi: Druckanstieg im Liquor cerebrospinalis unter Ketamin. In: Ketamin. In Reihe: Anaesthesiologie und Wiederbelebung, Bd. 69, hrsg. von R. Frey, F. Kern, O. Mayrhofer. Springer, Berlin 1973 (S. 218–222)
19. Lockhardt, Ch. H., W. L. Nelson: The relationsship of ketamine requirement to age in pediatric patients. Anesthesiology 40 (1974) 507–508
20. Marynen, L.: Clinical experiences with ketalar. Vortrag Symposium Oostende 1969
21. Nettles, D. C., Th. J. Herrin, J. G. Mullen: Ketamine induction in poor-risk patients. Anesth. Analg. Curr. Res. 52 (1973) 59–64
22. Oyama, T., F. Matsumoto, T. Kudo: Effects of ketamine on adrenocortical function in man. Anesth. Analg. Curr. Res. 5 (1970) 697–700
23. Podlesch, I., M. Zindler: Erste Erfahrungen mit dem Phencyclidinderivat CI-581, einem neuen intravenösen und intramuskulären Narkosemittel. Anaesthesist 16 (1967) 299–303
24. Radnay, P. A., R. P. Badola: Generalized extensor spasm in infants following ketamine anesthesia. Anesthesiology 39 (1973) 459–460
25. Sari, A., Y. Okuda, H. Takeshita: The effect of ketamine on cerebrospinal fluid pressure. Anesth. Analg. Curr. Res. 51 (1972) 560–564
26. Sefer, St.: Erfahrungen mit Ketamin bei kardiochirurgischen Eingriffen. In: Ketamin. In Reihe: Anaesthesiologie und Wiederbelebung, Bd. 69, hrsg. von R. Frey, F. Kern, O. Mayrhofer. Springer, Berlin 1973 (S. 343–346)
27. Shapiro, H. M., S. R. Wyte, A. B. Harris: Ketamine anaesthesia in patients with intracranial pathology. Brit. J. Anaesth. 44 (1972) 1200–1204
28. Sonntag, H., H. W. Weiss, D. Knoll, C. Fuchs, D. Regensburger, D. D. Schenk, H. J. Bretschneider: Der Einfluß von Ketamin auf den myocardialen Metabolismus. In: Ketamin. In Reihe: Anaesthesiologie und Wiederbelebung, Bd. 69, hrsg. von R. Frey, F. Kern, O. Mayrhofer. Springer, Berlin 1973 (S. 37–46)
29. Takeshita, H., Y. Okuda, A. Sari: The effects of ketamine on cerebral circulation and metabolism in man. Anesthesiology 36 (1972) 69–75
30. Taylor, P. A., R. M. Towey: Depression of laryngeal reflexes during ketamine anaesthesia. Brit. med. J. 2 (1971) 688–689
31. Traber, D. L., R. D. Wilson, L. L. Priano: The effect of beta-adrenergic blockade on the cardio-pulmonary response to ketamine. Anesth. Analg. Curr. Res. 49 (1970) 604–613
32. Traber, D. L., R. D. Wilson, L. L. Priano: The effect of alpha-adrenergic blockade on the cardiopulmonary response to ketamine. Anesth. Analg. Curr. Res. 50 (1971) 737–742
33. Tschakaloff, Ch.: Untersuchungen über das Verhalten des Hirnliquordruckes bei Ketaminnarkosen im Säuglingsalter. In: Ketamin. In Reihe: Anaesthesiologie und Wiederbelebung, Bd. 69, hrsg. von R. Frey, F. Kern, O. Mayrhofer. Springer, Berlin 1973 (S. 228–230)
34. Virtue, R. W., J. M. Alanis, M. Mari, R. T. Lafargue, J. H. K. Vogel, D. R. Metcalf: An anesthetic agent: 2-Orthochlorophenyl, 2-Methylamino Cyclohexanone HCl (CI-581). Anesthesiology 28 (1967) 823–833
35. Wyte, S. R., H. M. Shapiro, P. Turner, A. B. Harris: Ketamine-induced intracranial hypertension. Anesthesiology 36 (1972) 174–176
36. Zsigmond, E. K.: Comment. Anesth. Analg. Curr. Res. 51 (1972) 595–596

Propanidid (Epontol) (Bayer, Leverkusen)

Propanidid (3-Methoxy-4-(N,N-diäthylcarbamoyl-methoxy)-phenylessigsäure-n-propylester) hat im vergangenen Jahrzehnt Eingang in die Anästhesie gefunden. Verwendet wird eine 5%ige Lösung in 20%igem Cremophor EL.

Verteilung, Abbau, Ausscheidung

Im Gegensatz zur Barbituratnarkose wird die Dauer der Propanididnarkose nicht durch die Verteilung im Organismus zwischen weniger und mehr perfundierten Geweben bestimmt (9), sondern Propanidid wird durch verschiedene Esterasen im Blut und in der Leber gespalten. Deshalb ist die Dauer der Narkose und postnarkotischen Erholung kürzer.

Das Hauptabbauprodukt ist 3-Methoxy-4-(N, N-diäthylcarbamoyl-methoxy)-phenylessigsäure, die narkotisch nicht wirksam ist und größtenteils im Urin ausgeschieden wird.

Dosierung und Wirkung auf das ZNS

Die zur Narkose notwendigen Dosen scheinen im Kindesalter höher zu liegen als bei Erwachsenen (Abb. 71). Verschiedene Dosierungen und Narkosezeiten enthält Tab. 28.

20–30% der Erwachsenen bewegen sich während Propanididnarkose (8). Bei Kindern überwiegen leichte tonisch-klonische Zuckungen der Extremitäten- und Gesichtsmuskeln (6). Muskelzuckungen bzw. -bewegungen wurden bei Kindern in 6% der Fälle registriert (11a).

Tabelle 28 Propaniddosierung und Narkosedauer im Kindesalter

Autoren	Injektionsdauer (sec)	mg Propanidid/ kg Körpergewicht	Narkosedauer (min)
MICHELSON u. Mitarb. (5)	10–15	6–10	1–5*
KUŠČ u. Mitarb. (1)	25–40	10–13	1,5–4**
PODLESCH u. ZINDLER (8)	10–20 mg/sec	13–21	5–7*

* Prämedikation mit Atropin
** Prämedikation mit Atropin, Diprazin, Promedol

Herz-Kreislauf-System

Nach i. v. Injektion von 10–13 mg/kg registrierten KUŠČ u. Mitarb. (1) bei Kindern eine Blutdrucksenkung um 25–35% des Ausgangswertes und eine Steigerung der Herzfrequenz um 30–50%. Das Ausmaß und die Dauer dieser Veränderungen werden durch die Injektionsgeschwindigkeit bestimmt (8).

SCHORER u. MORLOK (13) haben nach Prämedikation mit Thalamonal, Tavegil und Atropin bei Erwachsenen und 7 mg Propanidid/kg (Injektion

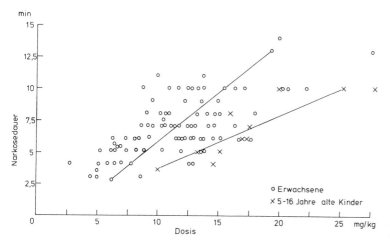

Abb. 71 Regression zwischen Narkosedauer und Propaniddosierung bei Kindern (nach PODLESCH u. ZINDLER)

in 30 Sek.) verschiedene Kreislaufgrößen bestimmt (Abb. 72), und in den ersten 3 Min. post injectionem einen Blutdruckabfall, eine Herzfrequenzzunahme, einen Anstieg des Herzzeitvolumens bei sinkendem peripherem Widerstand gemessen.

Nach Untersuchungsergebnissen von SOGA u. Mitarb. (14) scheint in N_2O-Analgesie und unter künstlicher Beatmung Propanidid in den ersten 2 Min. nach i. v. Injektion einen negativ inotropen Effekt zu entfalten. Die synchron einsetzende Erhöhung der Herzfrequenz führt jedoch zu einer Zunahme des Herzindex (Abb. 73).

Koronardurchblutung und myokardiale O_2-Aufnahme steigen unter Epontolwirkung signifikant an (12).

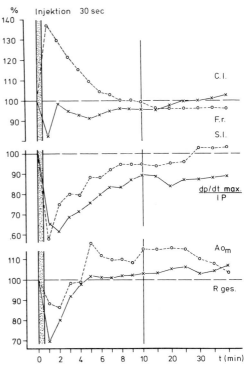

Abb. 73 Mittelwerte für Herzfrequenz, Herzindex (CI), Schlagindex (SI), Kontraktilitätsindex dp/dt_{max} (linker Ventrikel), Aortendruck und gesamten Gefäßwiderstand bei 6 Erwachsenen nach Pethidin-Atropin-Prämedikation und 7 mg Propanidid/kg Körpergewicht i. v. (nach SOGA u. Mitarb.)

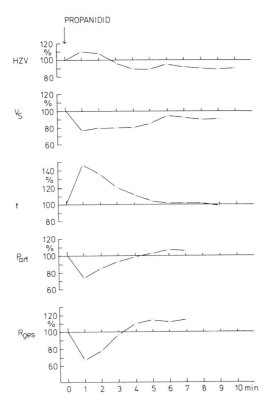

Abb. 72 Mittelwerte verschiedener Kreislaufgrößen nach i. v. Injektion von 7 mg Propanidid/kg Körpergewicht in 30 Sek. bei Erwachsenen (nach SCHORER u. MORLOK)

HZV = Herzminutenvolumen
V_s = Schlagvolumen
f = Herzfrequenz
P_{art} = partieller Mitteldruck
R_{ges} = gesamter Gefäßwiderstand

Die klinische Relevanz dieser Untersuchungsergebnisse scheint nicht groß, da die Wirkungen flüchtig sind und Kinder in der Regel frei von degenerativen Erkrankungen des Herzens sind.

Wirkung auf die Atmung und den Säure-Basen-Haushalt

Kurz nach Injektionsbeginn tritt eine kurze Hyperventilation auf, die von einer Hypoventilations- oder Apnoephase gefolgt wird. Die Dauer der Atmungssteigerung und -minderung hängen von der Injektionsgeschwindigkeit ab. Die Atmung normalisiert sich, sobald der pCO_{2a} nach der Hyperventilation 40 mm Hg erreicht oder leicht erhöht ist (11). In Kombination mit Opiaten oder ähnlich wirkenden Substanzen ist die Hyperventilation abgeschwächt, und im Anschluß an sie kann sich eine alveoläre Hypoventilation entwickeln (11).

Atemmechanisch haben MALIVANOVA u. SUBAREVA (4) einen Abfall der Lungencompliance um 23% und Anstieg der Atemwiderstände um 84% gemessen.

RAZMACHOW u. Mitarb. (10) haben dagegen eine Zunahme der Lungencompliance gemessen.

Der Anstieg der Atemwegswiderstände ist bei Lungengesunden ohne Bedeutung, da eine Steigerung um 100% beispielsweise von 1,5 auf 3,0 $cmH_2O/L/Sek.$ immer noch Normalwerte ergibt. Der Säure-Basen-Haushalt änderte sich bei Kindern nach 10 mg Propanidid/kg Körpergewicht i. v. nicht wesentlich (10).

Das Verhalten der arteriellen Sauerstoffdrücke zeigte keine ernste Gefährdung der O_2-Versorgung des Organismus an (10).

Weitere Nebenwirkungen

Übelkeit und Erbrechen kommen nach Propanidid ausgesprochen selten vor (8, 11a).

Pseudocholinesterasehemmung

In vitro und in vivo wird die Pseudocholinesterase durch Propanidid dosisabhängig gehemmt (16).

In Verbindung mit Succinylcholingabe resultiert eine Verlängerung der Muskelrelaxation (8).

Histaminfreisetzung

Nach Propanididinjektion kommt es wie nach anderen Narkosemitteln zu einer Histaminfreisetzung (3). In Einzelfällen kann die Histaminliberierung exzessiv sein und zu anaphylaktischen Symptomen wie Tachykardie, Hypotension, Erythem der oberen Körperhälfte, Bronchospasmus, Larynxödem und unter Umständen Herzstillstand führen. Die Häufigkeit anaphylaktischer Reaktionen wird inzwischen mit 1:750 bis 1:50000 angegeben. Sie werden durch Fieber, Ekzeme, Asthma und wiederholte Injektionen begünstigt.

Bei sofort vorgenommener Behandlung mit hohen Glukokortikoiddosen und Antihistaminika ist die Prognose der anaphylaktischen Zwischenfälle besonders im Kindesalter gut. Allergiker scheinen erst auf wiederholte Propanididinjektionen mit massiver Histaminausschüttung zu reagieren (2).

Hämolytische Wirkung

Propanidid bewirkt einen Anstieg des freien Hämoglobins im Plasma, dessen Ausmaß jedoch klinisch unbedeutend ist. Die Bilirubinkonzentration im Serum steigt nach höheren Epontoldosen an.

Thrombosen und Thrombophlebitiden

PODLESCH u. ZINDLER (8) haben bei ca. 10% Erwachsener nach Propanidid blande Thrombosen und in ca. 2% der Fälle Thrombophlebitiden an der Injektionsvene beobachtet. Langsamere Injektionsgeschwindigkeiten scheinen die venösen Komplikationen zu reduzieren.

Indikationen, Kontraindikationen und Anwendungstechnik

Propanidid ist angezeigt bei allen diagnostischen und therapeutischen Eingriffen bis zu 10 Minuten Dauer (8, 15).

NADTOČIJ u. Mitarb. (7) heben die Bronchospirometrie mit Doppellumentubus als besonders gute Indikation hervor.

Als relative Kontraindikation fassen wir ausgedehnte Infektionen – wie z. B. nach Verbrennungen – und wiederholte Injektionen bei Allergikern auf, da hier die Gefahr einer vermehrten Histaminfreisetzung besteht.

Als Prämedikation empfehlen wir Atropin in üblicher Dosierung. Mit Pethidin- oder Pentazocinvorgabe (1 mg/kg KG) kann die Narkose vertieft und verlängert werden. Die Injektionsgeschwindigkeit sollte 30–60 Sek. betragen, weil rascher vorgenommene Injektionen heftigere Kreislaufreaktionen hervorrufen. Gegen die Kombination mit anderen Narkosemitteln und Muskelrelaxantien und die Anwendung zur Narkoseeinleitung bestehen keine Einwände. Nach der Kombination von Propanidid mit Succinylcholin ist die Muskelrelaxation verlängert.

Literatur

1. Kušč, N. L., V. L. Eisenberg, L. M. Markel, V. I. Sapovalov, N. T. Suskov: Zur Frage der Epontol-Narkose in der Kinderchirurgie. In: Epontol-Symposium 5.–6. 6. 69, Moskau (S. 59–60)

2. Lawin, P.: Sind Komplikationen nach Kurznarkosen mit Epontol bekannt? Z. prakt. Anästh. Wiederbeleb. 3 (1968) 341–343
3. Lorenz, W., A. Doenicke: Biochemie und Pharmakologie der Histaminfreisetzung durch intravenöse Narkosemittel und Muskelrelaxantien. In: Intravenöse Narkose mit Propanidid. In Reihe: Anaesthesiologie und Wiederbelebung, Bd. 74, hrsg. von R. Frey, F. Kern, O. Mayrhofer. Springer, Berlin 1973 (S. 179–187)
4. Malivanova, G. A., R. A. Subareva: Pneumotachographische Untersuchung der Epontol-Narkose. In: Epontol-Symposium 5.–6. 6. 69, Moskau (S. 22–23)
5. Michelson, V. A., N. D. Volodin, Ju. P. Voronzov, I. M. Luzkij: Einfluß von Epontol auf einige lebenswichtige Funktionen des kindlichen Organismus. In: Epontol-Symposium 5. 6.–6. 6. 69, Moskau (S. 27–28)
6. Meitin, N. S., V. M. Balagin, O. A. Timosenko, N. E. Steinberg: Epontol-Narkose in der Kinderpraxis. In: Epontol-Symposium 5.–6. 6. 69, Moskau (S. 58)
7. Nadtocij, G. N., B. S. Kibrik, V. S. Ermolenko: Anwendung von Epontol bei der Bronchospirographie der Kinder. In: Epontol-Symposium 5.–6. 6. 69, Moskau (S. 70)
8. Podlesch, I., M. Zindler: Die intravenöse Kurznarkose mit dem neuen Phenoxyessigsäurederivat Propanidid (Epontol[R]). In Reihe: Anaesthesiologie und Wiederbelebung, Bd. 4, hrsg. von R. Frey, F. Kern, O. Mayrhofer. Springer, Berlin 1965 (S. 160–181)
9. Pütter, J., H. Stockhausen: Neue pharmakokinetische Untersuchungsergebnisse über Propanidid. In: Intravenöse Narkose mit Propanidid. In Reihe: Anaesthesiologie und Wiederbelebung, Bd. 74, hrsg. von R. Frey, F. Kern, O. Mayrhofer. Springer, Berlin 1973 (S. 3–15)
10. Razmachov, R. M., T. D. Kusnezova, N. L. Belova, M. V. Petrov: Atmungstechnik und Gasaustausch bei der Epontol-Narkose der Kinder. In: Epontol-Symposium 5.–6. 6. 69, Moskau (S. 24)
11. Reichel, G., I. Podlesch, W. T. Ulmer, M. Zindler: Untersuchungen über die Wirkung des Kurznarkotikums Propanidid auf die Ventilation und den Gasstoffwechsel. Anaesthesist 14 (1965) 184–190
11a. Sankawa H.: Propanidid anaesthesia in children. Acta anaesth. scand. Suppl. 17 (1965) 37–38
12. Schenk, H. D., H. Sonntag, D. Kettler, D. Regensburger, U. Donath, J. Kotseronis, H. J. Bretschneider: Der Einfluß von Epontol auf den Sauerstoffverbrauch des Herzens und die Hämodynamik beim Menschen. Anaesthesist 23 (1974) 105–107
13. Schorer, R., H. Morlok: Beeinflussung des Herzzeitvolumens durch Propanidid. In: Intravenöse Narkose mit Propanidid. In Reihe: Anaesthesiologie und Wiederbelebung, Bd. 74, hrsg. von R. Frey, F. Kern, O. Mayrhofer. Springer, Berlin 1973 (S. 71–77)
14. Soga, D., R. Beer, B. Bader, J. Andrae, E. Götz: Die Beeinflussung der linksventrikulären Myocardcontractilität und Hämodynamik durch Propanidid beim Menschen. In: Intravenöse Narkose mit Propanidid. In Reihe: Anaesthesiologie und Wiederbelebung, Bd. 74, hrsg. von R. Frey, F. Kern, O. Mayrhofer. Springer, Berlin 1973 (S. 78–81)
15. Wawersik, J.: Narkosen bei ambulanter Behandlung von Kindern. Unfallheilk. 102 (1970) 109–113
16. Yamamura, H.: Recent Investigation on propanidid in Japan (Analgesic effect and effect on serum cholinesterase). In: Intravenöse Narkose mit Propanidid. In Reihe: Anesthesiologie und Wiederbelebung, Bd. 74, hrsg. von R. Frey, F. Kern, O. Mayrhofer. Springer, Berlin 1973 (S. 160–167)

Etomidate (Janssen, Deutschland, Belgien)

Etomidate (1-Äthyl-1-(α-methyl-benzyl)-imidazol-5-carboxylat) befindet sich derzeit noch in der klinischen Prüfung.

Pharmakologie

Etomidate wirkt hypnotisch und hat keine analgetische Wirkung (6). Es wird rasch – vorwiegend durch Hydrolyse – metabolisiert. Der Plasmaspiegel des nichtmetabolisierten Etomidate hat eine Halbwertzeit von 75 Min. 75% des verabfolgten Etomidate werden in Metabolitenform im Urin ausgeschieden (5).

Myokloni, die in 30–80% der Patienten beobachtet wurden (2, 6), lassen das Präparat als Monoanästhetikum ungeeignet erscheinen.

Wirkung auf das Herz-Kreislauf-System

0,15 mg Etomidate/kg Körpergewicht führten bei jungen Probanden zu keinen signifikanten Veränderungen des Blutdruckes und zu einer leichten Herzfrequenzzunahme (3).

Nach Untersuchungen von KETTLER u. Mitarb. (6) veränderten sich O_2-Aufnahme des Herzmuskels, Herzmuskelkontraktilität und koronarer Perfusionsdruck nicht signifikant. Die Koronardurchblutung nahm zu (6).

BRÜCKNER u. Mitarb. (1) stellten nach 0,3 mg Etomidate/kg Körpergewicht bei gesunden Erwachsenen eine Abnahme des peripheren Gefäßwiderstandes (–17%), des arteriellen Mitteldruckes (–14%) bei geringer Zunahme von Herz- und Schlagvolumenindex fest. Tensiontime-index und dp/dt_{max} fielen um 15 und 9% gegenüber den Ausgangswerten ab.

Wirkung auf die Atmung

Die Wirkung von Etomidate auf Ventilation und Gasaustausch scheint gering zu sein. Nach 0,15 mg Etomidate/kg Körpergewicht sahen DOE-

NICKE u. Mitarb. (4) bei Erwachsenen keine wesentliche Änderung der Lungenfunktion.

Weitere Nebenwirkungen

Ein Histaminanstieg im Serum wurde nach Etomidate nicht gemessen (2).

Am Hund sank die Nierendurchblutung nach 0,8 mg Etomidate/kg Körpergewicht i. v. um 6% (7).

Indikationen

Wenn die klinische Prüfung nicht noch völlig neue Gesichtspunkte ergibt, wird Etomidate voraussichtlich das Mittel der Wahl zur Einleitung länger dauernder Narkosen sein und damit vorwiegend die Barbiturate aus der Anästhesiepraxis verdrängen.

Literatur

1. Brückner, J. B., J. W. Gethmann, D. Patschke, J. Tarnow, A. Weymar: Untersuchungen zur Wirkung von Etomidate auf den Kreislauf des Menschen. Anaesthesist 23 (1974) 322–330
2. Doenicke, A., D. Gabany, H. Lemec, M. Schürk-Bulich: Kreislaufverhalten und Myocardfunktion nach drei kurzwirkenden i.v. Hypnotica: Etomidate, Propanidid, Methohexital. Anaesthesist 23 (1974) 100–115
3. Doenicke, A., E. Wagner, K. H. Beetz: Blutgasanalysen (arteriell) nach drei kurzwirkenden i.v. Hypnotika. Anaesthesist 22 (1973) 353–356
4. Doenicke, A.: Klinisch experimentelle Untersuchungen und klinische Erfahrungen über ein neues i.v. applizierbares Narkotikum. Vortrag 6. Internat. Fortbildungskurs für Klinische Anaesthesiologie Mai 1973 in Wien.
5. Janssen, P.: Clinical research reports 1973
6. Kettler, D., H. Sonntag, U. Donath, D. Regensburger, H. D. Schenk: Hämodynamik, Myocardmechanik, Sauerstoffbedarf und Sauerstoffversorgung des menschlichen Herzens unter Narkoseeinleitung mit Etomidate. Anaesthesist 23 (1974) 116–121
7. Tarnow, J., J. Passian, D. Patschke, A. Weymar, J. B. Brückner: Nierendurchblutung unter Etomidate. Anaesthesist 23 (1974) 421–422

Althesin (Glaxo, England)

Althesin besteht aus den in Cremophor (200 mg/ml) und NaCl-Lösung (2,5 mg/ml) gelösten Steroiden Alphaxalone (9 mg/ml) und Alphadolone-acetat (3 mg/ml).

Metabolismus und Ausscheidung

Bei der Ratte passieren beide Steroide die Lunge, erreichen das Gehirn und werden durch Leber und Nieren rasch ausgeschieden (2). Eine Rückverteilung zum Fettgewebe findet nicht statt (2).

Althesin ist plazentagängig. 60–70% der markierten Steroide werden in den Faeces ausgeschieden, 20–30% erscheinen im Urin (4). Eine extensive Proteinbindung geht bei Tier und Mensch keines der Steroide ein (4). Die Glukuronidsynthese scheint eine wesentliche Funktion für Stoffwechsel und Ausscheidung des Althesin zu haben (4). Patienten mit Leberinsuffizienz haben einen verzögerten Althesinabbau. Wiederholte Althesininjektionen haben eine leichte kumulative Wirkung.

Dosierung, Wirkung, Anwendungstechnik

Die therapeutische Breite des Althesin ist groß. 0,05–0,075 ml/kg Körpergewicht rufen bei Erwachsenen eine Anästhesie für 5–20 Minuten mit einer Analgesie für chirurgische Stimuli für 2–5 Minuten hervor. Kleinkinder benötigen die höhere Dosierung (Tab. 29).

Althesin soll langsam, d. h. in 15–30 Sekunden injiziert werden.

Der Kehlkopfreflex wird deprimiert, jedoch nicht aufgehoben. Der Muskeltonus wird durch Althesin herabgesetzt. Die Möglichkeit eines Zungenrückfalls in Althesinnarkose besteht. Überdosierung bewirkt Hypoventilation bzw. Apnoe. Im EEG überwiegen mit zunehmender Dosierung langsame (slow wave) Aktivitäten (12). Das Aufwachen erfolgt rasch und ohne Nebenwirkungen. Das EEG normalisiert sich erst nach 40–50 Minuten (9).

Tabelle 29 Dosierung von Althesin bei Kindern

Körpergewicht (kg)	Dosis 0,05 ml/kg ml Althesin	Dosis 0,075 ml/kg ml Althesin
10	0,5	0,7
15	0,75	1,1
20	1,0	1,5
25	1,2	1,8
30	1,5	2,2
35	1,7	2,6
40	2,0	3,0
45	2,2	2,3
50	2,5	3,7

Wirkung auf das Herz-Kreislauf-System

Unprämedizierte Erwachsene zeigten nach i. v. Injektion von 0,05 ml Althesin/kg einen Blutdruckabfall (im Mittel systol./diastol. Druck um −23/−9%), eine Pulsfrequenzzunahme (im Durchschnitt um +33%) ohne Änderungen des Herzzeitvolumens (10) bei sinkendem peripherem Gefäßwiderstand. Der zentralvenöse Druck nahm ab. Nach 0,09 ml Althesin/kg stiegen die Koronardurchblutung (um 80%), Substrat- und O_2-Aufnahme des Herzens (um 63%) signifikant an (11).

Wirkung auf die Atmung

Bei Erwachsenen kam es nach initialer Hyperventilation (mittlere Dauer 20 Sek.) zur Apnoe (durchschnittliche Dauer 23 Sek.) mit anschließender Tachypnoe. Arterieller Kohlensäure- und Sauerstoffdruck veränderten sich nicht signifikant, zeigten jedoch eine kurzfristige Verminderung des Atemvolumens an (9, 10).

Sonstige Nebenwirkungen

WARREN (15) beschrieb unter Althesin als Monoanästhetikum oder in Kombination mit N_2O in 45% der Fälle Bewegung, Zuckungen, Zittern oder Spasmen der Muskulatur. 8% der Patienten husteten oder hatten einen Laryngospasmus (15). Übelkeit und Erbrechen nach der Narkose scheinen selten zu sein (15).

Schluckauf und unwillkürliche Muskelbewegungen werden mit steigender Dosierung häufiger. Gelegentlich wurden Bronchospasmen beobachtet. Während der Aufwachphase kommt es mitunter vorübergehend zu Husten, gesteigerter Salivation, Schluckauf, Zittern und Verwirrtheitszuständen.

Die venöse Verträglichkeit ist vergleichbar oder besser als die von Barbituraten (1).

Der intrakranielle Druck fiel nach 0,05 ml Althesin/kg Körpergewicht während N_2O-Fentanyl-Narkose mit Normoventilation, infolge Abnahme der zerebralen Durchblutung und des zerebralen Blutvolumens für ca. 10 Minuten signifikant ab (6).

Unter Spontanatmung wurde ein Absinken des Liquordruckes nach 0,1 ml Althesin/kg Körpergewicht um 45% beobachtet (6).

Der Blutzuckerspiegel wird durch Althesin nicht beeinflußt (1). Der intraokulare Druck sinkt nach Althesin − i. v. verabreicht − signifikant (5). Althesin setzt individuell verschieden Histamin in unterschiedlicher Menge frei (4, 7). Anaphylaktoide Reaktionen und epileptiforme Krämpfe sind beobachtet worden (6, 8).

Nach größeren Dosen traten signifikante Erhöhungen des Bilirubinspiegels im Serum auf, während weitere Leberfunktionsproben sich nicht änderten (3).

Indikationen, Kontraindikationen

Althesin ist indiziert für kurze Narkosen und zur Einleitung langdauernder Narkosen. Narkotische Wirkung und Wirkung des Althesin auf die Atmung und das Herz-Kreislauf-System lassen keine Vorteile im Vergleich zu anderen gebräuchlichen i. v. Narkotika erkennen.

Vorsicht ist nach Angaben der Herstellerfirma geboten bei neurochirurgischen Operationen, bei Kindern bis zum 1. Lebensjahr und bei Stauungsikterus.

Literatur

1. Benke, A., G. Gogolak, C. H. Stumpf, C. H. Tschakaloff: Althesin and hydroxydione: comparative laboratory and clinical investigations. Postgrad. med. J. Suppl. 2 (1972) 120–123
2. Card, B., R. J. McCulloch, D. A. H. Pratt: Tissue distribution of CT 1341 in the rat. Postgrad. med. J. Suppl. 2 (1972) 34–37
3. Carson, I. W., J. P. Alexander, J. C. Hewitt, J. W. Dundee: Clinical studies of induction agents: XLI: Venous sequelae following the use of the steroid anaesthetic agent, althesin. Brit. J. Anaesth. 44 (1972) 1311–1313
4. Child, K. J., W. Gibson, G. Harnby, J. W. Hart: Metabolism and excretion of CT 1341 in the rat. Postgrad. med. J. Suppl. 2 (1972) 37–43
5. Clarke, R. S. J., J. W. Dundee, J. R. Doggart, T. Lavery: The effects of single and intermittent administrations of althesin and other intravenous anesthetic agents on liver function. Anesth. Analg. Curr. Res. 53 (1974) 461–468
6. Doenicke, A., W. Lorenz, R. Beigl, H. Bezecny, G. Uhlig, L. Kalmar, B. Praetorius, G. Mann: Histamine release after intravenous application of short-acting hypnotics. Brit. J. Anaesth. 45 (1973) 1097–1104
7. Fordham, R. M. M., P. N. Awdry, G. M. Paterson: The suitability of Althesin for use as an induction agent in intra-ocular surgery. Postgrad. med. J. Suppl. 2 (1972) 129–130
8. Hempelmann, G., U. Helms, E. Waldhausen, H. Dallichau, P. Walter, S. Piepenbrook: Kreislaufuntersuchungen über CT 1341, einem Steroid-Anaestheticum bei Patienten mit angeborenen und erworbenen Herzfehlern. Anaesthesist 22 (1973) 345–352
9. Rifat, K., H. Stainier, M. Gemperle, G. Szappanyos, M. Hemmer, V. Weiss: Klinische Untersuchungen des

Steroid-Anaestheticums CT 1341 (Althesin). Anaesthesist 24 (1975) 6–12
10. Savege, T. N., L. Ross, E. I. Foley, M. P. Maxwell: A comparison of the cardiorespiratory effects during induction of anaesthesia of Althesin with thiopentone and methohexitone. Postgrad. med. J. Suppl. 2 (1972) 66
11. Sonntag, H., H. D. Schenk, U. Donath, D. Kettler, D. Regensburger, J. Koseronis, H. J. Bretschneider: Der Energieumsatz des menschlichen Herzens unter dem Einfluß von Althesin. (Glaxo CT 1341). Anaesthesist 23 (1974) 101–104
12. Takahashi, T., M. Takasaki, A. Namiki, S. Dohi: Effects of althesin on cerebrospinal fluid pressure. Brit. J. Anaesth. 45 (1973) 179–184
13. Turner, J. M., N. J. Coroneos, R. M. Gibson, D. Powell, M. A. Ness, D. G. McDowall: The effects of althesin on intracranial pressure in man. Brit. J. Anaesth. 45 (1973) 168–172
14. Uppington, J.: Epileptiform convulsion with althesin. Anaesthesia 28 (1973) 546–550
15. Warren, J. B.: Althesin in the dental chair. Postgrad. med. J. Suppl. 2 (1972) 130–132

Neuroleptanalgesie

Die ursprünglich von DE CASTRO u. MUNDELEER (7) inaugurierte Methode der Neuroleptanalgesie besteht heute aus der Injektion von Droperidol (Dehydrobenzperidol) und Fentanyl (1-(2-phenylaethyl)-4-(N-propionyl-anilino)-piperidin).

Zur Aufrechterhaltung der Narkose dienen Lachgas und Nachinjektionen von Fentanyl.

Wirkung, Abbau, Ausscheidung

Droperidol verteilt sich schnell im Organismus. Die maximale Wirkung des Droperidol tritt ca. 5–8 Minuten nach i. v. Injektion ein. Der Abbau erfolgt wahrscheinlich durch Hydrolyse zu Imidazolon und 4-Piperidon-parafluorobutyrophenonderivat. Letzteres ist ein schwächeres länger wirksames Neuroleptikum (12).

Fentanyl wirkt nach i. v. Verabreichung sofort. Nach subkutaner oder intramuskulärer Gabe vergehen einige Minuten bis zum Wirkungseintritt. Der Abbau erfolgt wahrscheinlich über eine oxydative Dealkylierung, Oxydation und Hydrolyse in der Leber.

Droperidol erzeugt einen Zustand der psychomotorischen Dämpfung mit Hemmung der Spontanaktivität. Es wirkt antiemetisch.

Droperidol bewirkt eine Blockade der α-adrenergen Rezeptoren und antagonisiert den peripheren Pressoreffekt von Katecholaminen, jedoch nicht die positiv inotrope Wirkung von Adrenalin und Noradrenalin am Herzen. Bei Überdosierung kommt es zu Tremor, Hypokinetik oder Tortikollis, Opisthotonus und Akathisie. Die intensive Wirkung des Droperidol hält 2 Stunden nach der Injektion an (8).

Fentanyl wirkt ca. 250mal stärker analgetisch als Morphin. Wegen seiner „atemdepressiven" Wirkungskomponente sollte es nur in Verbindung mit kontrollierter Beatmung angewendet werden.

Wirkung auf die Atmung

Fentanyl ist ein Analgetikum mit starkem atemdepressorischen Effekt. Droperidol bewirkt eine Zunahme der intrathorakalen Druckdifferenzen bei gleichbleibendem Atemzugvolumen, d. h. eine Abnahme der Compliance und Zunahme der Atemarbeit (2, 3). Neuroleptanalgesie erfordert in jedem Falle kontrollierte Beatmung (2). Die Auswirkungen der Neuroleptanalgesie auf die Atmung sind auch in der postoperativen Phase nachweisbar (2). In Abhängigkeit von der Operationsdauer wurden außerdem metabolische Azidosen nach Neuroleptanästhesie entdeckt (2).

Wirkung auf das Herz-Kreislauf-System

Der klinische Eindruck unter Neuroleptanalgesie vermittelt kardiovaskuläre Stabilität. Messungen an älteren Erwachsenen ergaben ohne Operation nach 0,4 mg Atropin, 2–14 mg Droperidol und 0,04–0,28 mg Fentanyl i. v. unter O_2/N_2O-Atmung einen statistisch signifikanten Blutdruckabfall bei leichtem Anstieg des Herzindex, konstantem Schlagvolumenindex, Absinken des peripheren Gefäßwiderstandes und Zunahme des zentralvenösen Druckes. Der pCO_{2a} stieg im Mittel von 36 auf 41 mm Hg (21).

SCHORER (17) beobachtete unter NLA nach anfänglicher Tachykardie und Herzzeitvolumenzunahme eine Herzzeitvolumenabnahme um 30% des Ausgangswertes bei Erwachsenen.

23–27% der Kinder hatten nach Neuroleptanalgesie am Operationsende Tachykardien (18). Diese Kreislaufänderungen mögen auf die intra- und postnarkotische Katecholaminausschüttung zurückzuführen sein, die signifikant höher ist als unter Halothan- oder Zyklopropannarkose (10, 19) und wahrscheinlich durch die ungenügende Unterdrückung von chirurgischen Schmerzreizen zustandekommt.

Wirkung auf Stoffwechsel, Nieren- und Leberfunktion

Die Gesamtsauerstoffaufnahme stieg beim Menschen unter Neuroleptanalgesie, Muskelrelaxation und Operation gegenüber den Soll- bzw. Ausgangswerten signifikant an (6, 16).

Nach 0,114 mg Droperidol/kg Körpergewicht und 0,00226 mg Fentanyl/kg Körpergewicht ohne Operation wurden während kontrollierter Beatmung keine signifikanten Änderungen des Sauerstoffverbrauchs registriert (9).

Im Vergleich zu Kombinationsnarkosen mit Halothan schieden Patienten unter Neuroleptanalgesie unter standardisierten Bedingungen mehr Urin aus (14). Bei Erwachsenen nahm die glomeruläre Filtrationsrate unter Neuroleptanalgesie ab (5).

Leberfunktionsproben zeigten vor und 5 Tage nach Neuroleptanalgesie keine signifikanten Differenzen (20).

Sonstige Nebenwirkungen:

Trotz der antiemetischen Wirkung des Droperidols erbrachen 24–25% der Kinder während oder nach Neuroleptanalgesie (4, 15).

Die Erbrechenshäufigkeit nach anderen Narkoseverfahren lag mit 14% deutlich niedriger (4). 3,5–12,5% der Kinder zeigten postoperative Temperaturanstiege über 38°C (4, 15).

Neurologische Störungen (psychomotorische Unruhe, Rigidität der Muskulatur, Störungen des extrapyramidalen Systems) wurden bei 3–5% der Kinder beobachtet (4, 18).

Praxis der Neuroleptanalgesie

Prämedikation

Die Prämedikation kann konventionell (s. S. 129), mit Thalamonal (s. S. 130) oder mit 0,15–0,175 mg Droperidol/kg Körpergewicht, 0,0002–0,001 mg Fentanyl/kg Körpergewicht und Atropin erfolgen (4, 15). Säuglinge im 1. Lebenshalbjahr sollten nur mit Atropin prämediziert werden.

Narkosetechnik

HENSCHEL u. DEMMING (11) legen eine i. v. Kanüle in Lokalanästhesie.

Schonender ist das Legen einer Kanüle in N_2O-Halothannarkose.

Zur Vorbeugung eines stärkeren Blutdruckabfalles sollten vor Narkoseeinleitung 10 ml Plasmaexpander/kg Körpergewicht infundiert werden.

Die Dosierung zur Narkoseeinleitung wird zwischen 0,1–0,33 mg Droperidol/kg Körpergewicht und 0,0066–0,015 mg Fentanyl/kg Körpergewicht angegeben (4, 15).

Ca. 30 Sekunden nach i. v. Injektion beider Substanzen muß die Atmung mit einem O_2/N_2O-Gemisch assistiert werden (14). Ein Endotrachealtubus kann nach Gabe von Succinylcholin oder kompetitiv wirkenden Muskelrelaxantien eingeführt werden.

Die Fortführung der Narkose geschieht mit N_2O und Nachinjektionen von 0,001 mg Fentanyl/kg Körpergewicht, wenn steigender Blutdruck, Anstieg der Pulsfrequenz, Schweißausbruch oder weite Pupillen für ein Flacherwerden der Narkose sprechen, und die Operation noch mindestens 30 Minuten dauert. Mit der Operation sollte auch die N_2O-Zufuhr enden.

Bei 37 von 40 Säuglingen, die in beschriebener Weise behandelt wurden, setzten einige Minuten nach Aufhebung der Muskelrelaxierung und Unterbrechung der N_2O-Zufuhr Spontanatmung und Saugbewegungen ein. Bei Überhang der Fentanylwirkung können 0,1–0,5 ml Levallorphan (Lorfan) i. v. oder 0,1–0,2 mg Naloxon (Narcan) gegeben werden.

Die Mittelwerte für pH, pCO_2, BE und Standardbikarbonat lagen 90–120 Minuten nach der Narkose nahezu im Normalbereich.

SONNTAG u. Mitarb. (18) haben für Kinder die Infusionsmethode der NLA angewandt:

Nach Narkoseeinleitung mit N_2O-Halothan, endotrachealer Intubation und Venae sectio wurde für kardiochirurgische Eingriffe bis zum 6. Lebensjahr eine Infusion mit 10 mg Droperidol und 1,0 mg Fentanyl in 500 ml Lävuloselösung mit Tropfenzahlen zwischen 4–13/Min. angehängt.

Dabei zeigten sich „stabile Kreislaufverhältnisse" und altersbedingte unterschiedliche Dosierungen (Tab. 30). Die Infusionstechnik ermöglichte eine erhebliche Reduzierung der sonst üblichen Dosen.

Tabelle 30 Mittelwerte für altersabhängige Dosierung von Droperidol und Fentanyl bei der Infusionstechnik (nach SONNTAG u. Mitarb.)

Alter Jahre	Droperidol mg/kg/Std.	Fentanyl mg/kg/Std.
0–1	0,0745 ± 0,014	0,00735 ± 0,000921
1–2	0,081 ± 0,0127	0,00615 ± 0,000829
3–4	0,0728 ± 0,00678	0,00695 ± 0,00162
5–6	0,0706 ± 0,00567	0,00519 ± 0,000384
30–40	0,0608 ± 0,0062	0,0032 ± 0,000127

Inzwischen wird die klassische Technik nur noch in wenigen Zentren praktiziert. Das zur Einleitung benutzte Droperidol ist wegen seiner langsam einsetzenden, langanhaltenden und α-Rezeptoren blockierenden Wirkung ganz oder teilweise durch Barbiturate, Ketamin, Diazepam, Etomidate oder Propanidid ersetzt worden. Bei Operationen in der HNO-Heilkunde konnte durch Einsatz von Diazepam anstelle von Droperidol der intraoperative Blutverlust signifikant gesenkt werden (1).

Vor- und Nachteile

Die Vorteile dieser Methode lassen sich wie folgt zusammenfassen: geringe Toxizität, nicht explosiv, umweltfreundlich, partiell antagonisierbar, kardiovaskuläre Stabilität, keine Sensibilisierung des Myokards gegen Adrenalin, rasches Erwachen.

Als Nachteile werden die erst 5–8 Minuten post injectionem voll entfaltete Droperidolwirkung, postoperative Unruhezustände und extrapyramidale Symptome aufgefaßt.

Die Neuroleptanalgesie ist besonders im Kindesalter schlechter zu steuern als Inhalationsnarkosen mit Halothan oder Enfluran. Postnarkotische CO_2-Retentionen sind trotz Antagonisierung häufiger und ausgeprägter als nach Kombinations- oder Inhalationsnarkosen. Die Rigidität der Thoraxwand nimmt unter Neuroleptanalgesie zu.

Die viel zitierte „kardiovaskuläre Stabilität" – durch welche vorteilhaften oder ungünstigen Reaktionen sie immer zustandekommen mag – tritt bei den meist an Herz und Kreislauf gesunden Kindern in ihrer Bedeutung zurück.

Bei bestehender Hypovolämie kann der α-Rezeptoren blockierende Effekt des Droperidols zu schwerer Hypotension führen.

Indikationen – Gegenindikationen

Als Methode der Wahl hat die Neuroleptanalgesie derzeit bei neurochirurgischen Eingriffen zu gelten, weil Droperidol und Fentanyl im Gegensatz zu den üblichen Inhalationsnarkotika keine Steigerung des Schädelinnendruckes verursachen (s. S. 181).

Speziell indiziert erscheint die Neuroleptanalgesie bei maligner Hyperthermie in der Anamnese eines Kindes, bei Phäochromozytomträgern und Operationen, die intraoperative Hörprüfungen oder andere Funktionsprüfungen erfordern.

Kontraindikationen der Neuroleptanalgesie sind: Eingriffe unter 30 Min. und Erkrankungen des extrapyramidalen Systems.

Literatur

1. Beerhalter, H., A. Seifen, E. Beerhalter: Methoden der Neuroleptanalgesie (NLA) in der Hals-Nasen-Ohrenheilkunde unter besonderer Berücksichtigung der Valium-Kombinationsnarkose. Anaesthesist 18 (1969) 361–364
2. Benzer, H., J. Brunner, J. Lempert, F. Muhar, H. Pall: Die postoperative Ventilation nach Eingriffen in Neuroleptanaesthesie (NLA). Anaesthesist 17 (1968) 1–6
3. Bergmann, H.: Im Round-table-Gespräche. In: Neuroleptanalgesie, hrsg. von W. F. Henschel. Schattauer, Stuttgart 1967 (S. 219–220)
4. Bernasconi, A., G. Fiecchi: Die Anwendung der Neuroleptanalgesie im Kindesalter. In: Fortschritte der Neuroleptanalgesie. In: Reihe: Anaesthesiologie und Wiederbelebung, Bd. 18, hrsg. von R. Frey, F. Kern, O. Mayrhofer. Springer, Berlin 1966 (S. 82–86)
5. Bihler, K.: Anästhesiebedingte Veränderungen der Nierenfunktion und renalen Elektrolytexkretion. Anaesthesist 18 (1969) 396–400
6. Brückner, J. B., K. Bonhoeffer: Vergleichende Untersuchungen der Sauerstoffaufnahme während Neuroleptanalgesie und Barbituratnarkose beim Menschen. Anaesthesist 18 (1969) 180–182
7. De Castro, J., P. Mundeleer: Anesthésie sans barbituriques: La neuroleptanalgésie. Anesth. et Analg. 16 (1959) 1022
8. Etschenberg, E.: Anästhesie mit Droperidol und Fentanyl. Editio Cantor, Aulendorf 1973

9. Forbes, A. M., A. Ovassapian, Th. C. Smith, H. Wollmann: The effect of neuroleptanalgesia with Innovar on the metabolic rate of man. Brit. J. Anaesth. 39 (1967) 851–856
10. Giesecke jr., A. H., M. T. Jenkins, J. R. Crout, J. M. Collet: Urinary epinephrine and norepinephrine during Innovar – Nitrous oxide anesthesia in man. Anesthesiology 28 (1967) 701–704
11. Henschel, W. F., E. Demmel: Neuroleptanalgesia for neurosurgical procedures during childhood. In: Progress in Anaesthesiology Excerpta Medica International Congress Series Nr. 200, London Sept. 1968 (S. 636–639)
12. Janssen, P.: Zur Frage des Abbaus und der Ausscheidung der bei der Neuroleptanalgesie zur Anwendung kommenden Pharmaka. In: Die Neuroleptanalgesie. In Reihe: Anaesthesiologie und Wiederbelebung, Bd. 9, hrsg. von R. Frey, F. Kern, O. Mayrhofer. Springer, Berlin 1966 (S. 15–21)
13. Kay, B.: Neuroleptanesthesia for neonates and infants. Anesth. Analg. Curr. Res. 52 (1973) 970–973
14. Kay, B.: Antidiuretic effects of anaesthesia and neuroleptanaesthesia. In: Neuroleptanalgesie Teil II, hrsg. von W. F. Henschel. Schattauer, Stuttgart 1972 (S. 135–140)
15. Morpurgo, C. V.: Die Anwendung der Neuroleptanalgesie im Kindesalter. In: Neuroleptanalgesie Klinik u. Fortschritte, hrsg. von W. F. Henschel. Bericht über d. III. Bremer NLA Symposium 21./22. 5. 1966. Schattauer, Stuttgart 1967 (S. 157–162)
16. Schmidt, K., R. Wrbitzky, H. D. Weishaar: Energieumsatz neurochirurgischer Patienten vor, in und nach reiner Neuroleptanalgesie mit und ohne „künstliche Stoffwechselsenkung". Anaesthesist 17 (1968) 369–377
17. Schorer, R.: Im Round-table-Gespräch. In: Neuroleptanalgesie, hrsg. von W. F. Henschel. Schattauer, Stuttgart 1967 (S. 225–228)
18. Sonntag, H., J. Stoffregen, M. Tarhuhn, H. W. Heiss, A. Opitz, K. Briken: Die Neuroleptanaesthesie im Säuglings- und frühen Kindesalter. In: Neuroleptanalgesie Teil II, hrsg. von W. F. Henschel. Schattauer, Stuttgart 1973 (S. 227–233)
19. Tammisto, T., S. Takki, O. Nikki, A. Jäättelä: Effect of operative stress on plasma catecholamine levels during neuroleptanalgesia. Anaesthesist 22 (1973) 158–161
20. Tornetta, F. J., W. P. Boger: Liver function studies in droperidol-fentanyl anesthesia. Anesth. Analg. Curr. Res. 43 (1964) 544–558
21. Zauder, H. L., L. R. M. Del Guercio, N. Feins, N. Barton, St. Wollmann: Hemodynamics during neurolept analgesia. Anesthesiology 26 (1965) 266

Muskelrelaxantien

Unterschiede der Wirkung bei Kindern und Erwachsenen

Säuglinge – insbesondere Neugeborene – haben eine erhöhte Toleranz gegenüber Succinyldicholin und sind sensibler gegenüber Kurare, ohne daß eine ausreichende Erklärung dafür existiert (17, 46, 51).

Säuglinge benötigen gewichtsbezogen die 2–3fache Decamethonium-Dosis von Erwachsenen zur Erreichung einer Hypothenarparalyse. Dabei verringerte sich ihr Atemzugvolumen, während das der Erwachsenen unverändert blieb.

Faktoren, die die Wirkung von Muskelrelaxantien beeinflussen, sind: Alter, Körpergewicht, qualitative und quantitative Differenzen der motorischen Endplatte, Wahl des Narkosemittels, Körpertemperatur, Muskelmasse und -perfusion, Extrazellulärraum, Säure-Basen-Haushalt, unterschiedliche Enzymaktivitäten, Bindung an Plasmaproteine.

Beim Neugeborenen beträgt die Muskulatur ca. 20% des Körpergewichts, während sie beim jungen Erwachsenen 33% des Gewichtes ausmacht. Narkosemittel können die Muskelrelaxation potenzieren, weil sie die neuromuskuläre Erregungsleitung selbst blockieren (Äther, halogenierte Kohlenwasserstoffe) oder die Muskelperfusion ändern. Eine Abhängigkeit der zur Muskelrelaxierung notwendigen Dosis besteht außerdem vom Typ der durchzuführenden Operation. Intrathorakale und -abdominelle Eingriffe erfordern höhere Dosen an Muskelrelaxantien als andere Operationen.

Gefahren und Kontraindikationen der Muskelrelaxantien

Eine allgemeine Gefahr der Anwendung von Muskelrelaxantien im Säuglingsalter liegt in der Hypothermie mit postoperativer Atemdepression. Die Körpertemperatur von Säuglingen, die während einer Narkose Succinyldicholin oder d-Tubocurarin erhalten, fällt rascher ab als bei Säuglingen ohne Muskelrelaxantien. Kinder mit d-Tubocurarin-Relaxation kühlen häufiger aus als unter Muskelentspannung mit Succinyldicholin (42).

Hypotherme Kinder hatten in der Hälfte der Fälle respiratorische Komplikationen in der postoperativen Phase gegenüber 16% bei Säuglingen, die keine Muskelrelaxantien erhalten hatten (42).

Unterkühlung kann allein atemdepressiv wirken und Faktoren, die die Muskelrelaxanswirkung beenden, wie Umverteilung, Inaktivierung durch Bindung und Elimination hemmen. Da die meisten chirurgischen Interventionen ohne artifizielle Muskelentspannung ausgeführt werden können und die Gefahr einer Hypothermie mit den ihr verbundenen Komplikationen (Atemdepression, Abnahme des Herzzeitvolumens, Herzrhythmusstörungen, metabolische Azidose, Hypoglykämie, Sklerodermie) in den ersten 6 Lebensmonaten besonders groß ist, sollte die Anwendung von Muskelrelaxantien in diesem Alter auf eine Gabe von Succinylcholin zur endotrachealen Intubation beschränkt werden. Besonders jüngeren Anästhesisten wird das Einführen eines Endotrachealtubus nach Injektion von Succinylcholin erleichtert.

Absolute Kontraindikation der Gabe von Muskelrelaxantien ist eine partielle Verlegung der oberen Luftwege, weil eine künstliche Beatmung mit Maske oder das Einführen eines Endotrachealkatheters in vielen Fällen nicht möglich sind und Asphyxie eintritt (s. S. 141).

Vermieden werden sollten Muskelrelaxantien auch beim „vollen" Magen. Die Erschlaffung der natürlichen Sphinkter und die nach Succinylcholin auftretende Erhöhung des intragastrischen Druckes (bei Erwachsenen bis zu 40 cm H_2O, [Lit. b. 50]) provozieren die Regurgitation von Magen-Darm-Inhalt, der bei Fehlen von Glottisschluß und Hustenreflexen in die Luftwege gelangen kann. Intubation des wachen Kindes oder in Propanididnarkose sind hier die Methoden der Wahl (s. S. 141).

Succinyldicholin

Depolarisationsblocker sind cholinerge Substanzen, die die postsynaptische Membran der Synapse in einen länger anhaltenden Depolarisationszustand bringen, der einen freien Durchtritt von Kalium- und Natriumionen ermöglicht. Das postsynaptische Membranpotential bricht zusammen. Am Beginn des Wirkungseintrittes stehen faszikuläre Zuckungen. Der neuromuskuläre Block ist durch gleichmäßig abgeschwächte Aktionspotentiale bei elektrischer Stimulierung charakterisiert.

Succinyldicholin ist der am häufigsten angewandte Depolarisationsblocker.

Wirkung, Dosierung und Applikation

Bei Neugeborenen wird relativ leicht im Gegensatz zu Erwachsenen durch Succinylcholin ein kurareähnlicher neuromuskulärer Block erreicht (12). Die Wirkung wird begrenzt durch die Serumcholinesteraseaktivität, die Succinyldicholin zu den neutralen Metaboliten Bernsteinsäure und Cholin spaltet. Neugeborene sind gegenüber Succinyldicholin resistenter, d. h., zur Muskelrelaxation sind höhere Dosen als bei Erwachsenen notwendig, und die Dauer der Muskelentspannung ist kürzer als bei Erwachsenen. Hypothermie und vorausgegangene Propanididgabe verlängern die Succinyldicholinwirkung.

Nach STEAD (46) beträgt die Dauer der Apnoe nach 0,4 mg Succinyldicholin/kg Körpergewicht bei Erwachsenen 2–3 Minuten, bei Neugeborenen nur 50 Sekunden nach Applikation von 0,786 mg/kg Körpergewicht. TELFORD u. KEATS (51) errechneten für die zur Aufrechterhaltung einer Apnoe notwendige Succinyldicholindosis (Y) folgende altersabhängige Regression mit signifikantem Regressionskoeffizienten:

Y (mcg/min/kg) $= 291 - 15,8 \times x$
$x =$ Alter in Jahren.

Auch NIGHTINGALE u. Mitarb. (38) fanden eine feste Beziehung zwischen Alter und Wirkung von 0,3 mg Succinylcholin/kg Körpergewicht.

Für eine neuromuskuläre Blockade gleichen Ausmaßes benötigen Säuglinge 1 mg Succinylcholin/kg Körpergewicht, Kinder dagegen nur 0,5 mg/kg Körpergewicht (17a).

CHURCHILL-DAVIDSON u. WISE (17) stellten fest, daß bei Neugeborenen die Decamethoniummenge zur Muskelrelaxierung das 3fache der Erwachsenendosis beträgt.

Da das neugeborene Kind nur über 40–80% der Serumcholinesterase des Erwachsenen verfügt, sind die Unterschiede der Succinyldicholinwirkung bei Kindern und Erwachsenen durch andere Faktoren – möglicherweise die Größe des Extrazellulärraumes – bedingt.

Zur endotrachealen Intubation genügen bei Säuglingen und Kleinkindern Dosen von 1–2 mg/kg bei i. v. und 2–3 mg/kg Körpergewicht bei i. m. Applikation. Wegen der rascheren Resorption wird von einigen Anästhesisten die intralinguale der intramuskulären Injektion vorgezogen. Nach unserer Erfahrung werden dadurch häufig Blutungen verursacht, so daß der Vorteil des schnelleren Wirkungseintrittes aufgehoben ist, weil man Mund- und Rachenraum absaugen muß.

MAZZE u. DUNBAR (35) registrierten nach intralingualer Succinyldicholingabe außerdem häufiger und ernstere Herzrhythmusstörungen als nach i. m.- und i. v.-Applikation. Die volle Succinyldicholinwirkung tritt 3–5 Minuten nach der i. m. Injektion ein.

Nebenwirkungen

Verminderte Pseudocholinesteraseaktivität

3,2% der Bevölkerung bilden infolge eines ungleichen Genpaares atypische und normale Serumcholinesterase. Der Abbau einer Einzeldosis Succinyldicholin zur Intubation verzögert sich bei diesen Patienten auf 5–10 Minuten.

In der Frequenz von 1: 2500 liegen in der Bevölkerung 2 atypische Gene vor, die die Produktion atypischer Serumcholinesterasen bedingen. In diesen Fällen beträgt die Dauer der Muskelrelaxation nach einer Dosis Succinyldicholin 2–5 Stunden.

Neben der genetisch bedingten herabgesetzten Enzymaktivität gibt es Serumcholinesterasemangel im Gefolge von Unterernährung, chronischen Erkrankungen (Lebererkrankungen), zytostatischer Therapie und Ganzkörperbestrahlung (50).

Die verlängerte Apnoe kann durch Zufuhr von Serumcholinesterase (Behringwerke AG) behoben werden (30). Die Dosierung erfolgt nach Wirkung (Beginn mit 20–45 mg). Die Transfusion von Frischblut ist wegen der Gefahr einer Hepatitisübertragung abzulehnen. Kann Serumcholinesterase nicht verabfolgt werden, müssen die Betroffenen über mehrere Stunden bis zum Abklingen der Succinyldicholinwirkung in leichter Narkose beatmet werden. Kinder mit herabgesetzter Pseudocholinesteraseaktivität müssen mit einem Paß versehen werden.

Engere Verwandte sollten auf Pseudocholinesterasemangel untersucht werden.

Die Wirkung von Succinyldicholin ist auch verlängert bei Patienten, denen Cholinesterasehemmer verabfolgt wurden (Neostigmininfusionen bei paralytischem Ileus, Augentropfen usw.).

Herzrhythmusstörungen

Veränderungen von Pulsfrequenz und Herzrhythmus nach i. v. Injektion von Succinyldicholin bei Kindern wurden bereits 1957 von LEIGH u. Mitarb. (zit. b. 22) mitgeteilt. ELLING (22) registrierte bei 2–15 Jahre alten Kindern nach i. v. Gabe von Succinyldicholin Sinusbradykardien, Sinustachykardien, A-V-Rhythmen, Ventrikelersatzschläge und Kammerersatzrhythmen. Verlangsamung der Herzaktion trat 4–34 Sekunden, Beschleunigung zwischen 25 und 64 Sekunden nach Injektion auf. Die längste Unterbrechung des Sinusrhythmus bis zum Anspringen eines tiefer gelegenen Reizbildungszentrums betrug 2 Sekunden. Bei wiederholten Gaben von Succinyldicholin nahm die Zahl der Brady- und Tachykardien zu. HAUCK u. STIER (31) sahen bei 55% der Kinder nach Succinyldicholingabe Bradykardien, die in 30 Sekunden abklangen.

Das Auftreten von Herzrhythmusstörungen scheint außerdem an die Höhe der Dosis, den Applikationsort und die verwendeten Narkosemittel gebunden zu sein. In Halothannarkose sollen Herzrhythmusstörungen häufiger sein als nach Barbituratinjektion.

Klinisch bedrohliche Herzrhythmusstörungen nach Succinyldicholin hat ELLING (22) nicht beobachtet. Diese Befunde sind nicht auf Kinder in desolatem Zustand (Endotoxinschock, hämorrhagischer Schock) zu übertragen, bei denen die Injektion einer Succinyldicholindosis bereits zum Herzstillstand führen kann.

Über die Ursache von Bradykardien und Arrhythmien nach Succinylcholin gibt es nur Hypothesen. In der Regel können Herzrhythmusstörungen durch i. v. Atropininjektion behoben werden. Obwohl nicht sicher ist, daß eine Prämedikation mit Atropin Herzrhythmusstörungen nach Succinylcholin verhütet, nehmen wir sie in allen Fällen vor. Manipulationen am Herzen (Herzkatheteruntersuchungen, Herzoperationen) sollten erst vorgenommen werden, wenn die Succinyldicholinwirkung auf das Herz abgeklungen ist.

Erhöhung des Kaliumspiegels im Serum bei Verbrennungen, Quadri-, Para- und Hemiplegien

BUSH (9) und MC CAUGHEY (14) berichteten über Herzstillstände nach Succinyldicholin bei Kindern, die 2–3 Wochen vorher Verbrennungen der Haut erlitten hatten.

Möglicherweise besteht ein Zusammenhang zwischen Herzstillstand und Anstieg des Serumkaliums. SCHANER u. Mitarb. (43) beobachteten passagere Anstiege des Kaliumspiegels im Serum bei manchen Erwachsenen auf nahezu 10 mval 20–60 Tage nach Verbrennungen. Der Kaliumanstieg war dosisabhängig und erreichte das Maximum 5 Minuten nach der Succinyldicholininjektion. Patienten mit Verbrennungen tendieren ohnehin zu Hyperkaliämien.

Primäre Hyperkaliämien und exzessive Anstiege des Serumkaliums zeigen auch quadri-, hemi- und paraplegische Patienten mit peripheren Nervenverletzungen (48, 52). Bei Verbrennungen und Lähmungen ist die Anwendung von Succinyldicholin besser zu vermeiden.

Nach Nervenläsionen und am denervierten Muskel nimmt der K^+-Efflux nach Succinyldicholin signifikant gegenüber dem intakten Nerv-Muskel-Präparat zu (52, 27).

Zu den Erkrankungen mit erhöhter Sensibilität gegenüber Succinyldicholin gehören weiterhin Tetanus, Tumoren des ZNS, Polyneuritis, muskuläre Dystrophien, Urämie und massive Traumata (50). Die Vorgabe kompetitiver Muskelrelaxantien verringert die Erhöhung des Serumkaliumspiegels, unterdrückt sie jedoch nicht (52).

Steigerung des Augeninnendruckes

Die intraokulare Drucksteigerung betrug bei gesunden Augen nach Narkoseeinleitung mit Hexobarbital und 2 Minuten nach i. v. Injektion von 1 mg Succinyldicholin/kg Körpergewicht zur Intubation im Durchschnitt 4 ($\pm$3) mm Hg (40).

Bei kindlichem Glaukom, perforierenden Verletzungen und während Kataraktoperationen sollte Succinyldicholin deshalb nicht angewandt werden.

Maligne Hyperthermie

In Kombination mit verschiedenen Narkosemitteln kann Succinyldicholin bei älteren Kindern das maligne Hyperthermiesyndrom auslösen (s. S. 63).

Allergien

In seltenen Fällen sind allergische Reaktionen nach Succinyldicholin beschrieben worden (1, 20a). Hervorstechendes Merkmal dieser Reaktionen war ein mehrere Stunden währender Blutdruckabfall auf kritische Werte. Diese Zwischenfälle sind mit sofortiger intravenöser Gabe von Kortison oder dessen Derivaten zu beherrschen.

Muskelfaszikulationen und Muskelkater

Am Beginn der Wirkung des Succinylcholin stehen häufig mehr oder weniger ausgeprägte Faszikulationen der quergestreiften Muskulatur. Die Vorgabe von kompetitiv wirkenden Muskelrelaxantien (Gallamin ca. 0,3 mg/kg; d-Tubocurarin ca. 0,06 mg/kg) beugt ihnen vor und reduziert die Häufigkeit des Auftretens von Muskelkater in den ersten Tagen nach der Operation. Allerdings sind die Bedingungen zur Intubation nach einer Succinyldicholindosis von 1 mg/kg nicht so günstig (18).

BUSH u. ROTH (10) registrierten nur bei 10% mit Succinyldicholin behandelter Kinder im Alter von 5–14 Jahren Muskelschmerzen, die in keiner Beziehung zur Häufigkeit von Muskelfaszikulationen standen. Ältere Kinder klagten häufiger über Muskelschmerzen als jüngere.

Myoglobinämie

Von 40 untersuchten Kindern zeigten 16 nach 1 mg Succinyldicholin/kg Körpergewicht i. v. Myoglobin im Serum (41). Halothannarkose schien die Myoglobinämie, die nach der Pubertät wesentlich seltener auftritt, zu begünstigen (41).

Erhöhung des funktionellen Residualvolumens

Während Erwachsene nach Narkoseeinleitung und Muskelrelaxation in der Regel eine Abnahme des FRV erkennen lassen, zeigten Kinder in Narkose und Muskelrelaxation mit Succinyldicholin einen Anstieg des FRV (30a).

Kompetitiv wirkende Muskelrelaxantien

Nicht depolarisierend wirkende Muskelrelaxantien rufen eine neuromuskuläre Blockade durch Inhibierung des Zusammenwirkens von Acetylcholin und cholinergen Rezeptoren der postsynaptischen Membran hervor. Elektromyographisch werden nach Einzelstimuli schwächer werdende Aktionspotentiale und nach tetanischer Reizung eine posttetanische Faszikulation registriert. Die Antagonisierbarkeit ihrer Wirkung soll darauf beruhen, daß in Gegenwart von Cholinesterasehemmern Azetylcholin akkumuliert, das die Muskelrelaxantien kompetitiv ven den

Rezeptoren der postsynaptischen Membran verdrängt. Die Wirkung der nichtdepolarisierenden Muskelrelaxantien wird potenziert durch Äther und halogenierte Kohlenwasserstoffe wie Halothan oder Methoxyfluran. Ihre Wirkung ist ebenfalls abhängig vom Lebensalter, Elektrolyt- und Säure-Basen-Haushalt und von der Proteinbindung im Blut.

d-Tubocurarin

Wirkung und Antagonisierung

Neugeborene reagieren auf d-Tubocurarin empfindlicher als Erwachsene. In einer Dosierung von 0,078 mg/kg Körpergewicht zeigten Erwachsene keinerlei Anzeichen einer Atemdepression, während die Atmung von Neugeborenen stark beeinträchtigt wurde (46). Die höchste Sensibilität gegenüber d-Tubocurarin wird in den ersten 10 Lebenstagen beobachtet.

CHURCHILL-DAVIDSON u. WISE (16) fanden die gewichtsbezogene d-Tubocurarindosis, die zur Paralyse der Handmuskeln führte, bei Kindern und Erwachsenen gleich. Die Atmung der Kinder war jedoch deutlicher deprimiert.

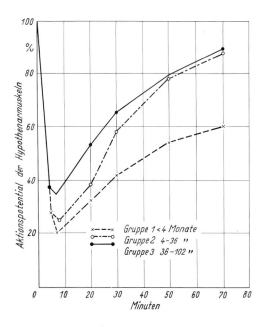

Abb. 74 Mittlere Änderungen von Muskelaktionspotentialen nach 0,22 mg d-Tubocurarin/kg KG in 3 verschiedenen Altersgruppen (nach LONG u. BACHMANN)

LONG u. BACHMANN (33) konnten statistisch sichern, daß der neuromuskuläre Block nach Kurare bei jüngeren Kindern in leichter Halothannarkose ausgeprägter ist und die Erholungsphase länger anhält (Abb. 74). d-Tubocurarin wird potenziert durch Äther, Halothan und Methoxyfluran. Die d-Tubocurarinwirkung kann mit jedem Cholinesterasehemmer beendet werden. Am häufigsten wird Neostigmin benutzt. Als Anfangsdosis sollten 0,08 mg Neostigmin i. v. gegeben werden. Zur Vermeidung von Bradykardien sollten 0,015–0,018 mg Atropin/kg voraus oder zusammen mit Neostigmin verabreicht werden (12, 50).

Bei Bedarf kann diese Kombination wiederholt werden. Auch wenn die Atmung eines Kindes nach d-Tubocurarin normal erscheint, sollte auf die Atropin/Neostigmingabe nicht verzichtet werden, weil die respiratorischen Reserven ungenügend sein können. Nach Gabe von Atropin/Neostigmin muß die Pulsfrequenz sorgfältig registriert werden.

Dosierung

Nach LONG u. BACHMANN (33) ist Kurare in einer Dosierung von 0,22 mg/kg Körpergewicht unter Vermeidung von Hypothermie und tiefer Halothannarkose ungefährlich anzuwenden. Für die reine Lachgasnarkose empfehlen BUSH u. STEAD (12) für Neugeborene Initialdosen von 0,5 mg, für Frühgeborene 0,25 mg und zur Supplementierung 0,125 mg. Jenseits des Neugeborenenalters können 0,5–1 mg d-Tubocurarin/kg Körpergewicht zu Beginn der Narkose verabfolgt werden.

Ausscheidung

Nach 3–6 Stunden erscheinen 50–60% des d-Tubocurarin im Urin. Trotzdem ist die Wirkung bei Niereninsuffizienz nicht verlängert.

Nebenwirkungen

Hypothermie

Einer Analyse von SALANITRE u. RACKOW (42) ist zu entnehmen, daß Säuglinge durch Kurarisierung rascher und häufiger unterkühlen als nicht relaxierte Kinder.

Postoperative Atemdepression

Säuglinge hatten nach Narkosen mit Anwendung von d-Tubocurarin (mittlere Gesamtdosis 0,42 mg/kg Körpergewicht) in 65% der Fälle postoperative Atemstörungen (42).

Histaminfreisetzung und ganglioplegische Wirkung

Eine rasche d-Tubocurarininjektion setzt bei ca. 50% der Patienten Histamin frei (50). Besonders in Halothannarkose sind bedrohliche Hypotensionen möglich. Wichtig zu wissen ist, daß der Blutdruckabfall nach d-Tubocurarin in Halothannarkose erst nach einigen Minuten sein Maximum erreicht.

Bei Histaminfreisetzung wurden Hauterythem, Hypotension und erhöhte Atemwiderstände beobachtet.

Blutdruckabfälle kommen auch durch die ganglioplegische Wirkung des d-Tubocurarin zustande.

Gefahren und Kontraindikationen

Wegen der Gefahr einer Hypothermie und der myasthenischen Reaktion Neugeborener halten wir die Anwendung von d-Tubocurarin in den ersten 6 Lebensmonaten nicht für günstig. D-Tubocurarin sollte besonders in Verbindung mit potenten Narkotika, die die Kurarewirkung verstärken, vermieden werden. Jenseits des 1. Lebensjahres ist d-Tubocurarin weniger gefährlich. Von der Behandlung mit Kurare ausgenommen werden, sollten auch Kinder mit Asthma und spastischer Bronchitis, weil Histaminfreisetzung die endobronchialen Widerstände erhöhen kann. Generell geben wir heute Pancuronium wegen der fehlenden hypotensiven Wirkungskomponente den Vorzug.

Pancuroniumbromid (Pcbr, Pavulon)

Pcbr ist eine bisquarternäre Ammoniumsteroidverbindung und wird heute von uns ausschließlich als nichtdepolarisierendes Muskelrelaxans verwendet.

Dosierung und Wirkung

Die Wirkung des Pcbr hängt ab von der Narkoseart, dem Alter und der Stoffwechsellage des Patienten und dem Operationsort (39).

Äther und halogenierte Kohlenwasserstoffe verstärken die Pcbr-Wirkung.

Bei Erwachsenen wird die Pcbr-Wirkung 5fach stärker als die von d-Tubocurarin angegeben. Nach BENNETT u. Mitarb. (3a) beträgt diese Relation nach der Geburt 9:1, im Alter von 7 Tagen 8:1, mit 14 Tagen 7:1 und 6:1 bei 1 Monat alten Säuglingen. Für Neugeborene, die eine N_2O-Narkose erhalten, wird deshalb die in Tab. 31 aufgeführte Dosierung vorgeschlagen.

Tabelle 31 Pcbr-Dosierung bei Neugeborenen (3a)

Alter	Dosis in µg
0–1 Woche	30
1–2 Wochen	60
2–4 Wochen	90

In N_2O-Halothannarkose (insp. Halothankonzentrationen 1–2%) stellten GOUDSOUZIAN u. Mitarb. (26) bei 5 Wochen bis 7 Jahre alten Kindern die in Abb. 75 wiedergegebene Dosisant-

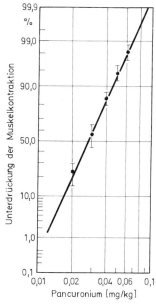

Abb. 75 Unterdrückung der Daumenadduktion durch steigende Dosen Pancuroniumbromid in N_2O-Halothannarkose bei Kindern (aus N. G. GOUDSOUZIAN, J. F. RYAN, J. J. SAVARESE: Anesthesiology 41 [1974] 95)

wortkurve auf. 0,08 mg Pcbr/kg i. v. führten bei 22 Kindern im Alter von 1 Monat bis zu 5 Jahren in N_2O-Halothannarkose zu einer Muskelrelaxation von durchschnittlich 37,5 ∓ 3,6 Min. (56). Die Muskelerschlaffung setzte in 60–120 Sek.

nach i. v. Injektion ein (56). DIETZEL u. Mitarb. (20) beobachteten bei kardiochirurgischen Eingriffen an Säuglingen nach 0,1–0,15 mg Pcbr/kg Körpergewicht eine komplette Muskelrelaxation für 50–135 Minuten.

2,5 mg Pcbr/m^2 Körperoberfläche i. m. relaxierten die Muskulatur im Mittel für 69 Minuten während N$_2$O-Halothannarkose bei 3 Monate bis 5 Jahre alten Kindern (56).

Respiratorische Azidose verlängert die Wirkung, respiratorische Alkalose scheint sie zu verkürzen (39). Die Pancuroniumbromidwirkung kann durch Anticholinesterasen aufgehoben werden, wenn mindestens 20 Minuten nach der Injektion verstrichen sind. Der Grad der Muskelrelaxation nimmt bei wiederholten Injektionen weniger stark zu als die Wirkungsdauer (39).

Abbau und Ausscheidung

Pcbr wird teilweise über die Nieren ausgeschieden. Leber- oder Niereninsuffizienz verlängern die Wirkungsdauer von Pancuroniumbromid (13, 36).

Nebenwirkungen

Die Kreislaufwirkung des Pcbr scheint von der Dosierung, Narkosetiefe, Narkoseart und chirurgischen Schmerzstimuli abzuhängen.

YAMAMOTO u. Mitarb. (56) registrierten keine signifikanten Änderungen von Puls und Blutdruck nach 0,08 mg/kg Körpergewicht i. v.

In einer Doppelblindstudie an Kindern über Wirkung und Nebenwirkungen von 450 µg d-Tubocurarin und 94 µg Pcbr/kg Körpergewicht fanden BENNETT u. Mitarb. (3) in N$_2$O-Narkose eine kürzere Wirkungdauer und signifikante Blutdruckanstiege nach Pcbr. Signifikante Anstiege von Blutdruck und Pulsfrequenz wurden auch von LÜBKE u. BIHLER (34) und GESSNER u. PODLESCH (40) registriert. Eine Ursache der Wirkung auf das Herz-Kreislauf-System wird in der Stabilisierung der postsynaptischen Membran vagaler Nervenendigungen gesehen (7).

Vergleich der Wirkung mit d-Tubocurarin

NIGHTINGALE u. BUSH (37) stellten in einem doppelten Blindversuch (0,8 mg Tubocurarin oder 0,13 mg Pcbr/kg Körpergewicht) in N$_2$O-Narkose und Hyperventilation bei 2–15jährigen Kindern keine signifikanten Unterschiede bezüglich Wirkungseintritt und -dauer und Intubationsbedingungen fest. Der Blutdruck blieb nach d-Tubocurarin gleich oder sank, während nach Pcbr besonders bei jüngeren Kindern eine Tendenz zum Anstieg erkennbar war.

Gallamin (Flaxedil)

Gallamin wirkt ca. 25% kürzer als d-Tubocurarin und hat etwa $^1/_5$ seiner Wirkungsstärke. Die Ausscheidung erfolgt größtenteils über die Nieren. Die wichtigste Nebenwirkung des Gallamin liegt in seinem positiv chronotropen und β-Rezeptoren-stimulierenden Effekt auf das Herz-Kreislauf-System (4, 29). 2 mg Gallamin/kg Körpergewicht führten für 20 Minuten zu signifikanten Anstiegen der Herzfrequenz und des Herzindex (49). Der periphere Gefäßwiderstand sank.

Die Dosierung beträgt normalerweise 1,5–2 mg/kg Körpergewicht.

Als Vorteile des Gallamin im Vergleich zu d-Tuborcurarin sind fehlende Histaminfreisetzung und fehlende Kreislaufdepression anzusehen.

Diallyl-nor-toxiferin (Alloferin, Alcuronium)

Wirkung, Dosierung, Ausscheidung

Diallyl-nor-toxiferin wirkt bei Kindern 2,1mal stärker als d-Tubocurarin (9). Neugeborene reagieren empfindlicher auf Diallyl-nor-toxiferin als ältere Säuglinge (8).

Die Wirkung setzt wenige Sekunden nach i. v. Injektion ein.

Nach 300 µg Diallyl-nor-toxiferin/kg Körpergewicht betrug die mittlere Wirkungsdauer ohne Anwendung potenter Inhalationsnarkotika bei Neugeborenen 54 Min., bei älteren Säuglingen 37 Min., zwischen 1. und 5. Lebensjahr 39 Min., zwischen 5. und 10. Lebensjahren 43 Min., und jenseits des 10. Lebensjahres 55 Min. (8). 1 Min. nach der Injektion konnte endotracheal intubiert werden. Die Muskelrelaxierung konnte 20 Min. später mühelos durch Cholinesterasehemmer aufgehoben werden (8). Diallyl-nor-toxiferin wird durch Inhalationsnarkotika, wie Äther, Halothan und Methoxyfluran, potenziert. Während ihrer Anwendung kann die Alloferindosis zum Narkosebeginn auf 0,10–0,15 mg/kg Körpergewicht reduziert werden.

Repetitionsdosen wurden in Höhe von $^1/_4$–$^1/_6$ der Anfangsdosis gegeben. Eine Kumulation der Wirkung nach wiederholten Injektionen ist anzunehmen. Die Ausscheidung erfolgt vorwiegend über die Nieren und in geringem Maße über die Leber.

Nebenwirkungen

BUSH (8, 9) registrierte in ca. 70% der Kinder einen Pulsfrequenzanstieg und bei ca. 50% der Fälle einen Blutdruckanstieg nach Diallyl-nor-toxiferin. Bei Erwachsenen haben wir nicht selten Blutdruckabfälle gesehen. Vergleichende Untersuchungen von Diallyl-nor-toxiferin und d-Tubocurarin ergaben keine signifikanten Unterschiede des Blutdruckverhaltens (50).

Nebenwirkungen wie Histaminfreisetzung, Elektrolytveränderungen, Herzrhythmusstörungen und gangloplegische Wirkung fehlen.

Hexamethylenbiscarbaminoylcholin (Imbretil)

Wirkung und Dosierung, Ausscheidung

Nach i. v. Injektion beginnt die Wirkung in 1–1,5 Min. und erreicht das Maximum 8–10 Min. nach der Injektion (54). Die Wirkungsstärke beträgt das 3- bis 5fache des d-Tubocurarin. Einer initialen Depolarisationsphase soll eine länger anhaltende kompetitive Muskelrelaxierung folgen. 0,05–0,07 mg Imbretil/kg Körpergewicht wirken 30–60 Min. (5). Nach 0,08–0,1 mg/kg Körpergewicht ist mit einer Muskelrelaxationsdauer von 60 Min. zu rechnen. Im Säuglings- und Kleinkindesalter sind Initialdosen von 1–2 mg gegeben worden (24).

Bei Langzeitbeatmung wurde die Wirkung mit Nachinjektionen von 0,4–0,5 mg im Abstand von 1–2 Std. aufrechterhalten. Die Wirkung des Imbretil läßt sich in der 2. Wirkungsphase durch Cholinesterasehemmer antagonisieren.

Imbretil wird bei intakter Nierenfunktion größtenteils über die Nieren ausgeschieden (5). Nach 6–8 Std. sind etwa 75% der Substanz im Urin nachweisbar.

Nebenwirkungen

Ausgeprägte Veränderungen des Herz-Kreislauf-Systems wurden nach Imbretil nicht beobachtet (5, 54).

Kombinierte Anwendung von Muskelrelaxantien

Die Gabe eines kompetitiv wirkenden Muskelrelaxans vor und nach Muskelrelaxierung mittels Succinyldicholin ist derzeit allgemein üblich und scheint keinerlei Nachteile zu haben. Da wir ausgeprägte Muskelzuckungen nach Succinyldicholin erst ab 3. Lebensjahr beobachtet haben und in diesem Lebensalter meist mit Pcbr intubieren, injizieren wir erst ab 3.–4. Lebensjahr pro kg 0,06 mg d-Tubocurarin 3–5 Min. vor der „Intubations-Succinylcholindosis", die wir auf 1,5 mg/kg Körpergewicht i. v. erhöhen, um bessere Intubationsbedingungen zu haben.

Umstritten ist die Gabe von Succinyldicholin nach Abklingen eines kompetitiven neuromuskulären Blockes, für die vorzugsweise in der Abdominalchirurgie beim Verschluß der Bauchdecken eine Notwendigkeit besteht. Trotz der theoretisch gut zu begründenden Gefahr einer verlängerten Apnoe haben wir durch die Applikation einer Einzeldosis Succinyldicholin am Ende einer Operation, während der nichtdepolarisierende Muskelrelaxantien angewandt wurden, keinerlei Komplikationen erlebt.

Diese Erfahrung wird durch WALTS u. DILLON (53) bestätigt, die nach hohen Kuraredosen ein Abklingen des kompetitiven Blockes durch Succinylcholin bei abgeschwächter Succinylcholinwirkung beschrieben.

Rekurarisierung oder postoperative Apnoe

Das Phänomen der Rekurarisierung ist bis heute nicht geklärt. Es erscheint daher zweckmäßiger, von einer postoperativen Apnoe zu sprechen, die zahlreiche Ursachen haben kann:

A. Periphere Atemlähmung
   1. Persistierende Muskelrelaxation durch respiratorische oder metabolische Azidose, bei Störungen des Elektrolythaushaltes, bei larvierter Myasthenia gravis, bei Pseudocholinesterasemangel oder Überdosierung.
   2. Antibiotika (Strepto-, Kana-, Neo- und Viomycin, Polymyxin, Colistin).

B. Zentrale Atemlähmung
   1. Narkosemittelüberdosierung.
   2. Zerebrale Schäden (Hirnödem, Blutungen).

Die Differentialdiagnose zwischen zentral und peripher verursachter Apnoe kann mittels Injektion eines Atemanaleptikum (Lobelin, Micoren) oder besser mit Hilfe eines Nervstimulators gestellt werden.

Die Beseitigung der peripheren Atemlähmung umfaßt die Normalisierung des Säure-Basen- und Elektrolyt-Haushaltes und je nach Vorliegen eines depolarisierenden oder nichtdepolarisierenden Blockes die Zufuhr von Pseudocholinesterase oder Neostigmin.

Mit Ausnahme von Polymyxin und Colistin können neuromuskuläre Blockaden nach Antibiotika durch Kalzium antagonisiert werden.

Literatur

1. Anesthesia Study Committee of the New York State Soc. Anesth.: Allergic reaction to succinylcholine. N. Y. St. J. Med. 55 (1972) (2) 1985
2. Baird, W. L. M., A. M. Raid: The neuromuscular blocking properties of a new steroid compound, Pancuroniumbromide. Brit. J. Anaesth. 39 (1967) 775–780
3. Bennett, E. J., D. E. Bowyer, A. H. Giesecke jr., C. R. Stephen: Pancuronium bromide: A double blind study in children. Anesth. Analg. Curr. Res. 52 (1973) 12–18
3a. Bennett, E. J., S. Ramamurthy, F. Y. Dalal, M. R. Salem: Pancuronium and the neonate. Brit. J. Anaesth. 47 (1975) 75–78
4. Brown, B. R., J. R. Crout: The sympathicomimetic effect of gallamine on the heart. Anesthesiology 29 (1968) 179–180
5. Brücke, H., H. Reis: Über ein hochwirksames Muskelrelaxans aus der Reihe der Polymethylendicarbaminoyl Cholinester. Wien. med. Wschr. 104 (1954) 283–286
6. Brücke, F., H. Klupp, O. Kraupp: Pharmakologische Eigenschaften des Hexamethylenbiscarbaminoylcholins (Imbretil) und anderer verwandter Polymethylenbiscarbaminoylcholine. Wien. klin. Wschr. 66 (1954) 260–262
7. Bonta, J. L. M., E. M. Gorissen, F. H. Derkx: Pharmacological interaction between Pancuronium bromide and anaesthetics. Europ. J. Pharmacol. 4 (1968) 83–90.
8. Bush, G. H.: Clinical experience with Diallylnortoxiferine in children. Brit. J. Anaesth. 36 (1964) 787–792
9. Bush, G. H.: The clinical comparison between Tubocurarine and Diallylnortoxiferine in children. Brit. J. Anaesth. 37 (1965) 540–543
10. Bush, G. H., F. Roth: Muscle pains after suxamethonium chloride in children. Brit. J. Anaesth. 33 (1961) 151–155
11. Bush, G. H.: The use of muscle relaxants in burnt children. Anaesthesia 19 (1964) 231–238
12. Bush, G. H., A. L. Stead: The use of d-Tubocurarine in neonatal anaesthesia. Brit. J. Anaesth. 34 (1962) 721–728
13. Casado, J. C., A. Matorras: The effects of pancuronium bromide in renal and hepatic insuffiency. Ann. Anesth. franc. 14 (1973) 229–241
14. Mc Caughey, T. J.: Hazards of anaesthesia for the burned child. Canad. Anaesth. Soc. J. 9 (1962) 220–234
15. Cohen, P. J., R. C. Reynolds, J. Naidl: A simple test for abnormal pseudocholinesterase. Anesthesiology 32 (1970) 281–282
16. Churchill-Davidson, H. C., R. P. Wise: Neuromuscular transmission in the newborn infant. Anesthesiology 24 (1963) 271–278
17. Churchill-Davidson, H. C., R. P. Wise: The response of the newborn infant to muscle relaxants. Canad. Anaesth. Soc. J. 11 (1963) 1–6
17a. Cook, D. R., C. G. Fischer: Neuromuscular blocking effects of succinylcholine in infants and children. Anesthesiology 42 (1975) 662–665
18. Cullen, D. J.: The effect of pretreatment with nondepolarizing muscle relaxants on the neuromuscular blocking action of succinylcholine. Anesthesiology 35 (1971) 572–578
19. Dick, W., R. Droh: Pancuronium bromid. Klinische Erfahrungen mit einem neuen steroidartigen Muskelrelaxans. Anaesthesist 19 (1970) 173–176
20. Dietzel, W., K. Wiedemann, A. Korpassy: Pancuroniumbromid als Muskelrelaxans bei kardiochirurgischen Eingriffen. Z. prakt. Anästh. Wiederbeleb. 6 (1971) 153–160
20a. Dihlmann, R.: Allergische Komplikationen bei der Anwendung von Sukzinyl. Tägl. Prax. 10 (1969) 177
21. Droh, R., E. Schoewe, W. Dick, J. Horst: Überblick über die Herz-Kreislauf-Reaktionen der gebräuchlichsten Muskelrelaxantien. Anaesthesist 19 (1970) 168–172
22. Elling, D.: Über Veränderungen von Frequenz und Rhythmus des Herzens nach intravenöser Injektion von Succinylcholin bei Kindern. Inauguraldissertation, Düsseldorf 1963
23. Emery, E. R. J.: Der Gebrauch von Pancuroniumbromid in der Intensivstation. Anaesthesist 20 (1971) 237–238
24. Emmrich, P.: Erweiterte Anwendungsmöglichkeiten der vollständigen Relaxierung bei Neugeborenen und jungen Säuglingen. Mschr. Kinderheilk. 118 (1970) 453–456
25. Foldes, F. F.: Presynaptic aspects of neuromuscular transmission and block. Anaesthesist 20 (1971) 6–19
26. Goudsouzian, N. G., J. F. Ryan, J. J. Savarese: The neuromuscular effects of pancuronium in infants and children. Anesthesiology 41 (1974) 95–98
27. Gronert, G. A., E. H. Lambert, R. A. Theye: The response of denervated skeletal muscle to succinylcholine. Anesthesiology 39 (1973) 13–22
28. Haldemann, G., H. Schaer: Haemodynamic effects of transient atrioventricular dissociation in general anaesthesia. Brit. J. Anaesth. 44 (1972) 159–162
29. Hanquet, M., M. Lamy, P. Leruth: Tachycardia after flaxedil: Vagolytic action or beta receptor stimulation? Acta anaesth. belg. 22 (1971) 43–56
30. Happle, R., K. L. Scholler, H. Münsch: Applikation von Serumcholinesterase bei verlängerter Apnoe nach Succinylbischolin. Anaesthesist 22 (1973) 224–226
30a. Hatch, J. D., A. A. Kerr: Change in end-tidal position in children after suxamethonium. Brit. J. Anaesth. 47 (1975) 66–69
31. Hauck, W., M. Stier: Kindliche Herzrhythmusveränderungen nach Succinylbischolin. Anaesthesist 22 (1973) 217–223
32. Lim, H. S., H. T. Davenport, J. G. Robson: The response of infants and children to muscle relaxants. Anesthesiology 25 (1964) 161–168
33. Long, G., L. Bachmann: Neuromuscular blockade by d-Tubocurarine in children. Anesthesiology 28 (1967) 723–729
34. Lübke, P., K. Bihler: Puls- und Blutdruckänderungen nach Pancuroniumbromid. Z. prakt. Anästh. Wiederbeleb. 6 (1971) 169–178
35. Mazze, I., W. Dunbar: Intralingual succinylcholine administration in children: An alternative to intravenous and intramuscular routes? Anesth. Analg. Curr. Res. 47 (1968) 605–615
36. Miller, R. D., W. C. Stevens, W. L. Way: The effect of renal failure and hypercalemia on the duration

of pancuronium neuromuscular blockade in man. Anesth. Analg. Curr. Res. 52 (1973) 661–666
37. Nightingale, D. A., G. H. Bush: A clinical comparison between tubocurarine and pancuronium in children. Brit. J. Anaesth. 45 (1973) 63–70
38. Nightingale, D. A., A. G. Glass, L. Bachmann: Neuromuscular blockade by succinylcholine in children. Anesthesiology 27 (1966) 736–741
39. Norman, J., R. L. Katz, R. F. Seed: The neuromuscular blocking action of pancuronium in man during anaesthesia. Brit. J. Anaesth. 42 (1970) 702–710
40. Podlesch, I., H. Görtz, K. Quint: Indikationen, Methoden und Komplikationen der Allgemeinnarkose. Klin. Mbl. Augenheilk. 152 (1968) 405–417
41. Ryan, J. F., L. J. Kagen, A. I. Hyman: Myoglobinemia after a single dose of succinylcholine. New Engl. J. Med. 285 (1971) 824–826
42. Salanitre, E., H. Rackow: Respiratory complications associated with the use of muscle relaxants in young infants. Anesthesiology 22 (1961) 194–198
43. Schaner, P. J., R. L. Brown, Th. D. Kirksey, R. C. Gunther, Ch. R. Ritchey, G. A. Gronert: Succinylcholine – induced hyperkalemia in burned patients. Anesth. Analg. Curr. Res. 48 (1969) 764–777
44. Smith, R.: Anesthesia for Infants and Children. Mosby, Saint Louis 1968
45. Stanley: Neuromuscular Block with Neomycine and its Reversal. A. S. A. Meeting, Washington 1968
46. Stead, A. L.: The response of the newborn infant to muscle relaxants. Brit. J. Anaesth. (1955) 124–130
47. Stojanov, E.: Possibility for clinical use of the new steroid neuromuscular blocker Pancuronium bromide in anaesthesiological practice. Arzneimittel-Forsch. 19 (1969) 1723–1726
48. Stone, W. A., Th. P. Beach, W. Hamelberg: Succinylcholine – danger in the spinal cord – injured patient. Anesthesiology 32 (1970) 168–169
49. Stoelting, R. K.: Hemodynamic effects of gallamine during halothane-nitrous oxide anesthesia. Anesthesiology 39 (1973) 645–647
50. Stovner, J., I. Lund: The muscle relaxants and their antagonists. Brit. J. Anaesth. 42 (1970) 235–248
51. Telford, J., A. S. Keats: Succinylcholine in cardiovascular surgery of infants and children. Anesthesiology 18 (1957) 841–848
52. Tobey, R. E., P. M. Jacobsen, C. T. Kahle, R. J. Clubb, M. A. Dean: The serum potassium response to muscle relaxants in neural injury. Anesthesiology 37 (1972) 332–337
53. Walts, L. F., J. B. Dillon: Clinical studies of the interaction between d-Tubocurarine and Succinylcholine. Anesthesiology 31 (1969) 39–44
54. Wiemers, K., W. Overbeck: Four years' experience with Hexamethylene 1,6-biscarbaminoylcholine (Imbretil) as a muscle relaxant. Brit. J. Anaesth. 32 (1960) 607–612
55. Wilson, D. S.: Pancuronium. Anaesthesist (1970) 189–190
56. Yamamoto, T., H. Baba, T. Shiratsuchi: Clinical experience with pancuronium bromide in infants and children. Anesth. Analg. Curr. Res. 51 (1972) 919–924

Vorbereitung zur Narkose

Vorgeschichte, Befunderhebung

Jeder Anästhesist sollte über die komplette Anamnese des Kindes, die klinischen und Laborbefunde unterrichtet sein. Die Erhebung der Vorgeschichte erfolgt bei ambulanten und stationären Kindern zweckmäßigerweise mittels Fragebogen (Abb. 76). Die wichtigsten Fragen beziehen sich auf angeborene Mißbildungen, abgelaufene Infektionen, vorausgegangene Operationen und Systemerkrankungen. Die klinische Untersuchung umfaßt Inspektion, Palpation, Auskultation und Perkussion des Kindes. Als Minimum an Laborbefunden fordern wir Blutbild, Urinstatus, Blutungs- und Gerinnungszeit. Wenn sich Hinweise auf eine Organerkrankung finden, werden gezielte Laboruntersuchungen wie Nierenfunktionsproben o. a. durchgeführt. Körpergewicht und -größe des Kindes müssen bestimmt werden.

Psychische Vorbereitung

Psychisch verursachte Verhaltensstörungen bei Kindern sind nach Narkose, Operation und Krankenhausaufenthalt von einigen Autoren beschrieben worden (2, 3). Wichtige Voraussetzungen zur „ruhigen" Narkoseeinleitung sind möglichst frühzeitiges Vertrautwerden des Kindes und der Eltern mit seiner neuen Umgebung und nach Möglichkeit mit den Vorgängen, die zur Narkosedurchführung notwendig sind. Es sollten keine falschen Versprechungen gemacht werden. Das Mitbringen persönlicher Gegenstände wirkt sich günstig aus. Optimal ist die psychische Betreuung der Kinder bei Mitaufnahme der Mutter ins Krankenhaus. Wenn das nicht möglich ist, sollte sich vorwiegend 1 Schwester als Bezugsperson um 1 Kind kümmern und der Krankenhausaufenthalt so kurz wie möglich gehalten werden.

VERNON u. BALLEY (6) haben Kindern mit Erfolg Filme vorgeführt, die ruhige Kinder während einer Narkoseeinleitung zeigten.

Stationärer Krankenhausaufenthalt bis zu 2 Tagen verursachte keine ins Gewicht fallenden psychischen Veränderungen (2).

Trotz größten Einfühlungsvermögens in die kindliche Psyche wird der Anästhesist mit einigen Kindern Schwierigkeiten haben, einen ausreichenden Kontakt herzustellen.

ANAMNESE-ERHEBUNGSBLATT

Name des Kindes: Geb. Dat.:

Wohnung: Körpergewicht:

1. War die Geburt Ihres Kindes kompliziert?
   a) eine Zangengeburt: c) Nabelschnurvorfall o. ä.:
   b) ein Kaiserschnitt:

2. Welche Kinderkrankheiten hat Ihr Kind schon gehabt?
   a) Keuchhusten: c) Diphtherie:
   b) Masern: d) Scharlach:

3. Sind Schädigungen des Herzens oder anderer Organe nach diesen Krankheiten festgestellt worden?

4. Sind Schädigungen durch Impfungen aufgetreten?

5. Welche sonstigen Krankheiten hat Ihr Kind gehabt?
   a) Krampfanfälle als Säugling:
   b) Milchschorf:
   c) Ernährungsstörungen:
   d) Lungenerkrankungen:
   e) Gelbsucht:
   f) andere Krankheiten:

6. Hat Ihr Kind chronische oder in Intervallen auftretende Krankheiten wie
   a) Asthma: c) Krampfanfälle:
   b) Zucker:

7. Ist Ihr Kind schon einmal operiert worden?
   (wenn ja, woran?)

8. Wurden Narkose und Operation gut vertragen?

9. Steht Ihr Kind augenblicklich in ärztlicher Behandlung?
   Krankheit:

10. Sonstige Bemerkungen:

11. Bei Wiederholung einer Narkose zu einem späteren Zeitpunkt sind inzwischen eingetretene Änderungen im Gesundheitszustand des Kindes dem behandelnden Arzt oder besser dem Narkosearzt mitzuteilen.

Datum: Unterschrift:

Abb. 76   Bogen zur Erhebung der Anamnese

BOTHE u. GALDSTON (1) fanden, daß die „Schweiger" unter den untersuchten Kindern am häufigsten zu Abwehrhandlungen bei der Narkoseeinleitung neigen. Bei der Narkoseeinleitung kann sich die aktive Mitwirkung des Kindes z. B. durch Halten der Maske positiv auswirken (1).

Psychische Auffälligkeiten von Kindern sollten protokolliert und den Eltern mitgeteilt werden, damit sich Anästhesisten bei nachfolgenden Narkosen darauf einstellen können.

Nahrungskarenz, Blasenentleerung, Operationsplan

Infolge des höheren kindlichen Stoffwechsels entstehen Hypoglykämie und Ketonämie unter Nahrungskarenz rascher als bei Erwachsenen (4, 5). Es ist deshalb eine möglichst kurze Nahrungskarenz anzustreben. Wenn die letzte flüssige Mahlzeit 4 Stunden vor Narkosebeginn verabreicht wird, scheinen weder die Gefahr einer Hypoglykämie und Hungerazidose noch die der Regurgitation und Aspiration von verbliebenem Mageninhalt zu bestehen (5).

Zweckmäßigerweise erhalten Flaschen- und Brustkinder süßen Tee und ältere Kinder Obstsaft oder süße Milch.

Vor Gabe der Prämedikation soll die Blase noch einmal entleert werden.

Aus psychischen Gründen und damit die Nahrungskarenz nicht zu sehr überschritten wird, sollten pädiatrische Eingriffe immer am Anfang des Operationsprogrammes stehen.

Literatur

1. Bothe, A., R. Galdston: The child's loss of consciousness: a psychiatric view of pediatric anesthesia. Pediatrics 50 (1972) 252–263
2. Davenport, H. T., J. S. Werry: Anaesthesia and psychic trauma in children. In: Progress in Anaesthesiology Proc., IV. World Congress of Anaesthesiologists, hrsg. von T. B. Boulton, R. Bryce-Smith, M. K. Sykes, G. B. Gillett, A. L. Revell. Exerpta Medica Foundation, Amsterdam 1970 (S. 691–696)
3. Niederer, W.: Die Anaesthesie im Kindesalter. In: Lehrbuch der Anaesthesiologie u. Wiederbelebung, hrsg. von R. Frey, W. Hügin, O. Mayrhofer. Springer, Berlin 1971 (S. 779–810)
4. Schettler, D.: Untersuchungen der Ventilation, der Atemmechanik, der Blutgase und des Säure-Basen-Haushaltes bei Säuglingen mit Lippen-Kiefer-Gaumen-Spalten vor, während und nach der Operation. Habilitationsschrift, Düsseldorf 1970
5. Thomas, D. K. M.: Hypoglycemia in children before operation: its incidence and prevention. Brit. J. Anaesth. 46 (1974) 66–68
6. Vernon, D. T. A., W. C. Bailey: The use of motion pictures in the psychological preparation of children for induction of anesthesia. Anesthesiology 40 (1974) 68–72

Prämedikation

Die medikamentöse Vorbereitung von Patienten zur Narkose und Operation soll im wesentlichen folgenden Zwecken dienen: Sedierung, Einschränkung der Salivation und bronchotrachealen Schleimsekretion und der Hemmung vegetativer – insbesondere vagaler – Reflexe.

Obwohl auch mit anderen Mitteln zu erreichen, werden daneben die Reduzierung des Sauerstoffverbrauches und der Häufigkeit von Übelkeit, Erbrechen, Unruhezuständen und der Höhe des Analgetikabedarfs in der postoperativen Phase für wünschenswerte Ziele einer Prämedikation gehalten.

In dem folgenden Kapitel soll nur die Prämedikation von Kindern ohne Erkrankungen lebenswichtiger Organe besprochen werden. Hinweise für die Vorbereitung von Kindern mit kongenitalen Anomalien und Systemerkrankungen finden sich in den speziellen Kapiteln.

Um vor Enttäuschungen in der Praxis zu bewahren, sei vorausgeschickt, daß es gegenwärtig keine Methode der Prämedikation gibt, die in allen Fällen den an sie gestellten Forderungen gerecht wird. Die der Einfachheit halber in mg/kg Körpergewicht angegebenen Dosierungen lassen die Stoffwechsellage und -aktivität, den Erregungszustand, zahlreiche andere Konstitutionsmerkmale des einzelnen Kindes und äußere Umstände unberücksichtigt, so daß allein deshalb eine „Versagerquote" resultiert.

Die wenigen kontrollierten Untersuchungsreihen zur Frage der Prämedikation werden in ihrer Aussage eingeschränkt, weil sie jeweils nur für spezielle Dosierungen, Operationen, Narkosetechniken und Anästhesiologen zutreffen.

Das Ausmaß an Angst vor Operationen verhält sich umgekehrt proportional zum Alter. Obwohl man bei nicht sedierten Kindern in fast 50%

Weg zur Prämedikation verabfolgt. Weil wäßrige der Fälle eine gute Kooperation vor der Narkoseeinleitung erreichen kann (29), zieht die Mehrzahl der pädiatrischen Anästhesisten eine Sedierung vor. Mit Hilfe von pränarkotisch verabreichten Barbituraten, Opiaten, opiatähnlichen Substanzen, Neuroleptika oder Tranquilizern kann die Narkose bei 70–80% der Kinder ruhig eingeleitet werden. Die Einleitung einer Betäubung beim gut sedierten Kind erspart nicht nur Zeit, sondern reduziert auch das Ausmaß der Schleimsekretion während der Narkose und die Häufigkeit von Laryngospasmen, Erregungszuständen und emotionellen Störungen in der postoperativen Periode. Während motorische Unruhezustände während oder unmittelbar im Anschluß an die Aufwachphase vorkommen, belästigen Alpträume, Enuresis und Klaustrophobie häufig erst die Eltern der Kinder nach Entlassung aus dem Krankenhaus.

Zur Sedierung wird eine Vielzahl von Drogen bzw. Kombinationen verschiedener Substanzen empfohlen. SMITH (32) betont, daß weniger die Wahl der Mittel, sondern die Vertrautheit des Umganges mit ihnen, Dosierung, Zeitpunkt und Ort der Applikation über den Erfolg einer Prämedikation entscheiden.

In Abb. 77 ist der von RACKOW u. SALANITRE (27) bestimmte Einfluß der Dosis einiger Substanzen auf die Zahl aufgeregter Kinder dargestellt.

Bei der vergleichenden Untersuchung verschiedener Substanzen spielt die Dosierung eine entscheidende Rolle.

Barbiturate

Vorteile

Die rektale Verabreichung von Barbituraten stellt die für Kinder schonendste Prämedikation dar. Bei zeitgerechter Gabe und genügend hoher Dosierung kommen die Kinder schlafend in den Operationssaal bzw. Vorbereitungsraum. Wenn auch einige Kinder durch Narkoseeinleitung und andere vorbereitende Maßnahmen erweckbar sind und zu schreien beginnen, besteht später bis auf wenige Ausnahmen eine retrograde Amnesie für die Zeit zwischen Barbituratgabe und Operationsende. Die Erhöhung der im folgenden Text angegebenen Barbituratdosen bringt keinen 100%igen Sedierungserfolg, sondern lediglich eine Akzentuierung der unerwünschten Nebenwirkungen.

Nachteile

Nach der rektalen Applikation des Barbiturates dürfen die Patienten wegen der Gefahr einer Atemwegsverlegung nicht unbeaufsichtigt bleiben. Bei Auslösen einer Defäkation oder der Ausstoßung eines barbiturathaltigen Suppositoriums ist der Prämedikationseffekt gering. Weitere Nachteile liegen in langem Nachschlaf, antianalgetischer Wirkung, postoperativer Agitation und Schlafstörungen die DROLET u. BOISVERT (11) trotz Kombination von Thiopental mit Pethidin in 11,7% der Kinder beobachteten.

Kontraindikationen der rektalen Prämedikation sind Darmerkrankungen.

Thiopental (Trapanal, Pentothal)

Thiopental (5-Äthyl-5-(1′-methyl-butyl)-2-thiobarbitursäure) wird ausschließlich auf rektalem

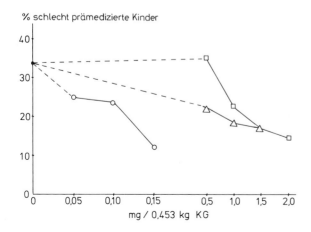

Abb. 77 Die Häufigkeit unzureichend prämedizierter Kinder nach Scopolamin, Morphin, Pethidin und Secobarbital in Abhängigkeit von verschieden hohen Dosen (nach RACKOW u. SALANITRE)
○ Morphin; △ Meperidin; □ Secobarbital

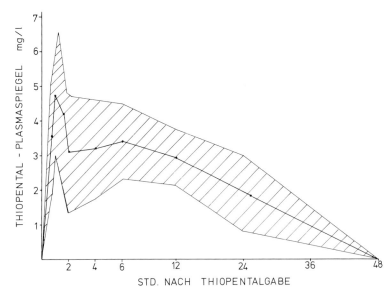

Abb. 78 Plasmaspiegel nach rektal verabfolgten Thiopental-Supp. (ca. 44 mg/kg KG) (nach LINDSAY u. SHEPHERD)

Lösungen ein Reinigungsklysma erfordern und Überdosierungserscheinungen hervorrufen können und Thiopentalsuppositorien schwierig zu dosieren sind, hat sich die Verwendung der Thiopentalsuspension am günstigsten erwiesen. Die vom Hersteller gelieferten Spritzen mit auswechselbarem Injektionsansatz erlauben eine zuverlässige Dosierung. Die Dosierung von Thiopental wird zwischen 28 und 44 mg/kg Körpergewicht angegeben (11, 21).

Bei zusätzlicher Gabe von Pethidin erzielten DROLET u. BOISVERT (11) eine befriedigende Sedierung. Höhere Dosen hatten einen längeren Nachschlaf und Atemstörungen zur Folge. Mit dem Wirkungseintritt ist in 5–20 Minuten zu rechnen. Nach LINDSAY u. SHEPHERD (21) zeigten alle Kinder mit Plasmaspiegeln über 2,8 mg/L Thiopental eine ausreichend tiefe Sedierung. Die Thiopentalkonzentration im Plasma sank erst nach 48 Stunden auf Null ab (Abb. 78). Thiopental wird 30–45 Minuten vor Narkosebeginn verabfolgt. Eigene Untersuchungen ergaben, daß Kinder nach rektaler Thiopentalprämedikation höhere pCO_{2a} und niedrigere pO_{2a} hatten als Kinder nach einer Kombination von Promethazin/Pethidin und Atropin in der auf S. 130 zitierten Dosierung (26).

Pentobarbital
(Nembutal, Neodorm, Repocal)

Pentobarbital (Äthyl-1-methyl-butyl-barbitursäure) wirkt länger und stärker als Thiopental und wird in einigen Zentren intramuskulär (5 mg/kg KG), rektal (5–8 mg/kg KG) oder per os (2,3–4 mg/kg KG) zur Prämedikation verabreicht.

Wegen des langsameren Wirkungseintrittes muß Pentobarbital mindestens 1–2 Stunden vor Narkosebeginn verabfolgt werden. In Zäpfchenform ist Pentobarbital auch erfolgreich mit Promethazin, Scopolamin und Lidocain kombiniert worden.

Methohexital, Methohexitone
(Brevital, Brevimytal, Brietal)

Methohexital (1-Methyl-5-allyl-5 (1′-methyl-2′-pentinyl)-barbitursäure), der Barbitursäureabkömmling mit der kürzesten Wirkungsdauer, wirkt ca. 3mal stärker als Thiopental. Bei Erwachsenen nimmt die Methohexitalkonzentration im Blut pro Stunde um 15–19% ab. Unangenehme Nebenwirkungen bestehen in Atemdepression, Husten, Schluckauf, Laryngospasmus, Tremor, unwillkürlichen Muskelbewegungen, Hypotension, Erbrechen und Schmerz während der Injektion.

MILLER u. STOELTING (24) injizierten 480 Kindern 6,6 mg/kg Körpergewicht in einer 2%igen Lösung i. m. Bis auf 11 Kinder schliefen alle innerhalb von 5 Minuten ein. Die Schlafphase dauerte 30–45 Minuten. Schluckauf und Atemdepression wurden in je 2 Fällen beobachtet. Nach rektaler Gabe von 13–18 mg Methohexital/kg Körpergewicht in wäßriger Lösung schliefen die Kinder in 10–15 Minuten ein. Der Schlaf dauerte 10–15 Minuten. 5% der Kinder hatten Vomitus und 15% Übelkeit. Die Anwendung einer 1%igen Lösung verursachte keine Reizung der Darmschleimhaut, erforderte jedoch die Instillation einer relativ großen Flüssigkeitsmenge. Die Anwesenheit eines Anästhesisten oder einer geschulten Pflegeperson ist auch nach Prämedikation mit Methohexital angezeigt.

Phenobarbital
(Luminal, Phenaemal, Phenobarbyl)

Phenobarbital (Äthyl-phenyl-barbitursäure) erscheint wegen seiner langen Wirkungsdauer indiziert bei Kindern, die bereits am Vorabend des Operationstages einer Sedierung bedürfen. Die Dosierung beträgt oral 5–10 mg/kg Körpergewicht.

Morphin und ähnlich wirkende Substanzen

Morphin und morphinartig wirkende Substanzen haben einen starken analgetischen Effekt. Die hypnotische Wirkung ist geringer als die der Barbiturate. In Abhängigkeit von der Dosierung nehmen natürliche und synthetische Opiate den Patienten Angst und Erregung und führen zur Senkung des Sauerstoffverbrauches des Organismus (20). Unerwünschte Nebenwirkungen sind Verringerung der Empfindlichkeit der atmungsregulierenden zentralnervösen Strukturen auf CO_2, orthostatische Hypotension, spastische Obstipation und Stimulation des Brechzentrums. Der Abbau erfolgt größtenteils in der Leber. Die Ausscheidung ist bei Erwachsenen erst nach 2–3 Tagen vollständig. Am häufigsten werden Morphin (Morphinum hydrochloricum), Pethidin (1-Methyl-4-phenyl-4-carbäthoxypiperidin = Dolantin, Meperidin, Demerol) und Fentanyl (1-(2-Phenyläthyl)-4-(N-proprionyl)-anilinopiperidin) zur Prämedikation verwendet.

Die Gefahr einer Atemdepression im Kindesalter sollte nicht überschätzt werden. Untersuchungen von SCHETTLER (30) an Säuglingen ließen nach Prämedikation mit 1–2 mg Pethidin und 1 mg Promethazin/kg Körpergewicht keine signifikanten Änderungen der Blutgase erkennen.

LEES (20) hat bei Säuglingen mit und ohne Herzfehler nach einer Kombination von Pethidin (ca. 2 mg/kg), Promethazin (ca. 0,5 mg/kg) und Chlorpromazin (ca. 0,5 mg/kg) einen mittleren pCO_{2a}-Anstieg um 7 mm Hg und eine durchschnittliche Abnahme der arteriellen O_2-Sättigung um 3–4% bei gleichzeitiger Abnahme des Sauerstoffverbrauches um 39% gemessen (s. S. 26).

Laktatbestimmungen im Serum Erwachsener zeigten nach Morphinprämedikation eine Abnahme der Milchsäurekonzentration und des Quotienten Laktat: Pyruvat (7).

SCHETTLER (30) fand nach Promethazin-Pethidin-Gabe eine signifikante Verringerung des Basendefizites, die vielleicht auf eine Verschiebung des Verhältnisses Laktatproduktion zu Laktatutilisation infolge geringerer körperlicher Aktivität zurückzuführen ist.

Opiate und Pethidin werden 30–45 Minuten vor Einleitung der Narkose subkutan oder intramuskulär injiziert. Die Dosierung liegt bei alleiniger Anwendung von Morphin zwischen 0,1–0,2 mg/kg Körpergewicht und von Pethidin zwischen 1–2 mg/kg Körpergewicht.

Wirkung und Nebenwirkungen von Morphin und Pethidin scheinen bei Gabe äquipotenter Dosen keine ins Gewicht fallenden Unterschiede aufzuweisen (16).

Mit Morphin (0,17 mg/kg KG) erzielten EGER u. Mitarb. (16) eine stärkere Sedierung, eine ruhigere und raschere Narkoseeinleitung und eine geringere Perspiratio im Vergleich zu Pethidin (1,7 mg/kg KG) und Pentobarbital (2,2 mg/kg KG). Statistisch signifikant waren die Unterschiede dieser Parameter zwischen Morphin und Pethidin jedoch nicht.

Im Falle einer Überdosierung kann die Wirkung von Morphin und Pethidin durch Levallorphan (1-3-Hydroxy-N-allyl-morphinan, Lorfan), Nalorphin (N-Allyl-normorphin, Nallin) Naloxon (Narcan) oder Dopram (Doxapram) aufgehoben werden. Die Initialdosen betragen 0,1–0,3 mg Lorfan, 3 mg Dopram/kg KG, 0,1 mg Narcan und 0,3–4 mg Nallin bei i. v. Gabe.

Opiatantagonisten

Pentazocin (2-Allyl-5-äthyl-2′-hydroxy-9′-methyl,-6,7-benzomorphan, Fortral) ist nach seiner pharmakologischen Wirksamkeit den Antagonisten der morphinartigen Analgetika zuzurechnen. Es wirkt analgetisch und sedierend. Die atemdepressive Wirkung unterscheidet sich nicht von der isoanalgetischer Morphindosen. Nach Untersuchungen von RITA u. Mitarb. (28) hatte die Prämedikation mit Pentazocin in Dosen von ca. 0,7–0,8 und 1,1–1,7 mg Pentazocin/kg Körpergewicht kaum erkennbare Vorteile gegenüber Morphin (ca. 0,14–0,2 mg/kg KG). Die Zahl erregter Kinder bei Narkoseeinleitung war am geringsten, wenn die Pentazocindosis das achtfache der Morphindosis betrug. 1 Stunde nach i. m. Injektion von Pentazocin waren im Durchschnitt pO_{2a} von 87 auf 80 mm Hg und pH_a von 7,37 auf 7,30 bei unverändertem Base excess abgefallen. pCO_{2a} stieg im Mittel um 3 mm Hg an.

Neuroleptika

Neuroleptika setzen Spontanmotilität und psychische Aktivität herab. Emotionen werden unterdrückt. Die Reizüberleitung zur Formatio reticularis und in den thalamokortikalen Projektionsbahnen wird gehemmt. Die Wirkung von Opiaten und Narkosemitteln wird durch Neuroleptika potenziert. Nebenwirkungen sind leichte Hypothermie, Dys- und Akinesien und Parkinsonismus.

Butyrophenone

Dehydrobenzperidol (1-[3-(4-Fluor-benzoyl-propyl]-4-(2-oxo-1-benzimidazolinyl-1,2,3,6-tetrahydropiridin) bewirkt motorische Ruhe, psychische Indifferenz und besitzt eine ausgeprägte antiemetische Wirksamkeit. Droperidol verursacht eine α-adrenerge Blockade und bei Überdosierung extrapyramidale Symptome, die mit Akineton beherrscht werden können. Bei vergleichenden Untersuchungen war Droperidol (0,05 mg/kg KG) der Prämedikation mit Pethidin (1,1 mg/kg KG) hinsichtlich den psycho-physischen Voraussetzungen für den Narkosebeginn deutlich unterlegen (17), hatte jedoch in der postoperativen Phase die geringste Erbrechensquote. Bei einem Vergleich von 0,2 mg Droperidol/kg Körpergewicht und Morphin (0,1 mg/kg KG) sahen WERRY, DAVENPORT u. NISSENBAUM (36) in beiden Gruppen eine gute Sedierung.

Phenothiazine

Phenothiazinderivate wirken psychosedativ, neuroleptisch und antiemetisch. Sie erniedrigen die zentrale Krampfschwelle und die Körpertemperatur, hemmen die adrenergen α-Rezeptoren (Hypotension), beeinflussen den Serotoninstoffwechsel des ZNS und entwickeln anticholinerge (Tachykardie) und Antihistamineigenschaften (8).

In Abhängigkeit von der Variation der Substituenten treten die einzelnen Wirkungskomponenten mehr oder weniger stark hervor. Die sedierende Wirkung von Phenothiazinen reicht zu Prämedikationszwecken nicht aus. Weil sie die Wirkung von Opiaten und anderen Prämedikationsmitteln potenzieren, und wegen ihrer antiemetischen Eigenschaften werden sie jedoch häufig mit Barbituraten, Opiaten und Benzomorphanderivaten kombiniert. Am häufigsten werden Promethazin (N-(2'-Dimethylamino-n-propyl)-phenothiazin, Atosil, Phenergan) und Triflupromazin (10-(3-Dimethylaminopropyl)-2-(trifluormethyl)-phenothiazin, Psyquil) verwendet.

Tranquilizer

Tranquilizer dämpfen das limbische System. Sie beseitigen Erregungs- und Unruhezustände, ohne das Herz-Kreislauf- und extrapyramidale System in Mitleidenschaft zu ziehen. Die Atmung wird durch klinisch übliche Dosen bei Patienten in normalem Allgemeinzustand kaum beeinflußt. Sie besitzen antikonvulsive Eigenschaften und erzeugen über polysynaptische Bahnen in spinalen oder supraspinalen Strukturen eine leichte Muskelrelaxation (kontraindiziert bei Myasthenia gravis). Tranquilizer potenzieren die Wirkung von Opiaten und Barbituraten. Die kombinierte Anwendung von Benzodiazepinen und Opiaten führt zu Amnesie.

Die größten Erfahrungen liegen über Diazepam (7-Chlor-1,3-dihydro-1-methyl-5-phenyl-2H-1,4-benzodiazepin-2-on, Valium) vor.

15 Erwachsene (10 davon mit Linksherzinsuffizienz), denen 5–10 mg Diazepam in die Pulmonalarterie injiziert wurden, zeigten 10 und 30 Minuten danach signifikante Abnahmen des Atemminutenvolumens mit Anstieg des pCO_{2a} und Abfall des pO_{2a} (6). 8 Patienten hatten systolische Blutdrucksenkungen zwischen 12–25 mm Hg. Herzindex, peripherer Gefäßwiderstand und der Druck im kleinen Kreislauf änderten sich nicht signifikant (6).

Nach Prämedikation mit 0,4 mg Diazepam/kg Körpergewicht und Atropin wiesen Kinder eine gute präoperative Sedierung und in der postoperativen Phase in geringerer Frequenz emotionelle Störungen auf als nach Droperidol (0,05 mg/kg KG) und nach 1,1 mg Pethidin/kg Körpergewicht (17).

Günstige Erfahrungen mit oraler Diazepamgabe berichtete auch DOWELL (10), während BUSH (3) Pethidin dem Diazepam vorzieht und HAQ u. DUNDEE (18) bei Adenotonsillektomien nach Prämedikation mit Diazepam und Hyoscin häufig eine störende Salivation bemerkten.

Wegen auftretenden Schmerzreizes bei der i. v. oder i. m. Injektion erscheint die orale Applikation empfehlenswert. Die Dosis wird zwischen 0,2 und 0,5 mg/kg Körpergewicht angegeben. Der sedative Effekt von 0,2 mg Diazepam/kg oral gegeben unterschied sich jedoch nicht signifikant von der Wirkung eines Plazebo (1). Inzwischen steht Diazepam auch in Form von Suppositorien zur Verfügung.

Ketamin (Ketanest, Ketalar)

Das Phencyclidinderivat Ketamin (s. S. 97) führt bei einer intramuskulär verabfolgten Dosierung von 5–8 mg/kg Körpergewicht nahezu ausnahmslos in 3–5 Minuten zu Schlaf und Bewußtlosigkeit. Atem- und Kreislaufdepression fehlen bei dieser Dosierung. Tonus der Kiefermuskulatur, Husten- und Schluckreflex bleiben erhalten. Nebenwirkungen des Ketamin sind starke Salivation und Anstieg von Blutdruck und Pulsfrequenz. Psychomimetische Symptome haben wir bei der Verwendung von Ketamin zur Prämedikation bisher nicht beobachtet.

Auch bei gleichzeitiger oder vorausgegangener Atropingabe können infolge Speichelbildung schwere Laryngospasmen auftreten. Kinder bedürfen deshalb nach Ketaminprämedikation einer Beaufsichtigung. Ketamin sollte 10 Minuten vor Einleitung der Narkose injiziert werden.

Chloralhydrat

Chloralhydrat (CCl_3—CH—$(OH)_2$) ist ein billiges Sedativum mit großer therapeutischer Breite.

STETSON u. JESSUP (34) erzielten mit ca. 40 mg Chloralhydrat und 0,02–0,025 mg Scopolamin/kg Körpergewicht oral verabreicht nach 45–60 Minuten einen guten Prämedikationserfolg. Die Häufigkeit des postoperativen Erbrechens betrug in Abhängigkeit vom Lebensalter 6–35%.

Parasympathikolytika

Als Vagolytika und zur Sekretionshemmung werden Atropin (razemisches Gemisch von d- und l-Hyoscyamin), Bellafolin (l-Hyoscyamin) und Scopolamin (l-Hyoscin) verwendet, die die Wirkung des Azetylcholins blockieren. Dabei weisen die postganglionären parasympathischen Nerven gegenüber Atropin eine wesentlich größere Empfindlichkeit auf als die motorischen Endplatten der Skelettmuskulatur und andere Ganglien (15).

Die parasympathische Versorgung der einzelnen Organe spricht ebenfalls unterschiedlich auf Atropin an. Die Blockade der kardialen Vagusendigungen erfordert beispielsweise das 2,5fache der Atropindosis, die den Speichelfluß hemmt.

Während parenteral verabfolgtes Atropin rasch resorbiert wird, ist die Wirkung bei enteraler Gabe unsicher. Atropin bewirkt neben Sekretionseinschränkung und Tachykardie eine geringe Senkung des Gesamtsauerstoffverbrauches beim Menschen (15), eine Zunahme des physiologischen Totraumes und der Bruttoventilation bei gleichbleibender alveolärer Ventilation (25), eine Abnahme des funktionellen Residualvolumens, der Vitalkapazität, der Diffusionskapazität und des arteriellen Sauerstoffdruckes (15, 35), einen Anstieg des Herzzeitvolumens und der Koronardurchblutung bei Abnahme des peripheren Gefäßwiderstandes (15) und eine Herabsetzung der Motilität des Magen-Darm-Traktes.

l-Hyoscin und l-Hyoscyamin haben gegenüber Atropin eine stärker sedierende (5- bis 15fache) und sekretionshemmende (2- bis 3fache) Wirkung, während der vagolytische Effekt geringer ist. Atropin stimuliert in gebräuchlicher Dosierung (Säuglinge bis zu 0,04, Kleinkinder bis zu 0,03 und Schulkinder bis zu 0,015 mg/kg Körpergewicht) nur die medullären Zentren und irritiert den Kortex erst in toxischen Dosen (4).

Nach Bellafolin und Scopolamin kommen dagegen gelegentlich delirante Zustände vor.

Bei Kindern änderte sich die Körpertemperatur nach Atropin selbst unter tropischem Klima nicht signifikant (23).

Während Narkose mit Halothan oder Zyklopropan können Atropin und Scopolamin Herzrhythmusstörungen provozieren.

Versehentliche Überdosierungen von Atropin äußerten sich in Tachykardie, labiler Hypertonie, peripherer Vasodilatation, motorischer Unruhe, Halluzinationen, epileptiformen Krämpfen, Pyrexie, Urinretention und hatten quoad vitam eine gute Prognose (22, 32).

Die motorische Unruhe ließ sich mit Diazepam (0,1–0,2 mg/kg KG i.v.) kupieren. Promethazin und Phenobarbital blieben wirkungslos. Die größte Menge des Atropins war nach Ablauf von 48 Stunden ausgeschieden (22).

In Anbetracht der zahlreichen Nebenwirkungen und der Feststellung, daß die üblichen Atropindosen für eine komplette vagale Blockade zu niedrig sind (4), ist die routinemäßige Anwendung anticholinerger Substanzen vor Narkosen in Frage gestellt worden (15, 19, 35). Andernorts und bei uns werden Atropin oder ähnliche Verbindungen heute zur medikamentösen Vorbereitung gegeben, weil sie der halothanbedingten Bradykardie und Blutdrucksenkung entgegenwirken, die Schleimsekretion hemmen und möglicherweise Herzrhythmusstörungen nach Succinylcholin abschwächen. Keinesfalls kann jedoch beim Weglassen eines Vagolytikums in der Prämedikation ein Kunstfehler postuliert werden.

Am meisten verwendet werden Atropin und Scopolamin, seltener Bellafolin. Die Dosierung kann dem nachfolgenden Kapitel entnommen werden (s. S. 130).

Scopolamin und Bellafolin werden im allgemeinen um $^1/_3$ niedriger dosiert als Atropin.

Nach SMITH (32) sollten Scopolamin und l-Hyoscyamin in gleicher Menge wie Atropin gegeben werden, um den gleichen vagolytischen Effekt zu erzielen.

Die Wirkungsdauer einer normalen Atropinprämedikationsdosis nach i.m. Gabe beträgt ca. 90 Minuten.

Praktische Hinweise zur Prämedikation

Im Gegensatz zu vielen Erwachsenen schlafen die meisten Kinder gut und bedürfen am Abend vor der Operation keiner Sedierung. Wird der Schlaf durch Schmerzen beeinträchtigt, ist die Verordnung von Analgetika entsprechend der Schmerzintensität angezeigt. Aufgeregte Kinder können mit Phenobarbital oder Diazepam zur Ruhe gebracht werden (s. S. 126, 127).

Kinder im Alter von 0–6 Monaten erhalten nur Atropin. Jenseits dieses Alters sind mit Kombinationen verschiedener Drogen die günstigsten Prämedikationsergebnisse zu erzielen.

Phenothiazine, Pethidin, Droperidol, Atropin, Scopolamin

Zahlreiche Zentren nutzen die vorteilhafte Wirkung des Pethidin, potenzieren sie durch Phenothiazine und fügen Droperidol hinzu, dessen antiemetischer Effekt stärker und von längerer Dauer als der der Phenothiazine ist. Wir selbst verabreichen in einer Mischspritze 30–45 Minuten vor Narkosebeginn intramuskulär pro kg Körpergewicht ca. 1 mg Promethazin, 1 mg Pethidin, 0,1 mg Droperidol und 0,02 mg Atropin (Tab. 32), insgesamt jedoch nie mehr als 50 mg Promethazin und 100 mg Pethidin. Bei sehr erregten Kindern erhöhen wir die Pethidindosis auf 2 mg/kg KG oder applizieren eine rektale Thiopentalprämedikation.

Anstelle des Promethazin oder Droperidols verwenden einige Anästhesisten ca. 3 mg Trifluopromazin/kg Körpergewicht. Nach unserer Erfahrung ist der antiemetische Effekt des Trifluopromazins stärker als der von Promethazin, aber kürzer und weniger ausgeprägt als der des Droperidol.

Morphin oder Pethidin mit Barbituraten

SMITH (32) gibt bei Kindern vom 6. Lebensmonat bis zum 6. Lebensjahr ca. 5 mg Pentobarbital/kg Körpergewicht rektal 90 Min. vor der Narkose, 45 Min. vorher 0,75 mg Morphin/Lebensjahr mit Atropin (0,015–0,025 mg/kg). Ab 8. Lebensjahr werden 100 mg Pentobarbital per os gegeben.

RACKOW u. SALANITRE (27) erzielten mit 1,1 mg Secobarbital und 0,22 mg Morphin/kg Körpergewicht plus Scopolamin die beste Sedierung im Vergleich zu Secobarbital (1,1 bzw. 4,4 mg/kg KG), Pethidin (1,1–3,3 mg/kg KG) und Secobarbital/Pethidin.

Tabelle 32 Eigenes Prämedikationsschema für gesunde Kinder

kg	Alter (Jahre)	Promethazin mg	(ml)	Pethidin mg	(ml)	Droperidol mg	(ml)	Atropin mg	(ml)
8	0,5	8	(0,3)	8	(0,2)	0,8	(0,3)	0,1	(0,2)
10	1	10	(0,4)	10	(0,2)	1,0	(0,4)	0,2	(0,4)
13	2	13	(0,5)	13	(0,3)	1,3	(0,5)	0,2	(0,4)
15	3	15	(0,6)	15	(0,3)	1,5	(0,6)	0,3	(0,6)
20	5	20	(0,8)	20	(0,4)	2,0	(0,8)	0,3	(0,6)
25	7	25	(1,0)	25	(0,5)	2,5	(1,0)	0,3	(0,6)
30	9	30	(1,2)	30	(0,6)	3,0	(1,2)	0,4	(0,8)
40	12	40	(1,6)	40	(0,8)	4,0	(1,6)	0,4	(0,8)
50	14	50	(2,0)	50	(1,0)	5,0	(2,0)	0,5	(1,0)
60	16	50	(2,0)	60	(1,2)	5,0	(2,0)	0,6	(1,2)

Droperidol und Fentanyl (Thalamonal, Innovar)

WESTHUES (37) arbeitet 30–40 Min. vor der Operation nach dem in Tab. 33 dargestellten Schema und hält es der Prämedikation mit Barbituraten oder Opiaten für überlegen. Unter 2000 nach dieser Methode behandelten Kindern kam es in 3 Fällen zu schweren Exzitationen.

Tabelle 33 Prämedikationsschema (nach WESTHUES)

Körpergewicht (kg)	Fentanyl (mg)	Droperidol (mg)	Thalamonal (ml)
7 –8	0,005	0,25	0,1
8 –9	0,01	0,5	0,2
9 –10,5	0,015	0,75	0,3
11 –13,5	0,02	1,0	0,4
13,5–15,5	0,025	1,25	0,5
16 –17,5	0,03	1,5	0,6
18 –19,5	0,035	1,75	0,7
20 –25	0,040	2,0	0,8
25 –35	0,05	2,5	1,0

Orale Prämedikation

Die Resorption oral aufgenommener Medikamente in der präoperativen Phase erscheint unzuverlässig und ist aus diesem Grunde und wegen der Gefahr des Erbrechens wenig untersucht worden.

BOYD u. MANFORD (2) haben mit oral verabreichtem Sirup, dem Diazepam (0,2 mg/kg KG) und Atropin oder Triclofos (71 mg/kg KG) (Triclofos = Trichloräthylphosphat) und Atropin beigemengt waren, gute Prämedikationseffekte erzielt. DOUGHTY (9) hat Pecazin (Pacatal, Mepazin), Trimeprazin (Vallergan, Repeltin) und Methylpentinol (Oblivon Elixir, Allotropal) mit Hyoscin kombiniert und 1 Stunde vor Operationsbeginn oral verabfolgt. Nach 4,4 mg Pecazin/kg oder 4,4 mg Trimeprazin/kg oder 39,3 mg Methylpentinol/kg jeweils kombiniert mit 0,03 mg Hyoscin/kg oder 0,03 mg Hyoscin/kg allein waren 73–83% der 2–12 Jahre alten Kinder ausreichend prämediziert. Weitere Untersuchungen zur oralen Prämedikation erscheinen durchaus angezeigt. In der Regel müssen die Dosierungen bei oraler Verabreichung erhöht werden. Die maximale Wirkung tritt außerdem später auf als nach i. m. oder s. c. Injektionen von Prämedikationsmitteln.

Literatur

1. Barker, R. A., H. I. A. Nisbet: The objective measurement of sedation in children: A modified scoring system. Canad. Anaesth. Soc. J. 20 (1973) 599–606
2. Boyd, J. D., M. L. M. Manford: Premedication in children. A controlled clinical trial of oral triclofos and diazepam. Brit. J. Anaesth. 45 (1973) 501–506
3. Bush, G. H.: Diazepam as a premedication in children. In: Diazepam in Anaesthesia, hrsg. von P. F. Knight, C. G. Burgess. Wright, Bristol 1968 (S. 33–38)

4. Clarke, R. S. J., J. W. Dundee, J. Moore: Studies of drugs given before anaesthesia. IV. Atropine and hyoscine. Brit. J. Anaesth. 36 (1964) 648–654
5. Coleman, J., R. A. Green: Methohexital, a short acting barbiturate. Anaesthesia 15 (1960) 411–423
6. Dalen, J. E., G. L. Evans, J. S. Banas, H. L. Brooks, J. A. Paraskos, L. Dexter: The hemodynamic and respiratory effects of diazepam (Valium®). Anesthesiology 30 (1969) 259–263
7. Di Fazio, C. A., P. Y. Chen: The influence of morphine on excess lactate production. Anesth. Analg. Curr. Res. 50 (1971) 211–216
8. Dobkin, A. A.: Efficacy of ataractic drugs in clinical anaesthesia, a review. Canad. Anaesth. Soc. J. 5 (1958) 177–209
9. Doughty, A. G.: Oral premedication in children. Brit. J. Anaesth. 34 (1962) 80–89
10. Dowell, T.: Diazepam premedication in paediatric patients. In: Diazepam in Anaesthesia, hrsg. von P. F. Knight, C. G. Burgess. Wright, Bristol 1968 (S. 25–32)
11. Drolet, H., M. Boisvert: Clinical value of rectal thiopentone in paediatric anaesthesia. Canad. Anaesth. Soc. J. 12 (1965) 154–160
12. Dryden, G. E., W. Mosher: Methohexital intramuscular for basal sedation. Appl. Ther. 5 (1963) 521
13. Eckenhoff, J. E.: Relationship of anesthesia to postoperative personality changes in children. Amer. J. Dis. Child. 86 (1953) 587–591
14. Eckenhoff, J. E.: Psychic complications related to crying at induction. Arch. Otolaryng. 57 (1953) 411–416
15. Eger, E. I.: Atropine, scopolamine and related compounds. Anesthesiology 23 (1962) 365–383
16. Eger, E. I., I. D. Kraft, H. H. Kaesling: A comparison of atropine or scopolamine, plus pentobarbital, meperidine, or morphine as pediatric preanesthetic medication. Anesthesiology 22 (1961) 962–969
17. McGarry, P. M. F.: A double blind study of diazepam, droperidol and meperidine as premedication in children. Canad. Anaesth. Soc. J. 15 (1970) 157–165
18. Haq, I. U., J. W. Dundee: Studies of drugs given before anaesthesia. XVI: Oral diazepam and trimeprazine for adenotonsillectomy. Brit. J. Anaesth. 40 (1968) 972–978
19. Holt, A. T.: Premedication with atropine should not be routine. Lancet 1962/II, 984–985
20. Lees, M. H.: Gaseous metabolism in the infant, the effects of sedation and wakefulness. Canad. med. Ass. J. 91 (1964) 955–960
21. Lindsay, W. A., J. Shepherd: Levels of thiopentone after premedication with rectal suppositories in young children. Brit. J. Anaesth. 41 (1969) 977–984
22. Mackenzie, A. L., J. F. G. Pigott: Atropine overdose in three children. Brit. J. Anaesth. 43 (1971) 1088–1090
23. Magbagbeola, J. A. O.: The effect of atropine premedication on body temperature of children in the tropics. Brit. J. Anaesth. 45 (1973) 1139–1142
24. Miller, J. R., V. K. Stoelting: A preliminary communication an the sleep-producing effect of intramusculary methohexitone sodium in paediatric patient. Brit. J. Anaesth. 35 (1963) 48–50
25. Nunn, J. F., N. A. Bergmann: The effect of atropine on pulmonary gas exchange. Brit. J. Anaesth. 36 (1964) 68–72
26. Podlesch, I., H. Görtz, K. Quint: Über Indikation, Methoden und Komplikationen der Allgemeinnarkose in der Ophthalmologie. Klin. Mbl. Augenheilk. 152 (1968) 405–417
27. Rackow, H., E. Salanitre: A dose-effect study of preoperative medication in children. Anesthesiology 23 (1962) 747–754
28. Rita, L., F. L. Seleny, R. M. Levin: Vergleichende Untersuchung über die Anwendung von Pentazocin und Morphin als Prämedikation bei Kindern. J. Inter. Anaesth. Res. Soc. 49 (1970) 377
29. Rule, D. C., G. B. Winter, V. Goldman, R. C. Brookes: Restorative treatment for children under general anaesthesia. The treatment of apprehensive and handicapped children as clinic outpatients. Brit. dent. J. 123 (1967) 480–484
30. Schettler, D.: Untersuchungen der Ventilation, der Atemmechanik, der Blutgase und des Säure-Basen-Haushaltes bei Säuglingen mit Lippen-, Kiefer-Gaumen-Spalten vor, während und nach der Operation. Habilitationsschrift, Düsseldorf 1970
31. Shochat, S., J. Lewin-Epstein, E. Superstine: Preanesthetic suppository for ambulatory children: Importance of the base. Anaesth. Analg. Curr. Res. 48 (1969) 427–436
32. Smith, R. M.: Anesthesia for infants and children. Mosby, Saint Louis 1968
33. Soehring, K., M. Frahm: Pharmakologie der Narkose. In: Lehrbuch der Anaesthesiologie und Wiederbelebung, hrsg. von R. Frey, W. Hügin, O. Mayrhofer. Springer, Berlin 1971 (S. 137–140)
34. Stetson, J. B., G. U. S. Jessup: Use of chloralhydrat mixtures for pediatric premedication. Anesth. Analg. Curr. Res. 41 (1963) 203–214
35. Tomlin, P. T., C. M. Conway, J. P. Payne: Hypoxaemia due to atropine. Lancet 1964/I 14–16
36. Werry, J. S., H. T. Davenport, R. Nissenbaum: The psychological effects of premedication for paediatric anaesthesia: A pilot study. N. Z. med. J. 64 (1965) 641–646
37. Westhues, G.: Round table-Gespräch in Neuroleptanalgesie. In: Klinik und Fortschritte, hrsg. von W. F. Henschel. Schattauer, Stuttgart 1967 (S. 252–253)

Narkoseeinleitung

Allgemeine Maßnahmen

Narkosemittel, Muskelrelaxantien, i. v. Kanülen oder Katheter, Infusionen, Stethoskope, Blutdruckapparat, Laryngoskop, Tuben, Absaugvorrichtung, Pflaster, Schere, Faßzange, Narkoseprotokoll, Tamponaden und Klemmen müssen greifbar sein.

Vor Narkosebeginn müssen Verbindungen und Dichtigkeit der zu benutzenden Vorrichtung noch einmal getestet werden. Bei Verwendung von Gasflaschen und Verdampfern am Narkosegerät sind sie auf ihren Füllungszustand zu prüfen. Für Kinder unter 3 Jahren und für Kinder, die sich längeren Eingriffen unterziehen, sind Temperaturmeßsonden und Matten oder Platten zur Beeinflussung der Körpertemperatur (s. S. 61) bereitzustellen.

Kurz vor Narkosebeginn sollte der Anästhesist seine Hände noch einmal desinfizieren.

Zum Narkosebeginn muß mindestens 1 Hilfsperson anwesend sein.

Dann kann das Kind aufgelegt werden. Es darf sich keinesfalls selbst auf dem Operationstisch überlassen bleiben und sollte vor dem Einschlafen möglichst wenig irritiert werden.

Inhalation

Die Narkoseeinleitung per inhalationem zählt besonders im Kleinkindesalter zu den schonendsten Methoden. Durch Maskieren der Gasquelle in Form von Puppen oder Tieren können wache Kinder weitgehend von dem Narkoseereignis abgelenkt werden. Nach Prämedikation kommen ca. 80% aller Kinder schlafend in den Vorbereitungs- oder Operationsraum. Wir halten diesen Kindern im Abstand von ca. 1 cm eine Maske vor Mund und Nase, die je nach Alter an ein Kreis- oder Nichtrückatmungssystem angeschlossen ist (vgl. Abb. 39 u. 79) und der O_2 und N_2O im Verhältnis 1:3 entströmt. Wenn der Geruchssinn in 2–3 Minuten gegen den süßlichen Halothangeruch unempfindlich geworden ist, wird dem Inspirationsgasgemisch Halothan in steigender Konzentration, beginnend mit 0,3 Vol% bis etwa 2 Vol%, zugesetzt.

Anstelle von Halothan kann jedes andere Inhalationsnarkotikum mit rascherer oder langsamerer Anflutung benutzt werden. Rascher als Halothan wirkt Zyklopropan. Es ist jedoch explosibel und kann nur unter bestimmten Sicherheitsvorkehrungen (Verhütung elektrischer Entladungen) benutzt werden.

Die Zeitdifferenz des Wirkungseintritts ist außerdem nur gering. Schlechte Durchgängigkeit der Nasenpassage erfordert bei dieser Technik – wie auch ein gelegentliches Zurückfallen der Zunge – das Einlegen eines oropharyngealen Tubus.

Bei Früh- oder Neugeborenen in reduziertem Allgemeinzustand kann man es in Verbindung mit Lokalanästhesie dabei bewenden lassen, lediglich Sauerstoff über das Gesicht zu blasen.

Schwierig gestaltet sich die Inhalationseinleitung beim wachen, ängstlichen Kind. Hier muß selbst der erfahrene Anästhesist alle Register seines Könnens ziehen, wenn die Narkose nicht damit enden soll, daß die Maske überfallartig auf das Gesicht gepreßt wird. Falls ein verbaler Kontakt möglich ist, kann man dem Kind erklären, einen Ballon aufzublasen, und ihm die Maske selbst in die Hand geben. Das kann im Liegen oder Sitzen geschehen. Anderen Kindern kann man im Bett oder auf dem Operationstisch in Seitenlage ein Abdecktuch oder die Bettdecke über den Kopf ziehen und O_2, N_2O und Halothan unter Aufsicht darunter leiten. Die i.v. Einleitung ist bei ängstlichen Kindern meist keine Alternative, weil die Angst vor der „Spritze" nicht geringer ist und bei motorischer Unruhe mehrfaches Stechen notwendig werden kann.

Nach der Narkoseeinleitung werden Blutdruckmanschette, Brustwand- oder Ösophagusstethoskop, Temperaturfühler, EKG-Elektroden, Erdungsvorrichtung und eine i.v. Infusion (s. S. 67, 68) angelegt. Die kontinuierliche EKG-Überwachung erweist sich im Laufe einer Narkose als große Hilfe. Allerdings muß man Artefacte rasch als solche erkennen, um häufigen Katecholaminausschüttungen zu entgehen.

Intravenöse Einleitung

Intravenös können Narkosen eingeleitet werden bei älteren Kindern mit guten Venen oder Kin-

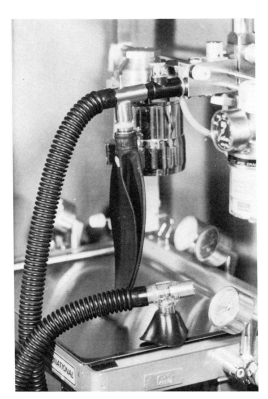

Abb. 79 System zur Inhalationsnarkose

dern, die bereits mit i. v. Infusion in den Operationssaal kommen. Säuglinge tolerieren die i. v. Einleitung komplikationslos – ein sicherer venöser Zugang vorausgesetzt – sowohl mit Barbituraten als auch mit anderen i. v. Narkosemitteln, wenn sie in entsprechender Dosierung verabreicht werden. Die Wahl des Narkosemittels hängt davon ab, welche Dauer die Operation hat und ob es sich um stationäre Kinder handelt. Bei längeren Operationszeiten benutzen wir Barbiturate oder Etomidate, für kurze Eingriffe und ambulante Kinder Propanidid.

Falls im weiteren Narkoseverlauf eine endotracheale Intubation vorgesehen ist, wird Succinyldicholin nach dem Narkosemittel injiziert und über Maske mit Sauerstoff beatmet.

Vor schwierigen Intubationen sollte die Lunge schon vor Injektion des Narkosemittels denitrogenisiert werden, d. h., die Kinder müssen 5–10 Minuten lang 100 % Sauerstoff atmen. Die Injektion kann unter Ablenkung des Kindes – z. B. die Aufforderung tief durchzuatmen – in Fuß- und Handrückenvenen, Skalpvenen und bei älteren Kindern auch in Venen des Unterarmes vorgenommen werden. Nach einer kurzen Halothannarkose kommen die Venen besser zur Darstellung. Insofern kann die Kombination von Inhalations- und intravenöser Einleitung durchaus sinnvoll sein.

Intramuskuläre oder rektale Route

Bei sehr ängstlichen Kindern leiten wir die Narkose noch auf Station intramuskulär mit Ketamin (s. S. 128) oder Methohexital (s. S. 125) der rektal mit Thiopental (s. S. 124) ein.

Bis auf vereinzelte Ausnahmen kommen die Kinder danach schlafend in den Vorbereitungsraum oder Operationssaal. Besonders die rektale Gabe einer Thiopental-Suspension belastet die Kinder in keiner Weise. Sie erfordert jedoch vom Zeitpunkt der Applikation an eine kontinuierliche Überwachung der kleinen Patienten.

Endotracheale Intubation

Vorteile, Indikationen und Komplikationen

Die endotracheale Intubation ist die sicherste Anästhesietechnik, weil Laryngospasmus, stille Regurgitation und Aspiration von Mageninhalt oder Mundinhalt und Aufblähung des Magens bei kontrollierter Atmung vermieden werden. Tab. 34 enthält absolute und relative Indikationen der endotrachealen Intubation. Die Intubation erlaubt die „Freigabe" des Patientenkopfes für die Chirurgen. Nur bei kurzen Eingriffen, die keine Muskelrelaxation erfordern, erscheint eine Maskennarkose indiziert.

RACKOW u. SALANITRE (6) zitieren die Komplikationshäufigkeit (Laryngospasmus, Larynxödem, Tubusverlegung, versehentliche Extubation, Heiserkeit usw.) nach endotrachealer Intubation aus der Literatur zwischen 1,6 und 9,7 % in verschiedenen Altersklassen. Diese Zahlen sind viel höher als eigene Erhebungen an Kindern, die sich kieferchirurgischen Eingriffen unterzogen.

Laryngospasmen nach Extubation können zu akuter Hypoxie führen. Wir teilen nicht die verbreitete Ansicht, der Laryngospasmus sei durch Extubation in tiefer Narkose zu vermeiden, sondern extubieren die Kinder so wach wie möglich nach gründlichem Absaugen der Mundhöhle.

Tabelle 34 Absolute (a) und relative (b) Indikationen der endotrachealen Intubation

a) 1. Hals-, Kopf-, Mund- und Pharynxoperationen
   2. intrathorakale Eingriffe
   3. Operationen in Bauch- und Seitenlage
   4. wenn Luftwege mit Maske und Guedel-Tubus nicht frei zu halten sind
   5. voller Magen

b) 1. Operationsdauer > 1 Std.
   2. kontrollierte Beatmung
   3. Gefahr des Laryngospasmus
   4. intraabdominelle Operationen

Mit dieser Technik erleben wir sehr selten einen Laryngospasmus, der im Falle eines Auftretens mit O_2-Beatmung über eine Maske überwunden wird. Eine erneute Succinyldicholininjektion zur Muskelrelaxierung ist während unserer langjährigen Erfahrung niemals notwendig geworden.

MCDONALD (2) umgeht einen Laryngospasmus, indem er die Extubation am Ende einer tiefen

Inspiration nach guter Oxygenierung des Kindes vornimmt.

Die gefährlichste Komplikation – das Larynxödem – konnten wir durch die Verwendung von Tuben mit geringem Durchmesser (s. S. 29), das Aufschieben von Narkose und Operation bei bestehender Atemwegsinfektion und Vermeiden der Intubation bei Pseudokrupp in der Anamnese eliminieren.

Bei erschwerter Intubation oder wiederholten Intubationsversuchen injizieren wir prophylaktisch 25–50 mg eines Prednisolonpräparates i. v.

Die Behandlung des Larynxödems besteht in Sedierung mit Promethazin und Pethidin (s. S. 130), Anfeuchtung und Anreicherung der Atemluft mit Sauerstoff und hochdosierten Kortisongaben (2–4 mg Dexamethason alle 2–4 Std. i. m.). Kinder mit Einengung der Atemwege bedürfen kontinuierlicher Überwachung. In den meisten Fällen läßt sich eine Tracheotomie umgehen. Erfahrungen mit der Anwendung adrenalinhaltiger Aerosole wie bei Krupp (s. S. 238) haben wir nicht. Es ist jedoch denkbar, daß sich Adrenalinnebel günstig auf die ödematöse Schleimhautschwellung auswirken.

Anatomische Besonderheiten und Lagerung

Der Kehlkopf des Neugeborenen sitzt höher als der des Erwachsenen (Abb. 80). Die Zunge ist relativ groß. Die Epiglottis von Neugeborenen ist im Vergleich zu Erwachsenen steif und v- oder u-förmig (3). Die a.-p.-Durchmesser der Stimmritze mit zunehmendem Lebensalter enthält Tab. 35. Die engste Passage der oberen Luftwege findet sich im Kindesalter in Höhe des Krikoidknorpels. Zur Intubation wird der kindliche Kopf zweckmäßigerweise auf einen Ring gelegt, dessen Größe dem Kopf angepaßt sein muß.

Tabelle 35 Innerer a.-p.-Durchmesser der Stimmritze bei verschieden alten Kindern (nach ECKENHOFF)

Geschlecht	Alter		mm
w	3	Tage	7
m	6	Tage	8
w	14	Tage	7,5
m	5	Wochen	6,5
m	2	Monate	8
w	3	Monate	7,5
m	9	Monate	9
m	1	Jahr	8,5
w	$2^1/_2$	Jahre	8
w	5	Jahre	10
m	$8^1/_2$	Jahre	10,5
w	15	Jahre	14
m	19	Jahre	23

Wahl der Tubusgröße

Verschiedene Untersuchungen haben ergeben, daß anhand des Alters, des Körpergewichtes und der Körpergröße von Kindern ungefähr die Größe eines Endotrachealtubus bestimmt werden kann (1, 4).

Die beste Korrelation besteht zwischen Durchmesser des Tubus und Körpergröße (Abb. 81). Tab. 36 enthält altersmäßig zugeordnete Tubusgrößen nach verschiedenen Autoren (5, 8).

Ab 1. Lebensjahr kann für den Tubusumfang gelten

Charrierre = 18 + Alter in Jahren.

Alle Zahlen stellen jedoch nur Orientierungsdaten dar, die im individuellen Fall ohne Gültigkeit sein können.

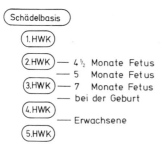

Abb. 80 Höhe der Larynxöffnung in Abhängigkeit vom Alter (nach ECKENHOFF)

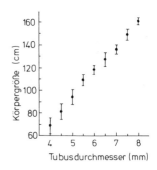

Abb. 81 Verhältnis von Körpergröße und Tubusdurchmesser (nach KEEP u. MANFORD)

Tabelle 36 Tubusgrößen dem kindlichen Alter zugeordnet (1, 5, 7)

Alter (Jahre)	Charriere	Außendurchmesser (mm)	Tubuslänge bis Zahnreihe (cm)
Frühgeborene	12–14	4–4,5	10–11
0–0,5	13–18	4–6	10–11
0,5–1	16–18	6	11–12,5
1–2	18–22	6–7	12–13
2	20–22	7	13,5
3	21–24	7–8	13,5
4	22–25	8	13,8
5	24–26	8–9	14,3
6	24–27	8–9	14,3
7	24–28	9	14,5
8	26–30	9	15,3
9	26–30	9–10	15,5
10	28–32	10	15,8
11	29–31	10	16,3
12	28–33	10–11	16,5
13	28–34	10–11	18
14	30–42	12–14	20–22

Da die Erhöhung der Atemwiderstände durch Endotrachealtuben lange Zeit überschätzt worden ist (s. S. 29), sollten in der klinischen Routine mindestens 2 Tubusgrößen – die tabellarisch oder formelmäßig errechnete und die nächst kleinere – zur Intubation bereitliegen. Läßt sich ein Tubus auch nach Drehen um 180° nicht widerstandslos einführen, muß auf einen Tubus mit geringerem Durchmesser zurückgegriffen werden, da die Gefahr einer Kehlkopfschädigung insbesondere des Larynxödems besteht.

Die meisten Tuben werden zu lang hergestellt und müssen deshalb gekürzt werden. Die notwendige Tubuslänge kann mittels der Faustregel von LEVINE (zit. b. 5) ermittelt werden:

$$\text{Länge (cm)} = 12 + \frac{\text{Alter (Jahre)}}{2}$$

Einen Hinweis auf die Tubuslänge gibt auch die Distanz zwischen Nasenspitze und Ohrläppchen, zu der bei Kleinkindern 1–2 cm und bei älteren Kindern 2–5 cm zu addieren sind (5).

Nasotracheale Tuben müssen ca. 20% länger sein als orotracheale (8), was ungefähr der Formel entspricht:

$$\text{Länge des Nasotrachealtubus (cm)} = \frac{\text{Alter}}{2} + 15$$

Mit zunehmender Akzeleration der Kinder werden sich künftig wahrscheinlich auch die Tubusgrößen ändern.

Bis zum 4. Lebensjahr und länger können manschettenlose Tuben benutzt werden, weil sich die Stimmbänder dicht an den Tubus anlegen und sich eine Manschette nachteilig auf den Tubusdurchmesser auswirken würde.

Intubationsvorgang

Im Neugeborenenalter kann im Wachzustand intubiert werden. Im späteren Lebensalter wird die Intubation durch Narkose und Muskelrelaxation wesentlich erleichtert und atraumatischer gestaltet. Auf die Anwendung von Muskelrelaxantien zur Intubation ist bei Ileus (s. S. 141) und Verlegung der Atemwege oder Kieferklemme zu verzichten.
Der Kehlkopf wird dargestellt, indem der Bereich oberhalb oder ventral von der Epiglottis nach ventral gedrückt wird unter Verwendung eines gebogenen Laryngoskopes. Mit einem geraden Spatel muß der Kehldeckel aufgehoben werden.

Wenn es unmöglich ist, die Epiglottis mit der Spitze des Laryngoskopes „aufzuschaufeln", kann man versuchen, mit dem Laryngoskopblatt unter den Kehlkopf zu gehen, den Spatel bis zum Erscheinen der Arytenoidknorpel zurückzuziehen und ihn dann unter leichtem Heben 1–2 mm weiter zurückzuziehen. Gelingt dieses Manöver nicht, kann die Stimmritze meist durch indirektes Anheben der Epiglottis dargestellt werden. Gelegentlich können gebogene Tuben nicht in den Kehlkopf vorgeschoben werden, weil die Tubusspitze sich in den Stimmbändern oder an den Arytenoidknorpeln verfängt. Diese Schwierigkeit kann durch leichtes Biegen des Kopfes oder Senken des Spatels, der dann Druck nach posterior auf den Tubus ausübt, überwunden werden.

Mitunter ist ein Tubus nach Passieren der Stimmbänder nicht in die Trachea zu schieben, weil das Laryngoskop einen Winkel zwischen Trachea und Kehlkopf schafft. Nachlassen des Zuges nach oben am Laryngoskop läßt den Tubus meist weitergleiten.

In seltenen Fällen wird die Intubation auch durch kongenitale subglottische Stenosen erschwert.

In diesen Fällen muß jeder gewaltsame Intubationsversuch unterbleiben und ein Tubus benutzt werden, der die Stenose leicht passiert.

Vor jeder Intubation, die Schwierigkeiten erwarten läßt, sollten die kindlichen Lungen durch Sauerstoffatmung zwischen 5–10 Minuten weitgehend denitrogenisiert werden.

Führen Intubationsschwierigkeiten zu einer Hypoxie, so ist der Intubationsversuch durch Maskenbeatmung mit Sauerstoff bis zum Rosigwerden der Lippen und Schleimhäute zu unterbrechen.

Literatur

1. Chodoff, P., M. Helrich: Factors affecting pediatric endotracheal tube size: A statistical analysis. Anesthesiology 28 (1967) 779–782
2. McDonald, J. H.: Infant physiology and anaesthesia. Brit. J. Anaesth. 32 (1960) 22–28
3. Eckenhoff, J. E.: Some anatomic considerations of the infant larynx influencing endotracheal anesthesia. Anesthesiology 12 (1951) 401–410
4. Keep, Ph. J., M. L. M. Manford: Endotracheal tube sizes for children. Anaesthesia 29 (1974) 181–185
5. Niederer, W.: Die Anaesthesie im Kindesalter. In: Lehrbuch der Anaesthesiologie und Wiederbelebung, hrsg. von R. Frey, W. Hügin, O. Mayrhofer. Springer, Berlin 1971 (S. 795)
6. Rackow, H., E. Salanitre: Modern concepts in pediatric anesthesiology. Anesthesiology 30 (1969) 208–234
7. Slater, H. M., C. A. Sheridan, R. H. Ferguson: Endotracheal tube sizes for infants and children. Anesthesiology 16 (1955) 950–952
8. Smith, R. M.: Anesthesia for infants and children. Mosby, Saint Louis 1968

Narkoseführung und -ausleitung

Operationsdauer > 30 Minuten

In unserer Praxis und vielen anderen Häusern wird Halothan nach wie vor am häufigsten benutzt. Wegen der Atemdepression und der Möglichkeit einer flachen und weniger toxischen Narkose beatmen wir bei allen Eingriffen mit einer Dauer > 30 Minuten kontrolliert unter Muskelrelaxation, für die wir ausschließlich Pancuroniumbromid (s. S. 117) verwenden. Diese Technik erlaubt uns zur Aufrechterhaltung der Narkose Halothankonzentrationen im Inspirationsgasgemisch zwischen 0,3–0,5 Vol%. 5–10 Minuten vor Operationsende wird die Halothanzufuhr gestoppt.

Nach Aufhebung der noch bestehenden Muskelrelaxation sind die Kinder dann im Besitz der vollen Reflexaktivität und werden in Seitenlage – soweit die Kinder auf der Seite liegen bleiben oder spezielle Operationen nicht eine andere Lagerung erfordern – in den Aufwachraum gebracht. Falls aus bestimmten Gründen eine Neuroleptanalgesie (s. S. 109) indiziert ist, wird ohne oder mit N_2O-Halothannarkose eine Vene punktiert und Hexobarbital (s. S. 96) und Succinyldicholin injiziert. Nach der Intubation werden Fentanyl und Pancuroniumbromid appliziert und künstlich mit O_2-N_2O beatmet.

Fentanyl wird nachinjiziert, wenn Blutdruck und Puls eine nachlassende Analgesie anzeigen. Vor Operationsende werden wegen des antiemetischen Effektes 2,5–5 mg Droperidol i. v. injiziert.

Die Neuroleptanalgesie ist schwieriger zu steuern als eine Inhalationsnarkose. Die Fentanylrestwirkung heben wir meist mit Levallorphan (Lorfan) oder Naloxon (Narcan) auf.

Kurznarkosen

Kurznarkosen können mit Inhalationsnarkotika oder intravenösen Mitteln erreicht werden (s. S. 86, 103).

Lokalisation und Art der Operation bestimmen hier weitgehend, welches Narkoseverfahren die besten Ergebnisse erwarten läßt.

Postoperative Periode

Die Einrichtung eines Raumes mit Vorrichtungen zur O_2-Applikation, Beatmung und Absaugung, in dem Kinder die ersten Stunden nach Narkose unter kontinuierlicher Überwachung verbringen, sollte obligat für alle Institutionen mit pädiatrischer Anästhesie sein. Atmung, Blutdruck, Puls und Temperatur müssen in engmaschigen Kontrollen oder mit entsprechenden Monitoren fortlaufend verfolgt werden. Bei Bedarf können Analgetika und Antipyretika gegeben werden. 2–3 Stunden nach Narkoseende erlauben wir, falls gastrointestinale Funktionsstörungen es nicht verbieten, den Kindern zu trinken. Postoperative Hb- und Hkt-Kontrollen, Blutgasanalysen und Bestimmungen der Gerinnungsfaktoren werden individuell festgelegt.

Narkose bei Noteingriffen

Unaufschiebbare Operationen werden in der Regel an Kindern in beeinträchtigtem Allgemeinzustand (Fieber, Anämie, Volumenmangel, Störungen des Elektrolythaushaltes, Acidose, Endotoxinschock) vorgenommen. Mit Ausnahme von Unfallverletzungen, wo Blutungen aus großen Gefäßen ein sofortiges Eingreifen erfordern, bleibt dem Anästesisten genügend Zeit für eine entsprechende Vorbereitung mit Bluttransfusionen, Prämedikation, Korrekturen des Flüssigkeits-, Elektrolyt- und Säure-Basen-Haushalts.

Die Dosierung der Prämedikationsmittel muß von Fall zu Fall entschieden werden, und Zurückhaltung ist eher geboten, als das Risiko einer Überdosierung einzugehen. Bei Unfällen, die unverzüglich versorgt werden müssen, beschränken wir uns auf die Atropingabe. Eine Hälfte der üblichen Dosis wird i. v. injiziert, die andere Hälfte nach Narkoseeinleitung i.m. gegeben. Bestehende Tachykardien werden bei diesem Vorgehen selten verstärkt. Meist sind die Kinder nicht nüchtern, so daß zur Verhütung einer Regurgitation und Aspiration intubiert werden muß (s. S. 141). Schulkindern mit Ileussymptomen wird vor der Narkose eine Ballonsonde zum Absaugen des Mageninhaltes gelegt, die aufgeblasen und bis zum Anschlag zurückgezogen wird.

Nicht nüchterne Kinder oder Kinder mit Verdacht auf eine infolge Unfallgeschehens retardierte Magenentleerung erhalten eine Magensonde nach der Intubation. Das Aufschieben der Operation bringt in diesen Fällen meist keine Magenentleerung.

Die Mehrzahl der Anästhesiekomplikationen mit tödlichem Ausgang hat die Aspiration von Magen-Darm-Inhalt zur Ursache. Deshalb hat bei Notoperationen besondere Sorgfalt zu walten.

Relativ sichere Verfahren, eine Aspiration zu vermeiden, sind Regional- oder Lokalanästhesie. Wenn sich eine Allgemeinbetäubung nicht umgehen läßt, bevorzugen wir die Intubation in Propanididnarkose, das eine kurze Wirkung hat und die natürlichen Sphinkter nicht erschlaffen läßt. Eine Hilfsperson zur Ausübung des Sellickschen Handgriffes sollte bereitstehen. Die Kinder sollten erst extubiert werden, wenn sie ganz wach sind.

Kurze Eingriffe, wie Abszeßeröffnungen, Repositionen von Frakturen oder Luxation können nach Atropinvorgabe allein in Propanididnarkose ausgeführt werden.

Extrathorakale und -abdominelle Prozeduren mit einer Dauer bis zu 60 Minuten können ohne Intubation und Magensonde nach Vorbereitung mit Atropin auch in Ketaminnarkose vorgenommen werden, während der wir Erbrechen äußerst selten beobachtet haben.

Propanidid und Ketamin verringern die Reflexaktivität, aber sie heben die Schutzreflexe nicht auf.

Das anästhesiologische Vorgehen bei akuten Thoraxverletzungen und im Schock ist in den entsprechenden Kapiteln abgehandelt (s. S. 152 u. 44).

Narkosen in der Ambulanz

Aus personellen und räumlichen Gründen müssen ambulante Kinder nach Narkosen möglichst rasch aufwachen und wieder in den Besitz ihrer psycho-physischen Leistungsfähigkeit gelangen.

Zur Prämedikation wird nur Atropin empfohlen. Für kurze Eingriffe erfüllen Halothan-N_2O und/oder Propanidid diese Voraussetzungen eines raschen Erwachens (s. S. 103).

Für etwas längere Eingriffe bietet Ketamin (s. S. 97) eine Alternative. Die Erholungszeit nach Ketamin ist jedoch wesentlich länger, so daß die Kombination von Propanidid oder Methohexital oder Etomidate (Einleitung) und N_2O-Halothan (Fortsetzung) mit Intubation erwogen werden sollte. Selbstverständlich können alle Narkoseverfahren nur in Räumen angewandt werden, in denen Narkose- und Absauggeräte vorhanden und alle Medikamente und Vorrichtungen zur Reanimation gegeben sind.

Schmerzbekämpfung

Der Anästhesist wird vorwiegend mit der Schmerzbekämpfung während der postoperativen Periode betraut, die sich in den meisten Fällen mit Analgetika bewerkstelligen läßt. Erst die Tätigkeit in Schmerzkliniken oder -zentren erfordert das Vertrautsein mit speziellen Blockaden, Akupunktur und anderen Techniken.

Der Analgetikabedarf nach Operationen hängt außer individueller Schmerzempfindlichkeit, Lokalisation und Ausdehnung der Operation ab von der Stärke der Prämedikation und der Narkosetiefe.

Als Faustregel für spontan atmende Kinder kann gelten, daß starke postoperative Schmerzen mit der halben Dosis, der in der Prämedikation verabreichten Analgetika und Phenothiazine (z. B. Pethidin und Promethazin) behoben werden können.

In vielen Fällen wird man jedoch auf Opiate und ähnlich wirkende Substanzen verzichten können und mit phenacetin-, aminophenazon- oder acetylsalicylsäurehaltigen Präparaten auskommen.

Morphinartige Substanzen

Pharmakologie

Morphin und ähnliche Substanzen wirken auf verschiedene Areale des ZNS lähmend und anregend.

Im Vordergrund der Morphinwirkung steht die Analgesie, die durch Beeinflussung des Thalamus, subkortikaler und kortikaler Zentren zustandekommt. Analgetisch wirksame Dosen haben auch hypnotische und parasympathikotone Wirkung. Sie können Euphorie hervorrufen. Dosisabhängig werden die atmungssteigernden Impulse der atmungsregulierenden zentralnervösen Strukturen auf CO_2 gehemmt (1, 3, 4, 5). Die Morphinvergiftung endet infolge Atemlähmung tödlich.

Die atemdepressive Wirkung kann durch Morphinantagonisten wie Levallorphan (Lorfan),

Tabelle 36a Dosierungsempfehlungen und Wirkungsdauer derzeit gebräuchlicher Präparate für die intramuskuläre Applikation

Chemischer Freiname	Handels- name	Dosis (mg/kg Körper- gewicht)	Wir- kungs- dauer (Std.)
Morphin		0,1	4–5
Pethidin	Dolantin Meperidin Dolcontral Demerol Dolosal	1–2	2–4
Laevomethadon	L-Polamidon Amidon Adanon Dolophin	0,07	2–4
Piritramid	Dipidolor	0,1–0,2	6–8
Pentazocin	Fortral	1	3–4
Fentanyl	Fentanyl	0,002	30–40 min

Nalorphan (Nallin) oder Naloxon (Narcan) [s. S. 126]) unter partiellem oder vollständigem Analgesieverlust antagonisiert werden.

Wegen der Depression des Hustenzentrums enthalten zahlreiche Antitussiva Morphinderivate.

In niedriger Dosierung wirken Morphin und Piritramid am isolierten Papillarmuskel schwach positiv inotrop, während Fentanyl und Pethidin in niedriger Dosierung keine Wirkung zeigen (8).

In höheren Dosen wirken Morphin, Piritramid, Fentanyl und Pethidin negativ chrono- und inotrop (8).

KETTLER u. Mitarb. (7) wiesen für Piritramid eine Senkung des myokardialen Sauerstoffverbrauches nach. Die Nierendurchblutung änderte sich nicht signifikant.

Stimuliert werden durch Morphin oder ähnlich wirkende Substanzen Brech-, Vagus- und Okulomotoriuszentrum und die glatte Muskulatur.

Tabelle 36b   Handelsname, Bestandteile und altersabhängige Dosierung von Analgetika

Handelsname	Bestandteile	Dosierung				Handelsform
		$1/4-1/2$	$1/2-1$	1–3	3–12	Alter (Jahre)
Allonial	Aminophenazon Allylisopropyl- barbitursäure	$1/4$	$-1/2$	1	1	Tablette
		$1/4$	$-1/2$	1	1	Kindersuppositorien
Cibalen	Dimethylamino- phenazon Diallylbarbitur- säure Trasentin H Kodeinphosphat		$1/2$	1	1	Kindersuppositorien
Cibalgin	Aminophenazon Aminophenazon- Diallylbarbitursäure		$1/2$	1	1	Kindersuppositorien
Ditonal	Aminophenazon Trichlorbutylsa- licylsäureester	$1/2$ Kinder- oder 1 Säuglings-Supp.		1	1	Kindersuppositorien
Dolviran	Phenacetin Ac. Acetylosalicyl. Phenobarbital Cod. phosph. Koffeinanhydrit	$1/2$ Kinder- oder 1 Säuglings-Supp.		1	1	Kindersuppositorien
Gelonida an- tineuralgica	Phenacetin Ac. Acetylosalicyl. Kodein		$1/2$	1	1	Kindersuppositorien
Lonarid	N-acetyl-p-Amino- phenol-Isoamyl- äthyl-barbitursäure Benzylsäurederivat Kodeinphosphat Koffein	1 Säuglingssupp.		1	1	Kindersuppositorien
Novalgin	Metamizol	4–5	6	–9	13–17	Tropfen
Pyramidon	Amidopyridin		$1/2-3/4$	$3/4-1$	1–2	Tabletten
Treupei	Phenacetin Ac. Acetylosalic. Kodein phosph.	$1/2$ Kinder- oder 1 Säuglings-Supp.		1	1	Kindersuppositorien
Valoron	Tilidin-hydro- chlorid-semihydrat	1 Tropfen pro Lebensjahr				Tropfen

Infolge CO_2-Akkumulation und dadurch gesteigerter zerebraler Durchblutung steigt der Liquordruck. Morphin und seine Derivate bewirken in analgetisch wirksamen Dosen häufig Obstipation.

Präparate, Dosierung, Wirkung

Tab. 32a enthält Angaben über Dosierung und Wirkungsdauer derzeit gebräuchlicher Opiate oder ähnlich wirkender Substanzen. Die Wirkungsdauer der Opiate in der postnarkotischen Phase hängt ab von der Prämedikation, der Narkosetiefe und dem Allgemeinzustand des Kindes. Die angegebenen Zeiten können deshalb nur als grobe Orientierungshilfen gewertet werden. Am sinnvollsten erscheint die Verordnung nach Bedarf. Da besonders Kleinkinder keine differenzierten Angaben über Schmerzen oder andere Beschwerden machen können, muß vor der Verordnung stark wirksamer Analgetika besonders die Hypoxie als Ursache motorischer Unruhezustände ausgeschlossen werden. Die emetische Wirkung der Opiate kann durch Phenothiazinzusatz aufgehoben werden. Alle Opiate oder ähnliche Substanzen werden durch Phenothiazine potenziert.

Dosierung und Verpackung erleichtern die Anwendung von Pethidin und Pentazocin im Vergleich zu den übrigen aufgeführten Analgetika.

Analgetika ohne Opiatcharakter

Bei der Mehrzahl der operierten Kinder werden Nichtopiate zur Schmerzstillung ausreichen. In weitgehender Anlehnung an v. HARNACK (2) wurden in Tab. 36b eine Reihe von Substanzen oder Kombinationspräparaten zusammengestellt. Als stärkstes Analgetikum, das in seiner analgetischen Wirkung den Opiaten nahekommt, muß das Valoron angesehen werden.

Literatur

1. Gibb, D. B., N. Pikler: Piritramide – a new long-acting analgesic. Anaesth. Intensiv. Care 1 (1973) 308–314
2. v. Harnack, G.-A.: Pädiatrische Dosistabellen. Deutscher Apotheker-Verlag, Stuttgart 1968
3. Heitmann, H. B., U. Drechssel, G. Herpfer, M. Zindler: Die Wirkung von Piritramid (Dipidolor) auf die Regulation der Atmung und die orthostatische Stabilität des Kreislaufs. Anaesthesist 19 (1970) 152–155
4. Janssen, P. A.: A review of the chemical features associated with strong morphine–like activity. Brit. J. Anaesth. 34 (1962) 260–268
5. Janssen, P. A.: Zur Chemie morphinartiger Körper. Anaesthesist 11 (1962) 1–7
6. Kay, B.: A clinical investigation of piritramide in the treatment of postoperative pain. Brit. J. Anaesth. 43 (1971) 1167–1171
7. Kettler, D., G. Hellige, I. Hensel, J. Martel, H. Sonntag, H. J. Bretschneider: Einfluß von Piritramid auf Hämodynamik, Koronar- und Nierendurchblutung und den myokardialen Sauerstoffverbrauch im Tierexperiment. In: Postoperative Schmerzbekämpfung, hrsg. von W. F. Henschel. Schattauer, Stuttgart 1972 (S. 89–94)
8. Strauer, B. E.: Contractile responses to morphine, piritramide, meperidine and fentanyl. Anesthesiology 37 (1972) 304–310
9. Tunstall, M. E., T. W. Ogg: Piritramide and pethidine. Anaesthesia 29 (1974) 728–732

Anästhesietechnik in verschiedenen chirurgischen Disziplinen

Abdominelle Operationen

Hernia inguinalis, Hernia umbilicalis

Die Leistenbruchoperation stellt eine der häufigsten Eingriffe im Säuglings- und Kleinkindesalter des Mannes dar. Mehrfache Einklemmungen mit Subileus- oder Ileuserscheinungen können den Allgemeinzustand erheblich beeinträchtigen, so daß in diesen Fällen eine Lokalanästhesie in Erwägung gezogen werden sollte. Bei Einklemmung von Darmschlingen und Durchführung einer Allgemeinnarkose sind alle Vorsichtsmaßnahmen wie bei Ileus zu treffen. Unkomplizierte Hernien können mit N_2O-Halothan über eine Maske anästhesiert werden. Auch Ketamin (s. S. 97) als Monoanästhetikum ist brauchbar.

Ileus infolge gastrointestinaler Obstruktionen oder Peritonitis

Während beim Neugeborenen vorwiegend mechanische Ursachen zum akuten Abdomen mit Ileus führen, steht beim älteren Kind die Peritonitis als Ursache im Vordergrund.

Rückstau von Magen-Darm-Inhalt und Erbrechen kommen vor bei inkarzerierten Hernien, Malrotation, Atresien verschiedenster Lokalisation, Invagination, Mekoniumileus, Adhäsionen, Tumoren und Perforationen des Magen-Darm-Traktes (2, 3, 7).

Narkosevorbereitung

Weil Schockzustand, Dehydratation mit oder ohne Störungen des Elektrolythaushaltes bei den betroffenen Kindern nicht selten sind, ist ein zuverlässiger venöser Zugang – wenn notwendig eine Venae sectio in Lokalanästhesie – unabdingbare Voraussetzung.

Bei Neugeborenen wird mit Atropin in der üblichen Dosierung prämediziert. RYAN (12) fügt bei Neugeborenen 1 mg Vit K hinzu.

In Abhängigkeit vom Allgemeinzustand können bei älteren Kindern Opiate oder Sedativa zusätzlich zum Atropin gegeben werden (s. S. 130).

Zur Absaugung oder Ableitung von Magen-Darm-Inhalt muß vorsichtig eine Magensonde eingeführt werden, damit nicht schon bei diesem Vorgehen Erbrechen und Aspiration ausgelöst werden. Neugeborene bedürfen intensiver Maßnahmen zur Verhütung einer zu starken Auskühlung (s. S. 61). Temperatursonde, Brustkorbstethoskop und Blutdruckmanschette müssen angelegt werden. Eine prophylaktische Neutralisierung des Magensaftes mit einer Mischung von Aluminiumhydroxyd, Magnesiumhydroxyd und Simethicon führen wir nicht durch, weil Frühgeborene und unterernährte Kinder weniger sauren Magensaft haben und die Instillation von Flüssigkeit Erbrechen provozieren kann.

Narkosetechnik

Bei Frühgeborenen oder reifen Neugeborenen in schlechtem Allgemeinzustand ist eine Lokalanästhesie in Erwägung zu ziehen, während der dem Kind Sauerstoff über das Gesicht geblasen wird (18).

Die endotracheale Intubation bietet den sichersten Schutz gegenüber einer Aspiration von Magen-Darm-Inhalt und erlaubt eine komplikationslose Anwendung von Muskelrelaxantien, die das chirurgische Vorgehen meist erleichtern. Zur Verhütung einer Aspiration von Magen-Darm-Inhalt haben sich uns folgende Maßnahmen bewährt: Entleerung des Magens über eine Sonde, Neigung des Operationstisches zur Fußtieflage um 30°, Intubation am wachen Neugeborenen oder unter Propanididanwendung beim älteren Kind unter Vermeidung von Succinylcholin, das über eine Erschlaffung der muskulären Sphinkter die Regurgitation begünstigt und unter Ausübung eines Druckes auf das Krikoid (Handgriff nach SELLICK, Abb. 82).

SALEM u. Mitarb. (13) haben an Kindern und Leichen nachgewiesen, daß der Druck auf das Krikoid bis zu einem intraösophagealen Druck von 100 cm H_2O auch bei liegender Magensonde vor Regurgitation schützt.

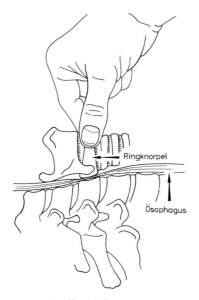

Abb. 82 Handgriff nach SELLICK

Die Wahl der Narkosemittel hat dem Zustand des Kindes Rechnung zu tragen. Bei Kindern in reduziertem Allgemeinzustand ist N_2O in Verbindung mit Muskelrelaxantien ausreichend.

Als Muskelrelaxans bevorzugen wir anstelle intermittierender Succinylcholininjektionen Pancuroniumbromid, weil es das Herz-Kreislauf-System am wenigsten beeinflußt (s. S. 117). Falls Kinder in schwerem **Schockzustand** einer Narkose unterzogen werden müssen, ist Ketamin (s. S. 97) das Mittel der Wahl.

Folgen und Behandlung der Aspiration von Magen-Darm-Inhalt

26% aller Anästhesietodesfälle im Kindesalter resultieren aus der Aspiration von Mageninhalt (14). Wegen des kleinen Magens, des höheren intragastrischen Ruhedruckes, des Luftschluckens beim Schreien, insuffizienter Hustenreflexe, Stimmbandparalyse und der vorwiegenden Zwerchfellatmung aspirieren Kinder häufiger als Erwachsene (14). Die Regurgitation nach eingenommenen Mahlzeiten ist im Säuglingsalter physiologisch.

Liegt der pH-Wert des aspirierten Materials unter 2,4, entwickelt sich eine Aspirationspneumonitis.

Klinisch sind Zyanose, Giemen, Brummen, feuchte Rasselgeräusche, erschwertes In- und Exspirium und mitunter ein Lungenödem nachweisbar.

Funktionell sind erhöhte Atemwiderstände, erniedrigte Lungencompliance und erhöhte Shuntblutmengen mit arterieller Hypoxämie und evtl. Hyperkarbie zu messen.

Wichtigste therapeutische Maßnahmen sind hohe Kortisondosen (15 mg/kg KG) und künstliche Beatmung mit einem sauerstoffreichen Gasgemisch. Prophylaktisch können Antibiotika gegeben werden.

Postoperative Phase

Pneumonie und Sepsis sind die häufigsten Komplikationen nach Dünndarmresektionen beim Neugeborenen.

Erbrechen und Aspiration von Magen-Darm-Inhalt mit nachfolgender Pneumonie zählen zu den häufigsten postoperativen Todesursachen, weil der Hustenreflex besonders bei Säuglingen noch

Tabelle 37 Dosierung für parenterale Ernährung nach gastrointestinalen Operationen (nach WILMORE u. Mitarb.)

Protein	4	kal. g/kg
Kalorien*	128	o. pro 24 Std.
Wasser	125	
Natrium	100	
Kalium	156	
Chloride	250	
Kalzium	72	
Phosphor	58	
Magnesium	25	mg/kg
Eisen	0,020	pro 24 Std.
Kupfer	0,022	
Kobalt	0,014	
Mangan	0,04	
Zink	0,04	
Jod	0,015	
Vitamin A	3000 IE	
Thiamin	15 mg	
Riboflavin	3 mg	
Pyridoxin	4,5 mg	
Vitamin C	150 mg	
Vitamin D	300 E	pro 24 Std.
Vitamin E	1,5 E	
Folsäure	0,5 mg	
Niazin	30 mg	
Vitamin B_{12}	1 mg	
Vitamin K	1 mg	

* Als Energielieferant wurde Glukose benutzt. Die teilweise Deckung des Energiebedarfs durch Fettemulsionen scheint jedoch wegen der Zufuhr essentieller Fettsäuren günstiger nicht voll entwickelt und die Resistenz gegenüber Infektionen schwach ist (s. S. 18).

Die Extubation sollte erst am wiedererwachten Kind vorgenommen werden. SALEM (1973) empfiehlt die Extubation in Kopftieflage (10°) und Applikation eines Druckes von 15–20 cm H₂O.

Prophylaktisch wird in manchen Zentren vor oder nach operativen Eingriffen am Darm eine Gastrostomie angelegt.

Nach ausgedehnten Eingriffen am Gastrointestinaltrakt muß postoperativ nicht selten eine parenterale Ernährung durchgeführt werden. WILMORE u. Mitarb. (23) haben Gewichtszunahme, normales Wachstum, Wundheilung und zunehmende Aktivität mit den in Tab. 37 enthaltenen Nahrungsbestandteilen und -mengen erzielt (s. S. 142).

Die Kalorienzufuhr läßt sich am vorteilhaftesten über einen Kava-Katheter vornehmen.

In den ersten postoperativen Tagen wird eine Dauerabsaugung des Magen-Darm-Traktes (Abb. 83) empfohlen (21). Wenn die abgesaugte Sekretmenge zurückgeht, genügt es, jeweils alle 2 Stunden abzusaugen (21).

Bei Infektionen mit Escherichia coli wirken 10 mg Colistin/kg Körpergewicht.

Die **postoperative Magen-Darm-Atonie** wird nach WEISSENBACHER (21) bis zum Eintritt eines Erfolges mit folgenden Maßnahmen nacheinander angegangen:

1. Zusatz von 250–500 mg Pantothensäure zur Tagesinfusion und 250 mg alle 4–6 Std. i.v.
2. Verabfolgung von 1–5 ml Glyzerin oder 1–5 ml steriler Rindergalle über ein Darmrohr.
3. Subkutane Injektion von 0,1 mg Prostigmin/kg KG.
   Für die i.m. Prostigmininjektion zur Peristaltikanregung gelten folgende Dosierungsempfehlungen:
   Neugeborene   0,05 mg
   Säuglinge   0,1   mg
   Kleinkinder   0,2   mg
   alle 4 Stunden.

Pyloromyotomie

Kinder mit hypertrophischer Pylorusstenose haben in ca. 6 % der Fälle noch Begleitmißbildungen des ZNS, des Magen-Darm-Traktes, des Herz-Kreislauf-Systems, der Gliedmaßen, des Kopfes oder Hernien (15). Die klinische Diagnose gründet sich auf Erbrechen im Strahl, „Pylorustumor" und sichtbare Magenperistaltik. Häufiges Erbrechen führt zu hypochlorämischer Alkalose und Hypomagnesiämie (8).

Zur optimalen Rehydratation und Normalisierung des Elektrolythaushaltes werden 48 Stunden benötigt (4).

Eine milde Dehydratation (5 % Gewichtsverlust, Standardbikarbonat im Serum < 32 mval/l) kann oral ausgeglichen werden.

5–10 % Gewichtsverlust und Standardbikarbonatwerte zwischen 32–42 mval/l erfordern die Zufuhr von 120–180 ml Flüssigkeit/kg/24 Std., die zu $1/3$ aus phys. NaCl-Lösung und zu $2/3$ aus 5 %iger Glukose bestehen kann (4). Nach Ingangkommen der Diurese können der Infusion 10 mval Kalium zugesetzt werden.

Schwere Dehydratationszustände (Gewichtsverlust > 10 % des Körpergewichtes) und metabolische Alkalosen werden zunächst mit 0,9 %iger NaCl-Lösung rehydriert. Später werden $2/3$ der Flüssigkeitsmenge durch 5 %ige Glukoselösung mit Kaliumzusatz ersetzt.

Präoperativ sind Hb, Hkt, Elektrolyte im Serum und Urin und die Blutgase zu bestimmen. Ein EKG trägt zur Erkennung einer Hypokaliämie bei.

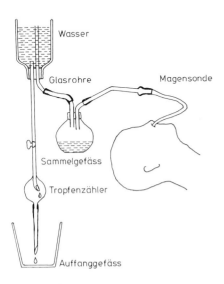

Abb. 83 Wangensteensche Dauerabsaugung des Magens (nach WEISSENBACHER)

Der Intubationsnarkose ist der Vorzug zu geben, weil Manipulationen am Magen zur Aspiration führen können.

Die Anwendung von Muskelrelaxantien ist wegen der gering ausgebildeten Muskulatur meist nicht notwendig.

Intraoperativ sollten mindestens 5–10 ml 0,9%iger NaCl-Lösung oder Ringer-Laktat-Lösung/kg KG infundiert werden.

Omphalozele

Neugeborene mit geschlossenen oder offenen Omphalozelen sind oft Frühgeborene. Sie überleben in Abhängigkeit von der Unreife, der Ausdehnung des Defektes und bestehenden Begleitanomalien des Herzens, der Lunge oder der Bauchorgane, die in 40–50% der Fälle vorkommen. Die Größe der Omphalozele kann stark variieren. Außer Darmanteilen können Leber, Milz, Magen und Teile des Urogenitalsystems enthalten sein. Präoperativ sollte ein zentralvenöser Katheter gelegt werden, da postoperative Ileuszustände durch künstliche Ernährung überbrückt werden müssen (s. S. 142). Eine nasale Magensonde entlastet den Magen und beugt Aspirationen vor (12).

Omphalozelenträger neigen noch stärker als normale Neugeborene zur Auskühlung. Es müssen deshalb alle Maßnahmen zur Aufrechterhaltung der normalen Körpertemperatur getroffen werden (s. S. 61).

RYAN (12) gibt außer einer Atropinprämedikation 1 mg Vit K 30 Min. vor Operationsbeginn i. m. Die Intubation kann nach 3–5 Min. O_2-Atmung meist im Wachzustand oder unter Zuhilfenahme von Succinylcholin (1 mg/kg KG) erfolgen. Die intraoperative Muskelrelaxation kann mit Pancuroniumbromid aufrechterhalten werden (s. S. 117).

Das Hauptproblem besteht in der Rückverlagerung der Eingeweide in die Bauchhöhle, die häufig auf Kosten einer respiratorischen Insuffizienz infolge Hochdrängung des Zwerchfells zustandekommt. Gelegentlich sind auch Kompressionen der V. cava inferior und langwährende Ileuszustände beschrieben worden (12, 18). Die Verwendung von alloplastischem Material zum Bauchdeckenverschluß hat diese Gefahren verringert. Bluttransfusionen sind meist nicht notwendig (12). Postoperativ sollte eine Ateminsuffizienz durch künstliche Beatmung überbrückt werden und früh mit parenteraler Ernährung begonnen werden.

Appendektomie

PLEDGER u. BUCHAN (11) haben in einer statistischen Untersuchung nachgewiesen, daß selbst die als harmlos geltende Appendektomie im Kindesalter mit einer nicht zu übersehenden Mortalität belastet ist. Zwischen 1963–67 erlagen in tabula oder 48 Stunden nach der Operation 54 von 146 verstorbenen Kindern einer ungenügenden Flüssigkeitszufuhr und 19 anästhesietechnischen Fehlern. Der Intubationsnarkose ist gegenüber einer Maskennarkose der Vorzug zu geben, um ein Aufblähen des Magens und die Aspiration von Mageninhalt zu verhüten.

Chirurgie der Leber

Leberbiopsie

WELTE u. KOFAHL (22) berichteten über 44 komplikationslos verlaufene perkutane Leberbiopsien, die sie nach Bestimmung von Hb, Erythrozytenzahl und Gerinnungsstatus sowie EKG und Thoraxröntgenaufnahme in N_2O-O_2-Narkose unter Verwendung von Succinyldicholin durchführten. Wir haben zufriedenstellende Ergebnisse mit Propanidid (s. S. 103) und Ketamin (s. S. 97) erzielt.

Leberrupturen und -tumoren

Leberrupturen und Exzisionen von Lebergewebe wegen Tumoren oder anderer Erkrankungen gehen in der Regel mit großem Blutverlust einher (6). Mindestens 2 stabile intravenöse Katheter oder Plastikkanülen für Trans- und Infusionen müssen deshalb vor Beginn der Operation gelegt werden. Die Vorbereitung der Blutkonserven umfaßt auch ihre rechtzeitige Erwärmung vor der Transfusion.

Intraoperativ wird die Dosierung von Blut, Flüssigkeit, Elektrolyten und Pufferlösungen durch Bestimmungen der Blutgase, des pH und BE, des Hb und Hkt, der Urinausscheidung und der Serumosmolalität im Abstand von 30–60 Min. und der Elektrolyte im Abstand von 2 Stunden erheblich erleichtert. Blutgerinnungsstörungen sind nicht selten. Gute Überwachung der Patienten, Blut-, Plasma- und Flüssigkeitsersatz erfordern die Anwesenheit von 2 Anästhesisten oder 1 Anästhesisten und einer gut ausgebildeten Hilfsperson (6).

Postoperativ besteht Hypoglykämiegefahr, weil große Anteile der Glykogendepots fehlen (19). Subphrenische Abszesse und Pneumothoraces sind mögliche postoperative Komplikationen (1). Die Mortalität nach partiellen Leberresektionen betrug 18% (19).

Ganglioneuroblastome und Neuroblastome

Die Tumoren gehen meist von den Nebennieren aus oder sind im hinteren Mediastinum oder lumbalen Grenzstrangbereich lokalisiert (10). Präoperativ können Eisenmangelanämie, Dehydratation, Kompression der V. cava inferior, Pleuraexsudate und Gerinnungsstörungen bestehen (9).

Intraoperativ kann es zu größeren Blutverlusten kommen. Hormonell aktive Tumoren erfordern mitunter eine α-adrenerge Blockade (s. S. 149 u. 210).

Kaudalanästhesie für Unterbauch- und ano-perineale Operationen

TOULOUKIAN u. Mitarb. (20) und SCHULTE-STEINBERG u. RAHLFS (16) haben kaudale peridurale Blockaden mit Erfolg bei Kindern zwischen 0–10 Jahren für Unterbauchoperationen, Rektumbiopsien, Analplastiken und urologische Eingriffe angewandt. Die Versagerquote lag bei ca. 10% (16).

Benutzt wurden bei Neugeborenen 1,5–3,5 ml einer Lösung mit 10–22,5 mg Lidocain mit und ohne Adrenalin (1:200000). SCHULTE-STEINBERG (16) injizierte 0,25%iges Bupivacain (Carbostesin) mit 1:200000 Adrenalin. Die Dosierung war altersabhängig und betrug bis zu 1,5 mg/kg. In Bauch- (Brust-Knie) oder Seitenlage wurde nach Desinfektion der Hiatus sacralis zwischen den Cornua sacralia palpiert und mit einer 1er Nadel in einem Winkel von 65–70° nach kranial eingestochen. Nach Überwinden des Lig. sacrococcygeum zeigt ein Nachgeben den Eintritt in den Epiduralraum an. Wenn sich weder Blut noch Liquor aspirieren lassen, kann das Lokalanästhetikum injiziert werden.

Analgesien waren bis zu Th 7 nachweisbar.

Die Vorteile der Leitungsanästhesie bestehen in der geringen Toxizität, abgekürzter Nahrungs- und Flüssigkeitskarenz, in dem Erhaltenbleiben bzw. Steigerung der Darmperistaltik und Fehlen des postoperativen Erbrechens.

Nachteile der Methode sind in dem größeren Zeitaufwand und der Unkooperativität der meisten Kinder zu sehen. Die routinemäßige Kombination mit einer Allgemeinnarkose hebt die meisten Vorzüge der Kaudalanästhesie wieder auf.

Die von SCHULTE-STEINBERG (16) postulierten Vorteile der Kombination von Allgemein- und Kaudalanästhesie des geringeren intraoperativen Anstieges von Blutzucker und Laktat und der flacheren Allgemeinnarkose sind nach eigenen Untersuchungen selbst unter langwährenden Narkosen nicht so gravierend, um den großen Zeitaufwand zu rechtfertigen, den eine Kaudalanästhesie in Allgemeinnarkose erfordert.

Bauchtraumen

Die meisten Verletzungen des Bauches sind in über 50% der Fälle Mehrfachverletzungen (5). In der Reihenfolge ihrer Häufigkeit werden Nieren, Milz, Leber, Blase und Dünndarm betroffen (5).

Hämatome, Abwehrspannung, Zunahme des Bauchumfanges, Leukozytenanstieg und Hb-Abfall weisen auf intraabdominelle Verletzungen hin. Die Prognose hängt im wesentlichen vom Zeitraum zwischen Unfallgeschehen und Therapiebeginn ab.

Peritonitistherapie

Prä- oder postoperative Peritonitis ist häufige Ursache des sogenannten Endotoxinschocks (s. S. 43), der durch frühzeitige Behandlung verhindert werden kann. Wichtigste Maßnahmen sind chirurgische Ausschaltung des Herdes und gezielter Antibiotikaeinsatz.

Flankierende Behandlungsmaßnahmen sind: Flüssigkeitssubstitution, Überwachung und Korrekturen der Blutgase, des Säure-Basen- und Elektrolyt-Haushaltes, evtl. Spironolakton (Aldactone) zur Verbesserung der intrazellulären Kaliumsubstitution, Schmerzbekämpfung, Anregung der Darmtätigkeit (s.S. 143), Heparin zur Prophylaxe intravasaler Gerinnung und evtl. Kallikrein-Inhibitoren (Trasylol) zur Blockierung freiwerdender biogener Amine.

Wichtig ist die Verhütung der Aspiration durch kontinuierliche Ableitung des Magen-Darm-Sekretes.

Literatur

1. Ackroyd, F. W., J. Pollard, W. V. McDermott: Massive hepatic resection in the treatment of severe liver trauma. Amer. Surg. 117 (1969) 443–448
2. Amelung, G., Th. Kunad: Die Magenruptur im Neugeborenenalter. Mschr. Kinderheilk. 116 (1968) 72–73
3. Byström, J., H. Dencker, T. Hallgren, J. Jäderling: Idiopathic perforation of the colon in infancy. Acta chir. scand. 134 (1968) 314–315
4. Daly, A. M., A. W. Conn: Anaesthesia for pyloromyotomy. A review. Canad. Anaesth. Soc. J. 16 (1969) 316–320
5. Daum, R.: Straßenunfälle: Offene und stumpfe Verletzungen von Thorax und Bauch. Kongreßberichte, 23. Dtsch. Therapiewoche
6. Furman, B.: Anaesthesia for right hepatic lobectomy in a child: An exercise in blood volume management. Anesthesiology 35 (1971) 436–438
7. Hoffmann, S., P. Oetrausch: Die Perforation des Magen-Darm-Kanals im Säuglings- und Kleinkindesalter. Dtsch. med. Wschr. 93 (1968) 1503–1509
8. Hüther, W.: Eine neue flammenphotometrische Mikrobestimmungsmethode für Magnesium als Ausgangspunkt für Mg-Untersuchungen im Blut und Liquor unter gleichzeitiger Berücksichtigung wichtiger anderer Elektrolyte bei gesunden und kranken Kindern. In: Kreislauf- und Stoffwechselprobleme bei Neugeborenen und Säuglingen, Symposion Fa. Braun, Melsungen 1968. Urban u. Schwarzenberg, München 1968 (S. 152–198)
9. Inkster, J. S.: Problems encountered during anaesthesia for infants with massive abdominal tumours. In: Progress in Anaesthesiology Proc. IV World Congress of Anaesthesiologists, hrsg. von T. B. Boulton, R. Bryce-Smith, M. K. Sykes, G. B. Gillett, A. L. Revell. Exerpta Medica Foundation, Amsterdam 1970
10. Perez, A., J. Vietti, L. V. Ackermann, P. Kulapongs, W. E. Powers: Treatment of malignant sympathetic tumors in children: Clinicopathological correlation Pediatrics 41 (1968) 452–462
11. Pledger, H. G., R. Buchan: Death in children with acute appendicitis. Brit. med. J. 4 (1969) 466–470
12. Ryan, D. W.: Anaesthesia for repair of exomphalos. Problems associated with immediate repair in the neonate. Anaesthesia 28 (1973) 407–414
13. Salem, M. R., A. Y. Wong, G. F. Fizzotti: Efficacy of cricoid pressure in preventing aspiration of gastric contents in pediatric patients. Brit. J. Anaesth. 44 (1972) 401–404
14. Salem, M. R., A. Y. Wong, V. J. Collins: The pediatric patient with a full stomach. Anesthesiology 39 (1973) 435–440
15. Schärli, A., W. K. Sieber, W. B. Kiesewetter: Hypertrophic pyloric stenosis at the children's hospital of Pittsburgh from 1912 to 1967. J. pediat. Surg. 4 (1969) 108–114
16. Schulte-Steinberg, O., V. W. Rahlfs: Caudal-Anaesthesie bei Kindern und die Ausbreitung von 0,25%iger Bupivacain-Lösung. Anaesthesist 21 (1972) 94–100
17. Sellick, B. A.: Cricoid pressure to control regurgitation of stomach contents during induction of anaesthesia. Lancet 1961/II 404
18. Smith, R.: Anesthesia for infants and children. Mosby, Saint Louis 1968
19. Taylor, Ph. H., R. M. Filler, R. A. Nebesar, M. Tefft: Experience with hepatic resection in childhood. Amer. J. Surg. 117 (1969) 435–441
20. Touloukian, R. J., M. Wugmeister, L. K. Pickett, F. W. Hehre: Caudal anesthesia for neonatal anoperineal and rectal operations. Anesth. Analg. Curr. Res. 50 (1971) 565–568
21. Weissenbacher, G.: Prä- und postoperative Betreuung Neugeborener. Anaesth. Praxis 5 (1970) 61–68
22. Welte, W., M. Kohfahl: Die percutane Leberpunktion nach Menghini im Säuglings- und Kindesalter. Mschr. Kinderheilk. 119 (1971) 136–144
23. Wilmore, D. W., D. B. Groff, H. C. Bishop, St. J. Dudrick: Total parenteral nutrition in infants with catastrophic gastrointestinal anomalies. J. pediat. Surg. 4 (1969) 181–189
24. Wilton, T. N. P., F. Wilson: Neonatal Anaesthesia. Blackwell, Oxford 1965

Thoraxchirurgie

Infolge des negativen Druckes im Intrapleuralraum wird die Lunge in Ausdehnung gehalten. Eine Eröffnung des Thorax bringt einen Druckausgleich zwischen atmosphärischem und intrapleuralem Druck, so daß die Retraktionskraft der Lunge überwiegt und dieser Vorgang zum mehr oder weniger ausgeprägten Lungenkollaps führt. Beatmung mit positivem Druck kann den Lungenkollaps verhüten. Eine Verschlechterung des Ventilations-Perfusions-Verhältnisses findet jedoch statt durch chirurgische Manipulationen am Lungengewebe und Seitenlagerung (20). Die Beeinträchtigung des Gasaustausches betrifft die Diffusion des Sauerstoffes in höherem Maße als die des CO_2. Um normale pO_2 während thoraxchirurgischer Eingriffe aufrecht zu erhalten, muß die inspiratorische O_2-Konzentration mindestens 50% betragen.

Durch Steigerung des Atemzeitvolumens mit einem sauerstoffreichen Gasgemisch (50–100%) ist jedoch der Ausfall eines Lungenflügels für die Atmung zu kompensieren (20).

Zyanose, Dyspnoe und Schnappatmung kommen vor bei Lungenkompression infolge Zwerchfellhernie oder -relaxation, Pneumothorax lobärem Lungenemphysem, kongenitalen Lungenzysten oder bei Aspirationspneumonie infolge Ösophagotrachealfistel.

Angeborene Zwerchfellhernie und -relaxation

Angeborene Zwerchfellücken sind auf einen persistierenden Ductus pleuroperitonealis zurückzuführen, durch den Eingeweide in den Pleuraraum prolabieren. Durch Kompression der Eingeweide bleibt die Lunge hypoplastisch. Da Säuglinge ausgesprochene Zwerchfellatmer sind, wird die Atmung drastisch behindert. Zu den Zeichen respiratorischer Insuffizienz können auch Ileussymptome kommen. Nach der Neugeborenenperiode stehen rezidivierende Lungeninfektionen und Mediastinalverdrängung im Vordergrund der Symptome (6). Klinisch ähnliche Bilder werden durch Relaxatio diaphragmatica und Zwerchfellrupturen verursacht. Diagnose und Operation einer Zwerchfellhernie finden meist in den ersten 72 Stunden nach der Geburt statt (13). Der linksseitige Defekt ist häufiger als der rechtsseitige. Gewöhnlich haben Kinder mit Zwerchfelldefekten eine kombinierte respiratorisch-metabolische Azidose, die korrigiert werden sollte (6, 13). Der operative Zugang erfolgt rechts meist über eine Thorakotomie, links transabdominell.

Das akute Atemnotsyndrom wird zunächst durch endotracheale Intubation und Beatmung mit 50–100 % O_2 behandelt. Die inspiratorische O_2-Konzentration muß so hoch sein, daß in der abdominellen Aorta mindestens 60 mm Hg pO_2 gemessen werden. Maskenbeatmung ist kontraindiziert, weil dadurch der intrathorakal liegende Magen aufgebläht werden kann (7, 10). Nach Einlegen einer Magensonde muß der Magen laufend abgesaugt werden, um die Verdrängung der Lunge durch den geblähten Magen-Darm-Trakt zu reduzieren.

Die Intubation kann am wachen Säugling vorgenommen werden.

LEWIS u. YOUNG (13) prämedizieren mit Atropin und anästhesieren mit N_2O-Halothan. Wegen der restriktiven Ventilationsstörung flutet Halothan langsamer an.

Nach Reposition der Eingeweide kann es zur Hypotension kommen. Falls Beatmung und Blutgasanalysen nach Rücklagerung der Eingeweide ins Abdomen keine Besserung erkennen lassen, muß ein kontralateraler Pneumothorax durch Röntgenkontrolle ausgeschlossen werden (13).

Nach Schließung des Zwerchfelldefektes sollte nicht versucht werden, die hypoplastische Lunge durch hohe intrapulmonale Drücke auszudehnen, weil die Gefahr einer Lungenruptur besteht oder die überblähte gesunde Lunge das Mediastinum zur erkrankten Seite verdrängt.

Bei unkompliziertem postoperativem Verlauf kann 24–28 Stunden nach Operationsende mit oraler Fütterung begonnen werden.

Postoperativ sollte der Pleuraraum der operierten Seite unter leichtem negativen Druck stehen.

IRLE u. Mitarb. (7) geben eine postoperative Mortalität von 15,9 % an. Die Mortalität lag in einer anderen Serie von 45 Kindern bei 51 % (13). Die Sektionen der verstorbenen Kinder ergaben atelektatische und emphysematöse Veränderungen beider Lungen.

Die häufigste und oft tödliche Komplikation stellt der Pneumothorax dar, der mittels Pleuradrainage behandelt werden muß.

Ösophagusatresie – Tracheoösophageale Fistel

Nach VOGT wird folgende Einteilung vorgenommen:

Typ	Anatomisches Substrat	Häufigkeit
I	Kein Ösophagus	sehr selten
II	Ösophagusatresie ohne tracheoösophale Fistel	8 %
III	Ösophagusatresie mit tracheoösophagealer Fistel	
	A Fistel: obere Tasche zur Trachea	1 %
	B Fistel: unterer Stumpf zur Trachea	87 %
	C Fistel: beide Stümpfe zur Trachea	1 %
IV	Tracheoösophageale Fistel ohne Ösophagusatresie	4 %

Am häufigsten endet der obere Ösophagusschlauch blind, während das untere Ösophagussegment mit der Trachea kommuniziert.

Unbehandelte Ösophagusatresien sterben meist an pulmonalen Komplikationen infolge Aspiration von Nahrung, Speichel und regurgitiertem Magensekret. Früherkennung und -behandlung haben deshalb entscheidende Bedeutung für die

Überlebenschance. Ca. 50% der Kinder mit Ösophagusatresie haben zusätzlich Mißbildungen des Herzens, des gastrointestinalen, urogenitalen Muskelskelett- oder Nervensystems, die Einfluß auf die Überlebensrate haben. Bereits beim Vorliegen eines Hydramnions sollte an eine Ösophagusatresie gedacht und ein Katheter in den Magen des Neugeborenen eingeführt werden. Bei Verdacht auf Ösophagusatresie sollte das Kind mit erhöhtem Oberkörper gelagert und der Nasopharynx ständig im Abstand von wenigen Minuten abgesaugt werden, um einer Aspirationspneumonie vorzubeugen (1).

REES (17) empfiehlt prä- und postoperativ die Kopf-Tief- und Bauchlage zur Sekretdrainage und Verhütung von Aspirationen.

Hat sich bereits eine Aspirationspneumonie entwickelt, können Verschieben der chirurgischen Korrektur bis zum Abklingen der Pneumonie, eine Gastrostomie zur Entlastung des überdehnten Abdomens und Dauersog am oberen Ösophagusstumpf sinnvoll sein. Lagewechsel, intermittierende Bronchialtoilette, Anfeuchtung der Atemluft und Antibiotika sind Bestandteile der Pneumoniebehandlung.

Pneumonien nach Aspiration aus dem oberen Ösophagussack haben eine bessere Prognose als Pneumonitiden nach Regurgitation und Aspiration von Mageninhalt (1).

Eine Gastrostomie entlastet den geblähten Magen und verhindert die Regurgitation von Mageninhalt. Für die Gastrostomie in Lokalanästhesie genügen 5 mg Lidocain/kg Körpergewicht mit 1:200000 Adrenalin. Während des Eingriffs kann Sauerstoff über das Gesicht des Kindes geblasen werden, um es nicht durch eine Maske zu irritieren. Ein Intubationsbesteck muß bereitliegen.

Prämedikation

Opiate, Sedativa und Neuroleptika sind nicht indiziert (s. S. 123). Auch auf Atropin wird in manchen Häusern verzichtet, um eine Eindickung des Bronchialsekretes zu vermeiden.

CALVERLEY u. JOHNSTON (1) injizieren 0,02 mg Atropin/kg Körpergewicht zur Prämedikation.

Anästhesietechnik

Ein EKG-Monitor sollte angeschlossen sein, weil Blutdruckmessungen meist schwierig sind. Wichtig ist die fortlaufende Temperaturmessung. Vor Narkoseeinleitung muß der obere Stumpf leer sein. Es empfiehlt sich, eine Venae sectio vorzunehmen.

Die Intubation wird am vorteilhaftesten nach i. v. Injektion von 2–4 mg Succinylcholin vorgenommen. CALVERLEY u. JOHNSTON (1) bevorzugen die Wachintubation ohne Muskelrelaxantien. Das Intubationszubehör muß steril sein. CALVERLEY u. JOHNSTON (1) benutzen Tubi mit Durchmessern zwischen 2,5 und 4 mm. Kontrollierte Beatmung vor Fistelverschluß ohne vorausgegangene Gastrostomie kann zur Aufblähung des Magens führen. Deshalb sollte die Ligatur und eine vorsichtige Dekompression durch den unteren Ösophagusstumpf möglichst rasch erfolgen. Die Inflation des Magens kann außerdem durch eine abdominelle Bandage reduziert werden. Zur Verhütung einer Mageninflation bei künstlicher Beatmung schieben SALEM u. Mitarb. (17) den Endotrachealtubus über die Fistel bis dicht vor die Karina (Abb. 84).

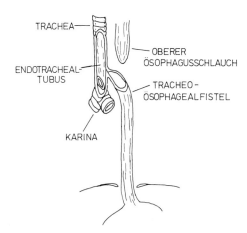

Abb. 84 Endotracheale Intubation bei Tracheo-Ösophagealfistel zur Verhütung einer Magenblähung bei künstlicher Beatmung

Das Auffinden des oberen Ösophagusschlauches wird dem Chirurgen durch Belassen einer Magensonde erleichtert.

Während der Operation muß die zurückgehaltene rechte obere Lunge intermittierend ausgedehnt und endobronchiales Blut oder Sekret soweit möglich abgesaugt werden. Zug am Ösophagus kann intraoperativ zur Verziehung der Trachea mit Verschluß des Endotrachealtubus führen.

CALVERLEY u. JOHNSTON (1) maßen Blutverluste zwischen 10–200 ml (42 ml im Mittel). Intraoperativ können Hypoglykämie und metabolische Azidose auftreten.

Zur erleichterten Bronchialtoilette, zum intermittierenden Aufblähen atelektatischer Lungenbezirke oder zur künstlichen Beatmung kann postoperativ ein Nasotrachealtubus eingeführt werden. Postoperativ werden die Lungen durch ein Thoraxdrain, an dem ein Sog von 15 cm H_2O besteht, in Expansion gehalten.

8–10 Tage nach der Operation werden die Kinder parenteral ernährt. Zur Aufrechterhaltung einer ausreichenden Atmung dienen: häufige Bronchialtoiletten, Lagewechsel und Anfeuchtung der Atemluft. Mitunter kann eine ausreichende Oxygenierung nur mittels IPP-Beatmung und Erhöhung der inspiratorischen O_2-Konzentration erzielt werden.

Die Mortalität von 83 Neugeborenen, die wegen Ösophagusatresie operiert wurden, betrug in einer Statistik von CALVERLEY u. JOHNSTON (1) 22%.

Tumoren

Während primäre Lungentumoren im Kindesalter selten sind, können im Mediastinum zahlreiche Tumoren (Thymom, Sympathikoblastom, Dermoid- und Perikardzyste, bronchogene Zyste, Lymph- und Hämangiom) angesiedelt sein.

$1/7$ aller kindlichen Tumoren sind Neuroblastome, die Dopa sezernieren und häufig retropleural oder retroperitoneal lokalisiert sind (2, 3).

Dopa kann in Noradrenalin umgewandelt werden (Abb. 85).

Hypotension oder Herzstillstand können nach Tumorexstirpation auftreten und die Infusion von Noradrenalin erfordern (2, 3).

Paroxysmale Hypertension und Tachykardie während Narkoseeinleitung ist häufig das erste Symptom erhöhter Katecholaminausschüttung (2).

Postmortal wird in der Regel ein Hirnödem angetroffen.

Die Vorbereitung der Kinder, die zur Operation kommen, sollte Bestimmung von Hb, Hkt und Blutvolumen und eventuell eine Vorbehandlung ähnlich der des Phäochromozytoms (s. S. 210) beinhalten.

Intraoperativ können β-Rezeptorenblocker (s. S. 34) zur Beherrschung von Tachykardien notwendig sein.

In Fällen, bei denen die Nebenniere durch Tumorwachstum oder chirurgische Läsionen insuffizient geworden ist, ist die Gabe von Kortisonderivaten indiziert.

Die Wahl des Narkoseverfahrens kann den Prinzipien der Narkose beim Phäochromozytom folgen (s. S. 210).

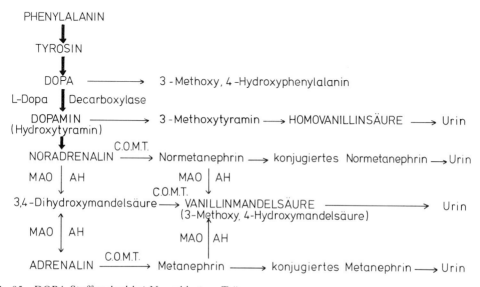

Abb. 85 DOPA-Stoffwechsel bei Neuroblastom-Trägern

Lungenresektionen

Lungenzysten, Bronchiektasen oder lobäres Lungenemphysem sind Indikationen zur Lungenresektion im Kindesalter. Lungenzysten können durch Kompression gesunden Lungengewebes zu akuter respiratorischer Insuffizienz führen. Die transpleurale Zystenpunktion schafft zunächst Erleichterung.

Vor Narkosebeginn muß Klarheit über das chirurgische Vorgehen bestehen und die wichtigsten Voruntersuchungen durchgeführt werden (Labor, Thoraxröntgenogramm). Sichere venöse Zugänge müssen vorhanden sein. In Erwartung großer Blutverluste sind Venae sectio und zentrale Venendruckmessung indiziert. Die intraoperative Sekretverschleppung wird am sichersten vermieden durch Bronchusblockade, endobronchiale Intubation oder Intubation mit Carlens-Tubus.

Bei Jugendlichen kann unter Umständen das Einführen eines Carlens-Tubus möglich sein. Im Kindesalter ist die Blockade eines Hauptbronchus in der Regel nur durch endobronchiale Intubation möglich. Dazu können nasale Portex-Tuben ohne Manschette benutzt werden, die mittels Gummi- oder Metallmandrin in den zu intubierenden Bronchus dirigiert werden können (4, 12). Wenn der rechte Hauptbronchus intubiert werden soll, muß das vordere Tubusende zur Belüftung des Oberlappenbronchus perforiert sein (Tubus nach GREEN). Auf ein Mandrin kann meist verzichtet werden. Der Tubussitz läßt sich durch Auskultation überprüfen. Meist läßt sich der blockierte Bronchus absaugen, indem ein dünner Absaugkatheter an dem Trachealtubus vorbeigeschoben wird.

Absaugkatheter für den linken Hauptbronchus können über einen feinen Draht dirigiert werden.

Die Prämedikation erfordert keine Besonderheiten. Die Narkose kann intravenös eingeleitet und unter Anwendung von Muskelrelaxantien flach gehalten werden. Die inspiratorische O_2-Konzentration muß mindestens 50 % betragen (17). Bei Lungenzysten darf der Inspirationsdruck nicht zu hoch sein, weil die Kompression des gesunden Lungengewebes durch die Zysten zunehmen kann. Vor Verschluß des Brustkorbes muß sich der Anästhesist von der Ausdehnung aller atelektatischen Lungenbezirke überzeugen. Endobronchialtuben müssen zur Lungenausdehnung zurückgezogen werden.

Vor der Extubation müssen die Luftwege gründlich abgesaugt und die Lunge anschließend ausgedehnt werden. In der operierten Pleura- oder Thoraxhöhle müssen über Drainagen oder durch Punktion negative Druckwerte erzeugt werden. Die Pleuradrainagen müssen zum Transport in maximaler Inspirationsstellung abgeklemmt werden. Die Extubation soll erst erfolgen, wenn alle vitalen Reflexe auslösbar sind. Auf der Wach- oder Intensivstation wird die Lunge durch einen Sog von 10–15 cm H_2O in Ausdehnung gehalten. Nach Pneumonektomien muß der intrathorakale Druck postoperativ mehrmals mit Pneugerät auf -10–15 cm H_2O eingestellt werden. Mehrere Tage nach Thorax- und Abdominaloperationen besteht eine arterielle Hypoxämie, die nicht aus einer Hypoventilation resultiert, sondern durch Anstieg der venösen Beimischung zustandekommt (16).

Anomalien der Brustwand

Pectus cavatum und Pectus carinatum sind insofern von Bedeutung, als sie das kardiopulmonale System beeinträchtigen können. Während der Narkose sollte ein EKG-Monitor angeschlossen sein, um Herzrhythmusstörungen frühzeitig zu erfassen.

Pneumothorax

Ein Spontanpneumothorax kann bereits im Neugeborenenalter Anlaß zu intensiven Reanimationsmaßnahmen sein (9).

Genese

Prädisponierend wirken erschwerte Geburt, Nabelschnurumschlingung des Halses, Unreife, intensive Wiederbelebungsmaßnahmen (Beatmung mit hohen intrathorakalen Drücken), idiopathisches Atemnotsyndrom und Obstruktion im Bereich der Bronchien oder Bronchiolen (14). Im Säuglings- und Kleinkindalter kommen ursächlich Verletzungen der Pleura (u. a. bei Tracheotomie), Anwendung hoher intrapulmonaler Drücke (15) und Alveolarrupturen bei Keuchhusten und nach Vorschädigung des Lungenparenchyms (abszedierende Pneumonie, Bronchopneumonie nach Masern und Grippe) infrage.

Diagnose

In der Regel wird die Diagnose eines Pneumothorax spät gestellt. Das gilt besonders für Kinder, deren Atmung aus anderer Ursache bereits erschwert oder eingeschränkt war. Bei allen eintretenden Zeichen einer insuffizient oder insuffizienter werdenden Atmung (Zyanose, Dyspnoe, Herzrhythmusstörungen, motorische Unruhe, Hypoxämie) sollte man deshalb an einen Pneumothorax denken. Symptome wie hypersonorer Klopfschall und aufgehobenes Atemgeräusch über der befallenen Lunge, Mediastinalverdrängung zur gesunden Seite und Verwölbung der Interkostalräume auf der befallenen Seite sind vom Ausmaß der intrapleuralen Luftansammlung abhängig und bei beidseitigem Pneumothorax schwieriger auszumachen. Das sicherste diagnostische Hilfsmittel stellt die Thoraxröntgenaufnahme dar. Differentialdiagnostisch sind kongenitale Lungenzysten und pulmonale Hohlräume nach entzündlichen Lungenprozessen abzugrenzen.

Bei Kindern mit Spannungs- oder Ventilpneumothorax entscheidet der Allgemeinzustand, ob dem Kind noch eine Röntgenuntersuchung zugemutet werden kann oder ob sofort eine probatorische Pleurapunktion mit Hilfe einer dünnen Kanüle (1–2 mm Innendurchmesser) vorgenommen wird. Beim Vorliegen eines Ventilpneumothorax entweicht die Luft unter hörbarem Zischen, und die Symptome der allgemeinen Hypoxie und des Pneumothorax schwinden.

Therapie

Die Behandlung hängt ab vom Ausmaß des Pneumothorax. Geringfügige Luftansammlungen werden spontan resorbiert.

Bei fehlenden Atemschwierigkeiten kann ein einseitiger Pneumothorax, der bis zu 25 % der Pleurahöhle ausmacht, durch Nadelpunktion (2. ICR, vordere mittlere Klavikularlinie) abgesaugt werden (14).

Falls die Röntgenkontrolle nach 1 Stunde eine erneute Luftansammlung ergibt oder bei Pneumothorax, der mehr als 25 % der Pleurahöhle einnimmt, muß eine Saugdrainage angelegt werden. In den meisten Fällen genügen 10–20 cm H_2O. Gelegentlich sind jedoch wesentlich höhere negative Drücke notwendig.

Persistierende Lungenfisteln erfordern eine Thorakotomie.

Vor dem Ziehen eines intrathorakalen Drains sollten Lungen- oder Bronchusfisteln mittels Kontrastmittelinjektion ausgeschlossen werden.

Pleuropulmonale Eiterungen

Neben hochdosierter Antibiotikatherapie muß bei diesen Erkrankungen auf eine optimale Ausdehnung der Lunge (intrathorakale Saugdrainage, endobronchiale Absaugungen, atemgymnastische Übungen) geachtet werden.

Bei chronischem Empyem mit Bronchusfistel, rezidividierendem Pneumothorax, Lungensequestrierung und Pneumatozele sind chirurgische Interventionen angezeigt.

Resektionen der Trachea

Die Behandlung von Trachealstenosen erfordert in schweren Fällen immer eine Resektion der Stenose. **Stenosen im zervikalen Bereich** können reseziert werden, nachdem eine Tracheotomie durchgeführt wurde, über die eine Anästhesie verabfolgt werden kann.

Wenn der endotracheal liegende Tubus bei **intrathorakalen Stenosen** das chirurgische Vorgehen stark behindert, sollte er nach Eröffnung und Intubation der distalen Trachea oder des rechten oder linken Hauptbronchus vom Chirurgen mit einem sterilen Tubus und Beatmung über ein 2. Narkosegerät, zurückgezogen werden. Bei Intubation des rechten Hauptbronchus muß der Tubus zur Oberlappenbeatmung an der Spitze mehrere Perforationen haben. LEE u. ENGLISH (11) haben in 1 Fall die Resektionsstelle mittels in die distale Trachea vorgeschobenem Absaugkatheter überbrückt und mit O_2-Injektion über ein Bronchoskop beatmet. Der um den Katheter entweichende Sauerstoff hat dabei die Aspiration von Blut verhindert.

Thymektomie bei Myasthenia gravis

Thymektomien zur Besserung einer Myasthenia gravis werden meist über eine mediale Sternotomie vorgenommen. Wegen der bestehenden Störung der neuromuskulären Reizübertragung werden eine Prämedikation außer Atropin und Muskelrelaxantien am besten vermieden. Die Narkose kann mit N_2O und Halothan oder Propanidid oder Thiopental eingeleitet werden. Die Behandlung mit Cholinesterasehemmern wird 1–4 Tage vor der Operation unterbrochen und postoperativ bei Bedarf wieder aufgenommen. Nach der Operation bedürfen die Kinder einer intensiven Überwachung. Am Krankenbett müssen Cholinesterasehemmer, Intubationsbesteck und Respirator bereitgestellt sein. Tracheobronchiale Sekretretentionen müssen vermieden werden. Wegen der Beeinträchtigung der neuromuskulären Erregungsübertragung durch verschiedene Antibiotika (s. S. 119) wird vor ihrer routinemäßigen Anwendung gewarnt (5). Eine Tracheotomie, die zur Behebung myasthenischer Krisen sehr nahe am Operationsgebiet vorgenommen werden müßte, kann meist durch eine nasotracheale Intubation umgangen werden.

Thoraxverletzungen

Stumpfe Thoraxtraumen sind wegen der großen Elastizität des kindlichen Brustkorbes seltener als offene Verletzungen. Pneumothorax, Pleuraerguß, Lungenverletzungen oder Contusio thoracis können einzeln oder kombiniert vorkommen.

Offene Brustkorbverletzungen können infolge Hypoxie und Schock als Notfälle in die Klinik kommen, so daß vor allen diagnostischen Maßnahmen zunächst Intubation, Sauerstoffzufuhr und Blutvolumensubstitution vorgenommen werden müssen. Bei Verdacht auf Pneumo- oder Hämatothorax muß eine Probepunktion und notfalls sofort eine Entlastung erfolgen.

Literatur

1. Calverley, R. K., A. E. Johnston: The anesthetic management of tracheo-oesophageal fistula: A review of ten years experience. Canad. Anaesth. Soc. J. 19 (1972) 270–282
2. Farman, J. V.: Neuroblastomas and anaesthesia. Brit. J. Anaesth. 37 (1965) 866–870
3. Farman, J. V.: Death from neuroblastoma. Brit. J. Anaesth. 37 (1965) 883–885
4. Fisk, G. C.: Endobronchial anaesthesia in young children. Brit. J. Anaesth. 38 (1966) 157–159
5. Fonkalsrud, E. W., Ch. Herrmann, D. G. Mulder: Thymectomy for myasthenia gravis in children. Pediat. Surg. 5 (1970) 157–165
6. Graivier, L.: Congenital diaphragmatic hernia. South. med. J. (Bgham, Ala.) 67 (1974) 59–61
7. Irle, U., G. v. d. Oelsnitz, N. Schweder, E. Willich: Zwerchfellbrüche beim Kind. Fortschr. Med. 87 (1969) 1270–1274
8. Irmer, W., F. Baumgartl, H. E. Grewe, M. Zindler: Dringliche Thorax-Chirurgie. Springer, Heidelberg 1967
9. James, O. C., G. F. Marx: Spontaneous bilateral pneumothorax in a newborn infant. Anesthesiology 28 (1967) 629–631
10. Joppich, I.: Die großen Zwerchfellhernien beim Neugeborenen. Fortschr. Med. 89 (1971) 523–525
11. Lee, P., I. C. W. English: Management of anaesthesia during tracheal resection. Anaesthesia 29 (1974) 305–306
12. McLellen, I.: Endobronchial intubation in children. Anaesthesia 29 (1974) 757–758
13. Lewis, M. A. H., D. G. Young: Ventilatory problems with congenital diaphragmatic hernia. Anaesthesia 24 (1969) 571–580
14. Logan, W. D. jr., S. G. Pausa, R. H. Crispin: Spontaneous pneumothorax of the newborn. Dis. Chest. 42 (1962) 611–614
15. Pinter, A.: Doppelseitiger Spannungspneumothorax unter Narkosebeatmung beim Säugling. Anaesthesist 18 (1969) 227
16. Rodewald, G., H. Harms: Bedeutung und Behandlung postoperativer respiratorischer Insuffizienz. Langenbecks Arch. klin. Chir. 319 (1967) 1008–1114
17. Salem, R. M., A. Y. Wong, Y. H. Lin, H. V. Firor, E. J. Bennett: Prevention of gastric distention during anesthesia for newborns with tracheoesophageal fistulas. Anesthesiology 38 (1973) 82–83
18. Salem, M. R., A. Y. Wong, V. J. Collins: The pediatric patient with a full stomach. Anesthesiology 39 (1973) 435–440
19. Thomson, D. F., D. Campbell: Changes in arterial oxygen tension during one-lung anaesthesia. Brit. J. Anaesth. 45 (1973) 611–616
20. Virtue, R. W., S. Permutt, R. Tanaka, C. Pearcy, H. N. Bane: Ventilation-perfusion changes during thoracotomy. Anesthesiology 27 (1966) 132–146

Kardiochirurgische Eingriffe

Etwa 1 % aller Neugeborenen kommen mit Herzfehlern auf die Welt. Nahezu 50 % dieser Kinder überleben das Kindesalter nicht (49).

Für die erfolgreiche Korrektur angeborener Herzfehler sind das Fehlen einer schweren pulmonalen Hypertension und das Vorhandensein von zwei Herzkammern Voraussetzung.

Präoperative Befunde

Kinder mit Herzfehlern bleiben häufig wachstums- und gewichtsmäßig hinter herzgesunden Kindern zurück (55, 34) und haben ein kariöses Gebiß. Zyanotische Kinder weisen außerdem Tachypnoe, Polyglobulie, Hypoglykämie und zuweilen eine hypochrome Anämie auf (55). Extreme Untergewichtigkeit und metabolische Azidose zeigen Kinder mit Transposition der großen Gefäße bei geschlossenem Ventrikelseptum (55). Links-rechts-Shunt disponiert zu latentem Lungenödem und chronischen Atemwegsinfekten.

Herzinsuffizienz

Herzinsuffizienz kennzeichnet den Zustand, in dem die vom Herzen geförderte Blutmenge nicht ausreicht, die Stoffwechselbedürfnisse des Organismus zu befriedigen. Den typischen Symptomen der Herzinsuffizienz – Leberstauung, Lungenstauung, Ödemen – gehen im Tierexperiment Veränderungen im Katecholamin- und Aldosteronhaushalt, Salzretention und Erhöhung der enddiastolischen Ventrikeldrücke voraus. Das klinische Bild der Herzinsuffizienz ist gekennzeichnet durch:

1. Kardiomegalie (mit Ausnahme der Herzen mit anomaler Lungenveneneinmündung),
2. Tachykardie bei körperlicher Ruhe,
3. verringertes Herzzeitvolumen,
4. schwache Herzkontraktionen bei der Durchleuchtung,
5. hochgestellter Urin und Oligurie,
6. pulmonale venöse Hypertension bis zum Lungenödem bei Linksherzinsuffizienz,
7. allgemeine venöse Hypertension (Halsvenenstauung) mit Hepatomegalie und peripheren Ödemen bei Rechtsherzinsuffizienz.

Herzinsuffizient im 1. Lebensjahr werden Kinder mit Transpositionen der großen Arterien, falsch einmündenden Lungenvenen, VSD, Pulmonal- und Aortenklappenstenose, Aortenisthmusstenose und offenem Ductus arteriosus.

Kinder, die im ersten Lebensjahr keine Herzinsuffizienz entwickeln, pflegen die ersten 1–2 Lebensjahrzehnte auch ohne Herzinsuffizienz zu überleben.

Blutgase, O_2-Aufnahme und O_2-Transport

Der arterielle Sauerstoffdruck liegt bei pulmonaler Mehr- und Minderperfusion unter den normalen Werten, während die alveoläre Ventilation normal ist. Nur bei ausgeprägter Hypoxie mit metabolischer Azidose besteht eine kompensatorische Hyperventilation.

Mit und ohne Narkose wurde bei Kindern (ohne Neugeborene) mit angeborenen Herzfehlern eine mittlere Sauerstoffaufnahme von 165 und 198 ml/min/m² gemessen (29).

OWEN-THOMAS u. Mitarb. (50) haben bei 11 Kindern in Narkose mit künstlicher Beatmung eine signifikante Korrelation zwischen Körpergewicht und Sauerstoffverbrauch beobachtet.

Zyanotische Kinder haben in 80% der Fälle eine über den altersentsprechenden Werten liegende Sauerstoffkapazität des Blutes (42).

Ventilation, Sauerstoffverbrauch und Lungenfunktion bei erhöhter Lungendurchblutung

Erhöhte Perfusion der Lungengefäße kommt vor bei ASD und VSD. LEES u. Mitarb. (32) fanden bei 5 Wochen bis 7 Monate alten Kindern mit pulmonaler Mehrdurchblutung ohne Zeichen einer Herzinsuffizienz neben einer allgemeinen körperlichen Unterentwicklung eine normale alveoläre Ventilation, eine erniedrigte Compliance der Lunge und eine erhöhte Diffusionskapazität der Lunge für CO. Die übrigen Daten des Gasaustausches und das Shuntblutvolumen sind in Tab. 38 wiedergegeben.

Tabelle 38 Atmung und Gasaustausch bei normalen Kindern und solchen mit Herzfehlbildungen und pulmonaler Mehrdurchblutung nach LEES u. Mitarb.

	normal	pulmonale Überperfusion
Atemfrequenz	30/Min.	38/Min.
V_t (ml BTPS/kg)	6,49±1,38	6,0±1,3
$\dot{V}_{O_2}$ (ml STPD/kg/min)	7,5 ±0,71	8,5±1,0
$AaDO_2$ (mm Hg)	10,0 ±2,5	22,4±8,6
pO_{2a} (mm Hg)	86,0 ±2,7	75,2±8,5
Q_s/Q_t	1,3%	26,8%

Atemmechanik

Kinder mit Herzfehlern, die verminderte oder erhöhte Lungendurchblutung verursachen, haben eine erniedrigte Compliance der Lunge (72). BERNHARD u. Mitarb. (6) fanden stark erniedrigte Compliancewerte bei Vorliegen einer Linksherzinsuffizienz.

Säure-Basen-Haushalt

Die Tab. 39a, b nach KAMATH u. JONES (30) zeigt, daß bei Kindern mit zyanotischen Herzfehlern pH, pCO_2 und Standardbikarbonat im Kapillarblut niedriger sind als bei Vitien, die keine Zyanose verursachen.

Mit Ausnahme des pCO_{2cap} sind die Unterschiede zwischen zyanotischen und nichtzyanotischen Kindern statistisch signifikant.

Die Verringerung des Standardbikarbonates geht meist mit einer Erhöhung des Chloridgehaltes im Plasma einher (42, 60).

Kinder mit bronchopulmonalen Infektionen und Herzinsuffizienz hatten signifikant höhere

Tabelle 39a Säure-Basen-Haushalt bei kongenitalen Herzfehlern (30) (n = 85)

	Zyanose	keine Zyanose
pH	7,29 (6,99–7,48)	7,34 (7,18–7,44)
pCO_2 (mm Hg)	46 (21–125)	49 (24–140)
Standardbikarbonat (mval/l)	20 (8–34)	23 (11–37)

Tabelle 39b Nach Ausschluß der Kinder mit Atemwegsinfektionen und Herzinsuffizienz (n = 30)

	Zyanose	keine Zyanose
pH	7,30 (7,11–7,41)	7,36 (7,28–7,44)
pCO_2 (mm Hg)	39 (23–77)	46 (35–57)
Standardbikarbonat (mval/l)	18 (10–23)	24 (21–28)

pCO_{2cap} als Kinder ohne Infektionen und Herzversagen. Nach KAMATH u. JONES (30) führen Infektionen in der Regel zur kardialen Dekompensation.

Rein respiratorische Azidosen bestehen bei kompletter Transposition der Lungenvenen (55).

Zyanotische Kinder versuchen die metabolische Azidose durch Hyperventilation zu kompensieren, was bei TGA nicht gelingt.

Bei älteren Kindern (Durchschnittsalter 6,9 und 7,6 Jahre) fanden WHITE u. Mitarb. (73) keine stärkere Azidose beim Vergleich zwischen zyanotischen ($pO_{2a} < 60$ mm Hg) und azyanotischen Kindern.

Morphologische Veränderungen des Myokards und der Koronararterien

ESTERLY u. OPPENHEIMER (12) stellten in 106 von 450 Patienten mit Herzmißbildungen pathologische Veränderungen des Endo- und Myokards sowie der Koronararterien fest, die am ausgeprägtesten an der linken Koronararterie waren und als Folge einer Hypoperfusion interpretiert wurden.

Endokrines System

Im Vergleich zu normalen Kindern fanden FOLGER u. HOLLOWELL (15) im Urin von Kindern (3 Tage bis 10 Jahre alt) mit zyanotischen Herzfehlern signifikant erhöhte Werte für Dopamin und die Hauptmetaboliten des Adrenalins und Noradrenalins. Die Adrenalin- und Noradrenalinkonzentrationen im Urin waren höher als normal.

2,3-Diphosphoglycerat-Gehalt der Erythrozyten

Die Erythrozyten von Kindern mit zyanotischen Herzfehlern enthielten signifikant mehr 2,3-Diphosphoglycerat als bei azyanotischen Kindern, was eine Rechtsverschiebung der O_2-Dissoziationskurve und leichtere Sauerstoffabgabe im Gewebe verursacht (54).

Vorbereitung zur Operation und Prämedikation

Behandlung der Herzinsuffizienz

Maßnahmen zur Behandlung der Herzinsuffizienz umfassen:

Tabelle 40 Digitalisdosierung bei Kindern

Substanz	Applikation	Alter und Dosierung
Digitoxin	per os oder i. m.	< 2 Jahre 0,04–0,06 mg/kg > 2 Jahre 0,02–0,04 mg/kg
Digoxin	per os	< 2 Jahre 0,06–0,08 mg/kg > 2 Jahre 0,04–0,06 mg/kg
	i. v.	< 2 Jahre 0,04–0,06 mg/kg > 2 Jahre 0,02–0,04 mg/kg
Lanatosid	i. v. oder i. m.	< 2 Jahre 0,04–0,06 mg/kg > 2 Jahre 0,02–0,04 mg/kg

Tabelle 41 Dosierungstabelle für β-Methyldigoxin

| Alter | | Gewicht | Größe | Oberfläche | Vollsättigung i. v. = oral | | oral mittelschnelle Sättigung (Tropfen) | | Erhaltung (Tropfen) ab 4. Tag |
| | | | | | | | 1. Tag | 2. u. 3. Tag | |
Monate	Jahre	kg	cm	m²	mg	Tropfen	70%	30%	20%
				1	0,1	0,12	10	7	3	2
				2	0,15	0,18	14	10	4	3
			3	51	0,2	0,24	18	13	5	3
1		4	54	0,23	0,28	22	15	7	4
2		5	58	0,26	0,31	24	17	7	5
3		6	61	0,30	0,36	28	20	8	6
4		6,5	64	0,32	0,38	29	20	9	6
5		7	66	0,34	0,41	32	22	10	6
6		7,5	68	0,35	0,42	32	22	10	6
7		8	70	0,37	0,44	34	24	10	7
8		8,5	71	0,38	0,46	35	24	10	7
9		9	72	0,40	0,48	37	26	11	7
10		9,5	73	0,41	0,49	38	27	11	8
11		10	74	0,43	0,52	40	28	12	8
12	1	10,5	75	0,45	0,54	42	29	13	8
13		11	78	0,48	0,58	44	31	13	9
	1½	12	81	0,50	0,60	45	32	13	9
	2	13	87	0,55	0,66	50	35	15	10
	2½	14	92	0,58	0,70	54	38	16	11
	3	15	96	0,60	0,72	55	39	16	11
	3½	16	100	0,65	0,78	60	42	18	12
	4	17	104	0,70	0,84	65	46	19	13
	4½	18	107	0,73	0,88	68	48	20	14
	5	19	110	0,75	0,90	69	48	21	14
	5½	20	113	0,80	0,96	74	52	22	15
	6	21	116	0,83	1,00	77	54	23	15
	6½	22	118	0,85	1,02	78	55	23	16
	7	23	121	0,88	1,06	82	57	25	16
	7½	24	123	0,90	1,08	83	58	25	17
	8	25	126	0,95	1,14	87	61	26	17
	8½	26	128	0,98	1,18	90	63	27	18
	9	27	131	1,00	1,20	90	63	27	18
	9½	28	133	1,05	1,26	96	67	29	19
	10	30	136	1,10	1,31	101	71	30	20
	10½	31	138	1,13	1,36	105	73	31	21
	11	32	140	1,15	1,38	106	74	32	21
	11½	34	142	1,18	1,42	109	76	33	22
	12	36	145	1,20	1,44	111	78	33	22
	12½	38	148	1,25	1,50	115	81	34	23
	13	40	151	1,30	1,56	120	84	36	24
	13½	42	153	1,35	1,62	125	88	37	25
	14	45	156	1,40	1,68	129	90	39	26
	14½	47	158	1,45	1,74	132	92	40	26
				1,50	1,80	135	95	40	27

45 Tropfen = 1 ml Liquidum = 0,6 mg β-Methyldigoxin
oral = Sättigung 1,2 mg (90 Tr.)/m²
Erhaltung 0,24 mg (18 Tr.)/m²
i. v.: Sättigung 1,2 mg (12 ml)/m²
Erhaltung 0,24 mg (2,4 ml)/m²
1 Tablette = 0,1 mg β-Methyldigoxin
1 Ampulle zu 2 ml = 0,2 mg β-Methyldigoxin

Tabelle 42   Dosierungsschema für Digoxin/m^2 Körperoberfläche (57)

	Initialdosis	Erhaltungsdosis
Neugeborene und Säuglinge	0,5–0,75 mg/m^2	$^1/_{10}$–$^1/_5$ der Initialdosis
Kleinkinder und Kinder	1,5 mg/m^2	$^1/_5$–$^1/_4$ der Initialdosis

1. Bettruhe, Oberkörper hoch lagern.
2. Digitalisierung.

Anflutung und Elimination lassen Präparate der Digoxingruppe am geeignetsten erscheinen. Für die Dosierung können nur grobe Anhaltspunkte gegeben werden, da die Toleranz individuell verschieden ist.

Tab. 40 enthält die Dosierungen der einzelnen Substanzen. Die halbe Dosis kann sofort, die restlichen $^2/_4$ in 8stündlichen Invervallen nachgegeben werden. Die Erhaltungsdosis beträgt $^1/_4$–$^1/_3$ der Anfangsdosis.

Häufigste Symptome der Digitalisintoxikation sind supraventrikuläre Arrhythmien; ventrikuläre Arrhythmien kommen seltener vor.

Dosierungsschemata für Digoxin enthalten die Tab. 41 u. 42.

Die halbe Initialdosis wird sofort, die folgenden $^2/_4$ Dosen nach jeweils 6 Std. verabfolgt.

Die Erhaltungsdosis wird gewöhnlich in zwei Portionen gegeben.

Prophylaktische Digitalisierung bei kardial suffizienten Patienten wird von den meisten Zentren abgelehnt, weil sie Herzrhythmusstörungen Vorschub leistet.

STRONG u. Mitarb. (64) streben präoperativ keine Vollsättigung mit Digitalis an, um sicher vor Symptomen der Digitalisintoxikation, insbesondere Herzrhythmusstörungen zu sein.

3. Natriumarme, eiweißarme und kaliumreiche Diät.
4. Diuretika wie Furosemid (Lasix) oder Etacrynsäure (Hydromedin) 1 mg/kg KG i.v. oder i.m., evtl. Aldosteronantagonisten (Aldactone).
5. Eingeschränkte Flüssigkeitszufuhr (s. S. 47).
6. Bei motorischer Unruhe Opiate oder ähnliche Substanzen zur Beruhigung und Reduzierung des Sauerstoffverbrauches: z. B. 0,5 mg Pethidin/kg oder 0,25–0,5 mg Morphin/5 kg alle 3–5 Stunden.
7. Anreicherung der Inspirationsluft mit Sauerstoff (kühles O$_2$-Zelt). Bei Kindern mit erschwerter Atmung ist eine künstliche Beatmung zu erwägen, um den Sauerstoffverbrauch durch „Entlastung" der Atemmuskulatur zu reduzieren. Präoperative künstliche Beatmung ist indiziert beim Lungenödem.
8. VOSS (71) hängt Kinder mit einem zentralvenösen Druck > 10 cm H$_2$O vor der Operation an einen **Orciprenalin-Tropf** 1:900000, von dem 0,04 ml oder mehr/kg KG/Min. infundiert werden.

Palliative oder korrigierende chirurgische Interventionen sollten nur in Notfällen sofort vorgenommen werden. In weniger dramatischen Fällen kann eine kardiale Rekompensation, die 8–10 Tage in Anspruch nehmen kann, vorher versucht werden.

Ausgleich der metabolischen Azidose

Metabolische Azidosen, die die Wirkung von Katecholaminen herabsetzen und Elektrolytverschiebungen und Nierenfunktionseinschränkungen bewirken, sollten nach KAMATH u. JONES (30) ausgeglichen werden durch orale oder i.v. NaHCO$_3$-Gaben, wenn pH$_a$ 7,2 unterschreitet. Anlaß zum vollständigen Ausgleich des Basendefizites sind: Auftreten zyanotischer Attacken, Beginn bronchopulmonaler Infektionen, vor Herzkatheteruntersuchungen oder Kardioangiografien, vor Operationen und progressive Azidose bei schweren Vitien.

Bei Bestehen einer respiratorischen Azidose ist NaHCO$_3$ kontraindiziert und THAM zu geben (s. S. 56). THAM ist bei eingeschränkter Niereninsuffizienz kontraindiziert (s. S. 56).

SCHÖBER u. Mitarb. (55) konnten pH-Werte des Kapillarblutes bei kongenitalen Vitien durch einmalige Puffergaben (NaHCO$_3$ oder THAM) für 5–6 Tage normalisieren. Einige Kinder nahmen in diesen Tagen stärker als vorher an Gewicht zu.

Präoperativ sollten die pH-Werte im arteriellen Blut nicht unter 7,3 und BE nicht unter -6 liegen (15a).

Kinder mit präoperativ geringer Azidoseneigung tendieren auch post operationem nicht zur azidotischen Stoffwechsellage.

Glukosesubstitution

Wird eine Hypoglykämie festgestellt, so kann die Infusionsvorrichtung zur Pufferbehandlung zur Infusion einer Glukoselösung mitbenutzt werden.

Therapie der Anämie

Mittels Eisenzufuhr können Anämien bei Kindern mit angeborenen Herzfehlern soweit gebessert werden, daß Anfälle von Dyspnoe und schwerster Hypoxie sistieren (57).

β-Rezeptoren-Blocker

Unter Propranololapplikation nimmt die Durchblutung der Lunge zu und die arterielle O_2-Sättigung steigt (57). Propranolol sollte wegen seiner negativ inotropen Wirkung nur digitalisierten Kindern gegeben und 24 Stunden vor der Operation abgesetzt werden, da infolge Summation der negativen Inotropie von Propranolol und Halothan Herzstillstände beschrieben worden sind.

Antibiotika

Die pulmonalen Zeichen einer Linksherzinsuffizienz sind oft nicht von einer bronchopulmonalen Infektion zu unterscheiden. In Zweifelsfällen sollte deshalb ein Antibiotikum verabreicht werden.

Präoperative Datenerhebung

Vor der Operation sollten folgende Daten bekannt sein: Körpergewicht, Körpergröße, Anamnese, Hb, Hkt, Elektrolyte, evtl. Gesamtkörperkaliumbestimmung, Blutgasanalyse, Gerinnungsstatus (bei Polyglobulie), Röntgenbefunde, Ergebnisse der Herzkatheteruntersuchung oder Angiokardiografie.

Prämedikation

Kinder mit zyanotischen und azyanotischen Herzfehlern benötigen zur guten Sedierung überraschend hohe Dosen an Prämedikationsmitteln (20) und sollten deshalb vor geplanten Operationen eher stärker als zu schwach prämediziert werden. Falls keine Herzinsuffizienz besteht, kann eine übliche Prämedikation (s. S. 130) gegeben werden. Opiate und opiatähnliche Substanzen reduzieren die körperliche Aktivität, den Sauerstoffbedarf des Organismus und den arteriellen pO_2 (32). Die Senkung des arteriellen Sauerstoffdruckes scheint durch die Vorteile der Anwendung dieser Substanzen aufgewogen zu werden.

STRONG u. Mitarb. (64) haben bei Kindern mit kongenitalen Vitien nach 0,05–0,1 mg Morphin/kg Körpergewicht i. m. dramatische Besserungen der zyanotischen Hautfärbung und Sistieren typischer Anfälle mit Tachypnoe, Synkopen und Krämpfen gesehen.

GILMAN (19) gibt 0,1–0,2 mg Morphin/kg Körpergewicht und hebt die Atemdepression – falls notwendig – mit 0,1 mg Levallorphan-tartrat pro 1 mg Morphin auf.

GATTIKER (17) prämediziert Kinder mit einem Körpergewicht zwischen 6 und 25 kg mit 30 mg Thiopentalsuspension/kg Körpergewicht rektal und gleichzeitiger i. m. Atropinapplikation.

Atropin kann im Kindesalter bei allen Vitien gegeben werden (17).

In Notfällen (fortschreitende Herzinsuffizienz, Lungenödem, Zwischenfälle bei Herzkatheteruntersuchungen, Reoperationen wegen Nachblutung) kann allein nach einer Atropininjektion intubiert werden.

MOFFITT u. Mitarb. (41) halten eine pränarkotische Atropingabe wegen der Temperatursteigerung bei Kindern für ungünstig und ziehen intraoperative Applikationen kleiner Dosen bei Bradykardie vor.

Narkosezubehör, Geräte, Medikamente, personelle Voraussetzungen

Vor jeder Narkoseeinleitung müssen außer dem Narkosezubehör folgende Geräte und Medikamente bereitstehen:

EKG-Monitor,
elektrisches Defibrillationsgerät,
Kanülen zur intrakardialen Injektion,
Medikamente: Adrenalin, Strophanthin, Kalzium, Heparin, Protamin, Atropin, KCl-Lösung,

Infusion mit NaHCO₃,
Infusion mit Orciprenalin (1 : 900 000),
sterile Dreiwegehähne,
steriles Thorakotomiebesteck,
Stoppuhren.

Das chirurgische Team sollte zu Beginn der Narkose bereits steril gewaschen sein.

Registrierung vitaler Parameter

Präoperativ sollten alle Vorkehrungen zur peroperativen Registrierung der Temperatur (Ösophagus- und rektale Sonde), des EKG, des EEG, der Urinausscheidung, des arteriellen und venösen Druckes und der Blutgase getroffen werden. Bei Neugeborenen kann versucht werden, den Blutdruck über ein Oszillotonometer oder Ultraschallvorrichtung zu messen. Während Katheter zur Messung des zentralvenösen Druckes am zweckmäßigsten über eine Nabelvene (Neugeborene) oder eine Venae sectio in der Ellenbeuge oder der V. saphena eingelegt werden (bei größeren Kindern auch perkutane Kathetereinführung möglich), kann die Punktion der A. radialis zur blutigen Druckmessung und Blutentnahmen selbst bei Säuglingen perkutan erfolgen.

Mit zunehmender Liegedauer der arteriellen Kanüle können Obstruktionen auftreten, die bei normalem Kollateralkreislauf keine Gangrän zur Folge haben. Meist findet nach 7–14 Tagen eine Rekanalisierung statt.

Bei größeren Kindern sind diese Punktionen oder operativen Gefäßfreilegungen in Lokalanästhesie möglich, bei kleineren Kindern erst nach Narkoseeinleitung.

GILMAN (19) glaubt, daß die Palpation der Fontanelle bei Säuglingen einen gleich guten Aufschluß über den Venendruck gibt wie die direkte Messung.

STOECKEL (62) konnte in 15 % seines Krankengutes keinen Katheter in den intrathorakalen Venen plazieren.

Falls keine Abkühlung erwünscht ist, sind alle Maßnahmen zur Konstanthaltung der Körpertemperatur zu treffen (s. S. 61).

GATTIKER (17) strebt für Notfalloperationen eine mäßige Hypothermie bis 32 °C an, die mitunter mittels Ätherspray erreicht wird. Postoperativ werden die Kinder unter maschineller Beatmung in einem Bad (42 °C) aufgewärmt und normotherm gehalten.

Das Vorschieben eines Katheters in die intrathorakalen Venen vermeidet Weichteilnekrosen wie sie nach Adrenalininjektion in periphere Venen nicht selten sind.

Oxygenierung, Verschiebungen des Säure-Basen- und Elektrolyt-Haushaltes werden durch intermittierende Blutentnahmen erfaßt.

Narkosetechnik

Bei Neugeborenen und komatösen Kindern kann unter Verzicht auf Narkosemittel und Muskelrelaxantien nach Oxygenation intubiert werden. Bei Säuglingen und Kleinkindern wird in vielen Zentren mit Zyklopropan eingeleitet, weil damit ein Blutdruckabfall, der über zunehmende Minderdurchblutung der Lunge besonders bei zyanotischen Kindern zu Krisensituationen führt, vermieden wird. Bis zu 30 Minuten nach Ende der Zyklopropaninhalation darf keine Diathermie benutzt werden.

GATTIKER (17) berichtet über gute Erfahrungen mit einer O_2-Halothaneinleitung bei Kindern. Kinder mit Rechts-links-Shunt oder Transposition der großen Gefäße haben einen verzögerten Anstieg der arteriellen Konzentration von Inhalationsnarkotika (16, 63). Injizierbare Narkosemittel erreichen das Gehirn bei Rechts-links-Shunt wegen Umgehung des Lungenkreislaufes dagegen rascher als normal (41).

Um Abwehrreaktionen, die gerade bei Kindern mit Herzfehlern unerwünschte Stoffwechselsteigerungen hervorrufen, zu umgehen, nähern wir uns mit der Maske vorsichtig dem Gesicht des Kindes und setzen sie erst fest auf, wenn das Kind schläft.

Zum Einschlafen wird das Kind in der Position belassen, die es gerade eingenommen hat, und der Zeigefinger am Puls überbrückt die Zeit bis zum Anbringen der verschiedenen Monitoren.

Bei zyanotischen Kindern muß auf einen N_2O-Zusatz zum Narkosegemisch verzichtet werden. 15–20 Minuten nach Beginn der kontrollierten Beatmung sollte die Ventilation durch eine Blutgasanalyse überprüft werden.

Kombinationsnarkosen

Kombinationsnarkosen können mit Barbituraten (s. S. 95) wie Hexobarbital (Evipan), Methohexital (Brevital), Thiopental (Trapanal), Althesin, Diazepam (Valium), Etomidate, Ketamin (Ketanest) oder N_2O/Halothan eingeleitet werden. 4 mg Thiopental/kg, 1,5 mg Methohexital/kg und 0,05 ml Althesin/kg Körpergewicht senkten den arteriellen Druck und steigerten die Herzfrequenz bei Patienten vor offenen und geschlossenen Herzoperationen in gleichem Maße (37).

GATTIKER (17) registrierte nach Diazepam (6,4–7,3 mg/kg KG) geringere Blutdrucksenkungen als nach Thiopental.

Ketamin bewirkt kardiovaskuläre Stabilität und scheint antiarrhythmische Wirkung zu haben (70).

RADNEY u. Mitarb. (51) beobachteten in Ketaminnarkose bei Kindern mit schwerem Rechts-links-Shunt Bradykardien, die prompt auf Adrenalin ansprachen.

Kurz vor der Intubation sollte mit 100% O_2 ventiliert werden, da bei zyanotischen Kindern jede zusätzliche Hypoxie zu Herzrhythmusstörungen und evtl. Herzstillstand führt.

Die Muskelrelaxation zu Intubation und Operation erfolgt zweckmäßigerweise mit Pancuroniumbromid (s. S. 117), um Herzrhythmusstörungen nach Succinylcholin zu umgehen. Pancuroniumbromid beeinträchtigt das Herzkreislaufsystem im Vergleich zu Gallamin, Alcuronium und d-Tubocurarin am wenigsten (37).

Die absolute Ruhigstellung des Patienten während der Operation erleichtert die chirurgische Arbeit und verhindert Luftaspirationen ins offene Herz durch Zwerchfellkontraktionen.

Nach der orotrachealen Intubation wird eine Magensonde eingelegt, um in den Magen gelangte Luft und Magensaft abzuleiten. Die orotracheale Intubation wird der nasotrachealen vorgezogen, weil Läsionen adenoider Vegetationen unter Heparinisierung oder bei Gerinnungsstörungen schwer stillbare Blutungen verursachen können. Das Atemminutenvolumen wird nach der Formel von ENGSTRÖM u. Mitarb. (11) errechnet (s. S. 77). Hyperventilation senkt den Herzindex (17). Die kontrollierte Beatmung wird am vorteilhaftesten maschinell durchgeführt, weil der Anästhesist mit der Hand ungleichmäßig ventiliert und seine Hände und Aufmerksamkeit braucht für die Beobachtung vitaler Funktionen, Injektionen, Transfusionen, Blutentnahmen usw.

Der Anästhesist hat außerdem das Operationsgebiet zu beobachten und Abklemm- oder Bypasszeiten zu registrieren.

Während der Narkose sollten die Lungen – besonders bei transpleuralem Vorgehen – intermittierend ausgedehnt werden.

Die Sauerstoffkonzentration während der Operation richtet sich nach den arteriellen Sauerstoffdruck- bzw. Sättigungswerten, die prä- und intraoperativ gewonnen werden. Unter Verwendung von Muskelrelaxantien und N_2O können die inspiratorischen Halothankonzentrationen zwischen 0,3 und 0,5 Vol% gehalten werden. Diese Konzentrationen wirken kaum negativ ino- oder chronotrop. Anstelle von Halothan werden auch Methoxyfluran oder Enfluran verwendet.

Die Extubation wird nur in den Fällen vorgenommen, die postoperativ nicht beatmet werden sollen.

STRONG u. Mitarb. (64) und GATTIKER (17) ziehen den Endotrachealtubus erst, wenn die Kinder beginnen, sich heftig gegen ihn zu wehren.

Nach RAVIN (54) müssen vor der Extubation folgende Bedingungen erfüllt sein: inspiratorischer Sog $\leqq 25$ cm H_2O, VK > 25 ml/kg und $pO_{2a} \leqq 100$ mm Hg bei $F_{IO_2} = 0,4$. Vor der Extubation müssen die Lungen durch mehrfaches Blähen mit dem 2- bis 3fachen des normalen Atemzugvolumens ausgedehnt und die Wirkung des angewandten Muskelrelaxans aufgehoben werden.

Morphinnarkose

Seit 1965 hat die Morphinnarkose mit oder ohne Zusatz anderer Narkosemittel Eingang in die kardiochirurgische Anästhesie gefunden. In Dosen zwischen 0,5 und 3 mg/kg Körpergewicht kann Morphin einen Schlafzustand herbeiführen, der durch Anästhetika supplementiert werden kann.

Wirkung auf das Herz-Kreislauf-System

Nach LOWENSTEIN u. Mitarb. (36) werden HZV, Gefäßwiderstand, Blutdruck, zentralvenöser Druck und Herzfrequenz beim Gesunden durch 1 mg Morphin/kg Körpergewicht nicht beeinflußt, während bei Patienten mit Aortenvitien der Gesamtgefäßwiderstand abnahm und das HZV stieg.

MARTIN u. Mitarb. (40) registrieren bei Gesunden nach hohen Morphindosen und N_2O ein erniedrigtes HZV und erhöhten peripheren Gefäßwiderstand. Nach HASBROUCK (24) setzt die Morphinanalgesie endogene Katecholamine frei.

Die Ursache der gelegentlich nach Morphin eintretenden Hypotension ist bis jetzt nicht aufgeklärt.

Vorteile

Bei Kindern mit großen alveolo-arteriellen Sauerstoffdruckdifferenzen kann 100 % O_2 appliziert werden. Die postoperative Beatmung kann mühelos durchgeführt werden. Bei Herzinsuffizienz bleiben die kardiovaskulären Verhältnisse relativ stabil. Der postoperative Bedarf an Analgetika ist bemerkenswert gering.

Nachteile

Hohe Morphindosen (>3 mg/kg KG) können passagere psychotische Zustandsbilder hervorrufen.

Intraoperative Maßnahmen und Veränderungen

Blutersatz und Flüssigkeitszufuhr

Der Blutersatz richtet sich nach den präoperativen Ausgangswerten für Hb und Hkt. Polyzythämische Kinder bedürfen meist keiner Transfusionen, sondern der Blutverlust kann mit Plasma oder Albuminlösungen ersetzt werden.

STRONG u. Mitarb. (65) transfundieren Blut nur, wenn Zeichen einer Hypovolämie auftreten wie Blässe, Hypotension oder Abfall des zentralvenösen Druckes. Die Palpation des rechten Vorhofes, der Füllungszustand der V. jugularis externa oder Puls der peripheren Arterien geben ebenfalls Hinweise für einen Volumenmangel.

VOSS (71) ersetzt Blut bis zu einem zentralvenösen Druck von 10 cm H_2O.

Die versehentliche Eröffnung großer Gefäße oder des Herzens kann zu massiven Blutverlusten führen. Bei Herzoperationen empfiehlt es sich deshalb, 10–15 ml Blut/kg Körpergewicht im voraus zu transfundieren. Die Transfusion größerer Mengen Konservenblutes macht eine Anwärmung notwendig, weil die plötzliche Abkühlung des Herzens Herzrhythmusstörungen oder einen Herzstillstand hervorrufen kann (s. S. 43).

GATTIKER (17) gibt am Operationstag 5,2%ige Glukose (7 Teile) + 0,9%ige NaCl-Lösung (1 Teil) in folgender Dosierung: Säuglinge bis zu 10 Tagen 65 ml/kg/24 Std., 11 Tage – 3 Monate alte Säuglinge 100–120 ml/kg/24 Std., Kinder 3 Monate – 10 Jahre 15–1 800 ml/m²/24 Std. Aufschlüsse über den Hydrierungszustand geben Kontrollen des Körpergewichtes und der Urinausscheidung.

Die Gefahr einer Überinfusion ist vor allem bei Zwischenfällen gegeben, wo $NaHCO_3$-, Adrenalin- und Kalziumlösungen in unkontrollierten Mengen verabfolgt werden.

Nach VOSS (71) soll die Flüssigkeitszufuhr nicht 20 % des errechneten kindlichen Blutvolumens überschreiten.

Antibiotika

Große Wundflächen, geschwächte Abwehrlage, liegende arterielle, venöse, Blasen- und Endotrachealkatheter stellen zahlreiche Infektionsquellen dar, so daß routinemäßig Antibiotika verabreicht werden müssen.

Elektrolyt- und Stoffwechseländerungen in Narkose

Während 2–2,5 Stunden dauernden Thorakotomien bei Kindern mit azyanotischen Vitien in Halothan(inspiratorisch 0,7–1,5 Vol%)-N_2O-Narkose mit künstlicher Beatmung fanden SUUTARINEN u. Mitarb. (66) keine signifikanten Veränderungen des Säure-Basen-Haushaltes und der Elektrolyte Na, K, Ca und Mg. Der Blutzuckerspiegel war erhöht auf 136 mg % und die Höhe allein durch Glukoseinfusionen nicht zu erklären. Der Laktatspiegel und Quotient L/P stiegen an (L/P von 23,1 auf 37,3) bei einer Senkung des mittleren Blutdruckes von 109/78 auf 84/63 mm Hg.

Die ATP-Werte änderten sich nicht, ADP nahm zu und das Verhältnis ATP/ADP ab.

Infolge Recalcifikation des ACD-Blutes kann eine Kalziumspiegelerhöhung im Serum resultieren.

Intraoperative Komplikationen (Hypotension, Herzrhythmusstörung, Herzstillstand)

Intraoperativer Volumenmangel wird erkennbar an arterieller Hypotension, sinkendem zentralvenösem Druck oder optisch und palpatorisch festzustellender schlechter Füllung des rechten Herzens.

Neben Reduzierung der Narkosemittelkonzentration und Volumensubstitution sind zur Behebung von arterieller Hypotension und evtl. Bradykardie Adrenalin- oder Orciprenalininjektionen oder Infusionen gelegentlich notwendig. Beide Katecholamine wirken schwächer oder nicht bei bestehender Azidose. Arterielle Hypotension kardialer Genese erfordert auch eine Digitalisierung (s. S. 154), falls diese noch nicht vorgenommen wurde.

Herzrhythmusstörungen treten häufig im Gefolge chirurgischer Manipulationen oder Unterkühlung auf.

Kammerflimmern erfordert Elektrodefibrillation, gegebenenfalls vorher eine intrakardiale Adrenalininjektion, während der irreversible AV-Block nach passagerer Infusion einer Orciprenalinlösung (0,2–1 mg/300 ml 5%ige Glukose) durch die Implantation eines elektrischen Schrittmachers behoben wird.

Kammerflimmern kündigt sich meist durch vorausgehende ventrikuläre Rhythmusstörungen an. Jede intraoperative Herzrhythmusstörung sollte den Anästhesisten zur Überprüfung der Beatmung veranlassen.

Sind Beatmungsfehler und chirurgische Stimuli als Ursache der Herzrhythmusstörung ausgeschlossen, muß die Narkosegaszufuhr reduziert oder gestoppt und mit 100% O_2 beatmet werden. Pulsus bigeminus und ventrikuläre Tachykardien sind häufig Folge einer Hypokaliämie.

Beim Herzstillstand ist sofort mit manueller Herzmassage zu beginnen. Wiederholte Injektionen von 0,2–0,5 mg Adrenalin in die Aortenwurzel fördern das Wiedereinsetzen einer spontanen Herzaktion. Häufig kommt es zunächst zu Kammerflimmern, so daß eine Defibrillation notwendig wird.

Medikamentös können Lidocain (1–2 mg Xylocain/kg KG i. v.), Diphenylhydantoin (Zentropil, Phenhydan), Procainamid (Novocamid), Verapamil (Isoptin) und β-Rezeptorenblocker zur Behebung von Herzrhythmusstörungen eingesetzt werden. Ihre Nebenwirkungen sind Hypotonie infolge Herabsetzung der Myokardkontraktilität und des peripheren Gefäßwiderstandes.

β-Rezeptorenblocker sind günstig bei digitalisinduzierten oder digitalisresistenten Tachykardien (41). In Frage kommen Propranolol (Dociton) oder Pindolol (Visken).

Spezielle Techniken in der Kardiochirurgie

Künstliche Hypothermie bis 28°C

Die Unterkühlung des Organismus verlängert wegen der einsetzenden Stoffwechselreduktion die Toleranz lebenswichtiger Organe gegenüber der Unterbrechung der Sauerstoffzufuhr, so daß ohne Zuhilfenahme extrakorporaler Zirkulation kürzere kardiochirurgische Eingriffe (Pulmonalstenose, ASD vom Typ des Ostium secundum, Fallot-Trilogie) möglich sind. Die Unterkühlung ohne Herz-Lungen-Maschine wird in der Regel bis zu einer Körpertemperatur zwischen 32 und 28°C durchgeführt. Zwischen 30 und 28°C wird von seiten des Gehirns eine Kreislaufunterbrechung von 6–8 Min. toleriert. Die Abkühlung erfolgt im Eiswasserbad, durch Auflegen von Eis oder mittels wasserdurchströmter Kühlmatten. Für die Vorbereitung und Einleitung der Narkose gelten die bereits dargelegten Prinzipien. Die Narkose wird mit Methoxyfluran, Halothan oder Äther aufrechterhalten. Weil unter Neuroleptanästhesie häufiger Kammerflimmern als unter Äthernarkose auftrat, wurde diese Methode von ZINDLER u. Mitarb. (75) wieder aufgegeben.

Während der Abkühlung sinkt die Ösophagustemperatur rascher als die Rektaltemperatur. Der Temperaturabfall beträgt bei Kindern 4–12°C/Std.

Im allgemeinen wird eine Rektaltemperatur zwischen 28 und 30°C angestrebt, da bei tieferen Temperaturen die Gefahr des Kammerflimmerns wächst. Der Kühlungsvorgang muß bereits bei 33–31°C abgebrochen werden, da die Temperatur anschließend durch den Ausgleich zwischen Schalen- und Kerntemperatur noch um 1–2°C fällt. Die Wassertemperatur wird zunächst auf 30°C und nach Lagerung zur Operation auf 35°C gestellt. Während der Abkühlung sinken Herzzeitvolumen, Blutdruck und Herzfrequenz (weit. Lit. b. 74). Der periphere Gefäßwiderstand steigt. Bei zu flacher Narkose und ungenügender Muskelrelaxation kann Kältezittern mit Steigerung von Blutdruck und Pulsfrequenz und extremem Anstieg des Sauerstoffverbrauchs auftreten.

Nach Messungen von ZINDLER (74), GATTIKER (18) und anderen Autoren (zit. b. 18) sinkt die Sauerstoffaufnahme bei 30 °C auf ca. 60 % des Ausgangswertes in Narkose.

GATTIKER (18) beobachtete physiologischere pCO_2- und pH-Werte, wenn das Atemzeitvolumen zwischen 32 und 34 °C auf $^2/_3$ und bei 30 °C auf 50 % verringert wurde.

Für eine Reduzierung des Atemminutenvolumens unter Hypothermie sprechen die Linksverschiebung der O_2-Dissoziationskurve, die durch Hypokapnie verstärkt wird, die vermehrte Ausscheidung von Puffersubstanzen während respiratorischer Alkalose und die Senkung des Herzzeitvolumens und der Hirndurchblutung unter Hypokapnie.

ZINDLER u. Mitarb. (75) empfehlen eine Reduzierung des Atemzeitvolumens um 10 % bei 33–32 °C und um 25 % bei einer Ösophagustemperatur von 30 °C.

Bei Beginn der Wiedererwärmung muß das Atemminutenvolumen erhöht werden, weil die CO_2-Produktion steigt und die in der Kälte vermehrt gelöste Kohlensäure zusätzlich eliminiert werden muß. Die Löslichkeit der Narkosegase nimmt mit fallender Körpertemperatur zu, d. h., die arteriellen Konzentrationen steigen bei gleichbleibender inspiratorischer Konzentration. Abbau und Ausscheidung verschiedener Medikamente verzögern sich während Hypothermie.

Kreislaufstillstand

Um die Patienten vor der Unterbrechung der Zirkulation in einen optimalen Zustand zu versetzen, wird einige Minuten vorher mit 100 % O_2 beatmet und $NaHCO_3$ infundiert (2–3 mval/kg KG).

Zur Gewährleistung eines ruhigen Operationsfeldes wird außerdem 1 mg Succinylcholin/kg KG i. v. injiziert.

Die Kreislaufunterbrechung wird durch Abklemmen der Vv. cavae, der Aorta, des Truncus pulmonalis und der Lungenvenen herbeigeführt.

Danach wird die Beatmung eingestellt. In derselben Reihenfolge werden die Klemmen geöffnet. Die Zeit zwischen Abklemmung und Eröffnung der Aorta wird vom Anästhesisten gestoppt, der auch die Chirurgen auf das herannahende Ende der tolerablen Unterbrechungszeit hinweist. Zur Wiederauffüllung des rechten Vorhofes mit Blut kann der Anästhesist durch passagere Erhöhung des intrapulmonalen Druckes beitragen, indem er kurz vor Verschluß des ASD Druck auf den mit O_2 gefüllten Atembeutel ausübt. Nach Freigabe des Kreislaufes nimmt das Herz normalerweise seine Tätigkeit wieder auf. Infolge Katecholaminfreisetzung werden anfangs höhere Blutdruck- und Pulswerte gemessen. Bei vorgeschädigten Herzen und koronarer Luftembolie ist jedoch auch Kammerflimmern am Ende der Kreislaufunterbrechung möglich, das durch Herzmassage, wiederholte intrakardiale Injektionen von 2–5 µg Adrenalin und anschließende Defibrillation rasch behoben werden muß, weil irreversible neurologische Schäden drohen. Mitunter kann das Einsetzen einer normalen Herzaktion durch lokale Wiedererwärmung (Auffüllen des Thorax mit physiologischer NaCl-Lösung von 40 °C) beschleunigt werden.

Bei koronaren Luftembolien muß das Herz bis zur Entfernung aller Luftbläschen aus den Koronararterien kräftig massiert werden.

Gasanalysen und Bestimmungen der Parameter des Säure-Basen-Haushaltes im arteriellen Blut ermöglichen die gezielte Therapie vorhandener Störungen des Säure-Basen-Äquilibriums und eine adäquate Ventilation.

Nach der Kreislaufunterbrechung wird die Wassertemperatur in den Matten auf 40 °C erhöht.

Zur Weiterführung der Narkose ist N_2O ausreichend.

Bei einer rektalen Temperatur von 33 °C kann extubiert werden.

Prinzipiell sollte bei jeder Operation in Hypothermie eine Herz-Lungen-Maschine vorhanden sein, die eingesetzt werden kann, falls intra operationem nicht in Unterkühlung zu operierende Vitien diagnostiziert werden oder schwer zu beeinflussendes Kammerflimmern auftritt.

Tiefe Hypothermie

In den letzten Jahren hat sich der Trend zu Totalkorrekturen kongenitaler Vitien in tiefer Hypothermie (12–20 °C) bei Säuglingen und Kleinkindern verstärkt. Tiefe Hypothermie mit und ohne Hilfe von Pumpen, die die Funktion beider Herzkammern übernehmen (Methode nach DREW), erlaubt chirurgische Eingriffe am blutleeren Herzen bis zu 60 Minuten Dauer (14, 17). Die Unterkühlung wird meist mit Kühlung der Körperoberfläche eingeleitet und später mittels extrakorporaler Zirkulation weitergeführt.

Physiologische Auswirkungen

Die Gesamtsauerstoffaufnahme ist bei 20 °C Körpertemperatur auf 25 % (7, 18), die des Hirns auf 18 % des Grundumsatzes (17) reduziert. SEELYE u. Mitarb. (58) haben eine mittlere Sauerstoffaufnahme von 1,26 ml/kg/Min. bei Kindern in tiefer Hypothermie gemessen.

Zwischen 26–28 °C kommt es zu Bewußtseinsverlust und bei 20–22 °C zur isoelektrischen Linie im EEG.

Die Löslichkeit von CO_2 im Blut nimmt in der Kälte zu. Nach FELDMAN (14) sind bei 10 °C 14mal mehr CO_2 gelöst als in Normothermie. Normoventilation in Hypothermie würde zur Hypokapnie führen, deshalb werden 5–10 % CO_2 dem Inspirationsgasgemisch zugesetzt (14) oder die Ventilation soweit reduziert, daß die pCO_{2a}-Werte nicht unter 25 mm Hg fallen (17).

Die O_2-Dissoziationskurve wird nach links verschoben, und die O_2-Abgabe des Hb bei $pO_2 = 40$ mm Hg ist bei 10 °C Körper- bzw. Bluttemperatur 2,5mal geringer als bei 38 °C. Kälte vermindert die Blutgerinnung, die Blutviskosität steigt mit fallender Temperatur. Während des Temperaturabfalles treten im EKG Sinusbradykardie, Vorhofflimmern, Kammerflimmern und zwischen 13–18 °C Asystolie auf.

In extern induzierter Hypothermie (15–20 °C) und tiefer Äthernarkose stiegen Laktat- und Glyzerolspiegel im Plasma von 10 Kindern an und erreichten nach Kreislaufunterbrechung und bei Wiedererwärmung einen Gipfel (4). Steigende Laktat- und Glyzerolwerte im Plasma gegen Ende der Prozedur zeigen einen letalen Ausgang an (4). SEELYE u. Mitarb. (58) konnten dagegen keinen Zusammenhang zwischen Laktatspiegeln im Blut und Überlebenschance feststellen. Der Gehalt an Glukose und freien Fettsäuren im Plasma zeigte keine signifikante Korrelation zum Temperaturverhalten. Hyperglykämien zeigten sich jedoch, wenn die Temperatur 30–35 °C unterschritt und glukosehaltige Lösungen infundiert wurden. Glukoseutilisationsstörungen oder eine Änderung der Insulinwirksamkeit könnten dabei zugrundeliegen. Die Normalisierung der Glukosespiegel wurde durch intraoperative Adrenalingaben stark verzögert (4).

Anästhesietechnik

GATTIKER (17) leitet die Narkose mit Sauerstoff-Halothan ein und geht bei Beginn der Kühlung im Wasserbad auf eine tiefe Äthernarkose über, weil sie einen besseren Schutz gegenüber Kammerflimmern gewährt. Vor der Operation verabfolgt GATTIKER (17) jungen Säuglingen Konakion. Zu Beginn der Unterkühlung erhalten die Kinder 50 mg eines Prednisolonderivates/kg Körpergewicht i.v. Metabolische Azidose und Kaliumdefizite werden anhand intermittierender Kontrollen ausgeglichen. Bei 30 °C werden 3 mg Heparin/kg Körpergewicht appliziert, das vor der kardialen Reanimation mit Protaminchlorid antagonisiert wird.

FELDMAN (14) führt die Narkose mit N_2O und Pethidin. Bei Erreichen von 28 °C wird N_2O abgeschaltet und 5 % CO_2 dem Beatmungsgasgemisch zugesetzt. Bei 15 °C wird die künstliche Zirkulation gestoppt, das Herz dekanüliert und mit dem kardiochirurgischen Eingriff begonnen. Die Herzaktion wird durch eine intrakardiale Injektion von 5–10 µg Adrenalin und anschließende manuelle Massage wieder in Gang gesetzt. Die Letalität bei Säuglingen betrug ca. 50 % (18).

Die Lungenkomplikationen sind geringer als nach Operationen mit der Herz-Lungen-Maschine.

Extrakorporale Zirkulation

In zunehmendem Maße werden auch heute bei Kleinkindern und Säuglingen Herzfehlerkorrekturen mit der Herz-Lungen-Maschine (HLM) vorgenommen. Bis zum Anschluß der Herz-Lungen-Maschine gelten für die Narkose die bereits dargelegten Prinzipien. Während bei anderen Herzoperationen über die direkte arterielle und zentralvenöse Druckmessung von Fall zu Fall entschieden werden kann, ist sie bei Eingriffen mit der HLM obligat. EKG und intravasale Drücke werden zweckmäßig durch ein Kathodenstrahloszilloskop wiedergegeben und bei Bedarf registriert. Thermometer bzw. Thermorezeptoren zur Messung der Rektal-, Ösophagus- und Bluttemperatur müssen vorhanden sein. Die Urinausscheidung wird fortlaufend gemessen.

Während der Kanülierung der Vv. cavae oder des rechten Vorhofes sind Blutdruckabfälle und Herzrhythmusstörungen infolge Behinderung des venösen Rückstromes und Blutverlustes nicht selten. Vor Beginn der extrakorporalen Zirkulation werden ca. 90 mg Heparin/m^2 oder 1–3 mg/kg injiziert.

Die Füllungen der Maschine bestehen – regional verschieden – aus: Rheomacrodex + Heparin- oder ACD-Blut + Albuminlösung oder Glukose- und Ringer-Lactatlösung und Blut.

In manchen Zentren werden dem Füllungsvolumen Mannitol, Kalium und Kalzium zugesetzt.

Das Basendefizit des Perfusates wird mit NaHCO$_3$ oder THAM korrigiert.

Das Perfusionsvolumen liegt nach SLOAN u. FURMANN (59) zwischen 2,2–3,4 l/m^2/Min. und kann bei Hypothermie niedriger gehalten werden.

Zum Schutz des Myokards gegen Hypoxämie während Abklemmung der Aorta wird die extrakorporale Zirkulation meist mit Hypothermie, die durch Blutkühlung erzielt wird, kombiniert.

Abklemmzeiten der Aorta von 15–20 Min. werden bei einer Bluttemperatur von 30°C gut toleriert. Während der totalen extrakorporalen Zirkulation wird die Beatmung eingestellt und die Lunge durch ein kontinuierlich oder rhythmisch appliziertes N$_2$O/O$_2$-Gemisch oder Luft mit einem endexspiratorischen Druck von 10–15 cm H$_2$O in Ausdehnung gehalten. Falls kein Halothan- oder Methoxyfluranverdampfer mit der HLM kombiniert werden kann, müssen Analgetika (Fentanyl, Pethidin, Morphin) in intermittierenden Dosen und Nachinjektionen von Muskelrelaxantien in das Reservoir der HLM gegeben werden.

Beginnende Schluck-, Zwerchfell- oder Extremitätenbewegungen weisen auf unzureichende Narkosetiefe und Muskelrelaxation hin.

Bypasszeit, Abklemmungsdauer der Aorta und Daten über Temperaturänderung müssen vom Anästhesisten festgehalten werden.

Vor Ende der extrakorporalen Zirkulation wird mit der Aufwärmung des Patienten begonnen. Bis zur Defibrillation des Herzens soll die Körpertemperatur 32°C nicht überschreiten, um die Herzbelastung aus der entstehenden Stoffwechselsteigerung gering zu halten.

Bypasszeiten von über 2,5 Std. Dauer erhöhen die Zahl postoperativer Komplikationen: Gerinnungsstörungen, Hämolyse, „löw cardiac output" Syndrom, Ateminsuffizienz, Niereninsuffizienz und neurologische Schäden.

Die Neutralisation des Heparins mittels Protamin muß nach Bypassende unter Laborkontrolle erfolgen, um Gerinnungsstörungen vorzubeugen. Rasche Protamingabe kann den Blutdruck senken und den pulmonalen Gefäßwiderstand erhöhen und sollte durch Infusion vermieden werden.

Bei Hypotension nach Ende der extrakorporalen Zirkulation müssen zunächst Hypovolämie, metabolische Azidose, Hypokaliämie und Hypothermie ausgeschlossen bzw. beseitigt werden.

Anschließend kann die Herzaktion durch Digitalis-, Orciprenalin-, Adrenalin-, Dopamin- oder Kalziuminjektionen oder -infusionen angeregt werden. Bei AV-Block muß ein elektrischer Schrittmacher implantiert werden.

Hyperbare Oxygenation

Nach BERNHARD u. Mitarb. (6) liegen die Vorteile der Operationen von Säuglingen mit Herzfehlern (Pulmonalstenose, TGA, Tricuspidalatresie, VSD, Aortenisthmusstenose, Morbus Fallot, anomale Lungenveneneinmündung) unter hyperbaren Bedingungen in der Erhöhung der physikalisch gelösten O$_2$-Menge im Blut. Dadurch wird die Frequenz hypoxischer Herzrhythmusstörungen und Herzstillstände reduziert. Der Laktat/Pyruvatquotient nimmt infolge der besseren Oxygenierung ab (6).

Unter erhöhtem Umgebungsdruck muß der Abnahme des Atemzugvolumens unter maschineller Beatmung Rechnung getragen werden.

Postoperative Periode

Transport in den Wachsaal oder auf die Intensivstation und Überwachungsmaßnahmen

Während des Transportes aus dem Operationssaal befinden sich die Kinder in einer kritischen Situation, während der sorgfältige Beobachtung von seiten des Anästhesisten notwendig ist. Wurde der Endotrachealtubus belassen, kann die Atmung aus transportablen O_2-Flaschen assistiert oder kontrolliert werden.

Sobald wie möglich sollten die Kinder an die Monitoren für EKG, Atmung, intravasale bzw. intrakardiale Drücke, Temperatur und Saugdrainagen angeschlossen und Urinausscheidung und Blutverlust gemessen werden.

Bei Säuglingen muß ein weiteres Absinken der Körpertemperatur vermieden werden.

Engmaschiger Kontrollen bedarf der Serumkaliumspiegel.

Blut- und Flüssigkeitsbilanzen am Ende der Operation sind besonders im Kindesalter, das Über- und Untertransfusionen oder -infusionen Vorschub leistet, wichtig.

Häufige Komplikationen der postoperativen Phase sind: Ateminsuffizienz, Pneumo- oder Hämothorax, Atelektasen, Lungenödem, pulmonale Hypertension, Herzinsuffizienz mit und ohne Herzrhythmusstörungen, Schäden des ZNS, Herztamponade, Pleuraerguß.

Atmung

Zur Kontrolle der Atmung dienen Blutgasanalysen, die aus der verbliebenen Kanüle in der A. radialis oder arterieller Punktion gewonnen werden. Blutgasanalysen aus arterialisiertem Kapillarblut sind nur bei guten Kreislaufverhältnissen repräsentativ. Bei Spontanatmung bestehen meist normale pCO_{2a} und erniedrigte pO_{2a}.

Verschiedene Untersucher haben nach extrakorporaler Zirkulation Shuntblutmengen zwischen 9 und 23 % des HZV in den ersten postoperativen Tagen gemessen (67).

Ein weiterer Anstieg der $AaDO_2$ wird durch erniedrigte Herzzeitvolumina verursacht.

Die Lungencompliance ist nach extrakorporaler Zirkulation erniedrigt (3).

Künstliche Beatmung während der ersten postoperativen Tage offeriert einige Vorteile:

1. Kardiale Entlastung durch Wegfall der Atemarbeit mit Abnahme des Sauerstoffverbrauchs (7),
2. Reduktion des Totraumes und der Kurzschlußblutmenge,
3. Anwendung erhöhter endexspiratorischer Drücke bei Hypervolämie und Lungenödem,
4. Kontrolle der inspiratorischen Sauerstoffkonzentration,
5. über Endotrachealtubus oder Trachealkanüle können Bronchialsekrete leichter abgesaugt und Atelektasen besser ausgedehnt werden,
6. Verringerung des „Postthorakotomieschmerzes".

Die Indikationen zur postoperativen künstlichen Beatmung werden von den einzelnen Institutionen verschieden definiert:

1. $pO_{2a} \leq 75$ mm Hg bei insp. O_2 Konzentration von 100 % (azyanotische Vitien); $pO_{2a} \leq 30$ mm Hg bei FI_{O_2} 1,0 bei zyanotischen Vitien (9),
2. $pCO_{2a} > 50$ mm Hg (9); > 44 mm Hg plus Dyspnoe (59),
3. Präoperativer Mitteldruck im Truncus pulmonalis > 44 mm Hg, Gefäßwiderstand im kleinen Kreislauf > 240 dyn./Sek./cm^{-5} (59),
4. $V_D/V_t \leq 0,5$ (9),
5. Schwere Linksherzinsuffizienz (8),
6. Extrakorporale Zirkulation länger als 1,5 Std. (8),
7. Druck im Truncus pulmonalis/Druck in der Aorta $\leq 0,75$ (9),
8. Transpulmonaler Druck > 20 cm H_2O, um pCO_{2a} von 30–35 mm Hg zu erreichen (34),
9. Zeichen erschwerter Atemarbeit (9),
10. Arterielle Hypotension oder Bradykardie (9).

NORLANDER u. Mitarb. (47) sehen in einem hohen O_2-Verbrauch während Spontanatmung eine Indikation zur postoperativen künstlichen Beatmung.

SLOAN u. FURMAN (59) empfehlen, routinemäßig nach TGA am ersten postoperativen Tag künstlich zu beatmen. Die Beatmung erfolgt meist über den noch liegenden Endotrachealtubus. Bei längerer Beatmungsdauer kann eine Tracheotomie zur besseren Absaugung des Bronchialsekretes sinnvoll sein (s. S. 219).

GILMAN (19) u. BROWN u. Mitarb. (8) tracheotomieren, nachdem sie mehrere subglottische Stenosen nach Langzeitintubation gesehen haben, wenn die Beatmung länger als 2–3 Tage dauert. Atmung und Kreislauf zeigen während der postoperativen Phase enge Wechselbeziehungen. Bei Orciprenalininfusion zur Anhebung des Herzzeitvolumens führt die resultierende Dilatation der Lungengefäße wahrscheinlich zu einer Zunahme der Kurzschlußblutmenge.

Zu große Infusionsmengen führen bei linksventrikulärer Insuffizienz zum Lungenödem, das vermieden werden kann, wenn der linke VH-Druck bei 12 mm Hg gehalten wird.

Manifeste Lungenödeme werden durch PEEP-Beatmung (s. S. 222), Digitalisierung und Diuretica behandelt.

Die unter künstlicher Beatmung auftretende Abnahme des Herzzeitvolumens ist bei hohem Druck im venösen Gefäßschenkel (Hypervolämie) weniger ausgeprägt oder gar nicht vorhanden.

In den meisten Fällen wird IPP-Beatmung ausreichend sein. Bei Säuglingen und Kleinkindern mit Morbus Fallot und TGA haben GATTIKER u. HOSSLI (18) mit kontinuierlich erhöhtem Druck in Atemwegen und Lunge (CPAP) gute Erfahrungen gemacht und höhere O_2-Sättigungen des Blutes erzielt als unter Spontanatmung mit sauerstoffangereicherter Luft. Eine Vorrichtung für diese Atemtechnik enthält Abb. 86. Über ein T-Stück wird ein Luft-O_2-Gemisch geatmet. Der exspiratorische Widerstand kann durch die Überdruckregulierschraube dosiert werden. Zur Überdrucksicherung wurde ein 30 cm langes Steigrohr eingeschaltet. Der Überdruck wurde zu Beginn auf 10–12 cm H_2O eingestellt und danach unter blutgasanalytischer Kontrolle gesenkt (18).

Zur Sedierung während künstlicher Beatmung eignen sich Opiate oder ihre Derivate in Kombination mit Phenothiazinen (s. S. 130).

Nach Neuroleptanalgesie kann unmittelbar nach der Operation auf eine Sedierung verzichtet werden. Zur Pneumonieprophylaxe muß während künstlicher Atmung eine gute Anfeuchtung der Atemluft (s. S. 226) und eine intensive Physiotherapie stattfinden (s. S. 226).

Die inspiratorische O_2-Konzentration sollte – falls möglich – stufenweise reduziert werden, um die Kinder so rasch wie möglich vom Respirator zu entwöhnen.

Herz-Kreislauf-System

Das Herz-Kreislauf-System bedarf einer intensiven Überwachung, die mit EKG-Monitor und Druckmessung über Katheter bzw. Kanülen in der A. radialis, der V. cava superior oder den Herzvorhöfen vorgenommen wird. Indirekt erlaubt auch die Messung der stündlich ausgeschiedenen Urinmenge Rückschlüsse auf den Kreislauf.

Niedriges Herzzeitvolumen

Bei Zeichen eines „**low cardiac output**" (Zyanose, Hypotension, venöse Kongestion, herabgesetzte Urinausscheidung mit oder ohne erhöhten Druckwerten in den Vorhöfen) müssen differentialdiagnostisch Herztamponade, Herzrhythmusstörungen und Restdefekte ausgeschlossen werden.

Bei Herzinsuffizienz sind Digitalisierung (s. S. 154) und die Anwendung von positiv inotrop

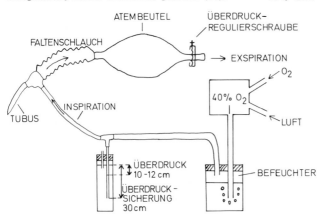

Abb. 86 System für kontinuierliche Überdruck-Atmung nach DANGEL-MCGREGORY (nach GATTIKER u. HOSSLI)

wirkenden Substanzen wie Adrenalin (Suprarenin), Orciprenalin (Alupent), Glucagon oder Dopamin indiziert.

Adrenalin stimuliert α- und β-Rezeptoren. Dosen bis zu 0,3 µg/kg/Min. steigern das HZV unter gleichzeitiger Abnahme von Nierendurchblutung und glomerulärer Filtration. Höhere Dosen lassen den peripheren Gefäßwiderstand ansteigen.

Orciprenalin erregt vorwiegend die β-Rezeptoren, läßt die Nierendurchblutung unbeeinflußt und die Durchblutung der Muskulatur ansteigen. Das viskerokutane Gefäßsystem wird wenig beeinflußt.

Glukagon stimuliert wie Katecholamine die Adenylzyklase, die die Umwandlung von Adenosintriphosphat (ATP) zum zyklischen Adenosin-3′,5′-monophosphat (AMP) katalysiert und kontraktilitätsfördernd wirkt. Nach Befunden an Erwachsenen wirkt Glukagon positiv inotrop und chronotrop, erhöht Herzzeitvolumen und Koronardurchblutung bei konstant bleibendem myokardialem O_2-Verbrauch und unverändertem peripherem Gesamtwiderstand. Es senkt den pulmonalen Gefäßwiderstand (1, 44). Die Wirkungsdauer beträgt 30 Min. nach i. v. Applikation (44).

Bei 5 Kindern, die wegen eines „low cardiac output" Syndroms nach extrakorporaler Zirkulation zur Korrektur kongenitaler Vitien 14–40 Std. lang 50 µg Glukagon/kg in Einzeldosen oder über Infusion i. v. erhielten, stiegen arterieller, systolischer und diastolischer Druck um 32 und 41 % unter leichtem Rückgang der Pulsfrequenz.

Die Blutzuckerspiegel unterschieden sich nicht von denen anderer mit Hilfe der Herz-Lungen-Maschine operierter Kinder (1). Als Nebenwirkungen können Übelkeit, Erbrechen und Hypokaliämie auftreten.

Günstiger in der Wirkung scheint Dopamin zu sein.

Dopamin stimuliert in niedriger Dosierung die β-Rezeptoren. Zunehmende Dosierung führt auch zur Erregung der α-Rezeptoren. Hohe Dosierungen rufen nur noch eine Stimulation der α-adrenergen Rezeptoren hervor. Myokardkontraktilität, Herzzeit- und Schlagvolumen steigen an ohne wesentliche Veränderung des arteriellen Mitteldruckes. Der periphere Gesamtgefäßwiderstand sinkt (45). Die Herzfrequenzsteigerung ist geringer als nach Adrenalin und Orciprenalin.

Nierendurchblutung, Urin-, Natrium- und Kaliumausscheidung steigen an (45). Die Dosierung liegt bei 3,0 µg/kg/Min. (54).

Nach Einsetzen einer Herzfrequenzzunahme sollte die Dosis nicht erhöht werden. Unter Dopamin kann es zum Absinken des pO_{2a} kommen, das beobachtet und gegebenenfalls kompensiert werden muß.

Herzrhythmusstörungen

Sie werden im Prinzip wie während der Operation behandelt (s. S. 34, 161). Bei AV-Block sollte ein Pacemaker implantiert werden.

Pulmonale Hypertension

Das Entstehen einer postoperativen Druckerhöhung im Truncus pulmonalis durch Hypoxie, Azidose oder andere Faktoren gefährdet Operationsergebnis und Überlebenschance des Betroffenen. Besteht eine pulmonale Hypertension nach Ausschaltung von Hypoxie und Azidose, kann ein Versuch mit Azetylcholin-, Isoproterenol- oder Tolazolinhydrochlorid (Priscol)-Infusionen unternommen werden. Priscol wird in Dosen von 2 mg/kg Körpergewicht i. v. appliziert. Azetylcholin wirkt in großen Dosen drucksenkend im großen Kreislauf und muß in den Truncus pulmonalis infundiert werden.

Blutsubstitution

Kontinuierliche Messungen des arteriellen und zentralvenösen Druckes geben wichtige Hinweise für Herzinsuffizienz, Herztamponade oder Hypovolämie. Noch vorteilhafter ist die Aufzeichnung des linken Vorhofdruckes.

Häufige Ursachen des Blutverlustes stellen Gerinnungsstörungen und Schwierigkeiten bei der intraoperativen Blutstillung dar.

Säure-Basen-Haushalt

Unkomplizierte Operationen mit oder ohne extrakorporale Zirkulation verändern den Säure-Basen-Haushalt kaum. Periphere Vasokonstriktion, zu niedriges Herzzeitvolumen oder Herzstillstand können exzessive metabolische Azidosen herbeiführen, die mit $NaHCO_3$-Lösung oder THAM ausgeglichen werden müssen (s. S. 56). Generell werden jedoch metabolische Alkalosen häufiger gesehen als Azidosen (41).

Flüssigkeit, Elektrolyte, Stoffwechsel

SCHWARZ (56) beginnt so früh wie möglich mit der enteralen Ernährung und verabfolgt:

am 1.-3. p. o. Tag 60 cm^3 Flüssigkeit/kg KG/24 Std.
am 4.-8. p. o. Tag 60-80 cm^3 Flüssigkeit/kg KG/24 Std.
ab 9. p. o. Tag 100 cm^3 Flüssigkeit/kg KG/24 Std.

Die Flüssigkeit besteht zu $^1/_7$ aus physiologischer NaCl-Lösung und $^6/_7$ 5%iger Glukoselösung.

STRONG u. Mitarb. (64) dosieren 750 ml/m^2/24 Std. einer 5%igen Glukoselösung in 0,25 normaler NaCl-Lösung.

RAVIN (53) führt am 1. postoperativen Tag 500 ml Flüssigkeit/m^2 und anschließend 750 ml/m^2/24 Std. zu. Der Kaliumgehalt des Serums wird durch Streßsituationen, Hämodilution, lange extrakorporale Zirkulation, respiratorische Alkalose und große Dosen von Glukokortikoiden erniedrigt und bedarf häufiger Kontrollen und adäquater Substitution.

Dabei ist der Kaliumspiegel im Serum ein insuffizienter Indikator für den Gesamtkörperkaliumgehalt.

GATTIKER (17) substituiert Kalium deshalb bereits, wenn die Serumkaliumwerte an der unteren Grenze der Norm liegen.

HARDEN u. Mitarb. (23) fanden bei Kindern nach kardiochirurgischen Eingriffen einen Abfall der Natrium- und Chloridkonzentration im Serum am 1. und 2. postoperativen Tag mit Tendenz zum Wiederanstieg am 4. Tag, während der extrazelluläre Kaliumspiegel sich uneinheitlicher verhielt.

Hyponatriämien, die über mehrere Tage anhalten, sind durch Flüssigkeitsrestriktion und Infusion oder Injektion hypertoner Kochsalzlösungen zu beheben.

Am 2. postoperativen Tag ist eine Ketose bei Kindern am ausgeprägtesten.

Nierenfunktion

Leichte, vorübergehende Harnstofferhöhungen im Serum werden vor allem nach Operationen mit der HLM beobachtet. Hohe Perfusionsvolumina ($>2,2$ l/m^2/Min.) und Bypasszeiten unter 1 Sunde verhüten ernsthafte Schädigungen der Niere.

In vielen Zentren wird der „Maschinenfüllung" Mannitol zugesetzt. Sinkt die Urinausscheidung postoperativ bei stabilen Kreislaufverhältnissen und ohne Volumenmangel unter 15 ml/Std./m^2, so kann 1 g Mannitol/kg verabfolgt werden.

Bei exzessiven Druckwerten in den Vorhöfen sind Etacrynsäure oder Furosemid günstiger. Wird dennoch eine Niereninsuffizienz manifest und besteht eine „Überladung" des Kreislaufs mit Flüssigkeit, empfehlen sich: Restriktion von Flüssigkeit und Eiweiß (Kalorienzufuhr über Kohlenhydrate), Kontrolle der Elektrolyte und harnpflichtigen Substanzen und Peritoneal- oder Hämodialyse.

Blutgerinnungssystem

Bei präoperativ bestehender Polyglobulie und vor allem nach extrakorporaler Zirkulation sind Störungen der Blutgerinnung verschiedenen Charakters möglich. Die Substitution einzelner Faktoren des Gerinnungssystems oder der Einsatz von Antifibrinolytika sollten stets gezielt nach Vorliegen des Gerinnungsstatus erfolgen.

Die routinemäßige Anwendung von Antifibrinolytika (z. B. Epsilonaminocapronsäure) hat die Zahl postoperativer Gerinnungsstörungen nicht reduziert (41).

ZNS

Postoperative EEG-Registrierungen von HARDEN u. Mitarb. (23) ergaben zwischen 1. und 4. Tag nach Herzoperationen eine reversible Zunahme träger Aktivitäten (slow activity), die im Zusammenhang zu stehen scheinen mit Abfall der Na-Konzentration im Serum.

Gelegentliches Auftreten von Krämpfen spricht für zerebrale Ischämie, die während der Operation bestanden haben kann.

Bei polyzythämischen Kindern sind in Kombination mit Dehydratation Thrombosen in den zerebralen Gefäßen möglich. Nach Operationen mit der Herz-Lungen-Maschine können Luftembolien verschiedene neurologische Ausfälle verursachen. Diese Kinder sollten sofort einer hyperbaren Sauerstoffbehandlung zugeführt werden.

Falls diese Therapie nicht möglich ist, sollten hohe Glukokortikoiddosen verabfolgt werden.

Psychiatrische Probleme erwuchsen im pädiatrischen Krankengut von RAVIN (54) in 5% der Fälle.

Herzkatheteruntersuchungen

Bisher wurden zahlreiche Methoden zur Erreichung stabiler hämodynamischer Verhältnisse für Herzkatheteruntersuchungen angegeben. Sie umfassen die Untersuchung am wachen Kind, Sedierung mit verschiedenen Substanzen und die Allgemeinnarkose.

Während unprämedizierte und nur prämedizierte Kinder in einem Teil der Fälle eine Untersuchung wegen Unruhezuständen unmöglich machen, sprechen die Beeinflussung des pO_2 im Blut durch erhöhte Sauerstoffkonzentrationen im Inspirationsgasgemisch, die fehlerhafte Shuntberechnungen verursachen kann, die Atemdepression bei Spontanatmung in Narkose und Herzrhythmusstörungen unter einigen Narkosemitteln und -techniken gegen die Durchführung einer Allgemeinnarkose. Künstliche Beatmung verringert außerdem das Herzzeitvolumen (38) und verändert die intrakardialen und intravasalen Druckverhältnisse. Nach HODGSON (zit. bei 2) kann künstliche Beatmung bei Bestehen eines Wechselshuntes zu Zyanose führen. Nicht zuletzt hat auch der mit der Allgemeinnarkose verbundene apparative und personelle Aufwand dazu geführt, daß in vielen kardiologischen Zentren Herzkatheteruntersuchungen bei Kindern heute in Lokalanästhesie nach vorausgegangener Sedierung vorgenommen werden.

Sedierung in Verbindung mit Lokalanästhesie

Zur Sedierung werden meist Barbiturate, Phenothiazine, Opiate oder Diazepam benutzt.

Die Gefahren einer Sedierung bei Kindern mit angeborenen Herzfehlern liegen im Auftreten einer Atemdepression. Nach den blutgasanalytischen Daten von NICHOLSON u. GRAHAM (46) liegen die arteriellen Kohlensäuredrücke höher und die arteriellen pH-Werte niedriger bei sedierten Kindern als bei unbehandelten.

Relativ breite Anwendung fand die von SMITH u. Mitarb. (61) angegebene Mischung (Toronto-Mixture) von 200 mg Pethidin (Dolantin), 50 mg Chlorpromazin (Megaphen) und 50 mg Promethazin (Atosil) in einer Dosierung von 1 ml (6,25 mg Promethazin, 6,25 mg Chlorpromazin, 25 mg Pethidin) pro 9–10 kg Körpergewicht intramuskulär. Stark zyanotische Kinder erhielten die Hälfte der Dosis.

Diese Medikation bewirkt in über 80% der Fälle eine ausreichende Sedierung (46), verringert den O_2-Verbrauch bei jüngeren um ca. 43% und bei älteren Kindern um ca. 29% (4) und läßt die Blutgase bei 90% der Kinder im Normbereich (26). Bei ca. 7% der Kinder war die Prämedikation zu stark (46).

Kinder mit „azyanotischen" Herzfehlern zeigen nach der Toronto-Mixtur bei längerer Untersuchungsdauer einen pO_{2a}-Abfall, während subnormale Ausgangswerte nicht verändert werden.

Bei prämedizierten Kindern mit Herzinsuffizienz (Leber 2,5 cm unter dem Rippenrand mit oder ohne periphere Ödeme) wurden signifikant höhere pCO_{2a} gemessen als bei herzinsuffizienten Kindern ohne Prämedikation (46).

Während der Untersuchung sollten starke Geräusche sowie schmerzhafte Berührungen vermieden und die Kinder durch Schnuller, die in Sirup oder andere süße Flüssigkeiten getaucht wurden, abgelenkt werden.

Die Lokalanästhesie wird am Ort der Kathetereinführung oder in Form eines axillären Blockes vorgenommen (10).

Die Vorteile eines axillären Blockes sehen EGGERS u. Mitarb. (10) in einer Immobilisierung des betreffenden Armes.

Nach längeren Untersuchungen mit gehäuften Kontrastmittelinjektionen nimmt das Basendefizit im Blut zu und muß eventuell ausgeglichen werden. In der von SMITH u. Mitarb. (61) angegebenen Prämedikation kann das Chlorpromazin durch das länger antiemetisch wirksame Neuroleptikum Droperidol ersetzt und folgende Dosierung in mg/kg Körpergewicht angewandt werden:

Promethazin	1	mg
Pethidin	2	mg
Droperidol	0,1	mg
Atropin	0,01	mg.

Nach unserer Erfahrung werden die Blutgase durch diese Prämedikation kaum beeinflußt und bereits bestehende respiratorische Azidosen nicht verstärkt.

Diazepam

HEALY (25) injizierte Diazepam (i.v. 1 mg Diazepam/kg KG) nach i.m. Gabe von 0,1 ml/kg einer Lösung, die in 1 ml 25 mg Pethidin, 6,25 mg Promazin und 6,25 mg Promethazin enthielt, und konnte die vorgesehenen Herzkatheteruntersuchungen in Spontanatmung bei abgeschwächten Husten- und Schluckreflexen an ruhig schlafenden Kindern vornehmen. 70 bis 140 Min. nach Diazepaminjektion kehrte das Bewußtsein zurück. Die wenigen während der Prozedur gewonnenen pCO_2-Werte waren meist gering erhöht.

Ketamin

FAITHFULL und HAIDER (13) verglichen Herzkatheteruntersuchungen in Allgemeinnarkose (N_2O/O_2/Halothan, Spontanatmung), Ketaminnarkose (0,66–21 mg Ketamin/kg/Std. u. mehr i.v. oder i.m.) und tiefer Sedierung. Die O_2-Sättigung in der V. cava superior, in Lungenarterien und -venen und die intrakardialen und intravasalen Druckwerte unterschieden sich unter den 3 Methoden nicht signifikant. Das Auftreten eines Herzstillstandes infolge Laryngospasmus und Hypoxie unter 40 Fällen nach Ketaminapplikation zeigte jedoch, daß die Ketaminanwendung einer ausreichenden anticholinergen Prämedikation und sorgfältigen Überwachung bedarf (s. S. 97).

SZAPPANYOS u. Mitarb. (68) bevorzugen wegen der schlechteren Gewebsperfusion bei Herzfehlern die i.v. Injektion von Ketamin (Prämedikation: Droperidol 0,15–0,2 mg/kg und Atropin 0,1–0,5 mg; Initial 3–5 mg Ketamin/kg, Nachfolgedosis 2–6 mg/kg).

Allgemeinnarkose mit endotrachealer Intubation

Wirkung auf Blutgase und Hämodynamik

Wenn die Wirkung der Prämedikation ungenügend ist, muß eine Narkose durchgeführt werden, die die Blutgase, den Sauerstoffverbrauch, das Herzzeitvolumen, den Gefäßwiderstand und in Abhängigkeit von der Anwendung kontrollierter Beatmung auch intrakardiale und intravasale Drücke beeinflußt. Vielfach scheinen diese Veränderungen jedoch überschätzt worden zu sein.

NORTON u. KUBOTA (48) verglichen Sauerstoff- und CO_2-Gehalt des arteriellen Blutes, des gemischten venösen Blutes und das Verhalten des Druckes im großen und kleinen Kreislauf am gleichen Krankengut unter Lokalanästhesie und Allgemeinbetäubung mit einem Luft-Sauerstoff-Halothangemisch (Sauerstoffkonzentration 21,5–25 %) unter Spontanatmung, ohne signifikante Differenzen zwischen den Parametern zu finden. Ins Gewicht fallende Veränderungen des Sauerstoffpartialdruckes können dadurch vermieden werden, daß die inspiratorische Sauerstoffkonzentration 30 % nicht übersteigt oder Luft als Trägergas benutzt wird (43). Die Senkung des Sauerstoffverbrauches läßt sich mittels leichter Narkose und erhaltener Spontanatmung auf ein Minimum reduzieren.

Nach FELDMANN (zit. bei 2) ist die Sauerstoffsättigung im Blut der V. cava superior in Narkose höher als in der unteren Hohlvene. Infolge des geringen Ausmaßes dieser Differenz ergeben sich für die Diagnostik von Herzfehlern keinerlei Konsequenzen.

Auch die Auswirkung einer kontrollierten Beatmung auf die Diagnose von Vitien und die sich daraus ergebenden therapeutischen Konsequenzen kann nach MANNERS u. CODMAN (38) in der klinischen Praxis vernachlässigt werden. Die genannten Autoren registrierten beim Übergang von spontaner auf künstliche Beatmung einen Abfall des pCO_{2a} und des Herzindex. Der systolische Druckgradient zwischen rechtem Ventrikel und Truncus pulmonalis nahm in 4 von 7 Fällen ab. Das Verhältnis von Lungendurchblutung und Herzminutenvolumen änderte sich bei interatrialem Shunt, ohne die Operationsindikation zu beeinflussen (38).

Die intrakardiale Shuntblutmenge änderte sich ebenfalls unter künstlicher Beatmung.

Prämedikation

Vor einer geplanten Allgemeinnarkose sollte der von SMITH u. Mitarb. (61) oder uns empfohlenen Prämedikation, die 30–45 Minuten vor Narkosebeginn i.m. appliziert wird, noch Atropin in einer Dosierung von 0,01 mg/kg zugesetzt werden (s. S. 130).

Eine Beschleunigung der Herzfrequenz, die sich ungünstig auf die hämodynamischen Verhältnisse bei stenotischen Herzfehlern auswirkt, ist bei dieser Dosierung im Kindesalter nicht zu erwarten. Wurde eine Prämedikation ohne Atropin zur Lokalanästhesie gegeben und wird wegen Unruhe des Kindes eine Narkose notwendig, so kann Atropin dann noch i.m. verabreicht werden. Die Wirkung pflegt nach 15 Minuten einzutreten. Eine weitere Applikationsform ist über den i.v. liegenden Herzkatheter möglich. I.v. soll die Atropindosis halbiert werden.

Durch eine Prämedikation mit Chloralhydrat oder Pethidin und Pentobarbital (s. S. 123) läßt sich bei Kindern mit kongenitalen Vitien eine Senkung des Gesamtsauerstoffverbrauches zwischen 20 und 60% erreichen (32).

Narkoseführung

Einleitung und Führung der Narkose können sich weitgehend an die allgemein beschriebene Narkosetechnik für Herzoperationen anlehnen. Die Sauerstoffkonzentration in der Einatmungsluft sollte 30% nur in Notfällen überschreiten. Bei Vorhandensein der technischen Vorrichtungen (EMO-Gerät) kann auch Luft als Vehikel für Halothan oder andere Inhalationsnarkotika benutzt werden.

Blutgasuntersuchungen von STRONG u. Mitarb. (65) bei Kindern mit Fallot-Tetralogie zeigten, daß mit reiner Sauerstoffatmung in allen Fällen ein Anstieg des arteriellen Sauerstoffdruckes erreicht wird, der beim Übergang von spontaner auf künstliche Beatmung weiter zunimmt.

Nach Eröffnung der Pleura fiel der pO_{2a} unter künstlicher Beatmung mit 99–99,5% Sauerstoff bei stabilem Kreislauf und guter Lungenausdehnung ab – bei einigen Kindern bis unter den Ausgangswert unter Luftbeatmung. Die Autoren glauben, daß in diesen Fällen durch die IPP-Beatmung eine Erhöhung des Gefäßwiderstandes im kleinen Kreislauf eintrat, die den Rechts-links-Shunt verstärkte. Das Phänomen war weder bei geschlossener Pleura noch bei Kindern mit VSD nachweisbar. Die Beatmung bei Trägern der Fallot-Tetralogie sollte deshalb mit einem möglichst niedrigen Druck erfolgen.

Aufgrund der Untersuchungsergebnisse von MANNERS u. CODMAN (38) geben wir einer assistierten Atmung während Herzkatheteruntersuchungen den Vorzug. Während der Druckregistrierung, die in der Regel wenige Minuten dauert, atmen die Kinder spontan, um intrakardiale und intravasale Drücke nicht durch artefizielle intrathorakale Druckschwankungen zu beeinflussen. Eine i.v. Infusion sollte in jedem Falle angelegt werden, da sich manche Untersuchungen über mehrere Stunden ausdehnen und Hungerazidose und Dehydratation auftreten können. Weil der Anästhesist während der mitunter langen Untersuchungsdauer im Dunkeln hantieren muß, empfiehlt es sich auch, die Atmung über einen Endotrachealtubus zu assistieren und alles Zubehör zur Behandlung von Zwischenfällen in greifbarer Nähe zu haben. Die Intubation ist ebenfalls von Vorteil, wenn sofort im Anschluß an die Herzkatheteruntersuchung eine Palliativoperation vorgenommen werden soll.

Komplikationen

Die häufigsten Komplikationen während Herzkatheteruntersuchungen sind Herzrhythmusstörungen, AV-Block, Hypotension, Kammerflimmern, asystolischer Herzstillstand. Gelegentlich bildet sich nach Perforation des Myokards durch den Herzkatheter eine Herzbeuteltamponade aus.

Während Angiokardiografien kann die Injektion des Kontrastmittels zu reflektorischem Atemstillstand für einige Sekunden oder anaphylaktischem Schock oder Krämpfen führen. Durch zielstrebige Behandlung lassen sich die meisten Zwischenfälle beheben. Irreversible Herzstillstände treten vorwiegend bei Kindern mit manifester Herzinsuffizienz auf. Kinder mit intraoperativen Komplikationen bedürfen in der postoperativen Periode einer intensiven Überwachung.

Besonderheiten der häufigsten angeborenen Herzfehler

Offener Ductus arteriosus (Ductus Botalli)

Das Krankheitsbild des Ductus Botalli wird durch das Ausmaß des Links-rechts-Shunts bestimmt. Das Schlagvolumen des linken Ventrikels ist erhöht.

In 10% ihres Krankengutes beobachteten TUURERI u. BORKOWSKA (69) eine pulmonale Hypertension.

Schwere pulmonale Hypertension kann bereits im Säuglingsalter auftreten und Anlaß zu Noteingriffen sein. Hypoxie, Hyperkarbie, metabolische

Azidose, die den Druck im A. Truncus pulmonalis steigern, müssen sorgfältig vermieden werden. Bei ausgeprägter Herzinsuffizienz ist die Beatmung mit Sauerstoff unter Muskelrelaxation mit Pancuroniumbromid für die chirurgische Korrektur die schonendste Behandlung von seiten des Anästhesisten.

Nach linksseitiger Thorakotomie werden die aorto-pulmonale Fistel durchtrennt und die Enden vernäht. Wandeinrisse in Aorta und Ductus Botalli führen mitunter zu massiven Blutverlusten, so daß stabile venöse Zugänge vorhanden sein müssen.

Nach der Duktusligatur steigt der diastolische Druck, weil ein Abfluß von Blut zum A. Truncus pulmonalis nicht mehr stattfindet.

Die gefährlichste Phase sind die ersten 10–15 Minuten nach erfolgter Duktusligatur. Werden sie komplikationslos überstanden, besteht quoad vitam keine Gefahr mehr (61).

Aortenisthmusstenose

Säuglinge und Kleinkinder mit Aortenisthmusstenose kommen nicht selten kardial dekompensiert als Notfälle zur Operation (s. S. 154), die in der Resektion des verengten Aortenanteils besteht.

Häufigste Komplikationen während Operationen von Aortenisthmusstenosen bestehen in Blutungen aus Aorta und dilatierten Interkostalarterien. Gut funktionierende venöse Zugänge sind deshalb unerläßlich. Da die linke A. subclavia mitunter in die Abklemmung miteinbezogen werden muß, ist die Blutdruckmessung am rechten Arm sicherer. Der Blutdruckanstieg nach Abklemmung der Aorta, der bei niedrigen Ausgangsblutdruckwerten am höchsten ist, kann durch Vertiefung einer Halothannarkose, Trimetaphan-Tropf (Arfonad, s. S. 190) oder Natriumnitroprussid aufgefangen werden.

Die Abklemmungszeit der Aorta wird limitiert durch die Ischämietoleranz der nervösen Rückenmarkstrukturen, die ca. 30 Minuten beträgt. Bei ungenügender Ausbildung von Kollateralen oder Überschreiten der Abklemmzeit von 30 Minuten kann die Resektion der Isthmusstenose zum Schutze vor anoxämischen Rückenmarkschäden in Hypothermie vorgenommen werden. Unterkühlung auf 30°C ermöglicht eine aortale Abklemmzeit von ca. 45 Minuten. Nach Öffnen der Aortaklemme sinkt der Blutdruck häufig auf hypotone, in extremen Fällen auf nicht mehr meßbare Werte.

Bevor in diesen Fällen das Herz stillsteht, sollte man die Aorta erneut abklemmen, um in der gewonnenen Zeit Blut zu transfundieren bzw. die Arfonadwirkung mit Noradrenalin zu antagonisieren. Zur Verhütung schwerer Hypotensionen müssen 10–15 Min. vor Freigabe des Aortendurchflusses Arfonad abgestellt, die inspiratorische Halothankonzentration reduziert und der Blutverlust ersetzt werden. Der postoperative Verlauf kann durch Hirnödem, Hemiparese (Einbeziehung der Art. carotis communis in die Gefäßklemme) und passagere Rekurrensparesen gekennzeichnet sein.

Vorhofseptumdefekt (ASD)

Vorhofseptumdefekte vom Ostium secundum-Typ im Kindesalter werden in vielen Zentren in Hypothermie (s. S. 161) verschlossen. Der operative Zugang erfolgt über eine ein- oder zweiseitige oder transsternale Thorakotomie. Auf eine direkte arterielle und zentralvenöse Druckkontrolle kann meist verzichtet werden.

Intraoperativ kann bei Exploration des ASD das Herzohr einreißen, und eine starke Blutung ist die Folge. Neben mehreren venösen Zugängen müssen Blutkonserven für diesen Zwischenfall vorbereitet werden, und 10–15 ml Blut/kg Körpergewicht können im voraus transfundiert werden.

Weitere Komplikationsmöglichkeiten sind das Mitfassen von arteriellen Herzgefäßen durch die Vorhofklemme mit nachfolgendem Kammerflimmern, Extrasystolie bei mechanischer Manipulation am Herzen und koronare Luftembolie.

Falsche Einmündung aller Lungenvenen

Kinder mit direkter oder indirekter Drainage aller Lungenvenen in den rechten Ventrikel können nur bei vorhandenem ASD überleben.

Infusionen und Transfusionen können bei diesem Vitium leicht zum Lungenödem führen, weil jede Druckerhöhung im rechten VH unmittelbar auf die Lungenvenen übertragen wird.

Bei der Vereinigung des Lungenvenenstammes mit dem linken Vorhof kommt es durch chirurgische Manipulationen häufig zu Bradykardie oder Kammerflimmern.

Ein Lungenödem, das nach Korrektur der Fehlbildung bei zu enger Ausflußbahn der Lungenvenen und hypoplastischem linken Vorhof auftritt (65), kann durch Beatmung mit Erhöhung des endexspiratorischen Druckes behandelt werden (18). Zu enge Anastomosen sind jedoch chirurgisch zu korrigieren.

Fallot-Trilogie

Die Kombination von ASD, Pulmonalstenose und rechtsventrikulärer Hypertrophie zählt zu den mit Zyanose einhergehenden Fehlbildungen und wird heute meist mit extrakorporaler Zirkulation operiert.

Bei Korrektur in Hypothermie sind 2 Kreislaufunterbrechungen notwendig, die im Abstand von 10–20 Minuten und nie bevor das EEG die vor Kreislaufunterbrechung registrierten Aktivitäten wieder erreicht hat, durchgeführt werden.

Ventrikelseptumdefekt (VSD)

VSD mit Mehrperfusion der Lunge, Lungenödem und später pulmonaler Hypertension stellt eine häufige Todesursache in den ersten beiden Lebensjahrzehnten dar.

Um pulmonaler Hypertension vorzubeugen, wird bei großem VSD im Säuglingsalter eine Einengung („banding") des A. Truncus pulmonalis vorgenommen, d. h. ein künstlicher Druckgradient zwischen rechtem Ventrikel und A. pulmonalis geschaffen. Die „Banding"-Operation wird auch bei „single" Ventrikel, Canalis atrioventricularis und Truncus arteriosus communis vorgenommen.

Die Fallot-Tetralogie

Die Fallot-Tetralogie umfaßt folgende Fehlbildungen: VSD, über dem Defekt reitende Aorta, infundibuläre und/oder valvuläre Pulmonalstenose und Rechtsherzhypertrophie.

Kinder mit Fallot-Tetralogie sind meist tief zyanotisch. Hb und Hkt können kompensatorisch auf 20 g% und 80% erhöht sein und Thrombosierungen sowie Blutgerinnungsstörun-gen verursachen. Bei Kindern mit Fallot-Tetralogie korrelieren Hämoglobingehalt des Blutes und Ausmaß der arteriellen Hypoxie (64).

Die verminderte Lungendurchblutung kann durch pulmonale Vasokonstriktion infolge Hypoxie, Hyperkarbie, metabolischer Azidose und exzessiver intrapulmonaler Beatmungsdrücke weiter abnehmen. Besonders nach Eröffnung der Pleura sind unter Hyperventilation mit 100% O_2 häufig zunehmende Zyanose und fallende arterielle O_2-Sättigung beobachtet worden (21, 65, s. S. 171).

Vor Totalkorrektur der Fallot-Tetralogie werden häufig Palliativoperationen zur Besserung der pulmonalen Perfusion durchgeführt. Im Säuglingsalter wird aus technischen Gründen ein aortopulmonales Fenster zwischen Aorta descendens und linkem Hauptstamm des A. Truncus pulmonalis *(Potts Anastomose)* oder eine Anastomose zwischen Aorta ascendens und rechter A. pulmonalis *(Waterston-Operation)* bevorzugt. Bei älteren Kindern sind Anastomosen zwischen einer Arterie des Aortenbogens (A. subclavia) und einem Hauptast der A. Truncus pulmonalis *(Blalock-Operation)* möglich. Die *Operation nach Brock* sieht eine Beseitigung der valvulären und infundibulären Pulmonalstenose vor.

Die Kinder sollten gut sediert zur Operation kommen (s. S. 123). Die Narkoseeinleitung mit Inhalationsnarkotika ist erheblich verzögert, die Toleranz gegenüber i. v. applizierten Barbituraten gering (60). Die Narkoseeinleitung mit Zyklopropan oder Halothan erlaubt einen hohen inspiratorischen Sauerstoffgehalt. Zyklopropan wirkt weniger hypotensiv als Halothan. In Verbindung mit Muskelrelaxation kann die Halothankonzentration jedoch so niedrig gehalten werden, daß die negativ inotrope Wirkung des Halothans nicht in Erscheinung tritt. Vor Gefäßabklemmungen zur Schaffung der Anastomosen müssen die Kinder mit nahezu 100% Sauerstoff beatmet werden. Injektionen von Calc. gluc., Atropin oder Adrenalin können Hypotension und Bradykardie bei Abklemmung einer Lungenarterie entgegenwirken. Falls die totale Abklemmung nicht vertragen wird, sollte eine partielle versucht werden. Voss (71) verabfolgt während der Abklemmzeit 3 mval $NaHCO_3$/kg Körpergewicht.

Nach Fertigstellung der Anastomosen kann infolge Überperfusion der Lunge ein Lungenödem auftreten, das durch endotracheales Absaugen entdeckt wird und je nach Schweregrad durch Erhöhung des endexspiratorischen Druckes oder Einengung der Anastomose behoben werden kann (17).

Ein genügend hoher Druck im großen Kreislauf beugt einem thrombotischen Anastomosenverschluß vor, zu dem Polyzythämie mit erhöhter Blutviskosität besonders in Verbindung mit Dehydratation disponiert.

Die *Operation nach Brock* erfordert nach GATTIKER (17) immer eine Stützung der Herzaktion mit Adrenalin.

Bis zum Erreichen eines normalen Hkt können Blutverluste durch Humanalbuminlösungen ersetzt werden. Da die rasche Infusion größerer Mengen dieser Lösungen wahrscheinlich infolge pH-Abfalls und Abkühlung schlecht vertragen werden, empfiehlt sich eine Vorausinfusion während der Operation von ca. 10 ml/kg.

Bei länger währenden Operationen geben Blutgasanalysen, die notfalls auch aus Kapillarblut vorgenommen werden können, Hinweise auf die Qualität der Beatmung und das Säure-Basen-Gleichgewicht. Die ersten postoperativen Tage sollten Säuglinge und Kleinkinder im Sauerstoffzelt verbringen.

Vor der Totalkorrektur einer Fallot-Tetralogie werden vorher geschaffene Shuntbildungen wieder verschlossen. Die dabei auftretenden Blutverluste müssen großzügig ersetzt werden.

Das Perfusionsvolumen während extrakorporaler Zirkulation muß hoch sein, da ein Teil des Blutes über die Bronchialarterien ins linke Herz geleitet wird, ohne am großen Kreislauf teilzunehmen.

Auch nach Totalkorrekturen dieses Vitiums muß auf ein mögliches Lungenödem geachtet werden. Neben Lungenkomplikationen in der postoperativen Zeit (Lungenstauung, Bronchopneumonie) neigen Kinder mit Polyzythämie postoperativ zu Hypofibrinogenämie, Thrombozytopenie und Nachblutungen.

Antibiotika, steriles Instrumentarium bei der Intubation, Ausdehnen von Atelektasen, steriles endobronchiales Absaugen, Atemgymnastik und Physiotherapie tragen bei zur Verringerung der pulmonalen Komplikationen.

Transposition der großen Gefäße (TGA)

Die TGA besteht bei 8 % der Kinder mit angeborenen Herzfehlern (59).

Unbehandelt sterben 54 % der Kinder in den ersten vier Lebenswochen und 85 % im 1. Lebenshalbjahr (59).

Präoperativ bestehen in der Regel schwere arterielle Hypoxämie, Polyglobulie und metabolische Azidose.

Da lungenvenöses Blut erneut in den kleinen Kreislauf gepumpt wird, ist die Aufnahme von Inhalationsnarkotika stark verzögert, und hohe inspiratorische Narkosegaskonzentrationen werden „gut" vertragen. Aus dem gleichen Grunde führt Beatmung mit 100 % Sauerstoff kaum zu einer Anhebung des pO_{2a}. Um die Hypoxie durch chirurgische Manipulationen nicht zu verstärken, muß das Beatmungsgasgemisch so sauerstoffreich wie möglich sein. Operativ wird meist in 2 Etappen vorgegangen. Falls kein VSD besteht und das Foramen ovale klein ist, muß ein künstlicher großer ASD (*Operation nach* BLALOCK-HANLON) geschaffen werden. Die Kombination von TGA und Pulmonalarterienstenose erfordert die Anlage einer Anastomose zwischen V. cava superior und Truncus pulmonalis. Während chirurgischer Manipulationen an den Vorhöfen und passagerer Okklusion der rechten Lungengefäße kann die zunehmende Hypoxie Bradykardie oder Herzstillstand bewirken.

GATTIKER (17) empfiehlt deshalb wiederholte i. v. Adrenalininjektionen.

STRONG u. Mitarb. (65) haben Zwischenfälle dieser Art mit Atropin und Phenylephrin erfolgreich behandeln können.

Ca. 66 % aller operierten Kinder müssen postoperativ beatmet werden (17).

Während palliative Eingriffe bald nach der Geburt notwendig sind, wird die Totalkorrektur später vorgenommen.

Operation nach Mustard

Während extrakorporaler Zirkulation werden die Vorhöfe durch ein homologes Perikardstück unterteilt und – falls vorhanden – ein VSD verschlossen.

Die Trennung der Vorhöfe geschieht in der Art, daß die Lungenvenen in den rechten Vorhof und die Venen des großen Kreislaufs in den linken Ventrikel münden.

Während der Perikardlappen in der Nähe der Vv. pulmonalis vernäht wird, sollte die Lunge entbläht sein, während der anderen Operationsphasen kann sie in leichtem Blähungszustand gehalten werden (59).

Pulmonalklappenstenose

Die isolierte Pulmonalklappenstenose wird meist in Hypothermie (s. S. 161) angegangen. Wegen der kurzen Dauer des Eingriffes genügt es, die Temperatur auf 31–32 °C zu senken. Die herabgesetzte Lungenperfusion verlängert die Narkoseeinleitung mit Inhalationsnarkotika und erfordert zur Verhütung von Hypoxie mit weiterem Anstieg des Lungengefäßwiderstandes ein sauerstoffreiches Inspirationsgasgemisch.

Die Messung des Druckgradienten nach der Klappensprengung ergibt nur zuverlässige Werte bei normalen Druckverhältnissen im großen Kreislauf.

Aortenstenose

Aortenstenose des valvulären und subvalvulären Typs können Ursache plötzlichen Herzversagens sein. Sofern die Stenose nicht valvulärer Natur ist, sind positiv inotrop wirkende Präparate wie Digitalis, Adrenalin, Dopamin, Glukagon und Orciprenalin kontraindiziert, weil hypertrophes Herzmuskelgewebe die Stenose verstärken kann.

Hypotensive Zustände dürfen deshalb nur mit peripher wirksamen Vasopressoren behandelt werden.

Die Korrektur wird meist mit Hilfe extrakorporaler Zirkulation vorgenommen.

Während der Narkose sollten Blutdrucksenkungen und Hypoventilation vermieden werden.

Trikuspidalatresie

Bei Vorliegen einer Trikuspidalatresie kann das Leben nur durch palliative Eingriffe verlängert werden.

Durch Schaffung einer Anastomose zwischen V. cava superior und A. truncus pulmonalis (Operation nach GLENN) wird versucht, Blut aus der V. cava superior in das pulmonale Gefäßbett zu leiten. Infusionen in das Einzugsgebiet der V. cava superior sollten dabei vermieden werden. Die Anastomose wird erst angelegt, nachdem die Ligatur der V. cava superior in sitzender Stellung zu keiner sichtbaren Einflußstauung geführt hat. Die postoperative Letalität (Einflußstauung der oberen Körperhälfte, Hirnödem, Thrombose) ist hoch (17).

Vaskuläre Ringe

Doppelter Aortenbogen und andere Anomalien der Aorta führen zu geringen bis starken Einengungen von Trachea und Ösophagus, die eine Operation bereits im Säuglingsalter indizieren. Da motorische Unruhe die Atemnot forciert, müssen die Kinder vor der Narkoseeinleitung gut sediert werden (s. S. 123). Vor der Narkose sollte der Ösophagus abgesaugt werden. Die Narkose kann mit Halothan oder Zyklopropan und Sauerstoff eingeleitet werden. Zur Intubation kann Pancuroniumbromid benutzt werden. Der Endotrachealtubus sollte länger als normal und am vorderen Ende mehrfach perforiert sein. Falls es gelingt, die Trachealstenose zu überwinden, verhüten die Perforationen bei endobronchialer Intubation rechts eine Atelektase der linken Lunge und des rechten Oberlappens.

Primärer und sekundärer AV-Block

Kongenitale komplette AV-Blockbildungen kommen meist in Verbindung mit anderen kardiovaskulären Fehlbildungen oder Erkrankungen vor (31). 5 Kinder, die sich chirurgischen Korrekturen der begleitenden Herzfehler unterzogen, tolerierten Anästhesie und Operation gut (31). Sekundäre intrakardiale Blockbildungen entstehen meist als Folge kardiochirurgischer Eingriffe. Adam-Stokes-Anfälle und Herzinsuffizienz erfordern die Implantation von Schrittmachern.

LIU u. Mitarb. (35) sehen den postchirurgischen Herzblock per se als Indikation zur Schrittmacherimplantation.

Adam-Stokes-Anfälle können bis zur Schrittmacherimplantation mit einer Orciprenalininfusion (0,2–1 mg in 300 ml 5%iger Glukoselösung) unterdrückt werden.

Literatur

1. Abbott, T. R.: The use of glucagon following open heart surgery in children. Brit. J. Anaesth. 44 (1972) 854–858
2. Adams, A. K., J. Parkhouse: Anaesthesia for cardiac catherization in children. Brit. J. Anaesth. 32 (1960) 69–75
3. Andersen, N. B., J. Ghia: Pulmonary function, cardiac status and postoperative course in relation to cardiopulmonary bypass. J. thorac. cardiovasc. Surg. 59 (1970) 474–483
4. Baum, D., C. Brown, S. C. Church: Effect of sedation on oxygen consumption of children undergoing cardiac catheterization. Pediatrics 39 (1967) 891–895
5. Baum, D., D. H. Dillard, H. Mohri, E. W. Crawford: Metabolic aspects of deep surgical hypothermia in infancy. Pediatrics 42 (1968) 93–105
6. Bernhard, W. F., R. Danis, R. E. Gross: Metabolic alterations noted in cyanotic and acyanotic infants during operation under hyperbaric conditions. J. thorac. cardiovasc. Surg. 50 (1965) 374–390
7. Björk, V. O., A. Grenvik, M. H. son Holmdahl, C. J. Westerholm: Cardiac output and oxygen consumption during respirator treatment. Acta anaesth. scand. Suppl. 15 (1964) 158–160
8. Brown, K., A. E. Johnston, A. W. Conn: Respiratory insufficiency and its treatment following paediatric cardiovascular surgery. Canad. Anaesth. Soc. J. 13 (1966) 342–360
9. Downes, J. J., H. F. Nicodemus, W. S. Pierce, J. A. Waldhausen: Acute respiratory failure in infants following cardiovascular surgery. J. thorac. cardiovasc. Surg. 59 (1970) 21–37
10. Eggers, G. W. N., M. T. Metzgar, J. E. Plumlee: Axillary block and sedation for cardiac catheterization anesthesia. Anesthesiology 28 (1967) 936–938
11. Engström, C. G., P. Herzog, O. P. Norlander, S. A. Swenson: Ventilation nomogram for the newborn and small children to be used with the Engström-Respirator. Acta Anaesth. scand. 6 (1962) 175–183
12. Esterly, R., H. Oppenheimer: Myocardial and coronary lesions in cardiac malformations. Pediatrics 39 (1967) 896–903
13. Faithfull, N. S., R. Haider: Ketamine for cardiac catheterisation. Anaesthesia 26 (1971) 318–323
14. Feldman, S. A.: Profound hypothermia. Brit. J. Anaesth. 43 (1971) 244–247
15. Folger jr., G. M., J. G. Holowell: Excretion of catecholamines in urine by infants and children with cyanotic congenital heart disease. Pediat. Res. 6 (1972) 151–157
15a. Folger, G. M.: Acidemia of cardiogenic origin in young infant with cyanotic congenital heart abnormalities. Clin. pediatr. (Bologna) 11 (1972) 573–579
16. Gattiker, R., R. Terzic, G. Hossli: Beitrag zur Frage der Sauerstoffaufnahme und adäquaten Ventilation in Hypothermie. In: Die Störungen des Säure-Basen-Haushaltes. In Reihe: Anaesthesiologie und Wiederbelebung, Bd. 35, hrsg. von R. Frey, F. Kern, O. Mayrhofer. Springer, Berlin 1969 (S. 85–92)
17. Gattiker, R.: Anästhesie in der Herzchirurgie. Huber, Bern 1971
18. Gattiker, R., G. Hossli: Ursachen und Folgen der akuten Ateminsuffizienz in einem cardiochirurgischen Wachsaal. Schweiz. med. Wschr. 103 (1973) 775–779
19. Gilman, J. I.: Anesthesiology and the newborn for cardiac surgery. Connecticut med. 34 (1970) 496–499
20. Gilston, A.: Anaesthesia for cardiac surgery. Brit. J. Anaesth. 43 (1971) 217–232
21. Guittierrey, J. A., M. J. Strong, A. S. Keats: Increased cyanosis of tetralogy of Fallot due to positive pressure respiration. Anesthesiology 27 (1966) 217–218
22. Gutheil, K., K. Sandhage, H. Singer: Klinische Erfahrungen mit dem Herzglykosid β-Methyl-Digoxin im Kindesalter. Fortschr. Med. 89 (1971) 1363–1364
23. Harden, A., G. H. Glaser, G. Pampiglione: Electroencephalographic and plasma electrolyte changes after cardiac surgery in children. Brit. med. J. 4 (1968) 210–213
24. Hasbrouck, J. D.: Morphine anesthesia for open heart surgery. Ann. Thorac. Surg. 10 (1970) 364–368
25. Healy, T. E. J.: Intravenous diazepam for cardiac catheterisation. Anaesthesia 24 (1969) 537–540
26. Israel, R., A. R. Hohn, I. F. S. Black, E. C. Lambert: Evaluation of sedation during cardiac catheterization of children. J. Pediat. 70 (1967) 407–412
27. Jackson, P. W., A. D. Clarke: Postoperative care of patients undergoing cardiopulmonary bypass. Brit. J. Anaesth. 43 (1971) 248–260
28. Johnson, A. M.: Norepinephrine and cyanotic attacks in Fallot's Tetralogy. Brit. Heart J. 23 (1961) 197
29. Jones, R. S., F. Meade, J. B. Owen-Thomas: Oxygen and nitrous oxide uptake during general anaesthesia for cardiac catheterization in infants with congenital heart disease. Brit. Heart J. 34 (1972) 52–57
30. Kamath, V. R., R. S. Jones: Acid-base abnormalities in infants with congenital heart Disease. Brit. med. J. 1 (1966) 434–436
31. Kangos, J. J., S. P. Griffiths, S. Blumenthal: Congenital complete heart block a classification and experience with 18 patients. Amer. J. Cardiol. 20 (1967) 632–638
32. Leds, H., R. Way, B. Ross: Ventilation and respiratory gas transfer of infants with increased pulmonary blood flow. Pediatrics 40 (1967) 259–271
33. Levin, R. M., F. L. Seleny, C. W. Joshi, M. V. Streczyn: The significance of transpulmonary pressure changes in children, anaesthetized for cardiac surgery-analysis of respiratory mechanics. Canad. Anaesth. Soc. J. 19 (1972) 381–393
34. Linde, M. L., O. J. Dunn, R. Schireson, B. Rasof: Growth in children with congenital heart disease. J. Pediat. 70 (1967) 413–419
35. Liu, L., S. P. Griffiths, P. H. Gerst: Implanted cardiac pacemakers in children a report of their application in five patients. Amer. J. Cardiol. 20 (1967) 639–647
36. Lowenstein, E., P. Hallowell, E. H. Levine u. a.: Cardiovascular response to lange doses of intravenous morphine in man. New Engl. J. Med. 281 (1969) 1389–1393
37. Lyons, S. M., R. S. J. Clarke: A comparison of different drugs for anaesthesia in cardiac surgical patients. Brit. J. Anaesth. 44 (1972) 575–583
38. Manners, J. M., V. A. Codman: General anaesthesia for cardiac catheterization in children. Anaesthesia 24 (1969) 541–545
39. Maroko, P. R., J. K. Kjekshus, R. E. Sobel u. a.: Factors influencing infarct size following experimental coronary artery occlusion. Circulation 63 (1971) 37–82
40. Martin, W. E., T. F. Hornbein, F. G. Freund: Cardiovascular effects of morphine-O_2 and morphine N_2O in man. Abstracts of scientific papers. Annual Meeting Amer. Soc. of Anaesth. 1970
41. Moffitt, E. A., S. Tarhan, R. O. Lundberg: Anesthesia for cardiac surgery: Principles and practice. Anesthesiology 29 (1968) 1181–1205
42. Morse, M., E. Cassels: Arterial blood cases and acid-base balance in cyanotic congenital heart disease. J. clin. Invest. 32 (1953) 837–846
43. Munroe, J. P., W. A. Dodds, H. B. Graves: Anaesthesia for cardiac catheterization and angiocardiographie in children. Canad. Anaesth. Soc. J. 12 (1965) 67–74
44. Murtagh, J. G., P. F. Binnion, S. Lal, K. J. Hutchison, E. Fletscher: Hemodynamic effects of glucagon. Brit. Heart J. 32 (1970) 307–315
45. Nadjmabadi, M. H., H. Lennartz, R. Purschke, W. Bircks, H. Baum, S. Tarbiat: Vergleichende Untersuchungen über den Einfluß von Dopamin bzw. Orcipre-

nalin auf Herz- und Nierenfunktion nach cardiochirurgischen Eingriffen. Excerpta Medica No. 330, IV. European Congress of Anaesthesiology, hsgb. A. Arias, R. Llaurado, M. A. Nalda, J. N. Lunn, Amsterdam, 1974, S. 118.
46. Nicholson, J. R., G. R. Graham: Management of infants under six month of age undergoing cardiac investigation. Brit. J. Anaesth. 41 (1969) 416–417
47. Norlander, O. P., M. Holmdahl, G. Hossli, P. Herzog: Routine determination of oxygen uptake during cardiovascular anaesthesia. Acta anaesth. scand. Suppl. 15 (1964) 104
48. Norton, M. L., Y. Kubota: Experience with cardiac catheterization using halothane – compressed – air anesthesia. Anesthesiology 21 (1960) 374–379
49. Oakley, C. M.: The scope of cardiac surgery – including neonatal surgery. Brit. J. Anaesth. 43 (1971) 210–216
50. Owen-Thomas, J. B., F. Meade, R. S. Jones, G. Jackson Rees: The measurement of oxygen uptake in infants with congenital heart disease during general anaesthesia and intermittent positive pressure ventilation. Brit. J. Anaesth. 43 (1971) 746–752
51. Radnay, P. A., T. Arai, H. Nagashima: Ketamine-gallamine anesthesia for great vessel operations in infants. Anesth. Analg. Curr. Res. 53 (1974) 365–369
52. Ramdohr, B., K. P. Schüren, G. Biamino, R. Schröder: Der Einfluß von Dopamin auf Hämodynamik und Nierenfunktion bei der schweren Herzinsuffizienz des Menschen. Klin. Wschr. 51 (1973) 549–556
53. Ravin, M. B.: Anesthesia for surgical correction of congenital heart disease. Sth. med. J. (Bgham, Ala.) 65 (1972) 1001–1005
54. Ravin, M. B., W. L. Drury, A. S. Keitt, G. Daicoff: Red-Cell 2,3 diphosphoglycerate in surgical correction of cyanotic congenital heart disease. Anesth. Analg. Curr. Res. 52 (1973) 599–604
55. Schöber, J. G., K. D. Tympner, K. Bühlmeyer: Der Säure-Basen-Haushalt bei angeborenen, cyanotischen Herzvitien und seine Bedeutung für die prä- u. postoperative Behandlung. Klin. Wschr. 45 (1967) 282–288
56. Schwarz, H.: Herzchirurgie beim Säugling und Kleinkind. Springer, Berlin 1968
57. Shirkey, H. C.: Pediatric Therapy. Mosby, Saint Louis 1972
58. Seelye, E. R., E. A. Harris, A. W. Squire, B. G. Barratt-Boyes: Metabolic effects of deep hypothermia and circulatory arrest in infants during cardiac surgery. Brit. J. Anaesth. 43 (1971) 447–459
59. Sloan, I. A., E. B. Furman: Anaesthesia for total correction of transposition of the great vessels. In: Anaesthesie in der Gefäß- und Herzchirurgie. In Reihe: Anaesthesiologie und Wiederbelebung, Bd. 20, hrsg. von R. Frey, F. Kern, O. Mayrhofer. Springer, Berlin 1967 (S. 97–109)
60. Smith, R. M.: Anesthesia for Infants and Children. Mosby, Saint Louis 1968
61. Smith, C., R. D. Rowe, P. Vlad: Sedation of children for cardiac catheterization with an ataractic mixture. Canad. Anaesth. Soc. J. 5 (1958) 35–40
62. Stoeckel, H.: Kreislaufüberwachung bei Säuglingen und Kleinkindern mit Hilfe des zentralen Venendruckes. Anaesthesist 18 (1969) 250–253
63. Stoelting, R. K., D. E. Longnecker: The effect to right-to-left shunt on the rate of increase of arterial anesthetic concentration. Anesthesiology 36 (1972) 352–356
64. Strong, J., S. Keats, A. Cooley: Anesthesia for cardiovascular surgery in infancy. Anesthesiology 27 (1966) 257–265
65. Strong, J. M., A. S. Keats, D. A. Cooley: Arterial gas tensions under anesthesia in tetralogy of Fallot. Brit. J. Anaesth. 39 (1967) 472–479
66. Suutarinen, T. H., S. Närvänen, T. Ahola: Effect of fluothane on some blood metabolites during thoracotomy in children with congenital heart disease. Acta anaesth. scand. 15 (1964) 131–132
67. Sykes, M. K.: Pulmonary complications after openheart surgery with total cardiopulmonary bypass. Acta anaesth. scand. Suppl. 15 (1966) 105–106
68. Szappanyos, G., G. Bopp, C. Fournet: The use and advantage of „Ketalar" (CI-581) as anaesthetic agent in pediatric cardiac catheterisation and angiocardiographie. Anaesthesist 18 (1969) 365–367
69. Tuuteri, L., K. Borkowska: Patent ductus arteriosus associated with pulmonary hypertension. Acta paediat. scand. 55 (1966) 497–505
70. Vaughan, R. W., C. R. Stephen: Ketamine for corrective cardiac surgery in children. Sth. med. J. (Bgham, Ala.) 66 (1973) 1226–1230
71. Voss, T. J. V.: Anaesthetic management of infants undergoing emergency cardiac surgery. In: Progress in Anaesthesiology Proc. IV World Congress of Anaesthesiologists, hrsg. von T. B. Boulton, R. B. Bryce-Smith, M. K. Sykes, G. B. Gillett, A. L. Revell. Excerpta Medica Foundation, Amsterdam 1970 (S. 39–41)
72. Wallgren, G., F. Geubelle, G. Koch: Studies of the mechanics of breathing in children with congenital heart lesions. Acta Paediat. (Stockholm) 49 (1960) 415
73. White, D., A. Moffitt, H. Feldt, G. Ritter: Myocardial metabolism in children with heart disease. Anesth. Analg. Curr. Res. 51 (1972) 6–10
74. Zindler, M.: Künstliche Hypothermie für Herzoperationen mit Kreislaufunterbrechung. I. Teil: Untersuchungen über physiologische Veränderungen. Forsch. Berichte des Landes Nordrhein-Westfalen Nr. 996 (1961) 1–82
75. Zindler, M., R. Dudziak, K. G. Pulver: Die künstliche Hypothermie. In: Lehrbuch der Anaesthesiologie und Wiederbelebung, hrsg. von R. Frey, W. Hugin, O. Mayrhofer. Springer, Berlin 1971 (S. 353–378)

Neurochirurgie

Die normale Funktion des Zentralnervensystems ist gebunden an ein konstantes extra- und intrazelluläres Milieu und eine gleichbleibende Versorgung mit Sauerstoff und Nährsubstraten. Hirn- und Nervengewebe verfügen angesichts eines hohen Energiebedarfs über geringe Reserven an Substraten und energiereichen Verbindungen. Die Glukoseoxydation ist die wichtigste Komponente des Hirnstoffwechsels. Da der Energiebedarf bei Hypoxie durch Glukose, Glykogen, Phosphokreatin und ATP nur für wenige Minuten gedeckt werden kann, führen bereits kurze Episoden von Sauerstoffmangel zu irreversiblen Gewebeschäden. Bewußtseinsstörungen treten auf, wenn der hirnvenöse pO_2 17–19 mm Hg unterschreitet.

Zerebrale Durchblutung und Stoffwechsel

Die Hirndurchblutung unterliegt einer Autoregulation, die Druckschwankungen im großen Kreislauf zwischen ca. 60 und 150 mm Hg ausgleicht und im Hirnödem aufgehoben ist (47).

WENNER u. Mitarb. (62) haben Daten des zerebralen Gasstoffwechsels im Kindesalter gewonnen, die in den Tab. 43–45 wiedergegeben sind.

Der venöse Sauerstoffdruck liegt danach eindeutig unter den Werten von Erwachsenen (ca. 33 mm Hg) und steigt im Säuglingsalter von 26 auf 31 mm Hg. In den ersten beiden Lebensmonaten besteht auch unter der Annahme eines geringeren O_2-Verbrauches des noch unreifen Gehirns eine erhöhte Anfälligkeit gegenüber Störungen der Hirndurchblutung.

KENNEDY u. SOKOLOFF (29) haben bei 3- bis 11jährigen Kindern für Hirndurchblutung und Stoffwechsel im Vergleich zu Erwachsenen die in Tab. 46 enthaltenen Werte gemessen.

Tabelle 46 Zerebrale Durchblutung und O_2-Aufnahme bei Kindern (3–11 Jahre) und Erwachsenen (nach KENNEDY u. SOKOLOFF)

	Zerebrale Durchblutung (ml/100 g/ min)	$\dot{V}O_2$ (ml/ 100 g/ min)	Zerebraler Gefäßwiderstand mm Hg/ml/ 100 g/min)
Kinder	106,4	5,7	0,8
Erwachsene	44,0	3,0	1,4

Tabelle 43 Mittelwerte im hirnvenösen Blut von 17 Säuglingen im Alter von 11–65 Tagen, mit einem Anteil von über 25% fetalem Hämoglobin am Gesamthämoglobin (HbF) (nach WENNER u. Mitarb.)

	pO_{2v} mm Hg	HbO_2 %	pCO_{2v} mm Hg	pH_v	$AvDO_2$ Vol%
Mittelwert	25,8	54,4	41,3	7,408	6,8
Standardabweichung	± 2,9		± 5,0	±0,038	±1,2
Minimalwert	20,5	41,1	33,4	7,309	4,5
Maximalwert	30,8	61,6	54,4	7,459	8,7

Tabelle 44 Mittelwerte aus Untersuchungen im Blut aus dem Sinus sagittalis superior von 35 Säuglingen im Alter von 11–227 Tagen (nach WENNER u. Mitarb.)

	pO_{2v} mm Hg	HbO_2 %	pCO_{2v} mm Hg	pH_v	$AvDO_2$ Vol%
Mittelwert	28,2	54,4	40,8	7,415	6,4
Standardabweichung	± 4,3	± 5,7	± 4,4	± 0,038	±1,1
Minimalwert	20,5	41,1	33,4	7,309	4,0
Maximalwert	39,5	68,4	54,4	7,492	8,7

Tabelle 45 Mittelwerte von 18 Säuglingen im Alter von 62–227 Tagen mit weniger als 25% HbF (nach WENNER u. Mitarb.)

	pO_{2v} mm Hg	HbO_2 %	pCO_{2v} mm Hg	pH_v	$AvDO_2$ Vol%
Mittelwert	30,5	54,4	40,3	7,421	6,1
Standardabweichung	± 4,2		± 3,8	±0,037	±0,9
Minimalwert	23,1	44,6	33,7	7,370	4,0
Maximalwert	39,5	68,4	47,0	7,492	7,4

Der zerebrale Gefäßwiderstand scheint von dem pH-Wert der die glatte Gefäßmuskulatur umgebenden extrazellulären Flüssigkeit abzuhängen (7, 47, 51, 54, 61).

Einfluß des arteriellen CO_2-Druckes

Der Einfluß des pCO_{2a} auf die zerebrale Durchblutung ist in Abb. 87 dargestellt.

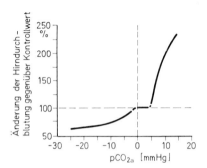

Abb. 87 Änderung des pCO_{2a} und prozentuale Änderung der Hirndurchblutung (aus: A. J. WASSERMAN, J. L. PATTERSON: J. clin. Invest. 40 [1961] 1297)

Hypokapnie ruft eine Vasokontriktion hervor, Hyperkapnie eine Vasodilatation. Wenn die hypokapnische Gefäßengstellung zur zerebralen Hypoxie führt (pCO_{2a} < 20 mm Hg), kommt es zu einer Gefäßdilatation (64). Zunahme oder Abnahme des pCO_{2a} um 1 mm Hg (zwischen pCO_{2a} 20 und 60 mm Hg) verursachen eine Änderung der zerebralen Durchblutung um ca. 1 ml/100 g/Min. (30). Die Gefäße Neugeborener reagieren weniger stark auf CO_2-Spannungsänderungen.

Abnorm gegenüber CO_2 verhalten sich Gefäße in der Umgebung von Verletzungen und Tumoren (25). Hier findet bei Hyperkarbie keine weitere Gefäßdilatation statt (57), so daß infolge Erweiterung der „normalen" Gefäße diese Gebiete weniger durchblutet werden („intrazerebrales Steal"-Syndrom). Das „umgekehrte Steal"- oder „Robin-Hood-Syndrom" wurde bei Hypokarbie beobachtet (2). Infolge Engstellung der normal reagierenden Gefäße kommt es zu einer stärkeren Perfusion der geschädigten Hirnareale, die jedoch bisher nicht von allen Untersuchern nachgewiesen werden konnte.

Nach MICHENFELDER u. SUNDT (40) kommt es durch Hypokapnie bei Gefäßverschlüssen zur intrazerebralen Laktatanhäufung und ATP-Abnahme.

Hypoxie und Hyperoxie

Sauerstoffmangel dilatiert die Hirngefäße. Unter Sauerstoffüberdruck nimmt die zerebrale Durchblutung ab (26). Der Effekt ist bei Neugeborenen stärker (52).

Hypothermie

Unterkühlung reduziert den Sauerstoffbedarf und die Durchblutung des Gehirns (42).

Intrakranieller Druck

Exzessive intrakranielle Drucksteigerungen rufen eine Minderung der zerebralen Durchblutung hervor, die durch einen kompensatorischen Blutdruckanstieg nie vollständig ausgeglichen wird (69). Bis zum Erreichen eines Perfusionsdruckes (mittlerer arterieller Druck minus Liquordruck) von 40 mm Hg soll die Hirndurchblutung konstant bleiben (52).

Inhalationsnarkotika

Die Senkung des Sauerstoffverbrauches durch Inhalationsnarkotika überschreitet 25 % nicht (3).

N_2O deprimiert die zerebrale O_2-Aufnahme nicht (58).

Zyklopropan scheint eine biphasische Wirkung zu haben (3).

Die quantitativen Angaben verschiedener Autoren über die Wirkung der einzelnen Narkotika differieren erheblich, so daß die Änderungstendenz vorerst der wichtigste Orientierungspunkt bleibt. Die Reaktion der Hirngefäße auf CO_2 bleibt während Inhalationsnarkose erhalten oder wird verstärkt (55, 64).

Barbiturate

Barbiturate in narkotisch wirksamen Dosen reduzieren die O_2-Aufnahme und die Durchblutung des Gehirns (13, 22, 46, weitere Lit. b. 38, 39).

Opiate

Opiate bewirken in Dosen, wie sie zur Prämedikation üblich sind, eine Senkung der zerebralen

O_2-Aufnahme, jedoch keine signifikante Änderung der Durchblutung (55).

Neuroleptanalgesie

Thalamonal rief in einer Dosierung von 0,1 ml/kg Körpergewicht beim Menschen – im Gegensatz zu Befunden am Hund (32) – keine signifikanten Änderungen der zerebralen Durchblutung und O_2-Aufnahme hervor (50).

1 mg Droperidol und 0,02 mg Fentanyl/kg Körpergewicht reduzierten die Hirnrindendurchblutung dagegen um 27 % (46).

Ketamin

Ketamin scheint Hirnstoffwechsel und -durchblutung zu steigern (10).

HERRSCHAFT u. SCHMIDT (22) stellten bei kontrollierter Beatmung eine kurzfristige Abnahme der Hirndurchblutung nach Ketamin fest.

Propanidid

Während leichter N_2O-Halothannarkose nahm die globale Hirndurchblutung nach 5 mg Propanidid/kg Körpergewicht für ca. 5 Minuten statistisch signifikant ab (10).

Intrakranieller Druck

Der intrakranielle Druck wird durch 3 Größen beeinflußt:

Zirkulation der zerebrospinalen Flüssigkeit,
Hydratation des Hirngewebes,
zerebrale Durchblutung.

Der Liquor ist als Filtrat des Blutplasmas aufzufassen, dessen Bestandteile sich qualitativ und quantitativ vom Blutplasma unterscheiden (Tab. 47).

Der CSF-Druck ist in aufrechter Position negativ an der Kopfspitze, gleicht dem atmosphärischen Druck in der Halsregion und wird positiv im Lumbalbereich.

Akute intrakranielle Drucksteigerungen kommen vor im Gefolge von Verletzungen, Tumoren oder bei generalisiertem Hirnödem nach Hypoxie. Sie gehen manchmal mit Lungenödem einher, dessen Genese bisher nicht eindeutig geklärt werden konnte.

Folgeerscheinungen intrakranieller Drucksteigerungen

Jede Obstruktion der Liquorbahnen führt früher oder später zur Ausbildung eines Hydrozephalus.

Vorwiegend temporal gelegene Tumoren drängen innere Teile des Temporallappens durch die Incisura tentorii (**Temporaler Konus** mit einseitiger Pupillendilatation und schwerer Somnolenz; anamnestisch Kopfweh, Erbrechen, Sehstörungen). Eine Hernie im hinteren Teil der Inzisur ruft in Teilen des Hirnstammes Kompression und Distorsion mit Sistieren der Atmung hervor.

Medulläre Koni entstehen durch Tumoren in der Umgebung der Medulla oblongata oder allgemeine intrakranielle Druckanstiege und gehen einher mit Schläfrigkeit und Nackensteifigkeit. Bradykardie und Bradypnoe mit Übergang in einen Atemstillstand weisen auf die Schwere des Krankheitsbildes hin.

Ursache einer intraoperativen persistierenden Tachykardie kann ein Kleinhirnprolaps in die Incisura tentorii sein, der aus Druckdifferenzen

Tabelle 47 Vergleich der Zusammensetzung und Beschaffenheit von Blut und Liquor (nach HUNTER)

	Liquor	Blut
Protein (mg/100 ml)	20–40	6,0–7,4 g/100 ml
Urea (mg/100 ml)	10–30	19–32
Glukose (mg/100 ml)	45–80	75–91
Natrium (mval/l)	141 ± 6	134–145
Kalium (mval/l)	2,96 ± 0,45	4,1 ± 0,3
Kalzium (mval/l)	2,45 ± 0,45	2,2 ± 2,6
Chloride (mval/l)	115–135	100–107
Bikarbonat (mval/l)	24	24
pCO_2 (mm Hg)	49	40 (arteriell)
Osmolalität (mOsm/l)	280–310	270–300

zwischen supra- und infratentoriellen Hirnbezirken resultiert (rascher Druckabfall im lateralen Ventrikel vor Duraeröffnung bei großen Tumoren in der Fossa posterior).

Kontrastmittelinjektionen in die A. carotis ergeben bei schweren intrakraniellen Drucksteigerungen wegen Drosselung der Blutzufuhr keine intrazerebrale Gefäßdarstellung.

Einfluß verschiedener Faktoren und Substanzen auf den intrakraniellen Druck

Blutgase

Gleichsinnig mit den Änderungen der Hirndurchblutung, die pO_{2a} und pCO_{2a} hervorrufen, ändert sich auch der intrakranielle Druck.

Hypothermie

Unterkühlung senkt den Schädelinnendruck vorwiegend über eine Reduktion der Hirndurchblutung.

Opiate und ähnlich wirkende Substanzen

Sie können den intrakraniellen Druck infolge Atemdepression steigern und bei Patienten mit Labilität des medullären Atemzentrums Atemstörungen auslösen. Pethidin (s. S. 126) wird deshalb nur bei Fehlen einer Hirndrucksteigerung zur Prämedikation und zur postoperativen Schmerzstillung verwendet.

In Form intermittierender Gaben kann es bei künstlicher Beatmung als Zusatz zur Barbiturat-N_2O-Narkose gegeben werden. Auch im „lytischen Cocktail" zur Hypothermie ist Pethidin enthalten (s. S. 227).

Phenothiazine

Phenothiazine (s. S. 127) haben keine Wirkung auf den intrakraniellen Druck. Zur Prämedikation und im „lytischen Cocktail" werden Promethazin und Chlorpromazin am meisten benutzt.

Neuroleptanalgesie

Bevorzugte Anwendungsgebiete der Neuroleptanalgesie sind stereotaktische Eingriffe, radiodiagnostische Eingriffe (Angiografie, Pneumenzephalogramm, Myelografie), intrakranielle Tumor- und Gefäßoperationen, weil Droperidol und Fentanyl den intrakraniellen Druck bei allen Patienten mit intakten Liquorbahnen senken (14). Die langanhaltende antiemetische Droperidolwirkung ist für die postnarkotische Phase sehr erwünscht (20). Das EEG wird nicht signifikant verändert.

Inhalationsnarkotika

Halogenierte Kohlenwasserstoffe. Halothan, Methoxyfluran und Trichloräthylen erhöhen den intrakraniellen Druck in Abhängigkeit von der angewandten Konzentration (Abb. 88).

Dieser Effekt ist bei Patienten mit Hirntumoren und bereits bestehendem erhöhtem Hirndruck ausgeprägter als bei normalen Druckverhältnissen (27, 38, 39). Er wird auf eine Dilatation der zerebralen Gefäße zurückgeführt (27). Die intrakranielle Drucksteigerung ist unabhängig von Hyperkarbie oder Hypoxie und ereignet sich auch bei sinkendem Blutdruck. Sie kann durch Hypokapnie abgeschwächt werden. Im Laufe der Narkose geht der initiale intrakranielle Druckanstieg auf Halothan oder Methoxyfluran zurück.

Halothan. Halothan (s. S. 86) ermöglicht eine rasche An- und Abflutung ohne Reizung der Schleimhäute des Respirationstraktes und ohne Exzitationsphase. Es gewährleistet eine gute Steuerbarkeit der Narkose. Die Halothananwendung sollte wegen der intrakraniellen Druckerhöhung immer in Kombination mit Barbituratinduktion und Hyperventilation eines sauerstoffreichen Gasgemisches erfolgen. Die geringsten Drucksteigerungen im Schädel treten auf, wenn Halothan erst nach 10 Minuten während Hyperventilation appliziert wird (1). Ein Nachteil der Halothannarkose besteht in dem postnarkotischen Zittern (s. S. 88), das Hypoxie und Hyperkapnie verursachen und mit Hilfe kleiner Pethidindosen (0,5–1,0 mg/kg KG) i. v. behoben werden kann.

Methoxyfluran, Enfluran. Methoxyfluran „sensibilisiert" das Myokard gegenüber Katecholaminen weniger als Halothan (s. S. 88). Es besitzt außerdem eine analgetische Wirkung, die

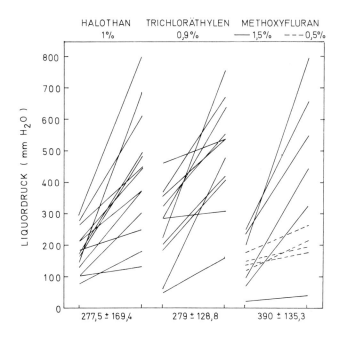

Abb. 88 Signifikante Anstiege des Liquordruckes nach 10 Minuten während der Applikation verschiedener Narkosemittel bei 5–65 Jahre alten Patienten mit raumfordernden Hirnprozessen (nach BENNETT u. Mitarb.)

bis in die postoperative Phase anhält. Es steigert den intrakraniellen Druck wie Halothan (s. Abb. 88) und führt dosisabhängig zu Nierenschäden. Gute Erfahrungen mit Methoxyfluran in der Neurochirurgie wurden u. a. von ZINGG (68) mitgeteilt. Unter Enfluran kommt es ebenfalls zu einer intrakraniellen Drucksteigerung.

N_2O. Lachgas erschien bisher ein geeignetes Adjuvans für die meisten Narkosen in der Neurochirurgie zu sein (s. auch S. 179).

HENRIKSEN u. JÖRGENSEN (21) haben jedoch bei intrazerebralen Tumoren und bei Kindern mit Hydrozephalus unter 66 % N_2O in dem Inspirationsgas im Mittel einen Anstieg des Ventrikeldruckes um 27 mm Hg registriert. Hyperventilation wirkte den intrakraniellen Drucksteigerungen entgegen (21).

Barbiturate, Althesin

Wenn eine CO_2-Akkumulation vermieden wird, senken Barbitursäurederivate den intrakraniellen Druck oder er bleibt unverändert.

Althesin erniedrigt den intrakraniellen Druck ebenfalls.

Ketamin

Ketamin erhöhte den Liquordruck bei Kindern und Erwachsenen (16, 33, 65), so daß seine Anwendung bereits bei Verdacht auf erhöhten Hirndruck kontraindiziert ist. Die intrakranielle Druckerhöhung kommt wahrscheinlich durch Anstieg der Hirndurchblutung infolge Abnahme des zerebralen Gefäßwiderstandes zustande.

LOCKHARDT u. JENKINS (34) haben Apnoe nach Ketamingabe bei Säuglingen mit erhöhtem Schädelinnendruck beschrieben.

Maßnahmen zur Senkung des intrakraniellen Druckes

Neben einer Ventrikelpunktion oder Liquordrainage kommen infrage:

Hyperventilation

Hyperventilation reduziert die zerebrale Durchblutung (s. Abb. 87). Kompensatorisch nimmt jedoch die zerebrospinale Flüssigkeit zu (48).

Der günstige Effekt der Hyperventilation wird in folgenden Faktoren gesehen:

1. Senkung des intrakraniellen Druckes.
2. Bessere Durchblutung ödematöser Hirnareale.
3. Respiratorische Alkalose, die die interstitielle Laktatazidose kompensiert.
4. Wiederherstellung der Autoregulation der Hirngefäße.
5. Abnahme eines bestehenden Hirnödems (47).

Dehydratation

Harnstoff wird heute nur noch selten benutzt, weil er venenschädigend wirkt, unter Umständen nach Aufnahme in die Zelle zur Rehydratation des Hirns führt und Hämolyse verursacht. Ca. 60% der applizierten Menge (ca. 1 g/kg KG) werden durch die Niere rückresorbiert.

Mannitol, Sorbit. Die Molekülgröße des Mannit beträgt das Dreifache des Harnstoffmoleküls. Die osmotische Wirksamkeit macht ein Drittel der Wirkung des Harnstoffs aus. Eine Rückresorption in der Niere findet nicht statt.

Verabreicht werden 1–2 g/kg Körpergewicht. Die Drucksenkung beginnt nach 10–20 Minuten, hält 2–4 Stunden an und beträgt 30–60% des Ausgangswertes (35). Trotz unterschiedlicher Untersuchungsergebnisse (37) scheinen sowohl Harnstoff als auch Mannitol infolge Diffusion in den Intrazellulärraum bzw. in die Hirnzellen (Harnstoff) einen sekundären Anstieg des intrakraniellen Druckes (Reboundphänomen ca. 12 Std. nach Applikation) zu bewirken, der beim Harnstoff ausgeprägter als beim Mannitol ist.

Sorbit (Dosierung 2–3 g/kg KG) wird rasch verstoffwechselt und soll keinen „rebound"-Effekt haben (24).

Furosemid (Lasix). Nach i.v. Injektion von Furosemid kommt es innerhalb weniger Minuten zu einer forcierten Diurese. Das Hirnvolumen beginnt nach 20 Minuten abzunehmen. Die maximale Reduktion findet nach 30–40 Minuten statt (37).

Furosemid verursacht im Gegensatz zu Mannitol und Urea keinen Blutdruckanstieg. Es kann auch bei Niereninsuffizienz angewandt werden und ist wie Urea und Mannitol bei intrakraniellen Blutungen kontraindiziert.

Furosemid reduziert – 30 Minuten vorher injiziert – den Blutdruckanstieg nach Mannitol. Der Elektrolytstatus muß unter Furosemid kontrolliert werden.

Glukokortikosteroide

Kortikosteroide scheinen die Blut-Hirn-Schranke zu stabilisieren und wirken antiödematös bei Tumoren und Verletzungen, ohne die Diurese zu forcieren. Bevorzugt ist bisher Dexamethason in Dosierungen von 4–10 mg verwendet worden (35). Initial empfohlen werden i.v. bei einem Körpergewicht > 50 kg 10 mg, für 20–50 kg schwere Kinder 4 und für Kinder unter 20 kg 2 mg Dexamethason. Als Repetitionsdosis wird die halbe Initialdosis alle 4 Std. i.m. gegeben. Zur Ulkusprophylaxe sollten Antacida appliziert werden.

Hypothermie

Unterkühlung reduziert die zerebrale O_2-Aufnahme und Durchblutung und trägt dadurch zur intrakraniellen Druckentlastung bei. Durch Abkühlung auf 30°C kann das Hirnvolumen drastisch reduziert werden.

Orale Glyzeringaben

Posttraumatische, postoperative und infektionsbedingte Hirnödeme sprechen auch an auf orale Gaben von 0,3–0,5 g Glyzerin/kg Körpergewicht, die mit gleicher Menge 0,9% NaCl-Lösung gemischt und in 3- bis 4stündigem Abstand wiederholt werden. Die Wirkung beginnt nach 30 Minuten und hält bis zu 4 Stunden an.

Hyperbare Oxygenation

Anhebung des arteriellen pO_2 führt zu einer zerebralen Vasokonstriktion und Reduktion erhöhten Hirndruckes.

In der Praxis wird meist eine Kombination der genannten Maßnahmen zur Anwendung kommen.

ZERVAS u. HEDLEY-WHITE (67) haben mit Hyperventilation (170 ml/kg/Min.), Mannitol und Dexamethason Symptome von Dezerebrierung infolge von Traumen und blutenden Aneurysmen rückgängig machen können.

Spezielle anästhesiologische Probleme

Durch ständiges Erbrechen, Inappetenz und Benommenheit kommen Kinder mit erhöhtem intrakraniellem Druck häufig in kachektischem, dehydriertem und anämischem Zustand zur stationären Aufnahme. Durch hirndrucksenkende Maßnahmen, Flüssigkeits- und Elektrolytsubstitution kann präoperativ noch eine Besserung herbeigeführt werden.

Ein stabiler venöser Zugang ist notwendig bei allen Operationen, die einen größeren Blutverlust erwarten lassen. Bei Säuglingen und Kleinkindern ist deshalb eine Venae sectio empfehlenswert. Kontinuierliche Kontrollen des EKG, der Temperatur, des arteriellen und zentralvenösen Druckes und intermittierende Bestimmungen der Blutgase und Serumelektrolyte erleichtern die Narkoseführung.

Prämedikation

Die Prämedikation kann im ersten Lebenshalbjahr und muß bei Kindern mit Hirndrucksteigerung auf die Gabe eines Vagolytikums beschränkt werden. Für Kinder mit normalen intrakraniellen Druckverhältnissen gelten die in dem Kapitel über Prämedikation dargelegten Prinzipien (s. S. 123).

Bei Kindern mit epileptischen Anfällen sollte die antikonvulsive Behandlung präoperativ nicht ausgesetzt werden.

Vor Beginn der Kraniotomie wird zur Hirnödemprophylaxe in vielen Zentren Dexamethason i. v. in Dosen von 4–10 mg verabfolgt.

Bei erhöhtem intrakraniellem Druck sollten die Operateure während der Narkoseeinleitung für die sofortige Durchführung einer Ventrikelentlastung gerüstet sein. Sicherer ist eine vor Narkosebeginn vorgenommene Druckentlastung durch eine permanent liegende Lumbalsack- oder Ventrikeldrainage.

Narkoseeinleitung und -aufrechterhaltung

Die Narkose muß ohne Exzitation, Husten, Pressen, Würgen und Atemstillstand eingeleitet werden. Kurzwirksame Barbiturate (s. S. 95) gewährleisten – falls intravenöse Zugänge vorhanden sind – eine rasche, exzitationslose Narkoseeinleitung, haben antikonvulsive Eigenschaften und senken die Durchblutung und den Sauerstoffverbrauch des Gehirns. Die Sensibilität der Gefäße gegenüber CO_2 bleibt erhalten (39).

Da der Hustenreflex durch die zur Einleitung üblichen Dosen nur ungenügend gehemmt wird, sollte niemals ohne vorausgegangene Muskelrelaxation endotracheal intubiert werden.

Halogenierte Kohlenwasserstoffe wirken hirndrucksteigernd und sind deshalb nur in niedrigen Konzentrationen in Verbindung mit Hyperventilation anzuwenden. Maximale Anstiege des intrakraniellen Druckes wurden bei Tumoren des Frontallappens gemessen. Die Injektion von adrenalinhaltigen Lösungen (1:200000) ins Operationsgebiet ist bei Limitierung der Menge auf ca. 0,4 ml/kg problemlos (56).

Die **Neuroleptanalgesie** in klassischer oder modifizierter Form hat keinen steigernden Einfluß auf den intrakraniellen Druck.

Wegen der atemdepressiven Wirkung des Fentanyl ist auch bei diesem Narkoseverfahren kontrollierte Beatmung indiziert (s. S. 109).

Endotracheale Intubation

Neugeborene und komatöse Kinder können nach Oberflächenanästhesie des Kehlkopfes und der oberen Trachea und Muskelrelaxation intubiert werden. Auch in Narkose sollte die Trachea vor der Intubation mit einem Oberflächenanästhetikum (z. B. 2% Pantocain) gesprayt und der Tubus mit Gleitmittel, die anästhetisch wirksame Substanzen enthalten (z. B. Nupercain-Salbe), eingerieben werden. Die Beatmung sollte durch die Intubation so kurz wie möglich unterbrochen werden. Obgleich der Tubus nach nasotrachealer Intubation besser fixiert werden kann, ist der oralen Route der Vorzug zu geben, weil hier nichtabknickende Metallspiraltuben benutzt werden können, Absaugungen leichter sind und kein Abriß adenoider Vegetationen mit Verschleppung in das Bronchialsystem droht. Der Sitz des Tubus kann durch verschiedene Kopfpositionen erheblich variieren. Die optimale Tubuslänge für neurochirurgische Interventionen entspricht dem Verlauf der Atemwege folgend der Distanz Fossa jugularis–Zahnreihe gemessen in Mittelstellung des Kopfes.

Die Intubation sollte wegen der Gefahr des Hustens und Pressens bis auf die erwähnten Ausnahmen nicht ohne Muskelrelaxans vorgenommen werden. Nach Befestigen des Tubus müssen die **Augen** durch Einbringen einer Augensalbe oder von Methylzellulose und einen Pflasterverband vor dem Eindringen desinfizierender Lösungen und mechanischen Schäden geschützt werden.

Beatmungstechnik, Flüssigkeits- und Elektrolytzufuhr

Bis auf wenige Situationen (z. B. Eingriffe in der Fossa posterior), in denen die erhaltene

Spontanatmung Hinweise auf die Schädigung vitaler Zentren geben kann, wird heute die kontrollierte Beatmung mit intermittierend positivem Druck (IPPV) bevorzugt.

Die Muskelrelaxation vermeidet Husten und Pressen. Sie erlaubt eine adäquate Oxygenierung und eine flache Narkose mit Einsparung von Inhalationsnarkotika, die hirndrucksteigernd wirken. IPPV erhöht den zentralvenösen Druck und könnte bei hohem intrapulmonalem Mitteldruck zu einem venösen Rückstau in die intrakraniellen Venen führen. Der Beatmungsdruck sollte deshalb so niedrig wie möglich gehalten werden.

Die Senkung des pCO_{2a} verursacht eine zerebrale Vasokonstriktion. Mittels Hyperventilation können daher zerebrale Durchblutung und intrakranieller Druck reduziert werden. Die zerebrale O_2-Aufnahme ändert sich dagegen nicht (41), so daß bei extremer Hyperventilation die Gefahr einer zerebralen Hypoxie besteht. Bei einem pCO_{2a} zwischen 25–30 mm Hg ist die Hirndurchblutung um ca. 50 % reduziert (Lit. b. 37). Da es bei $pCO_{2a} < 20$ mm Hg zu einer hypoxisch bedingten zerebralen Vasodilatation kommt, sollte jede unkontrollierte Hyperventilation vermieden werden. Hyperventilation wirkt auch der halothanbedingten zerebralen Vasodilatation entgegen (21, 27, 38). Die trotz Hyperventilation auftretenden intrakraniellen Druckanstiege unter halogenierten Kohlenwasserstoffen bei Hirntumoren oder -verletzungen können mit der fehlenden Fähigkeit der geschädigten Gefäße zur Kontraktion erklärt werden (25). Hyperkarbie kann umgekehrt zu einer verminderten Perfusion in Bezirken mit aufgehobenem Regulationsvermögen führen (57). Die Flüssigkeitszufuhr unterscheidet sich nicht von der für andere Operationen üblichen Menge (s. S. 48). Bei Anwendung von Osmotherapie sollte noch intraoperativ Kalium substituiert werden (11).

Säuglinge können zur Verhütung einer zu starken Hypothermie in Alufolie gewickelt werden (24). Zusätzlich zum Blutersatz transfundieren HUTSCHENREUTER u. RACENBERG (24) 10 ml Frischblut/kg KG/Std. Operationsdauer.

Beendigung von Narkose und Muskelrelaxation

Die Muskelrelaxation kann bei Tumoroperationen erst nach Anlegen der Kopfverbände, Extubation und Maskenbeatmung aufgehoben werden, damit durch Kopfbewegungen oder den Tubus keine Hustenattacken ausgelöst werden.

ROBERT (zit. bei 37) empfiehlt, die Spontanatmung bereits nach Tumorentfernung wieder einsetzen zu lassen, weil die daraufhin mögliche Hirnschwellung nicht von Schaden sei, sondern durch Ausfüllen der Tumorhöhle Hämatome verhindere.

Alle Patienten ohne Trachealtubus, die ihr Bewußtsein am Operationsende nicht wiedererlangen, müssen seitlich gelagert werden.

Postoperative Phase

Die postoperative Aufzeichnung von EKG, EEG, zentralvenösem und arteriellem Druck erfolgt am besten auf speziell ausgerüsteten Intensivstationen. Hinweise für die Überwachung des Flüssigkeitshaushaltes, der parenteralen Ernährung und der Atmung enthalten die speziellen Kapitel über Intensivtherapie (s. S. 217, 229). Streßulcera können auch im Kindesalter postoperativ manifest werden. Postoperativ sollte man bei der Schmerzbekämpfung versuchen, mit Analgetika wie Dolviran oder Dolo-Adamon auszukommen.

Narkose für radiologisch-diagnostische Maßnahmen

Während neuroradiologische Untersuchungen im Erwachsenenalter größtenteils in Lokalanästhesie ausgeführt werden können, ermöglicht die Allgemeinbetäubung bei Kindern optimale Arbeitsbedingungen.

Ketamin (s. S. 97) wurde für neuroradiologische Untersuchungen und radiotherapeutische Maßnahmen als besonders geeignet angesehen, weil lagerungsbedingte Blutdruckschwankungen und endotracheale Intubationen vermieden werden.

Das Bekanntwerden intrakranieller Druckanstiege unter Ketamin hat seine Anwendung auf Fälle mit normalen intrakraniellen Druckverhältnissen reduziert.

Pneumenzephalogramme

Hier sollte auf Lachgas zur Narkose verzichtet werden. Weil N_2O aufgrund seiner größeren Löslichkeit rascher in die Ventrikel diffundiert als N_2 abtransportiert werden kann, steigt der intraventrikuläre Druck an (49). Während Pneumenzephalographien – besonders bei Prozessen im Mittelhirn und bei erhöhtem intrakraniellem Druck – kommen Bradykardien, Hypertension oder Kollaps vor. Atemstörungen sind Anzeichen einer ernsteren Beeinträchtigung „vitaler Zentren", die meist jedoch reversibel ist. Gelegentlich sind nach Pneumenzephalographie zerebrale Luftembolien beschrieben worden (Lit. bei 37). Zur Prophylaxe postoperativen Erbrechens hat sich Droperidol zur Prämedikation oder intraoperativ verabfolgt bewährt (s. S. 130).

SMITH (56) empfiehlt die Pneumenzephalographie in Sedierung mit Chlorpromazin und Pethidin (s. S. 169). Auch die alleinige Gabe von Droperidol (Dehydrobenzperidol) ermöglicht „die Durchführung von Pneumenzephalogrammen.

Myelografie

Untersuchungen des Spinalkanals nehmen häufig längere Zeit in Anspruch. Abgedunkelte Räume, Geräusche der Röntgenapparate und extreme Lagewechsel lassen eine Allgemeinnarkose geeigneter erscheinen als eine Sedierung.

Arteriografie

Arterielle Punktionen sind bei Hypotension schwieriger. Wir heben den Blutdruck durch i. v. Injektion von 0,1–0,3 ml Effortil in diesen Fällen an.

Nach EDMONDS-SEAL, SAMUEL u. Mitarb. und DALLAS u. MOXON (zit. in 37) verbessert Hyperventilation bis zu einem $pCO_{2a} = 30$ mm Hg während Narkose die Qualität von Angiogrammen der A. carotis.

Die Injektion der Kontrastmittel kann von allergischen Reaktionen, Blutdruckabfall, Hemiplegie, Amaurose oder Krämpfen gefolgt sein. Bei Tumorverdacht oder erhöhtem Schädelinnendruck sind halogenierte Kohlenwasserstoffe und Ketamin kontraindiziert. Wir geben in diesen Fällen prophylaktisch Dexamethason und Furosemid. Auch Atemstörungen während Angiografien sind möglich. Nach Zwischenfällen sollte keine weitere Kontrastmittelinjektion vorgenommen werden.

Ventrikulographie

Auch wenn die substituierte Luftmenge kleiner als die entnommende Liquormenge ist, folgt dieser Prozedur meist ein Anstieg des intrakraniellen Druckes, weil vermutlich eine Störung der Liquorresorption auftritt. Die Möglichkeit zur sofortigen Kraniotomie sollte gegeben sein. Zwischen Ventrikulographie und Einleitung einer Narkose sollten mindestens 5–6 Stunden liegen.

EEG-Registrierung

Zur Aufzeichnung eines EEG müssen Kinder häufig sediert werden. Barbiturate können in einer Dosierung, die Dämmerzustände oder Schlaf induziert, Elektroenzephalogramme aktivieren (Lit. in 37). Phenothiazine und Droperidol haben weniger Wirkung auf das EEG.

Kongenitale Anomalien

Angeborene Mißbildungen werden häufig schon in den ersten Lebenstagen korrigiert. Bei Narkosen in diesem Lebensabschnitt müssen die Besonderheiten des Wärmehaushaltes (s. S. 61), des Stoffwechsels (s. S. 15), der Wirkung von Muskelrelaxantien (s. S. 112) und des Wasser- und Elektrolythaushaltes (s. S. 14) berücksichtigt werden. Okzipitale Enzephalozelen sind häufig mit anderen Mißbildungen kombiniert wie z. B. Lippen-, Kiefer-Gaumen-Spalten, vertebralen Synostosen und Nackenwulst.

Spina bifida, Meningomyelozele, Kranium bifidum, Enzephalozele

Die Schweregrade angeborener Wirbelsäulenmißbildungen reichen von der Spina bifida occulta über die Spina bifida mit Meningo- oder Meningomyelozele bis zur kompletten Myeloschisis.

Als brauchbare Alternative zur Allgemeinnarkose hat CALVERT (8) bei offenen Myelomeningozelen zwischen unterer thorakaler und sakraler Wirbelsäule die Spinalanästhesie mit Injektion von 1,5 ml 1%igen Lidocains in den Subarachnoidalraum entlang der hinteren Rückenmarkspartie (s. Abb. 89) angegeben. Die Kinder werden dazu nicht prämediziert.

Zur Vermeidung von Schreien und Strampeln in Lokalanästhesie empfehlen McCOMISH u. BODLEY (37) Chloralhydrat, einen Teelöffel Brandy oder Whisky in gesüßter Milch oder Wasser und anschließend einen in Honig oder Zucker getauchten Schnuller. Für Infusionen und Transfusionen wurde ein Nabelvenenkatheter gelegt.

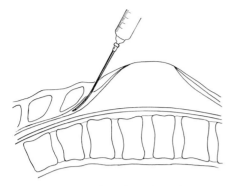

Abb. 89 Technik der Spinalanästhesie bei Meningomyelozele (nach CALVERT)

Die Allgemeinnarkose muß wegen der Schwellung im Rücken in Seitenlage begonnen werden. Wegen der dabei möglichen Intubationsschwierigkeiten raten WILTON u. WILSON (63) zur Intubation am wachen Kind. Bei Operation in Bauchlage müssen Schultern und Becken gestützt und die Atmung assistiert oder kontrolliert werden

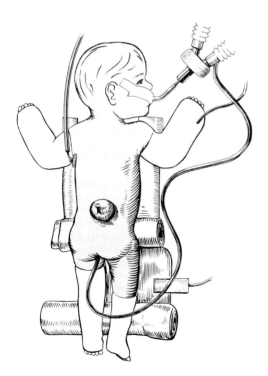

Abb. 90 Lagerung eines Säuglings zur Operation einer Meningomyelozele (nach MATSON). Rollen unter Brust, Becken und eingehüllte Gliedmaßen, venöser Zugang am Arm, rektale Temperatursonde, Stethoskop an der linken Thoraxwand

Neurochirurgie 187

(Abb. 90). Korrekturen von Meningo- oder Enzephalozelen können über Liquordrucksteigerungen Kreislauf- oder Atemstörungen auslösen. Am häufigsten sind Anstiege des systolischen Blutdruckes. Bei Kindern, die nicht bereits wegen Hydrozephalus eine künstliche Liquordrainage erhielten, muß postoperativ mit akuten intrakraniellen Druckanstiegen gerechnet werden.

Kraniosynostose

Während des 1. Lebensjahres nehmen das Hirngewicht um 135% und der Schädelumfang um 50% zu.

Bei pränataler Fusion der Schädelknochen kommt es zu Behinderung des Hirnwachstums, intrakranieller Druckerhöhung und neurologischen Ausfällen.

Lippenkiefergaumenspalten, Spina bifida, Herzfehler, Genitalanomalien und Ellbogengelenksankylosen begleiten Kraniosynostosen häufig.

Wegen der Möglichkeit profuser Blutungen aus dem Knochen muß frühzeitig mit einer Bluttransfusion begonnen werden.

Intrakranielle Zysten

Falls kongenitale Zysten, die sich bei Kleinkindern durch Schädelasymmetrie und bei älteren Kindern durch Krämpfe bemerkbar machen, zur Behinderung der Liquordrainage geführt haben, muß vor ihrer Entfernung eine Ventrikeldrainage angelegt werden.

Hydrozephalus

Hydrozephalus ist häufig mit Myelo- oder Meningomyelozelen vergesellschaftet. Es wird unterschieden zwischen dem Hydrozephalus vom obstruktiven oder nichtkommunizierenden Typ und dem nichtobstruktiven oder kommunizierenden Typ.

Die Narkoseführung hat Rücksicht zu nehmen auf den hohen intrakraniellen Druck, der in weiten Grenzen schwankt.

In Abhängigkeit vom Ausmaß des Hydrozephalus bestehen reduzierter Ernährungszustand, retardierte allgemeine Entwicklung, neurologische Ausfälle sowie Störungen der Atmung und des Kreislaufs. Ventrikelpunktionen vor Einleitung der Narkose beugen einer intrakraniellen Drucksteigerung vor, die im Gefolge einer Narkoseeinleitung (Exzitation, Atemdepression, schwierige Intubation, Stimulierung der Barorezeptoren durch den Endotrachealtubus) auftreten kann. In fortgeschrittenen Fällen kann die Schädelgröße die Intubation erschweren. Größere Blutverluste pflegen durch die Anlage eines ventrikuloatrialen Shunts mit eingebautem Nichtrückflußventil (Hakim-, Heyer-, Pudensventile), nicht zu entstehen.

Tachykardien entstehen meist durch Druck des III. Ventrikels auf den Hypothalamus.

Weitere Komplikationen sind Rechtsherzüberlastung und Extrasystolen.

ZATELLI u. Mitarb. (66) haben beschrieben, daß Herzrhythmusstörungen in Halóthannarkose seltener sind als in Neuroleptanästhesie.

Postoperativ erleichtert eine leichte Hochlagerung des Kopfes die Liquordrainage.

Daneben wird eine Lagerung auf der linken Seite empfohlen, um einen Druck der Weichteile auf das Ventil auszuschalten.

Sepsis und Meningitis zählen nach MATSON (36) zu den häufigsten Komplikationen.

Kongenitale Kraniopharyngeome

Sie haben einen Anteil von ca. 10% der Tumoren im Kindesalter und gehen im Vergleich zu Befunden bei Erwachsenen seltener mit Sehstörungen, jedoch häufiger mit hypophysären, hypothalamischen und Skelettentwicklungsstörungen und erhöhtem Schädelinnendruck einher. Nach ihrer Entfernung können Diabetes insipidus, Hypothyreoidismus, Störungen des Natriumhaushaltes und der Nebennierenrindenhormonsekretion resultieren, die, soweit möglich, einer Substitutionsbehandlung bedürfen.

MATSON (36) verabreicht 50 mg Kortisonazetat i.m. am Vorabend der Operation, am Morgen des Operationstages und bis zu einer Woche nach der Operation täglich. In den ersten 24 Stunden nach Narkosebeginn wird zusätzlich Hydrokortison infundiert bis zu einer Dosis von 100–200 mg/24 Std. Postoperativ sind tägliche Kontrollen der Serumelektrolyte, des Hämatokrit, der Blutgase und der Flüssigkeitsbilanz indiziert.

Eingriffe in der Fossa posterior

Wichtigste Anomalien oder Operationsindikationen in der Fossa posterior sind:

Arnold-Chiari-Syndrom (häufig vergesellschaftet mit Mißbildungen der Halswirbelsäule, internem Hydrozephalus u. lumbaler Meningomyelozele),
Dandy-Walker-Syndrom (Atresie der Foramina Luschkae und Magendie),
Abszesse,
Hämatome,
kongenitale Gefäßmißbildungen,
Tumoren.

60–70% der Tumoren im Kindesalter sind subtentoriell lokalisiert. Histologisch überwiegen zerebellare Astrozytome, Medulloblastome (35% aller kindlichen Gliome), Stammhirngliome gefolgt von Ependymomen, gemischten Gliomen des Kleinhirns, Dermoidzysten und Sarkomen. Bei Säuglingen führen subtentorielle Tumoren infolge intrakranieller Drucksteigerung zur Dehnung der Schädelsuturen.

Prämedikation und Narkose

Präoperativ werden häufig Spitz-Holter-Ventile oder Ventrikeldrainagen angelegt, um den intrakraniellen Druck zu senken. Die Prämedikation sollte sich auf Atropin mit oder ohne Diazepam beschränken. Wegen Veränderungen des kraniozervikalen Gelenkes kann die direkte Laryngoskopie beim Arnold-Chiari-Syndrom schwierig sein (12).
Beugen des Kopfes kann bereits zu Apnoe führen (12).

Intraoperativ sollten nach Möglichkeit EKG, Puls, Temperatur, intraarterieller und venöser Druck mit Monitoren verfolgt werden.

Als Narkoseverfahren erscheint die Neuroleptanalgesie günstiger. Jedoch sahen ALLAN u. Mitarb. (4) bei Anwendung von 1% Halothan in der Inspirationsluft und kontrollierter Atmung ohne dehydrierende Maßnahmen bei Eingriffen in der Fossa posterior keine Nachteile.

BRIENZA (zit. bei 12) empfiehlt die Narkoseeinleitung mit Propanidid.

Wenn Zeichen eines beginnenden Konus in Narkose (Hypertension und Tachykardie) auftreten, sollte unverzüglich eine Ventrikeldrainage vorgenommen werden.

Während der Operation bevorzugen manche Chirurgen die Spontanatmung, um an deren Änderung abzulesen, wann vitale Zentren tangiert werden.

Die kontrollierte Beatmung bietet dagegen infolge Normo- oder Hypokapnie den Vorteil eines weniger durchbluteten Operationsfeldes und eines niedrigeren Hirndruckes. Einen Kompromiß stellt die kontrollierte Beatmung dar, die auf Erreichen eines physiologischen pCO_{2a} abzielt und auf Wunsch des Chirurgen unterbrochen werden kann. Nach Sistieren der Beatmung setzt durchschnittlich nach 30 Sekunden die Spontanatmung ein (4). Bei Verdacht auf Hirnödem empfehlen ALLAN und Mitarb. (4), auf die Spontanatmung zu verzichten.

Postoperativ folgt ein rasches Erwachen (Beendigung der Zufuhr stark wirksamer Narkosemittel vor Operationsende und Ausleiten der Narkose mit N_2O).

Lagerung

Operationen in der Fossa posterior können in sitzender Position (Abb. 91), in Bauch- oder Seitenlage ausgeführt werden. Bei der „face down" Position müssen Schultern und Becken gestützt werden, damit die V. cava inferior nicht komprimiert wird. Ebenfalls muß das Aufliegen des Kinns auf der Tischkante vermieden und die Augen durch Salbenverband geschützt werden. Die extreme Kopfbeugung kann das Operationsfeld in das Herzniveau bringen, was erhöhte Blutungsneigung und erhöhten intrakraniellen Druck zur Folge haben kann. Als Alternativpositionen sind aus diesem Grunde Halbseiten- oder modifizierte Seitenlagerung mit Tischneigung zwischen 15–20 °C angegeben worden (23).

Komplikationen

Gefahren der Sitzstellung sind Hypotension und Luftembolie. Tab. 48 enthält Daten über lagebedingte Durchblutungsänderungen in der A. carotis interna (59). Lagebedingte Blutdruckschwankungen sind jedoch im Kindesalter geringer (4) und können durch Bandagen oder „Antigravidity"-Vorrichtungen aufgehoben werden. In sitzender Position ist der Blutdruck an der Schädelbasis 20–25 mm Hg geringer als in Armhöhe (41). ALLAN u. Mitarb. (4) und MILLAR (45) haben gute Operationsbedingungen unter kontrollierter Beatmung in sitzender Stellung beschrieben und die Befürchtung HUNTERS (23), unter kontrollierter Beatmung käme es häufiger zu Luftembolien, nicht bestätigen können.

MICHENFELDER u. TERRY (41) haben bei Kindern ebenfalls keine Luftembolien beobachtet.

Verhütung von Luftembolien

Dazu tragen sorgfältige Beobachtung (präkardiales Stethoskop), intermittierende Kompression der Jugularvenen in gefährlichen Momenten und zur Darstellung offener Venen, häufige Spülungen des Operationsfeldes mit physiologischer Kochsalzlösung, Verwendung von Knochen-

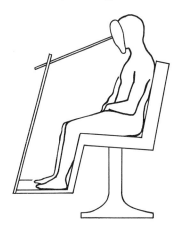

Abb. 91 Spezialstuhl für Operationen in Sitzstellung (nach GARDNER)

Tabelle 48 Narkose- und lagebedingte Durchblutungsänderung in der Art. carotis interna beim Menschen mit bandagierten Beinen (nach TINDALL u. Mitarb.)

	wach	Thiopental-N_2O-Halothan-Narkose Rückenlage	sitzend
Durchblutung (ml/min)	201 ± 38	141 ± 59	121 ± 56
mittlerer art. Druck (mm Hg)	102 ± 14	90 ± 17	91 ± 17
pO_2 (mm Hg)	76 ± 8	194 ± 64	205 ± 41
pCO_2 (mm Hg)	40 ± 5	22 ± 4	22 ± 4
pH	7,40 ± 0,04	7,59 ± 0,2	7,59 ± 0,2

wachs und Inflation einer „Antigravity"-Vorrichtung bei. Ultraschalldetektoren sind nach MICHENFELDER u. Mitarb. (44) nicht absolut zuverlässig. Wenn möglich, sollte ein Katheter von den Kubital- oder Femoralvenen in den rechten Vorhof vorgeschoben werden.

Symptome der Luftembolie

Sie bestehen in Hyperventilation, die in einen Atemstillstand übergehen kann, Tachykardie, Arrhythmie, systolisches Geräusch (Windmühlengeräusch), EKG-Änderungen (Vorhof- und ventrikuläre Extrasystolen, Rechtsherzüberlastung), Hypotension und Luftblasen in Gefäßen des Operationsfeldes (43).

Behandlung der Luftembolie

Sie umfaßt je nach Schwere des Zustandes: Sauerstoffbeatmung unter erhöhtem intrapulmonalem Druck, Luftaspiration aus dem rechten Vorhof, Schließen der Wunde, Drehen des Patienten auf die linke Seite mit Kopftieflage, Volumenauffüllung des Kreislaufs und gegebenenfalls kardiale Reanimation (s. S. 35).

Schließlich muß das offene Gefäß aufgesucht und unterbunden werden.

POSTOPERATIVE NACHSORGE

Postoperativ wird die Ernährung über eine Magensonde vorgenommen, um Verschlucken und Husten auszuschalten. Zur Freihaltung der Luftwege kann mitunter eine Tracheotomie notwendig werden. Hyperthermien mit meningealen Symptomen und Blutungen aus Magen-Darm-Ulzera sind in der postoperativen Phase nicht selten.

Die Kinder sollten soweit wie möglich entblößt bleiben und fiebersenkende Medikamente erhalten.

Hirnstammastrozytome und -gliome

Das operative Vorgehen ist meist auf eine Biopsie und die Herstellung einer freien Passage des Aquädukt beschränkt. Radikale Resektionen können die Mitnahme des „Atemzentrums" zur Folge haben. In vielen Zentren wird deshalb die Spontanatmung während Narkose und Operation bevorzugt. Diesem Standpunkt steht entgegen, daß auch aus Kreislaufänderungen auf Hirnstammläsionen geschlossen werden kann, und daß sogar nach Auftreten einer Apnoeperiode wieder eine normale Atmung einsetzen kann (37).

Vaskuläre Tumoren und arteriovenöse Anomalien

Operationen dieser Erkrankungen erfordern in der Regel eine **Blutdrucksenkung** mit oder ohne Hypothermie. Falls mittels kontrollierter IPP-Beatmung, Lagerung und Halothan keine ausreichende Blutdrucksenkung zu erzielen ist, kann Trimetaphan (Arfonad) zusätzlich infundiert werden. Auch Pentolonium ist mit Erfolg benutzt worden (60). Die Blutdruckkontrolle ist mit Hilfe der mit Ultraschallprinzip arbeitenden Geräte leichter geworden.

Die Trimethaphanapplikation in Form einer Infusion stellt nach ANDERSON (5) im Kindesalter die Methode der Wahl dar. 0,2 oder höherprozentige Lösungen verhindern eine übermäßige Flüssigkeitszufuhr. Die Tropfenzahl wird an die gewünschte Blutdruckhöhe adaptiert. Kinder sind gegenüber Trimetaphan resistenter als Erwachsene (5). Patienten unter 50 Jahren tolerieren einen arteriellen Druck zwischen 50–55 mm Hg für 1 Stunde. Die Trimetaphanwirkung klingt nach Absetzen der Infusion in mindestens 10 Minuten ab. Als Antidot ist Noradrenalin (Arterenol) zu verwenden. Während kontrollierter Hypotension und Kopfhochlagerung fanden ASKROG u. Mitarb. (6) eine Zunahme des anatomischen und physiologischen Totraumes im Mittel um 43%. Methoxyfluran verlängert die Trimetaphanwirkung bis zu 30 Minuten (68).

Günstige Erfahrungen liegen auch vor mit der Kombination von Pentolinium (Ansolysen) in Dosen von 0,15–0,3 mg/kg Körpergewicht und Halothannarkose und Propranolol (Dociton) in einer Dosierung von 0,05 mg/kg Körpergewicht (70).

Eine Hypothermie wird mit Hilfe einer Oberflächenkühlung herbeigeführt (s. S. 161).

Bei 30 °C Körpertemperatur toleriert das Gehirn eine Kreislaufunterbrechung von 8–10 und bei 15 °C von 45 Minuten (42).

Bei 30 °C Körpertemperatur nehmen Amplitude und Frequenz des EEG ab, bei und unter 20 °C kann lediglich frontal noch Deltaaktivität registriert werden.

Der Substitution des Blutverlustes kommt bei Operationen von gefäßreichen Tumoren oder Gefäßanomalien große Bedeutung zu, weil Kinder Blutverluste weniger gut kompensieren können als Erwachsene. Eine Erhöhung der ohnehin bereits hohen Herzfrequenz verkürzt die diastolische Füllungszeit, und der periphere Widerstand nimmt bei Blutverlust nur gering zu. Vorrichtungen zur möglichst exakten Bestimmung des Blutverlustes wurden im Kapitel über Blutersatz (s. S. 40) beschrieben.

Da durch massive Transfusionen kalten Blutes ungewollte Unterkühlungen auftreten können, ist der Temperaturkurve Beachtung zu schenken (s. S. 43) und sind die Konserven vorzuwärmen.

Hypophysentumoren

Sofern sie endokrine Ausfälle (Myxödem, Morbus Addison) verursachen, besteht eine erhöhte Empfindlichkeit gegenüber Narkotika.

Exzision epileptogener Foki

MCCOMISH u. BODLEY (37) empfehlen die Neuroleptanästhesie als bevorzugenswerte Narkosemethode, weil das EEG durch sie wenig verändert wird.

MATSON (36) registriert das EEG in lokaler oder leichter Halothan- oder leichter Pentothalnarkose.

Die elektrokortikografische Suche nach epileptogenen Zonen kann einen Anfall auslösen, den der Anästhesist mittels rascher Barbituratinjektion unterbinden muß. Nach Exzision der vermeintlichen Ursprungszonen kann die Narkose auch mit Inhalationsnarkotika zu Ende geführt werden.

Zerebrale Abszesse

Ausgangspunkt von Abszessen im Kindesalter sind häufig Infektionen des Mittelohrs, des Mastoids oder der paranasalen Sinus. Infrage kommen jedoch auch pulmonale Infektionen.

MATSON (36) berichtet über eine besondere Häufung zerebraler Abszesse bei Kindern mit Rechts-links-Shunt infolge kongenitaler Herzfehler. Abszesse verhalten sich wie raumfordernde Prozesse und verursachen stärkere Steigerungen des intrakraniellen Druckes und Atemstörungen als aufgrund ihrer Ausdehnung zu vermuten wäre. Patienten, die mit unentdecktem Kleinhirnabszeß zur Mastoidektomie kommen, können deshalb nach Einleitung einer Allgemeinnarkose apnoisch werden. HUNTER (23) empfiehlt eine Eröffnung in Lokalanästhesie.

Schädel-Hirn-Verletzungen

Sofortmaßnahmen

Wichtigste Maßnahmen zur Versorgung von Schädel-Hirn-Traumen sind: Herstellung einer ausreichenden Atmung (stabile Seitenlage mit leicht angehobenem Kopf), Ausräumen oder Absaugen von Erbrochenem bzw. aspiriertem Material aus den oberen Atemwegen, endotracheale Intubation, Anfeuchtung der Atemluft, Legen eines zentralvenösen Katheters, Wiederherstellung ausreichender hämodynamischer Verhältnisse, Erkennung und Beseitigung raumfordernder intrakranieller Prozesse, Infektionsprophylaxe und Ausschluß oder Behandlung gravierender Begleitverletzungen. Läsionen mit akutem Lungenödem erfordern dessen Behandlung (s. S. 166). Bei zentralen Atemstörungen (prognostisch ungünstig) muß künstlich beatmet werden. Nach dem derzeitigen Stand der Erkenntnisse scheint eine Hyperventilation mit 100% Sauerstoff günstiger als Normoventilation mit niedrigeren Sauerstoffkonzentrationen (s. S. 182, 183).

Unterkühlung auf 30–32 °C zur Senkung des Hirnstoffwechsels und Reduktion des Schädelinnendruckes ist nur sinnvoll, wenn sie innerhalb der 1. Stunde nach der Verletzung eingeleitet werden kann. Kopfbewegungen sind bei Verdacht auf Halswirbelsäulenverletzungen zu unterlassen. An Wirbelsäulenverletzungen ist bei totaler Areflexie zu denken. Unruhezustände lassen sich mit i.v. Thalamonalgaben (0,05–0,1 ml/kg) bessern.

Epileptische Anfälle sind mit langsamen intravenösen Barbiturat- oder Diazepaminjektionen zu kupieren. Allgemein sollte die Anwendung von Sedativa, Opiaten und ähnlichen Präparaten auf ein Minimum beschränkt werden.

Zur Hirnödemprophylaxe sind Kortisongaben indiziert (s. S. 183). Osmotherapeutika wie Mannitol oder Sorbit sind bei Verdacht auf intrazerebrale Blutungen oder Hämatome kontraindiziert.

In den ersten beiden Lebensjahren sind subdurale Hämatome häufig.

Epidurale Hämatome zeigen meist einen zweizeitigen Verlauf mit Auftreten neurologischer Ausfälle (ungleiche Pupillen, Strabismus), und Bewußtseinstrübung nach luzidem Intervall. Im Vordergrund der Symptomatik intrakranieller Hämatome bei Säuglingen kann manchmal der hämorrhagische Schock mit frequentem, schlecht gefülltem Puls stehn, während Bradykardie und gut gefüllter Puls bei erhöhtem Schädelinnendruck zu erwarten wären (28, 36). Infolge großer Elastizität der kindlichen Schädelknochen sind Hirnläsionen oder -blutungen ohne Knochenveränderungen nicht selten. Massive supratentorielle Blutungen erhöhen den intrakraniellen Druck stark und können rasch medulläre Kompressionszeichen hervorrufen wie unregelmäßige und deprimierte Atmung, Bradykardie und Dezerebrierung.

Betäubung bei Schädel-Hirn-Traumen

Bei Schädel-Hirn-Verletzten sollten – soweit möglich – alle Operationen verschoben werden (23), weil Hustenattacken bei In- und Extubation, Inhalationsnarkotika und postnarkotisches Erbrechen den intrakraniellen Druck erhöhen. Die Reaktion des Gehirns auf Traumen erreicht am 3. Tag nach dem Ereignis ihren Höhepunkt.

Für unumgängliche Eingriffe, wie z. B. diagnostische Schädeltrepanationen, ist bei bestehender Bewußtlosigkeit die Lokalanästhesie mit gleichzeitiger Intubation und O_2-Beatmung die Methode der Wahl. Eine Allgemeinnarkose ist am zweckmäßigsten mit Barbituraten oder Propanidid und Sauerstoffatmung einzuleiten, weil eine Induktion mit halogenierten Kohlenwasserstoffen und N_2O den Hirndruck erhöht und während der zeitlich protrahierten Anflutung Erbrechen auftreten kann oder Verletzungen in die Mundhöhle bluten können. Vor Narkosebeginn muß ein sicherer venöser Zugang bestehen.

Bei der Anwendung von Succinylcholin muß mit einer Regurgitation von Magen-Darm-Inhalt gerechnet werden (s. S. 141). Während der Narkose muß kontrolliert hyperventiliert werden. Bei bewußtlosen Kindern kann ausschließlich mit Sauerstoff beatmet werden und Narkosemittel erst bei Besserung der Bewußtseinslage verabfolgt werden. Anstiege des systolischen und diastolischen Druckes weisen meist auf eine intrakranielle Drucksteigerung hin.

Zur Aufrechterhaltung der Narkose dienen N_2O und intermittierende Analgetikagaben (Pethidin, Fentanyl) kombiniert mit einer antiemetisch wirksamen Droperidoldosis.

Intra operationem gelten für Überwachung, Dehydrierung und Blutersatz die bereits dargelegten Prinzipien (s. S. 183).

Intensivtherapie bei Schädel-Hirn-Verletzungen

Für Kinder, deren Trauma keine Operation erfordert, oder Schädel-Hirn-Verletzte in der postoperativen Phase sind kontinuierliche Beobachtung, freie Luftwege, Aufrechterhaltung eines guten Perfusionsdruckes im Gehirn und Reduzierung des erhöhten intrakraniellen Druckes vorrangige Probleme. Prognostisch wertvoll kann die kontinuierliche Messung des Ventrikeldruckes sein. Druckwerte > 60 mm Hg weisen auf eine schlechte Prognose hin (2). Arterielle O_2-Druckwerte unter 70 mm Hg werden selten überlebt (15).

Luftwege, Atmung und Kreislauf

Hypoxie und Hypokapnie werden bei Schädelverletzungen mit Bewußtseinsstörung häufig gefunden (9, 19). Bei bewußtlosen Kindern kann zur Freihaltung der Luftwege ein naso- oder orotrachealer Tubus benutzt werden (s. S. 218). Nach 2 Tagen sollte dann eine Tracheotomie vorgenommen werden (s. S. 219). Bei massiver Aspiration in die Lungen sollte sofort tracheotomiert werden.

Tritt infolge intrakranieller Drucksteigerung eine Apnoe ein, so verschiebt die künstliche Beatmung in der Regel den Exitus letalis nur.

Kann eine Ruhigstellung nur mit hohen Dosen an Sedativa erreicht werden, oder bei Bestehen exzessiver spontaner Hyperventilation oder Spastizität, ist einer Muskelrelaxation und künstlicher Beatmung der Vorzug zu geben (18, 19).

Der günstige Effekt einer kontrollierten Hyperventilation (bessere Oxygenierung, umgekehrtes „Steal"-Syndrom, Kompensation des niedrigen pH im Liquor, Senkung des intrakraniellen Druckes) sollte jedoch nicht überschätzt werden (48).

Schockbehandlung und Flüssigkeitssubstitution sind in den entsprechenden Kapiteln (s. S. 42, 47) abgehandelt. Ein Anlaß zur Einschränkung der Flüssigkeitszufuhr ist bei Schädel-Hirn-Traumen selten gegeben. Bei massiver Transfusion muß das Blut vorgewärmt werden. Gelegentlich wird im Zusammenhang mit Kopfverletzungen ein akutes neurogenes Lungenödem beobachtet (Therapie s. S. 166). Hypertensive Krisen sollten mit Reserpin kupiert werden.

Therapie des Hirnödems

Das Hirnödem kann durch Hyperventilation (s. S. 183), Osmotherapie (Urea, Mannitol, Sorbit), die nicht frei von „Rebound"-Effekten ist (s. S. 183), Onkotherapie (Plasmaexpander, Humanalbumin), Hypothermie (s. S. 161), Diuretica (s. S. 183), Glukokortikoide (s. S. 183) und hyperbare Oxygenation angegangen werden. Die Osmotherapie bei Hirnverletzungen ist umstritten, da sie die Blutungsgefahr erhöhen kann.

Harnstoff wird in Dosen von 1–1,5 g/kg i. v. appliziert und entfaltet seine maximale diuretische Wirkung 20–30 Minuten später. Das Legen eines Harn-Blasen-Katheters ist vorteilhaft. Harnstoff ist kontraindiziert, sofern nur der Verdacht auf eine intrakranielle Blutung besteht. 1,5–2 g Mannitol/kg Körpergewicht reduzieren den Liquordruck in 10–20 Minuten um 30–60 %. Der Effekt hält 2–4 Stunden an. Zur Glukokortikoidtherapie wird meist Dexamethason (Decadron, Fortecortin) benutzt. Die Initialdosis liegt bei 4–10 mg (i. v.), anschließend werden 1–4 mg Dexamethason alle 6 Stunden für 3–5 Tage verabfolgt.

Unter Sauerstoffdrücken zwischen 2–3 absoluten Atmosphären können infolge Rückgang des Hirnödems (zerebrale Vasokonstriktion) und verbesserter Oxygenation (durch Erhöhung der physikalisch gelösten O_2-Menge bessere Überwindung der verlängerten Diffusionsstrecke bei intrazellulärer Ödembildung) schlagartig eine Bewußtseinsaufhellung oder Besserung des EEG beobachtet werden. Fälle, bei denen die hyperbare Oxygenation keine Besserung herbeiführt, sind prognostisch weniger günstig zu beurteilen. Eine Sauerstoffüberdruckbehandlung ist täglich 3mal für 2 Stunden möglich.

Ernährung

Obwohl heute die Möglichkeit zur vollständigen i. v. Ernährung besteht, kann 12–24 Stunden nach dem Unfallereignis oder der letzten Operation mit vorsichtiger Sondenernährung begonnen werden, die in Menge und Gehalt vom Alter des Kindes abhängt (s. S. 229).

Nebenwirkungen der parenteralen Ernährung wie anomal hohe Flüssigkeitszufuhr, „over loading Syndrom", Hepatosplenomegalie, Anämie und Blutgerinnungsstörungen infolge i. v. Gabe von Fettemulsionen werden damit vermieden.

Die Kalorienzufuhr sollte höher als normal sein, weil posttraumatischer Katabolismus, Hyperthermie, Hyperventilation, motorische Unruhe oder Krämpfe den Kalorienbedarf steigern.

Elektrolythaushalt

Schädel-Hirn-Traumen können über erhöhten Stoffwechsel, Maßnahmen zur Hirndrucksenkung oder traumatischen Diabetes insipidus zu schweren Störungen des Elektrolythaushaltes führen. Infolge Schädigung hypothalamischer Osmo- und Volumenrezeptoren können Natriumretention oder Hyponatriämie auftreten. Die Behebung der Störungen muß individuell gezielt erfolgen (s. S. 53).

Hyponatriämien infolge unzureichender ADH-Sekretion oder hypothalamischer Störungen können nicht durch Natriumzufuhr behoben werden. Die Restriktion der Flüssigkeitszufuhr, Kortison oder DOCA bieten eher therapeutische Angriffspunkte (35).

Temperaturregulation

Am häufigsten sind jenseits des Säuglingsalters hypertherme Reaktionen, die je nach Schwere medikamentös (Novalgin) oder durch Abkühlungsmaßnahmen zu beheben sind. Ist der Zeitraum zwischen Unfallereignis und Therapiebeginn kurz, kann darüber hinaus eine therapeutische Hypothermie (s. S. 161) eingeleitet werden, die den O_2-Bedarf des Gehirns reduziert und ödemhemmend wirkt.

Die Hypothermie trägt nur zur Verbesserung des Behandlungsergebnisses bei, wenn sie frühzeitig vorgenommen wird und gegenregulatorische Stoffwechselsteigerungen medikamentös unterdrückt werden (s. S. 227).

Literatur

1. Adams, R. W., G. A. Gronert, Th. M. Sundt, J. D. Michenfelder: Halothane, Hypocapnia and cerebrospinal fluid pressure in neurosurgery. Anesthesiology 37 (1972) 510–517
2. Alexander, S. C., N. A. Lassen: Cerebral circulatory response to acute brain disease. Anesthesiology 32 (1970) 60–67
3. Alexander, S. C., E. T. Colton, A. L. Smith, H. Wollmann: The effects of Cyclopropane on cerebral and systemic carbohydrate metabolism. Anesthesiology 32 (1970) 236–245
4. Allan, D., H. S. Kim, J. M. Cox: The anaesthetic management of posterior fossa explorations in infants. Canad. Anaesth. Soc. J. 17 (1970) 227–233
5. Anderson, Sh. M.: Controlled hypotension with Arfonad in paediatric surgery. Brit. med. J. 1 (1955) 103–104
6. Askrog, V. F., J. W. Pender, J. E. Eckenhoff: Changes in physiological dead space during deliberate hypotension. Anesthesiology 25 (1964) 744–751
7. Betz, E., D. Heuser: Cerebral cortical blood flow during changes of acid-base equilibrium of the brain. J. appl. Physiol. 23 (1967) 726–733
8. Calvert, D. G.: Direct spinal anaesthesia for repair of myelomeningocele. Brit. med. J. 2 (1966) 86–87
9. Chamberlain, J. H.: The relationship between the blood-gases and acid-base balance, and the clinical status of unconscious and semiconscious patients on admission to hospital. Brit. J. Anaesth. 42 (1970) 32–38
10. Dawson, B., J. D. Michenfelder, R. A. Theye: Effects of ketamine on canine cerebral blood flow and metabolism: Modification by prior administration of thiopental. Anesth. Analg. Curr. Res. 50 (1971) 443–447
11. Dietzel, W., K. Grundlach, K. Wiedemann: Untersuchungen zu einem Anaesthesieverfahren bei intracraniellen Eingriffen. Z. prakt. Anästh. Wiederbeleb. 6 (1971) 417–425
12. Di Pierro, L.: Problem: Anesthesiologici nel tratlamento chirurgico della malformazione di Arnold Chiari. Minerva anest. 35 (1969) 228–232
13. Fink, R. B., R. H. Haschke: Anesthetic effects on cerebral metabolism. Anesthesiology 39 (1973) 199–215
14. Fitch, W., J. Barker, W. B. Jennet: The influence of neuroleptanalgesic drugs on cerebrospinal fluid pressure. Brit. J. Anaesth. 41 (1969) 800–806
15. Frowein, R. A., A. Karimi-Nejad: Sauerstoffversorgung des Hirngewebes nach schweren Hirnschädigungen. Acta neurochir. (Wien) 19 (1968) 1–31
16. Gardner, A. E., B. E. Olson, M. Lichtiger: Cerebrospinal fluid pressure during dissociative anesthesia with ketamine. Anesthesiology 35 (1971) 226–228
17. Gardner, W. J.: The G-Suit. Anesthesiology 38 (1973) 404–406
18. Gordon, E., M. Rossanda: The importance of the cerebrospinal fluid acid-base status in the treatment of unconscious patients with brain lesions. Acta anaesth. scand. 12 (1968) 51–73
19. Gordon, E.: The acid-base balance and oxygen tension of the cerebrospinal fluid and their implications for the treatment of patients with brain lesions. Acta anaesth. scand. Suppl. 39 (1971) 1–36
20. Henschel, W. F., E. Demmel: Neuroleptanalgesia for neurosurgical procedures during childhood. Internat. Congress Ser. 200, Excerpta Medica Amsterdam (1968) 636–639
21. Henriksen, H. T., P. B. Jörgensen: The effect of nitrous oxide on intracranial pressure in patients with intracranial disorders. Brit. J. Anaesth. 45 (1973) 486–492
22. Herrschaft, H., H. Schmidt: Das Verhalten der globalen und regionalen Hirndurchblutung unter dem Einfluß von Propanidid, Ketamine und Thiopental-Natrium. Anaesthesist 22 (1973) 486–495
23. Hunter, A. R.: Neurosurgical anaesthesia. Blackwell, Oxford 1964
24. Hutschenreuter, K., E. Racenberg: Anästhesieprobleme bei Eingriffen am Gehirn. Z. Prakt. Anästh. 6 (1971) 397–417
25. Ingvar, D. H., N. A. Lassen, B. K. Siesjö, E. Skinhoj: Cerebral blood flow cerebrospinal fluid. Scand. J. & Lab. Invest. Suppl. 102 (1968)
26. Jacobson, I., A. M. Harper, D. G. McDowall: The effects of oxygen under pressure on cerebral blood flow and cerebral venous oxygen tension. Lancet 1963/II 549
27. Jennett, W. B., J. Barker, W. Fitch, D. G. McDowall: Effect of anaesthesia on intracranial pressure in patients with space-occupying lesions. Lancet 1969/I 61–64
28. Kazner, E.: Besonderheiten bei Schädel-Hirnverletzungen im Kindesalter. Unfallheilk. 111 (1972) 73–75
29. Kennedy, C., L. Sokoloff: An adaption of the nitrous oxide method to the study of the cerebral circulation in children; normal values for cerebral blood flow and metabolic rate in childhood. J. clin. Invest. 36 (1967) 1130–1137
30. Kety, S. S., C. F. Schmidt: The effects of active and passive hyperventilation on cerebral blood flow, cerebral oxygen consumption, cardiac output, and blood pressure of normal young men. J. clin. Invest. 25 (1946) 107–119
31. Kety, S. S., C. F. Schmidt: The effects of altered tensions of carbon dioxide and oxygen on cerebral blood flow and cerebral oxygen consumption of normal young men. J. clin. Invest. 27 (1948) 487–492
32. Kreuscher, H.: Die Hirndurchblutung unter Neuroleptanaesthesie. In Reihe: Anaesthesiologie und Wiederbelebung, Bd. 21, hrsg. von R. Frey, F. Kern, O. Mayrhofer. Springer, Berlin 1967
33. List, W. F., R. S. Crumrine, H. F. Cascorbi, M. H. Weiss: Increased cerebrospinal fluid pressure after ketamine. Anesthesiology 36 (1972) 98–99
34. Lockhart, Ch. H., J. J. Jenkins: Ketamine-induced apnea in patients with increased intracranial pressure. Anesthesiology 37 (1972) 92–93
35. Matson, D. D.: Treatment of cerebral swelling. New Engl. J. Med. 272 (1965) 626
36. Matson, D. D.: Neurosurgery of infants and childhood. Thomas, Springfield, Ill. 1969
37. McComish, P. B., P. O. Bodley: Anaesthesia for neurological surgery. Lloyd-Luke, London 1971
38. McDowall, G.: Cerebral circulation. Internat. Anesth. Clinics, Little-Brown 1969
39. McDowall, G.: The effects of general anaesthetics on cerebral blood flow and cerebral metabolism. Brit. J. Anaesth. 37 (1965) 236–245
40. Michenfelder, J. D., Th. M. Sundt: The effect of $paCO_2$ on the metabolism of ischemic brain in squirrel monkeys. Anesthesiology 38 (1973) 445–453
41. Michenfelder, J. D., H. R. Terry: Current practices and trends in neuroanesthesia. Clin. Neurosurg. 13 (1966) 252–263
42. Michenfelder, J. D., R. A. Theye: Hypothermia: Effect of canine brain and whole body metabolism. Anesthesiology 29 (1968) 1107–1112
43. Michenfelder, J. D., J. T. Martin, B. A. Altenburg, K. Rehder: Air embolism during neurosurgery. J. Amer. med. Ass. 208 (1969) 1353–1358
44. Michenfelder, J. D., R. H. Miller, G. A. Gronert: Evaluation of an ultrasonic device (Doppler) for the diagnosis of venous air embolism. Anesthesiology 36 (1972) 164–167
45. Millar, R. A.: Neurosurgical anaesthesia in the sitting position. Brit. J. Anaesth. 44 (1972) 495–505
46. Pichlmayr, I., D. Eichenlaub, E. Keil-Kuri, J. Klemm: Veränderungen der Hirnrindendurchblutung unter Thiopental, Halothan und Fentanyl-Droperidol. Anaesthesist 19 (1970) 202–204

47. Reulen, H. J.: Veränderungen der regionalen Hirndurchblutung beim cerebralen Ödem und ihre therapeutische Beeinflussung durch Hyperventilation. Z. prakt. Anästh. Wiederbeleb. 6 (1971) 426–430
48. Rosomoff, H. L.: Distribution of intracranial contents with controlled hyperventilation: Implications for neuroanesthesia. Anesthesiology 24 (1963) 640–645
49. Saidmann, L. J., E. I. Eger II: Change in cerebrospinal fluid pressure during pneumoencephalography under nitrous oxide anesthesia. Anesthesiology 26 (1965) 67–72
49a. Salem, M. R., A. Y. Wong, E. J. Bennett, M. Mani: Deliberate hypotension in infants and children. Anesth. Analg. Curr. Res. 53 (1974) 975–981
50. Sari, A., Y. Okuda, H. Takeshita: The effects of thalamonal on cerebral circulation and oxygen consumption in man. Brit. J. Anaesth. 44 (1972) 330–333
51. Severinghaus, J. W., N. A. Lassen: Step hypocapnia to separate arterial from tissue pCO_2 in the regulation of cerebral blood flow. Circulat. Res. 20 (1967) 272–278
52. Severinghaus, J. W.: Reports of Scientific Meetings. Anesthesiology 36 (1972) 414–416
53. Shenkin, H. A., W. F. Bouzarth: Clinical methods of reducing intracranial pressure. Engl. J. Med. 282 (1970) 1465–1471
54. Skinhoj, E.: Regulation of cerebral blood flow as a single function of the interstitial pH of the brain. Acta neurol. Scand. 42 (1966) 604–607
55. Smith, A. L., H. Wollmann: Cerebral blood blow and metabolism: effects of anesthetic drugs and techniques. Anesthesiology 36 (1972) 378–399
56. Smith, R. M.: Anesthesia for infants and children. Mosby, Saint Louis 1968
57. Symon, L.: The concept of intracerebral steal. In: Cerebral Circulation. Int. anesth. clin. 7 (1969) 597
58. Theye, R. A., J. D. Michenfelder: The effect of nitrous oxide on canine cerebral metabolism. Anesthesiology 29 (1968) 1119–1124
59. Tindall, G. T., A. Graddock, J. C. Greenfield: Effects of the sitting position on blood flow in the internal carotid artery of man during general anesthesia. Amer. Heart J. 70 (1966) 383–389
60. Viguera, M. G., R. N. Terry: Induced hypotension for extensive surgery in an infant. Anesthesiology 27 (1966) 701–702
61. Wahl, M., P. Deetjen, K. Thurau, D. H. Ingvar, N. A. Lassen: Micropuncture evaluation of the importance of perivascular pH for the arteriolar diameter on the brain surface. Pflügers Arch. 315 (1970) 152–163
62. Wenner, J., R. Beer, E. Doll: Blutgasanalytische Untersuchungen zur Beurteilung der Sauerstoffversorgung des Gehirns im Säuglingsalter. Klin. Wschr. 34 (1956) 1152–1153
63. Wilton, T. N. P., F. Wilson: Neonatal anaesthesia. Blackwell, Oxford 1965 (S. 70 u. 160)
64. Wollmann, H., S. C. Alexander, P. J. Cohen, T. C. Smith, P. E. Chase, R. A. van der Molen: Cerebral circulation during general anesthesia and hyperventilation in man. Anesthesiology 26 (1965) 329–334
65. Wyte, S. R., H. M. Shapiro, P. Turner, A. B. Harris: Ketamine-induced intracranial hypertension. Anesthesiology 36 (1972) 174–176
66. Zatelli, R., G. Defant, A. Fossati, G. Verga: Problemi anestesiologici nella terapia chirurgica dell' idrocefalo nell lattante. Minerva anesth. 35 (1969) 480–484
67. Zervas, N. P., J. Hedley-White: Successful treatment of cerebral herniation in five patients. N. Engl. J. Med. 286 (1972) 1075–1077
68. Zingg, M.: Erfahrungen mit der Penthrane-Anästhesie bei neurochirurgischen Eingriffen. Z. prakt. Anästh. Wiederbelebung 3 (1968) 1–8
69. Zwetnow, N. N.: Effects of increased cerebrospinal fluid pressure on the blood flow and on the energy metabolism of the brain. Acta physiol. scand. Suppl. 339 (1970) 1–31

Ophthalmologie

Unkooperativität von Kindern, Verbesserung der Technik der Allgemeinnarkose und effektvollere Behandlung ihrer Komplikationen haben die Lokalanästhesie bei ophthalmologischen Operationen im Kindesalter heute nahezu vollständig verdrängt.

Das Auftreten okulovagaler Reflexe und das Verhalten des Augeninnendruckes unter verschiedenen Narkosemitteln und Muskelrelaxantien stellen spezielle Probleme für den Anästhesisten bei diagnostischen und therapeutischen ophthalmologischen Eingriffen dar.

Okulokardialer Reflex

1908 beschrieben ASCHER u. DAGNINI (2), daß Manipulationen am Auge über Reizung des Trigeminus zur Stimulation der Nn. vagi und Pulsfrequenzverlangsamung führen können. Der Reflex wird vorwiegend durch Druck auf den Bulbus, Zug an den äußeren Augenmuskeln oder Druck auf den Orbitalapex (z. B. nach Enukleation) ausgelöst. In Narkose bleibt er länger nachweisbar als Korneal- und Pupillarreflex.

Die Häufigkeit okulovagaler Reflexe während intra- und extraokulärer Eingriffe in Narkose wird – wohl abhängig von der Zuverlässigkeit der Beobachtung – verschieden angegeben. Nach Prämedikation mit Promethazin, Pethidin und Atropin konnten wir bei Zug an den extraokulären Muskeln sowohl in Hexobarbital-Lachgas-Halothannarkose als auch in Ketaminnarkose bei ca. 70 % der Kinder für 10 Sekunden bis zu 3 Minuten Abnahme der Pulsfrequenz oder Herzrhythmusstörungen (Bigeminus, Extrasystolen) registrieren. Gelegentlich kam es auch zur Beschleunigung der Herzfrequenz. Während die Bradykardie in dem von uns beobachteten Patientengut, das über 3000 Patienten umfaßt, nach Ausmaß und Dauer in keinem Falle lebensbedrohlich war, sind in der Literatur extreme Bradykardien (6), AV-Dissoziation (3) und Herzstillstände beschrieben worden (4, 7, 9).

KIRSCH und Mitarb. (4) geben die Frequenz reflektorisch bedingter Herzstillstände mit 1:3500 an. Das Reflexgeschehen sistiert meist, wenn der Chirurg das Auge freigibt. Bei intubierten Kindern vermag ein- oder mehrmalige Erhöhung des inspiratorischen Druckes auf 20–40 cm H$_2$O für ca. 1 Sekunde die Bradykardie zu unterbrechen.

Die i. v. Gabe von 0,2 mg Atropin kupiert den Reflex nach KUDO (5) in allen Fällen, während SCHLAG (9) ihren Wert anzweifelt. Atropin in üblicher Dosierung von 0,01–0,03 mg/kg Körpergewicht i. m. zur Narkosevorbereitung gegeben, schützt nicht vor Auftreten des Reflexes.

Die retrobulbäre Novocaininjektion verhütet okulovagale Reflexe in den meisten Fällen, kann ihn jedoch selbst auslösen.

Augeninnendruck und Narkose

Die Höhe des intraokulären Druckes wird bestimmt von Abflußwiderständen, Kammerwasserproduktion, Blutvolumen der Augengefäße und Tonus der äußeren Augenmuskeln.

Mit Ausnahme von Ketamin und Lachgas bewirken alle Narkosemittel eine Senkung des Augeninnendruckes, die weniger zentral als vielmehr durch eine Abnahme des Blutdruckes bedingt ist. Die Senkung des intraokulären Druckes während einer Halothannarkose ist bei gleichbleibender Narkosetiefe nach Blutdrucksteigerung durch Hypertensininfusion reversibel.

Eine Steigerung des Augeninnendruckes kann zu ernsten Komplikationen bei intraokulären Eingriffen und perforierenden Verletzungen führen. Sie wird ausgelöst durch Exzitation, Husten, Pressen, Überstreckung des Atlanto-Okzipitalgelenkes, Lagerung nach Trendelenburg und Succinylcholin.

In Tab. 49 sind Faktoren sowie zur Narkose übliche Pharmaka und ihre Wirkung auf den intraokulären Druck des normalen Auges zusammengefaßt. Im Erwachsenenalter konnte beobachtet werden, daß Patienten mit Glaukom auf einige der in Tab. 49 genannten Momente stärker reagieren als normale Augen. Das infantile Glaukom (Hydrophthalmus) stellt insofern eine Ausnahme dar, als Atropin hier in den meisten Fällen

Tabelle 49 Die Auswirkung verschiedener Faktoren und Pharmaka auf den intraokulären Druck des normalen Auges

Steigernd	Ohne Einfluß	Senkend
Succinylcholin	N$_2$O	Barbiturate
Atropin bei Engwinkelglaukom	Gallamin	Halothan
Ketamine		Chloroform
Infusion hypotoner Lösungen		Äther
Überstreckung im Atlanto-Okzipitalgelenk		
Trendelenburg-Position		Kurare
Psychische Erregung		
Exzitation		Chlorpromazin
Husten, Pressen		Opiate u. opiatähnliche Substanzen
Hyperkapnie		Ganglienblocker
		Novocain retrobulbär
		Infusion hypertoner Lösungen

augeninnendrucksenkend wirkt. Es kann deshalb zur Prämedikation benutzt werden.

Spezielle Indikationen zur Allgemeinnarkose

Narkosen in der Ambulanz

Bei ambulant erfolgenden Untersuchungen oder Operationen sind die Anforderungen an den Anästhesisten bezüglich Kontaktaufnahme zum Kind, Beurteilung des Narkoserisikos, schonender Narkoseeinleitung und rascher Wiedererlangung der psycho-physischen Funktionen besonders hoch.

Wir verzichten in der Regel auf eine Prämedikation und führen für Fundusskopien, Skiaskopien, Entfernung von Fadengranulomen, Hordeola und Chalazien, Tränenwegsondierungen, Augeninnendruckkontrollen und anderen Kurzeingriffen eine Lachgas-Halothan-Narkose durch. Die Erniedrigung des Augeninnendruckes durch Halothan beträgt beim normalen Auge in den Narkosestadien nach GUEDEL III$_1$–III$_2$ ca. 5–6 mm Hg. Bei Verdacht auf primäres oder sekundäres Glaukom empfiehlt sich deshalb die Kombination von Lokal- und Allgemeinanästhesie.

Letztere kann dann flacher gehalten werden. Bei Kindern älter als 5 Monate kann anhand der Blutdruckmessung vor und während der Narkose beurteilt werden, ob der intraokuläre Druck, der dem Verhalten des Blutdruckes in Narkose weitgehend folgt, niedriger liegt als vor der Narkose.

Bei Tränenwegspülungen kann die Spülflüssigkeit aspiriert werden oder zu einem Laryngospasmus führen. Das läßt sich vermeiden, indem das Kind nach erfolgter Spülung in Seitenlage gebracht wird.

Für Narkosen in der Ambulanz des Ophthalmologen eignen sich auch Zyklopropan oder Ketamin.

Zyklopropan flutet schneller an als Halothan, ist dafür mit dem Nachteil der Explosibilität behaftet.

Ketamin hat eine postnarkotische Erholungsphase bis zu 2 Stunden und macht damit einen längeren Aufenthalt in Praxis oder Klinik notwendig.

Schieloperationen

Die Prämedikation kann normalerweise mit Promethazin-Pethidin-Atropin vorgenommen werden (s. S. 130). Bei sehr ängstlichen Kindern kann am Vorabend ein Barbituratzäpfchen verabreicht werden und am Operationstag Thiopental rektal zur Vorbereitung gegeben werden (s. S. 124). Die Narkose kann mit der Kombination Hexobarbital-Lachgas-Succinylcholin-Halothan (s. S. 132) oder mit Ketamin (s. S. 97) durchgeführt werden. Wir geben der Ketaminanästhesie den Vorzug, weil auf die endotracheale Intubation verzichtet werden kann und postoperatives Erbrechen wesentlich seltener ist. Die Aufwachphase, in der die Kinder häufig durch die beidseitig verbundenen Augen irritiert werden, verläuft nach Ketaminnarkose ruhiger als nach Hexobarbital-N$_2$O-Halothan. Ketamin bewirkt eine leichte Blutdruckerhöhung und kann dadurch in manchen Fällen die Blutungsneigung im Operationsfeld erhöhen, die durch Injektion oder Auftropfen einer vasokonstriktorisch wirkenden Lösung, z. B. Adrenalin 1:100 000 behoben werden kann.

Glaukomoperationen

Bei Kindern mit Glaukom muß der Anästhesist psychische Erregung, Husten, Pressen, Hyperkapnie und Succinylcholin vermeiden, um nicht eine zusätzliche Augeninnendrucksteigerung zu provozieren.

ALFANO (1) fand bei 9 Kindern mit Hydrophthalmus 3mal eine pathologisch erniedrigte Pseudocholinesteraseaktivität. Bei Anwendung von Succinylcholin besteht deshalb die Gefahr einer verlängerten Apnoe.

Atropin (s. S. 130) ist in üblicher Dosierung zur Prämedikation nicht kontraindiziert.

Die Prämedikation sollte tief sein. Die Narkosemethode der Wahl ist die Halothan-Lachgasinhalation (s. S. 132). Die Intubation kann in tiefer Halothannarkose erfolgen. Die Wahl des Narkosesystems ist altersabhängig (s. S. 69) und muß berücksichtigen, daß der Ausatemwiderstand so gering wie möglich sein sollte.

Linsenoperationen und perforierende Verletzungen

Für Diszissionen und Linsenbreiablassungen ist nach unserer Auffassung die intravenöse Ketaminnarkose nach üblicher Prämedikation das Verfahren der Wahl. Die geringfügige Augeninnendruckerhöhung durch Ketamin haben wir dabei nicht als nachteilig empfunden. Auch bei perforierenden Verletzungen ist die mögliche intraokuläre Druckerhöhung zu gering, um einen Glaskörperverlust hervorzurufen. Die Ketaminanwendung wird hier allerdings eingeschränkt durch das Vorhandensein weiterer Gesichtsverletzungen. Besteht aufgrund solcher Begleitverletzungen die Möglichkeit der Aspiration von Blut, Speichel oder Liquor, so ist der Intubation mit Hexobarbital, Lachgas, Halothan gegenüber Ketamin der Vorzug zu geben.

Operationen bei Amotio retinae, Tumoren von Bulbus und Umgebung und pathologischen Veränderungen der Lider und Tränenorgane

Wegen der Dauer der in diesem Kapitel zusammengefaßten Eingriffe ist die Kombinationsnarkose mit Hexobarbital-Succinylcholin-Lachgas-Halothan geeigneter als Ketamin. Ein weiteres Argument zu ihren Gunsten ist besonders bei Operationen der Tränenwege das Hinunterlaufen von Blut in Nase und Rachen. Während der Narkose kann die Atmung assistiert oder kontrolliert werden.

Am Ende einer Amotiooperation sind Husten oder Pressen äußerst unerwünscht. Die Extubation darf deshalb nicht in zu flacher Narkose erfolgen. Zur Prophylaxe von Husten, Pressen und postnarkotischem Erbrechen hat sich nach unseren Erfahrungen die i. v. Injektion von 2,5–5 mg Dehydrobenzperidol 5 Minuten vor der Extubation bewährt.

Literatur

1. Alfano, J. E.: Pseudocholinesterase, Cholinesterase and congenital Glaucoma. Amer. J. Ophthal. 61 (1966) 985–987
2. Langrehr, D., F. Adelstein, H. L'Allemand: Zur Frage der Fluothane-Narkose für chirurgische Eingriffe am Auge. Ophthalmologica (Basel) 153 (1967) 200–214
3. Eyrich, K., W. Doden, W. Schenck: Okulocardialer Reflex und Narkoseproblematik bei Schieloperationen im Kindesalter. Klin. Mbl. Augenheilk. 145 (1964) 66–80
4. Kirsch, R. E., P. Samet, V. Kugel, St. Axelrod: Electrocardiographic changes during ocular surgery and their prevention by retrobulbar injection. Arch. Ophthal. 58 (1957) 348–356
5. Kudo, Y.: Jap. J. Anesthesia 14 (1965) 851
6. Kushner, P.: General anesthesia for ophthalmic Surgery in Children. J. Am. Ophthal. 49 (1960) 839
7. Mallison, F. B., S. K. Coombs: A hazard of anesthesia in ophthalmic surgery. Lancet 1960/I, 574–575
8. Podlesch, I., H. Görtz, K. Quint: Über Indikation, Methoden und Komplikationen der Allgemeinnarkose in der Ophthalmologie. Klin. Mbl. Augenheilkd. 152 (1968) 405–417
9. Schlag, G.: Technik und Probleme der Allgemeinanästhesie. Klin. Mbl. Augenheilk. 142 (1963) 671–681

Hals-Nasen-Ohren-Heilkunde

Operationen im Hals-, Nasen-, Ohren-, Rachen- und Mundbereich stellen den Anästhesisten häufig vor größere Probleme als den Chirurgen. Für bestimmte Eingriffe ist die Zahl der Narkosezwischenfälle z. Z. noch größer als die Häufigkeit chirurgischer Komplikationen. Angeborene Mißbildungen, Tumoren und entzündliche Veränderungen können mit und ohne Narkose durch Verlegung der Atemwege zu lebensbedrohlichen Situationen führen, die mitunter nur durch Punktion der Membrana cricothyreoidea und O_2-Insufflation über eine Kanüle mit mindestens 1,2–2 mm Durchmesser überbrückt werden können. Ungenügende Voruntersuchung und mangelhafte Vorbereitung zur Narkose sind weitere Ursachen für Narkosezwischenfälle. Die Gefahr der Aspiration von Blut oder Eiter erfordert besonders bei enoralen Eingriffen eine sorgfältige Narkosetechnik und -führung. Zu optimalen Operationsbedingungen zählt, daß das Operationsgebiet weder durch den Anästhesisten noch durch Anästhesiezubehör okkupiert wird.

Kopf- und Halsbereich sind schmerzempfindlicher als andere Körperregionen und Ursprung zahlreicher reflektorischer Erregungsabläufe.

Die gute Durchblutung im Kopf-Hals-Bereich macht häufig eine lokale Injektion von Vasokonstringentien zur Blutstillung erforderlich.

Blutanschoppung im Kopf infolge Husten und Pressen erhöht die Blutungsneigung. Damit artifizielle Kopfbewegungen bei endotrachealer Intubation keinen Hustenreiz auslösen, empfiehlt sich das Sprayen von Kehlkopf und oberer Trachea mit einem Oberflächenanästhetikum, wie Tetracain oder Pantocain.

Tonsillektomie, Adenotomie

Entfernung oder Abtragung der Rachen- und Gaumenmandeln zählen zu den häufigsten Operationen im Kindesalter. Die Vorbereitung zu Operation und Narkose erfolgt nach den üblichen Richtlinien (s. S. 121) und umfaßt gründliche Anamnese, klinische Untersuchung, Blutgruppe, Blutbild, Gerinnungsstatus und Prämedikation. Für viele Kinder bedeutet die stationäre Aufnahme zur Tonsillektomie oder Adenotomie die erste Bekanntschaft mit dem Krankenhaus. Gute psychische Betreuung und Prämedikation vor dem Eingriff sind deshalb besonders wichtig. Während Chloräthylrausch bei Adenotomien und Insufflationsnarkosen mit Äther oder anderen Inhalationsnarkotika bei Tonsillektomien früher breite Anwendung fanden, ist heute der endotrachealen Intubation wegen der Herabsetzung der Aspirationsgefahr und der Möglichkeit der kontrollierten Beatmung der Vorzug zu geben (18).

Bestimmungen des pCO_{2a} während Insufflationsnarkosen ergaben Werte zwischen 50 und 70 mm Hg (19).

Die postoperative Phase verlief nach kontrollierter Beatmung wesentlich komplikationsloser als nach Spontanatmung in Narkose (9).

Um Läsionen adenoider Vegetationen zu vermeiden, bevorzugen wir die orotracheale Intubation.

Bei Kindern bis zu 4 Jahren benutzen wir manschettenlose flexible Metallspiraltuben (Abb. 40), bei älteren Kindern Tuben mit aufblasbarer Manschette. Bei Kindern mit leicht und ohne große Schmerzen zu punktierenden Venen kann die Narkose mit Barbituraten, Etomidate, Propanidid u. a. eingeleitet und zur Intubation Succinylcholin i. v. injiziert werden.

Haben die Kinder schwer auffindbare Venen, wird die Narkose mit einem O_2/N_2O-Gemisch im Verhältnis 1:3 begonnen, dem 2–3 Minuten später Halothan in steigenden Konzentrationen zugesetzt wird (s. S. 132). Danach treten die Venen in vielen Fällen deutlicher hervor, so daß eine i. v. Kanüle zur Succinylcholininjektion und Infusion gelegt werden kann. Wir infundieren in Abhängigkeit vom Alter physiologische Kochsalzlösung mit wechselndem Zusatz einer 5%igen Glukoselösung (s. S. 205), um die prä- und postoperative Flüssigkeitskarenz auszugleichen, und Plasmaexpander, wenn der Blutverlust 10% des Blutvolumens übersteigt. Wenn eine Venenpunktion nicht möglich ist, wird Succinylcholin zur Intubation i. m. verabreicht (Dosierung 2–3 mg/kg KG).

Entweichen von Atemgas und Hinablaufen von Blut in die Trachea – besonders bei manschettenlosen Tuben – wird durch Einlegen einer feuchten Mullbinde um den Tubus vor dem Kehlkopf erreicht.

Für die Fixation des Tubus und zur Mundöffnung sind verschiedene Spatel entwickelt und modifiziert worden. Bewährt hat sich nach unserer Erfahrung der Spatel nach BROWN-DAVIS in der Modifikation nach RING (Abb. 92). Die Narkose führen wir mit einem O_2/N_2O-Halothangemisch weiter. Unter Relaxierung mit Succinylcholin wird die Narkose mit einer inspiratorischen Halothankonzentration von 0,5–1,0 % relativ flach gehalten, damit die Kinder postoperativ möglichst rasch in den Besitz der Husten- und Schluckreflexe gelangen und kein Blut aspirieren.

LEE u. Mitarb. (17) haben unter lokaler Adrenalinanwendung (1:1000) nicht mehr Arrhythmien registriert als ohne Adrenalin. Die Infiltration adrenalinhaltiger Lokalanästhetika kann in Kombination mit Halothan Anlaß ernster Zwischenfälle sein (4), die durch Limitierung der Adrenalindosis (s. S. 205) jedoch zu vermeiden sind. Vor der Extubation sollte der Rachen gründlich von Blut und Speichel gesäubert werden.

Der mittlere Blutverlust bei Tonsillektomien und Adenotomien betrug 109 ml (14–448 ml) und machte in 18 % der Fälle mehr als 10 % des kalkulierten Blutvolumens aus (21).

Postoperative Unruhe und Erbrechen sind nach der von uns empfohlenen Prämedikation relativ selten. Die Häufigkeit tödlicher Narkosezwischenfälle bei Adenotomien und Tonsillektomien wird nach einer Zusammenstellung von DAVIES (10) zwischen 1:8000 bis über 1:35000 angegeben. Wesentlich zahlreicher sind Komplikationen bei Kindern, die sich wegen **Nachblutungen** einer 2. Narkose unterziehen müssen (9). Unerkannter Volumenmangel und Regurgitation verschluckten Blutes führen häufig zu relativer

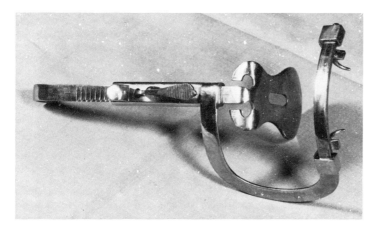

Abb. 92 Spatel zur stabilen Mundöffnung

Überdosierung von Narkosemitteln mit Herzstillstand und letal verlaufenden Aspirationspneumonien. Bei Kindern im Schock, wo eine massive Blutung sofortiges Eingreifen erfordert, sollten Blutstillung oder Tamponade ohne Narkose vorgenommen werden.

Vor Reoperationen tonsillektomierter oder adenotomierter Kinder in Narkose müssen nach DAVIES (10) folgende Maßnahmen getroffen werden:

1. Schaffung eines intravenösen Zuganges.
2. Kreuzblutentnahme, Hb- und/oder Hämatokritbestimmung.
3. Infusion eines Plasmaexpanders bis zu 20 ml/kg Körpergewicht.
4. Ausgleichen der meist bestehenden metabolischen Azidose, falls keine Blutgasanalyse möglich, auf Verdacht 1–2 ml 6% $NaHCO_3$-Lösung/kg.
5. Versuchen, den Magen soweit möglich mittels Magenschlauch zu entleeren.
6. Vor und während Narkoseeinleitung reinen Sauerstoff atmen zu lassen.
7. Vorsichtige Dosierung von Narkosemitteln und Succinylcholin (Kinder in schlechtem Allgemeinzustand neigen vermehrt zu Herzrhythmusstörungen und Herzstillstand nach Succinylcholin).
8. Zur Narkose für Reoperationen sollte wegen der Aspirationsgefahr endotracheal intubiert werden.
9. Vor Intubation Rachen säubern, bei der Intubation vorgehen wie bei vollem Magen (s. S. 141).

Zur Narkoseeinleitung bei Nachblutungen bevorzugen wir Ketamin in der Dosierung von 0,5–1,0 mg/kg i. v., weil es keine hypotensive Wirkung hat und die Gefahr einer Aspiration von Mageninhalt während Narkoseeinleitung mit einem Inhalationsnarkotikum umgangen wird.

Die Narkose bei Tonsillektomien ist mit einer hohen Mortalität gegenüber anderen Eingriffen belastet (8, 15). Die Kürze des operativen Eingriffes sollte deshalb nicht zur anästhesiologischen Sorglosigkeit verführen.

Operationen am Ohr und seiner Umgebung

Operationen an Trommelfell und Innenohr verursachen nach unserer Erfahrung häufiger als sonst üblich Übelkeit und Erbrechen. Droperidol (Dehydrobenzperidol) sollte deshalb mit in die Prämedikation aufgenommen werden.

Die wenige Sekunden dauernde Inzision des Trommelfells bei Otitis media kann in N_2O-Halothan- oder Propanididnarkose (10–12 mg Propanidid/kg KG) vorgenommen werden. Falls das Kind nicht nüchtern ist, empfiehlt sich die Kombination von Sedierung (s. S. 123) und Lokalanästhesie. Für das zeitlich etwas aufwendigere Einsetzen von Paukenröhrchen bietet sich nach Atropinprämedikation, die i. v. (1–3 mg/kg KG) oder i. m. (8–10 mg/kg KG) Injektion von Ketamin an.

Tympanoplastiken oder Innenohroperationen erfordern meist längere Zeit und damit die endotracheale Intubation zur optimalen Freihaltung der Atemwege und künstlichen Beatmung.

Die Intubation mit Metallspiraltuben und die sorgfältige Tubusfixation verhindern das Abknicken des Tubus infolge Seitenlagerung oder Bewegungen des Kopfes oder eine versehentliche Extubation. Unter Inhalationsnarkosen mit Lachgas kann der Druck im Mittelohr ansteigen, bis ein Ausgleich über die Tuba auditiva (Eustachii) erfolgt (18, 23).

Als Narkoseverfahren oder -mittel kommen Halothan oder Neuroleptanalgesie in Frage. Während Neuroleptanalgesie können Vasokonstringentien wie Adrenalin und Noradrenalin zur lokalen Blutstillung bedenkenloser verwendet werden als unter Halothan (s. S. 86). Die Narkose kann flach gehalten werden, wenn die Muskulatur relaxiert ist und kontrolliert beatmet wird. Tubusbewegungen können weder Hustenstöße noch andere störende Reflexe auslösen. Die Muskelrelaxation beugt Preßatmung und CO_2-Akkumulation vor, die die Blutungsneigung im Operationsgebiet fördern.

Mastoidektomien werden am vorteilhaftesten in Allgemeinnarkose mit orotrachealer Intubation ausgeführt. In Abhängigkeit vom Lebensalter können i. v. und/oder Inhalationsnarkotika angewendet werden.

Nasen- und Nebenhöhlenoperationen

Während Eingriffe an Nase und Nebenhöhlen im Erwachsenenalter häufig in Lokalanästhesie durchgeführt werden, ist bei Kindern eine Kombinationsnarkose mit endotrachealer Intubation indiziert.

Halothan, Ketamin und Droperidol erhöhen die Blutungsneigung im Operationsgebiet und können deshalb plastische Eingriffe und Rekonstruktionen behindern. Wir bevorzugen deshalb eine Barbiturat-N$_2$O-Fentanylnarkose mit Muskelrelaxation durch Pancuroniumbromid. Hypo- und Mesopharynx werden durch eine feuchte Mullbinde tamponiert, um Aspiration oder Verschlucken von Blut oder Eiter zu verhüten. Zur Blockierung der emetischen Wirkung des Fentanyl werden am Narkoseende 1,25 (Kleinkinder)–2,5 mg (ältere Kinder) Droperidol i.v. gegeben. Diese Narkosetechnik wird kombiniert mit Vasokonstringentienanwendung im Operationsgebiet. Eine kontrollierte Hypotension zur Einschränkung des Blutverlustes halten wir nicht für indiziert.

Bei der Versorgung von Nasenverletzungen muß die Möglichkeit eines vollen Magens berücksichtigt werden.

Nasenpolypen kommen gelegentlich in Verbindung mit zystischer Fibrose vor, deren pathophysiologische Auswirkungen auf die Lunge spezielle Rücksicht erfordern (s. S. 214).

Säuglinge atmen ausnahmslos durch die Nase. Bei angeborenem Verschluß der Nasengänge (bilaterale Choanalatresie) resultiert daher eine respiratorische Notfallsituation, d.h., während die Kinder schreien, sind sie rosig, um bei Beruhigung in tiefe Zyanose zu verfallen. Dieser Wechsel kann in wenigen Stunden zur Erschöpfung der Kinder führen. Choanalatresien werden deshalb bereits im Säuglingsalter behoben. Orotracheale Intubation und Halothan-N$_2$O-Narkose bieten dafür gute Voraussetzungen.

Eingriffe am Kehlkopf

Endolaryngeale Operationen, transtracheale Ventilation

Verschiedene Anästhesietechniken beruhen auf erhaltener Spontanatmung in tiefer Narkose ohne Endotrachealtubus. Dabei sind die Aspiration von Blut oder Tumormassen und ein Laryngospasmus nicht ausgeschlossen.

CARDEN u. FERGUSON (6) haben eine Technik beschrieben, bei der in tiefer Halothannarkose ein dünner Plastikkatheter durch die Stimmritze in die Trachea eingelegt wird, über den Sauerstoff in den Bronchialbaum unter hohem Druck intermittierend insuffliert wird. Mittels Succinylcholin wird eine Muskelrelaxation herbeigeführt. Während der Beatmungstechnik mit O$_2$ wird die Narkose durch intermittierende Barbituratinjektionen aufrechterhalten und eine Kopftieflage um 10–15° angestrebt. Andere Autoren leiten den Sauerstoff translaryngeal oder -tracheal ein und beatmen durch manuelle Kompression der O$_2$-Zuleitung oder über Bird Mark II (1, 22).

Die Druckwerte, die für eine Kanüle mit 1,62 mm Innendurchmesser bzw. Katheter zur adäquaten transtrachealen Ventilation aufgewendet werden müssen, betragen 1500–2000 mm Hg.

Als Routinemethode für endolaryngeale Eingriffe ist die transtracheale oder -laryngeale Ventilation nur bei älteren Kindern zu empfehlen. Als Notfallmaßnahme bei partieller Verlegung der Atemwege kann sie jedoch in allen Altersgruppen versucht werden.

Wenn die Größenverhältnisse es zulassen, kann auch mit dem kleinst möglichen Tubus intubiert werden. Zur Verringerung des hohen Atemwiderstandes sind ein weitlumiger und ein englumiger Tubus kombiniert worden, so daß die Länge des engen Tubus auf ein Minimum reduziert wird (5).

Die Narkose würde in üblicher Weise mit N$_2$O-Halothan oder i.v. Narkosemitteln eingeleitet und mit Halothan-N$_2$O unter Muskelrelaxation fortgesetzt. Die Wahl des Muskelrelaxans hängt von der voraussichtlichen Dauer des Eingriffs ab.

Bei Papillomen der Stimmbänder kann durch den Endotrachealtubus eine Aussaat in die Trachea verursacht werden. Die Intubation kann nur bis zu einer gewissen Kehlkopfgröße durchgeführt werden. Wenn Tuben mit 3,5 mm Durchmesser infolge ihrer Größe den chirurgischen Eingriff behindern, muß eine Insufflation von Sauerstoff und Narkosegasen in den Pharynx oder die Trachea erfolgen und die Aspirationsgefahr durch Kopftieflagerung vermindert werden. Unter Anwendung von Laserstrahlen darf das Insufflationsgemisch nur 30% Sauerstoff enthalten (16).

Eine gute Oberflächenanästhesie der Kehlkopf- und Trachealschleimhaut erleichtert das Vorgehen wesentlich.

Laryngektomie

Laryngektomien geht meist eine Tracheotomie zur Aufrechterhaltung freier Luftwege voraus. Die Tracheotomie wird am komplikationslosesten in Intubationsnarkose durchgeführt. Bei stenosierenden Larynxtumoren kann das Einführen eines Beatmungsbronchoskopes vorteilhafter sein, weil Stenosen besser aufgedehnt und eventuell abgelöste Tumoranteile leichter erkannt und entfernt werden können.

Zu Narkosebeginn oder vor Narkoseende muß eine Magensonde eingelegt werden.

Operationen der Trachea

Indikationen, Technik und Komplikationen der Tracheotomie sind im Kapitel Intensivtherapie (s. S. 219) besprochen.

Das Hauptproblem bei Stenoseoperationen an der Trachea stellt die Freihaltung der Luftwege dar. Bei Stenosen im Bereich des Kehlkopfes und der oberen Trachea kann eine Tracheotomie unterhalb der Stenose einen stabilen Luftweg gewährleisten. Für Operationen der zervikalen Trachea sind Lokalanästhesie mit tiefer Sedierung oder Inhalationsnarkosen mit Halothan oder Methoxyfluran angewandt worden (29). Intra- und postoperativ wurde der Hustenreflex durch Diazepam (Valium) in Kombination mit intermittierenden i.v. Injektionen von 5–10 mg Clobutinolchlorid (Silomat) unterdrückt (20).

Die sicherste Narkosetechnik bei Operationen im zervikalen Trachealanteil ist die endotracheale Intubation mit einem Tubus, dessen Ausmaß Resektion und Anastomosierung erlaubte. Mitunter erleichtert auch eine vorübergehende Intubation der distalen Trachea vom Operationsfeld her das chirurgische Vorgehen. Die endotracheale Intubation erlaubt die Anwendung von Muskelrelaxantien und damit eine zuverlässige Ausschaltung des Hustenreflexes, eine flache Narkose und kontrollierte Beatmung. Bei Operationen der thorakalen Trachea ist die Intubation obligat.

FEARON (11) empfiehlt die Anästhesie über ein Bronchoskop. Zur Markierung des Ösophagus, der mit der Trachea verbacken sein kann, empfiehlt sich das Legen einer Magensonde.

Abszesse, Epiglottitis

Abszesse sind im kieferchirurgischen Kapitel (S. 206) und die Epiglottitis im Abschnitt Intensivtherapie (S. 237) abgehandelt.

Endoskopien

Endoskopien des Tracheobronchialbaumes und der Speiseröhre finden wegen Behinderung der Atmung durch Fremdkörper, Tumoren oder Stenosen häufig unter notfallmäßigen Bedingungen statt. Eine reguläre Prämedikation (s. S. 123) ist nur bei geplanten Eingriffen möglich. Bis zum 6. Lebensmonat kann auf eine Narkose verzichtet und der Eingriff nach O_2-Atmung über 10 Minuten zur weitgehenden Denitrogenisierung der Lungen begonnen werden (12, 13). Bei älteren Kindern in normalem Allgemeinzustand kann die Narkose intravenös (Barbiturate, Propanidid, Etomidate) oder per inhalationem mit Halothan eingeleitet und mit Halothan fortgesetzt werden. Muskelrelaxation erleichtert die Prozedur. Die pränarkotische Sauerstoffanreicherung in der Lunge gewährleistet zusammen mit der O_2-Insufflation durch das Bronchoskop (5–8 l/Min.) während des Eingriffs eine ausreichende Oxygenierung des Blutes bis zu 15 Minuten (13) und ist unerläßlich, weil Exzisionen, Absaugungen und Fremdkörperextraktionen während der Bronchoskopie keine Beatmung zulassen. Zwischen den Manipulationen muß nach Verschluß des Bronchoskops mittels durchsichtiger Kappe über einen Seitenarm mit O_2 und Halothanzusatz beatmet werden. Die O_2-Zufuhr muß während Absaugungen erhöht werden.

Bei jeglichem Verdacht auf eine auch nur partielle Verlegung des Kehlkopfes oder der Trachea (Fremdkörper, Tumoren, Zysten) hat die Anwendung von Muskelrelaxantien zu unterbleiben, weil die künstliche Beatmung sich als unmöglich erweisen und Asphyxie eintreten kann.

Die Beatmung über das Bronchoskop muß bis zur Wiederkehr der Spontanatmung fortgesetzt werden. Das Ziehen des Bronchoskops kann einen Laryngospasmus (s. S. 133) verursachen, der je kürzer währt, desto flacher die Narkosetiefe ist. Einen gewissen Schutz bietet das Sprayen des Kehlkopfes mit einem Oberflächenanästhetikum.

Die größten Anforderungen an Otorhinolaryngologen und Anästhesisten stellen Kinder, die infolge Atemwegsverlegung hypoxisch und/oder hyperkarbisch ins Hospital kommen. In diesen Fällen ist sofort und ohne den Versuch einer Intubation oder Narkose eine Tracheobronchoskopie vorzunehmen.

Mit Hilfe des starren Rohres lassen sich entzündliche Stenosen leichter aufdehnen und überwinden. Wegen des unterschiedlichen Ausmaßes der Stenosen sollten Bronchoskope aller Größen verfügbar sein. In extremen Fällen und bei Fehlen eines entsprechenden Instrumentariums ist die transkrikoidale Punktion mit einer Kanüle und anschließender Sauerstoffinflation zu versuchen (s. S. 201).

Die Ösophagoskopie wird am zweckmäßigsten in Intubationsnarkose durchgeführt. Dabei darf die Trachea unterhalb der Tubusspitze nicht komprimiert werden. Bei anomalen Gefäßverläufen ist es gelegentlich notwendig, bei liegendem Bronchoskop zu ösophagoskopieren. Der Eingriff sollte immer unter Muskelrelaxation vorgenommen werden, weil Pressen oder Hustenstöße leicht eine Ösophagusperforation verursachen können.

Für die Mediastinoskopie ist die Allgemeinnarkose mit endotrachealer Intubation die Methode der Wahl. Im Verlaufe des Eingriffs können Tachykardie und Extrasystolen auftreten (2).

Audio-EEG-Untersuchungen

Die Untersuchung des kindlichen Gehörs anhand akustisch provozierter Hirnrindenpotentiale kann durch motorische Unruhe erschwert oder unmöglich werden. Zur Sedierung stehen verschiedene Methoden zur Verfügung:

Ketamin

GIESEN u. Mitarb. (14) fanden nach 2 mg Ketamin/kg Körpergewicht eine deutliche Amplitudenverminderung des Summenpotentials und langsame kortikale Synchronisationsprozesse auf akustische Reizung, wie sie für zerebrale Entwicklungsstörungen typisch sind. Sie halten seine Anwendung in der audiologischen Diagnostik für unzweckmäßig. Wir haben audiologische Untersuchungen in der Aufwachphase nach Ketamingabe mit zufriedenstellenden Ergebnissen durchgeführt.

Halothan-N$_2$O-Narkose mit Muskelrelaxation

Eine flache Halothan-N$_2$O-Narkose in Kombination mit Succinylcholin erlaubt eine zuverlässige Ausschaltung von Muskelpotentialen und hat deshalb ihre Berechtigung für audiologische Untersuchungen.

Literatur

1. Albert, S. N., J. Shibuya, C. A. Albert: Ventilation with an oxygen injector for suspension laryngoscopy under general anesthesia. Anesth. Analg. Curr. Res. 51 (1972) 866–870
2. Bacsa, S.: Narkoseprobleme bei der Mediastinoskopie. Z. prakt. Anästh. Wiederbeleb. 2 (1967) 128–133
3. Benjamin, B., V. Lines: Endoscopy and anaesthesia in noninfective airway obstruction in children. Anesthesia 27 (1972) 283–291
4. Boette, G., H. Tremel: Seltene Narkosezwischenfälle. Arch. Klin. exp. Ohr.-Nas.- u. Kehlk.-Heilk. 191 (1968) 779–782
5. Bromfield, D. H., D. W. J. Callingford: Anaesthesia for laryngeal Microsurgery. Anaesthesia 27 (1972) 215–218
6. Carden, E., G. B. Ferguson: A new technique for micro-laryngeal surgery in infants. Laryngoscope (St. Louis) 83 (1973) 691–699
7. McCaughey, T. J., A. W. Holm, J. Hayakawa: Arterial blood gas studies associated with anaesthesia for adenotonsillectomy in children. Canad. Anaesth. Soc. J. 11 (1964) 460–475
8. Committee: On death associated with anaesthesia: Tonsils and adenoids. Anaesthesia 10 (1955) 218–220
9. Davies, D. D.: Re-anaesthetizing cases of tonsillectomy because of persistent postoperative hemorrhage. Brit. J. Anaesth. 36 (1964) 244–250
10. Davies, D. D.: Anaesthetic mortality in tonsillectomy and adenoidectomy. Brit. J. Anaesth. 36 (1964) 110–114
11. Fearon, B.: Anesthesia in pediatric peroral endoscopy. Ann. otol. Rhin. Laryng 78 (1969) 469–475
12. Feychting, H.: Some aspects of special forms of anaesthesia for infants. Acta anaesth. scand. Suppl. 37 (1970) 60–61
13. Fraioli, R. L., L. A. Sheffer, J. L. Steffenson: Pulmonary and cardiovascular effects of apneic oxygenation in man. Anesthesiology 39 (1973) 588–596
14. Giesen, M., H. Hoerkens, D. Patschke: Ketamin-Auswirkungen auf das kindliche Audio-EEG. In: Ketamin. In Reihe: Anaesthesiologie und Wiederbelebung, Bd. 69, hrsg. von R. Frey, F. Kern, O. Mayrhofer. Springer, Berlin 1973 (S. 236–239)
15. Graff, Th. D., O. C. Philipps, D. W. Benson, E. Kelley: Baltimore Anesthesia study committee: Factors in pediatric anesthesia mortality. Anesth. Analg. Curr. Res. 43 (1964) 407–414
16. Konchigeri, H. N., M. H. Shaker: Anaesthesia for intra-laryngeal laser surgery. Canad. Anaesth. Soc. J. 21 (1974) 343–349
17. Lee, J. H., M. Sigel, H. M. Paisner, van S. Lawrence: Use of topical epinephrine in tonsillectomy and adenoidectomy with halothane anesthesia. Anesth. Analg. Curr. Res. 51 (1972) 64–68
18. Matz, G. J., Ch. G. Rattenborg, D. A. Holaday: Effect of nitrous oxide on middle ear pressure. Anesthesiology 28 (1967) 948–950
19. Pichlmayr, I., W. Pöll: Gesichtspunkte zur Narkosetechnik für Tonsillektomie und Adenotomien im Kindesalter. Anaesthesist 22 (1973) 271–273
20. Savolainen, V. P., B. Grahme: Anaesthesia in operations for laryngeal and tracheal stenosis. Acta Otolaryng 75 (1973) 385–386
21. Spoerel, W. L., L. Hersey, R. Greenway: Blood loss during tonsillectomies in children. Canad. med. Ass. J. 82 (1960) 1265–1267
22. Spoerel, W. L., R. E. Greenway: Technique of ventilation during endolaryngeal surgery under general anaesthesia. Canad. Anaesth. Soc. J. 20 (1973) 369–377
23. Thomson, K. A., K. Terkildsen, L. Arenfred: Middle ear pressure variations during anaesthesia. Arch. Otolaryng. 82 (1965) 609–611

Kiefer- und Gesichtschirurgie, Zahnheilkunde

Lippen-Kiefer-Gaumen-Spalten

Lippen-Kiefer-Gaumen-Spalten zählen neben Meningozelen und Klumpfüßen zu den häufigsten kongenitalen Mißbildungen.

Der Zeitpunkt des operativen Verschlusses von Lippen-Kiefer-Gaumen-Spalten wird in Abhängigkeit vom zuständigen Chirurgen verschieden festgelegt. Der Verschluß von Lippen-Kiefer-Spalten erfolgt meist zwischen 3. und 7. Lebensmonat, der von Gaumenspalten bis zum Abschluß des 3. Lebensjahres.

Präoperative Befunde und Vorbereitung zur Narkose

Vergesellschaftung mit anderen Mißbildungen

WHALEN u. CONN (10) fanden in 11,4% der Fälle von Lippenspalt- und in 12% bei Gaumenspaltträgern Herzfehler oder Anomalien der großen Gefäße. Präoperativ ist bei diesen Kindern zu eruieren, ob Herzinsuffizienz, Hypoxie oder Störungen der Blutgerinnung vorliegen

Spaltbildungen gehören ebenfalls zum klinischen Bild des Pierre-Robin- und Klippel-Feil-Syndroms sowie anderer maxillofazialer Dysplasien.

Mikrognathie, Makroglossie, kurzer Hals und Kieferhypoplasien erschweren die endotracheale Intubation bzw. machen sie in seltenen Fällen unmöglich.

Allgemeinzustand, Atmungssystem, Hb-Gehalt

SCHETTLER (6) konnte nachweisen, daß besonders Kinder mit doppelseitigen Lippen-Kiefer-Gaumen-Spalten in der körperlichen Entwicklung zurückbleiben.

Der viskose Atemwiderstand liegt bei Kindern mit doppelseitigen Lippen-Kiefer-Gaumen-Spalten höher, das Atemminutenvolumen/m^2 Körperoberfläche niedriger als bei normalen Säuglingen (6).

LKG-Träger neigen aufgrund gelegentlicher Aspirationen, mangelnder Anfeuchtung und Erwärmung der Atemluft zu gehäuften Atemwegsinfektionen und Ernährungsstörungen. In einigen Kliniken wird präoperativ routinemäßig ein Nasenrachensekretabstrich bakteriologisch untersucht. Wir halten diesen Aufwand für nicht gerechtfertigt, weil der Nachweis verschiedener Keime noch nichts über deren Pathogenität aussagt und zwischen Abstrich und Operation Kreuzinfektionen stattfinden können. Wegen der Gefahr eines postoperativen Larynxödems wird die Operation bei Kindern mit Zeichen einer floriden Atemwegsinfektion um einige Wochen verschoben.

Nach der stationären Aufnahme sollte die Operation so bald wie möglich vorgenommen werden, um Kreuzinfektionen zu vermeiden.

WHALEN u. CONN (11) setzen einen Hb-Gehalt von 10 g % als Grenze der Operabilität fest.

Wir behandeln Kinder mit einem Hb-Gehalt unter 10 g% mit Eisenpräparaten vor der Operation oder beginnen bei Blutverlusten > 10% des Blutvolumens mit einer Transfusion.

WHALEN u. CONN (11) beobachteten bei Gaumenplastiken mit einem Hb-Gehalt zwischen 9 und 10 g% häufiger als sonst Atemwegsinfektionen, Gastroenteritis und Störungen der Wundheilung.

Besonderheiten der Narkosetechnik

Um ein Abrutschen des Laryngoskopes zu vermeiden, empfiehlt sich das Einlegen einer Mullkompresse in die Kieferspalte. Da Spatel und Tamponaden bei diesen Operationen Einengungen des Tubuslumens hervorrufen können, ist die Anwendung von Metallspiraltuben angebracht. Das günstigste Verhältnis von Außen- und Innendurchmesser haben die Tuben der Fa. Fletcher u. Farlow, London (vgl. Abb. 40).

Die Intubation erfolgt oral. Bei Gaumenplastiken geben einige Autoren der nasotrachealen Intubation den Vorzug. Der Tubus wird durch Spatel (vgl. Abb. 92) fixiert oder bei Lippenplastiken am Kinn befestigt, so daß der Mundspalt nicht deformiert wird. Das Einlegen einer Tamponade unter Sicht des Laryngoskopes in die Umgebung des Kehlkopfes verhindert das Eindringen von Blut in die Trachea und gibt dem Tubus eine zusätzliche Fixation.

Die Wahl eines Narkosesystems hat Alter des Kindes und optimale Arbeitsbedingungen für den Chirurgen zu berücksichtigen. Die benutzten Systeme sollten eine Beatmung außerhalb des Operationsgebietes ermöglichen. Ihr Gewicht und die Befestigung dürfen Lippen oder Nase nicht verziehen, um das kosmetische Operationsergebnis nicht zu gefährden. Der Operateur sollte keine Narkosegase inhalieren. Den genannten Anforderungen kommt bei Verschlüssen von Lippen-Kiefer-Gaumen-Spalten bis zum Ende des 3. Lebensjahres der Keuskamp-Respirator (s. S. 75) am weitesten entgegen. Ältere Kinder werden mit Erwachsenenkreislaufsystemen behandelt.

Geeignete Narkosemittel zur Einleitung und Fortführung der Narkose sind Halothan und N_2O. Bei älteren Kindern kann die Narkose auch mit Injektion eines Barbiturates oder anderen i. v. Narkotika eingeleitet werden. Muskelrelaxation kann mit Pancuroniumbromid oder anderen Muskelrelaxantien erzielt werden.

Die Augen werden vor desinfizierenden Lösungen durch Fixation der Lider geschützt. Die inspiratorische Halothankonzentration kann in der Regel unter 1% gehalten werden.

Mit den zur Reduzierung der Blutungsneigung lokal applizierten adrenalinhaltigen Lösungen (2–5 ml einer Lösung 1:100000) haben wir an einem großen Krankengut bis auf die Zunahme der Herzfrequenz keine Komplikationen erlebt.

BROCK-UTNE (2) sah bei 1,5–6 ml einer Adrenalinlösung 1:200000 ebenfalls keine Komplikationen.

Bei Operationszeiten bis zu 1 Stunde (Verschluß unvollständiger Lippenspalten) an eutrophen Kindern kann auf eine intraoperative Flüssigkeitszufuhr verzichtet werden. Während Operationen, die 1 Stunde überschreiten, sollte sich der Anästhesist einen venösen Zugang verschaffen, um eine NaCl-Glukoselösung (Verhältnis 1:5 oder 1:4) zu infundieren (s. S. 47) oder im Bedarfsfall Blut zu transfundieren. Die Einführung der Schmetterlingskanülen hat die Notwendigkeit einer Venae sectio nahezu vollständig eliminiert.

Der „normale" Blutverlust bei Operationen von Lippen- und Gaumenspalten wurde von SCHEUNEMANN u. STELLMACH (7) mit 35–47 und 48–132 ml gemessen. Dazwischen lagen Lippen-Nasenboden-Plastiken.

In Ausnahmefällen kann der Blutverlust jedoch sehr viel höher sein. Versuche der exakten Bestimmung der verlorengegangenen Blutmenge ergeben jeweils nur Annäherungswerte. Wir ersetzen den Blutverlust, wenn seine Größe 10% des Gesamtblutvolumens überschreitet. In Zweifelsfällen geben wir Plasmaexpander und warten das Ergebnis der Hb- und Hkt-Bestimmung 2–4 Stunden nach Operationsende ab.

Komplikationen

Während einer Kieferspaltosteoplastik kann durch Rippen-Knorpel-Entnahme die Pleura eröffnet werden. Durch sorgfältiges, manuelles Blähen der Lunge bis zum Pleuraverschluß kann der Anästhesist das Entstehen eines **Pneumothorax** verhindern. Falls postoperative Perkussion und Auskultation dennoch einen Verdacht auf Pneumothorax ergeben, sollte ein Thoraxröntgenogramm angefertigt werden.

Bei Kindern mit Lippenspaltoperationen wurde ursprünglich das **Syndrom „paleur et hyperthermie"** von OMBREDANNE u. ARMINGEAT beschrieben (5).

Weitere Fälle, bei denen es nach Lippenspaltplastik zu Blässe, Hyperthermie und Kreislaufversagen kam, wurden von BUMM, DAVIES u. DANKS, REES und ROE (alle zit. bei 6) mitgeteilt.

Die Vermutung BERNDORFERS (1), das nach OMBREDANNE benannte Syndrom käme durch Verschluß der Lippen-Kiefer-Gaumen-Spalten und eine dadurch entstandene Erhöhung der Atemwiderstände zustande, ist durch SCHETTLER (6) widerlegt worden.

SCHETTLER (6) wies nach, daß sich die viskösen Atemwiderstände bei einseitigen LKG-Spalten nicht signifikant von Normwerten unterscheiden. Kinder mit doppelseitigen LKG-Spalten hatten präoperativ erhöhte Atemwiderstände, die sich postoperativ normalisierten.

Wir haben seit Einführung intraoperativer Flüssigkeitszufuhr, assistierter oder kontrollierter Beatmung während der Narkose, Erkennung und Behandlung metabolischer Azidosen keine Komplikationen im Sinne des „Ombredanne-Syndroms" mehr erlebt. Den seit 1960 veröffentlichten Statistiken (zit. bei 6) sind Komplikationsraten zwischen 5 und 23% während und nach Lippen- und Gaumen-Plastiken zu entnehmen.

Am häufigsten sind respiratorische Komplikationen (6, 10), die in Larynxödem, Atemwegsinfektionen und Laryngospasmus bestehen.

Da Säuglinge und Kleinkinder fast ausnahmslos durch die Nase atmen, kann es bei Tamponade der Nase zu Atemwegsverlegungen kommen, die durch Einlegen eines Guedel-Tubus leicht zu beheben sind.

Die Letalität des eigenen Krankengutes betrug zwischen 1963 und 1973 0,0%. In der Literatur (zit. b. 6) des gleichen Zeitraumes fanden wir Mortalitätsziffern zwischen 0,41 und 1,40%.

Hämangiome, Lymphangiome, Tumoren

Wenn diese oder andere Mißbildungen die Umgebung des Larynx befallen und eine Intubation unmöglich machen, muß präoperativ eine Tracheotomie vorgenommen werden. Für die Narkose zur Tracheotomie kann Ketamin benutzt werden (s. S. 97).

Mandibulofaziale Dysplasien

Retro- oder Mikrognathie, Glossoptose, Makroglossie und Dysostosis mandibulofacialis, die solitär oder in typischen Kombinationen (Pierre-Robin-Syndrom: Retrognathie, Glossoptose, Gaumenspalte; Franceschetti-Syndrom: Dysostosis mandibulofacialis, Jochbeinhypoplasie, Dysplasie der Ohrmuschel u. Makrostomie der stärker befallenen Seite) auftreten, bedürfen chirurgischer Interventionen, da sie Aspirationspneumonien begünstigen. Aus anatomischen Ursachen sind orotracheale Intubationen schwierig und sollten in tiefer Halothannarkose ohne Muskelrelaxantien versucht werden. Bei operativer Behandlung einer Glossoptose sollte nach SCHOLLER u. SCHILLI (8) wegen der postoperativen Schwellung eine Tracheotomie durchgeführt werden. MCEVITT (3) beschreibt die Behandlung der Atemwegsverlegung bei Mikrognathie mittels einer mehrere Wochen belassenen nasalen Magensonde.

STILES (9a) führt bei schwierigen Intubationen einen Herzkatheter über den Absaugkanal eines Glasfiberbronchoskops in die Trachea ein, über den dann der Endotrachealtubus gezogen wird.

Zahnextraktionen, Zahnsanierung

Soweit möglich, lassen wir Kinder, die zur ambulanten Behandlung in Allgemeinnarkose kommen, vom Kinder- oder Hausarzt untersuchen. Die erhobenen Befunde erleichtern dem Anästhesisten die Einschätzung des Narkoserisikos. In Notfällen muß der Anästhesist selbst eine grob orientierende Untersuchung von Herz, Lunge und Allgemeinzustand vornehmen. Bei regulär eingestellten Kindern können die Eltern vor der Fahrt in die Klinik ein Barbituratzäpfchen verabreichen (s. S. 125). Wenn durch Saugen, Tupfen und Kompression der Austritt von Blut oder Eiter beherrscht werden kann, führen wir Zahnextraktionen und kurze konservierende Zahnbehandlungen in Ketamin- oder Propanididnarkose durch (s. S. 103). Zur Vorbereitung erhalten die Kinder Atropin in üblicher Dosierung. Bei größeren Kindern kann auch eine Lokal- oder Leitungsanästhesie versucht werden. Die Schleimhaut kann für den Einstich mit Oberflächenspray anästhesiert werden. Propanidid hat im Vergleich zum Ketamin eine wesentlich kürzere postnarkotische Erholungsphase. Ausgedehnte Sanierungen des Gebisses (meist bei debilen Kindern) lassen sich am vorteilhaftesten in Intubationsnarkose durchführen. Antikonvulsiva und Tranquilizer lassen wir – falls eine Dauermedikation besteht – in üblicher Dosierung auch vor der Narkose verabreichen. Wenn die Kinder das Hospital oder die Praxis noch am gleichen Tag verlassen, empfiehlt es sich, nach Atropinvorbereitung die Narkose mit Propanidid einzuleiten, nach Succinylcholininjektion nasotracheal zu intubieren, den Rachen zu tamponieren und zur Fortführung der Narkose Lachgas und Halothan zu verwenden. 90–120 Minuten nach Ende der Narkose werden die Kinder noch überwacht und dann in Begleitung von Eltern oder Pflegepersonal nach Hause entlassen.

HEALY u. Mitarb. (4) haben bei debilen Kindern gute Erfahrungen mit einer Kombination von i. v. Diazepamgabe und Lokalanästhesie berichtet. Die Diazepamdosis richtete sich nach dem Sedierungseffekt.

Die von SHAFTO (9) beschriebene Methode der kontinuierlichen Methohexitalinfusion für Zahnbehandlungen ruft in ca. 1% der Fälle schwerste postoperative Erregungszustände hervor.

In- und extraorale Abszesse

Zur Eröffnung von Abszessen verschiedener Lokalisationen genügt eine Kurznarkose mit Propanidid. Komplikationsträchtige Situationen entstehen bei der Inzision intraoraler oder retropharyngealer Abszesse, die oft mit Kieferklemme und partieller Verlegung der Luftwege vergesellschaftet sind. Die blind nasale Intubation ist im Kindesalter nur selten möglich, und Manipulationen mit einem Tubus können den Abszeß eröffnen und Eiteraspiration verursachen.

Wir prämedizieren mit Atropin und versuchen deshalb zunächst in Propanididnarkose den Mund mittels Sperrer zu öffnen und inzidieren dann unter sorgfältiger Absaugung von Blut und Eiter. Bestecke zur Intubation, transtrachealen Beatmung und Nottracheotomie sollten bereit liegen.

Knochen- und Weichteilverletzungen des Gesichtes

Kinder mit Zertrümmerung von Nasenbein, Ober- oder Unterkiefer sind schwierig zu behandeln, weil in vielen Fällen motorische Unruhe, ein voller Magen und Aspiration von Blut oder Mageninhalt vorhanden sind. Eine rasche und schonende Sedierung kann durch intramuskuläre Gabe von 3–6 mg Ketamin/kg Körpergewicht erreicht werden. Die gleichzeitige Gabe von 0,02 mg Atropin/kg Körpergewicht wird zur Prophylaxe einer starken Salivation empfohlen. Die Ketaminwirkung setzt nach ca. 3 Minuten ein. Bis zum Wirkungseintritt können alle Vorbereitungen zu Intubation und Narkose getroffen werden. Vorsichtig muß versucht werden, aus dem Mund Blut, lose Zähne und Fremdkörper zu entfernen. Zur Intubation kann Ketamin i.v. (1–2 mg/kg) nachinjiziert werden. Falls eine Vene leicht zugänglich und das verletzte Kind ruhig ist, leiten wir die Narkose nach Säuberung des Mundes mit Propanidid (s. S. 103) ein und intubieren sofort nach Einsetzen der Propanididwirkung. Auf ein Muskelrelaxans zur Intubation sollte verzichtet werden. Bei Kieferfrakturen ist die Muskelerschlaffung ausreichend. Außerdem erhöht Succinylcholin durch Erschlaffung der physiologischen Sphinkter die Gefahr der Regurgitation von Magen-Darm-Inhalt. Während der Intubation müssen ein betriebsfertiger Sauger und ein Helfer zum Ausüben des Handgriffes nach SELLICK vorhanden sein. Nach Intubation und Rachentamponade kann die Narkose mit Lachgas und Halothan weitergeführt werden. Vor Beginn der Wundversorgung sollte zur Magendrainage noch eine Sonde gelegt werden. Während der Narkose ist weiter für Flüssigkeitszufuhr und Blutersatz Sorge zu tragen. Da die Magenaushebung selten vollständig ist und Patienten mit vollem Magen bei der Extubation häufiger als bei der Intubation zu erbrechen pflegen, injizieren wir ca. 5 Minuten vor Extubation 2,5–5 mg Dehydrobenzperidol i.v. Bei Aspiration von Blut oder Mageninhalt ist diese entsprechend zu behandeln (s. S. 142).

Bei nüchternen Kindern können Verletzungen des Gesichts ohne Beteiligung von Mund, Rachen und angrenzenden Geweben bis zu 1 Stunde Operationsdauer (s. S. 97) auch allein in Ketaminnarkose versorgt werden.

Ankylosen der Kiefergelenke

Kongenitale Ankylosen der Kiefergelenke stellen den Anästhesisten vor schwierige Probleme. Die blindnasale Intubation gelingt im Säuglingsalter kaum. Die Tracheotomie kann in diesem Lebensabschnitt häufiger als sonst von Komplikationen wie Trachealstenose, erschwertem Dekanülement, Pneumothorax und Mediastinalemphysem gefolgt sein. Während wir früher Barbiturate rektal oder intramuskulär in Kombination mit Sauerstoff-Halothan-Insufflation über einen Nasopharyngealkatheter angewandt haben, applizieren wir heute Ketamin intramuskulär (s. S. 100). Die Revisionen der Kiefergelenke können von außen erfolgen, so daß die Gefahr einer Blutaspiration nicht gegeben ist.

Literatur

1. Berndorfer, A.: Zur Frage des Syndroms „Paleur et Hyperthermie" als Todesursache nach Lippen-Gaumenspaltoperationen, Zbl. Chir. 80 (1955) 1562–1568
2. Brock-Utne, J. G.: Adrenaline infiltration during halothane anaesthesia. Brit. J. Anaesth. 44 (1972) 234
3. McEvitt, W. G.: Treatment of respiratory obstruction in micrognathia by use of a nasogastric tube. Plast. reconstr. Surg. 52 (1973) 138–140
4. Healy, T. E. J., H. D. Edmondson, N. Hall: Sedation for the mentally handicapped dental patient. Anaesthesia 26 (1971) 308–310
5. Ombredanne, L., J. Armingeat: Le syndrom paleur et hyperthermie chez les nourissons opérés. Presse méd. 37 (1929) 1345
6. Schettler, J.: Untersuchungen der Ventilation, der Atemmechanik, der Blutgase und des Säure-Basen-Haushaltes bei Säuglingen mit Lippen-Kiefer-Gaumenspalten vor, während und nach der Operation. Habilitationsschrift, Düsseldorf 1970
7. Scheunemann, H., R. Stellmach: Der Blutverlust bei Lippen- u. Gaumenplastiken im Säuglings- und Kleinkindesalter. Chirurg 29 (1958) 74–77

8. Scholler, K. L., W. Schilli: Intubationsnarkose bei Säuglingen mit schweren Kieferfehlbildungen (mandibulo-facialen Dysplasien). Anaesthesist 14 (1965) 144–147
9. Shafto, C. E.: Continuous intravenous anaesthesia for paediatric dentistry. Brit. J. Anaesth. 41 (1969) 407–416
9a. Stiles, C. M.: A flexible fiberoptic bronchoscope for endotracheal intubation in infants. Anesth. Analg. Curr. Res. 53 (1974) 1016–1019
10. Whalen, J. S., A. W. Conn: Anesthetic management for repair of cleft lips and cleft palates. Canad. Anaesth. Soc. J. 10 (1963) 584–597
11. Whalen, J. S., A. W. Conn: Improved technics in anaesthetic management for repair of cleft lips and palates. Anesth. Analg. Curr. Res. 46 (1967) 355–361

Eingriffe am Urogenitalsystem

Einfluß von Prämedikation, Allgemeinnarkose und anderen Faktoren auf die Nierenfunktion

Tab. 50 gibt Anhaltspunkte für Urinmengen im Kindesalter. Morphium, Pethidin, Barbiturate, Ketamin und Neuroleptanalgesie verringern beim Menschen in klinisch üblicher Dosierung das Urinvolumen und die glomeruläre Filtrationsrate ohne Anstieg des spezifischen Uringewichtes (5, 11, 15). Als Ursachen werden vermehrte Freisetzung des antidiuretischen Hormons (ADH), Einfluß auf die renale Hämodynamik oder eine Kombination beider Wirkungsmechanismen diskutiert. Eine Einschränkung der Diurese durch Morphin beim Menschen scheint ohne ADH-Wirkung möglich zu sein (11). Promazin und Chlorpromazin erhöhen die Urinausscheidung unter gleichzeitiger Verdünnung infolge Inhibierung der ADH-Freisetzung (11). Propanidid läßt das Urinvolumen unter Abnahme der Inulin-Clearance steigen (5). Atropin steigert die Natriumausscheidung ohne Veränderung der Kaliumausscheidung und des Urinvolumens (Lit. b. 11). Während jeder Inhalationsnarkose sinken Urinvolumen, Elektrolytausscheidung, glomeruläre Filtrationsrate und renale Perfusion (11, 15). Die Wirkung narkosemittelbedingter Nierenfunktionseinschränkung scheint dosisabhängig zu sein (15) und kann durch Infusion elektrolythaltiger Lösungen verringert werden.

Katecholamine, Hypothermie, Azidose und Hyponatriämie verringern die Nierenfunktion ebenfalls.

Ambulante diagnostische und therapeutische Maßnahmen

Narkosen für Präputiolysen, Katheterwechsel, Urethrabougierungen, Zystoskopien und intravesikale Manipulationen können nach Atropinprämedikation mit Propanidid (Epontol) eingeleitet und falls notwendig mit N_2O und Halothan verlängert werden. Diese Technik verursacht die kürzeste postnarkotische Erholungsphase. Prinzipiell können auch andere intravenöse oder Inhalationsnarkotika (Halothan, Methoxyfluran, Enfluran) angewendet werden.
Für Miktionszystourethrogramme empfehlen WEBB u. GOODWIN (19) eine N_2O-Halothannarkose, bei der die Halothanzufuhr nach Katheterisierung der Blase gestoppt wird. Während des Erwachens beginnen die Kinder dann zu urinieren.

Spezielle Probleme

Niereninsuffizienz

Chronische Urämie führt infolge herabgesetzter Erythropoese und vermehrter Hämolyse zur Anämie. Unbehandelte Urämien werden von metabolischen Azidosen begleitet, die durch Hyperventilation kompensiert werden. Es besteht meist eine Überladung des Organismus mit Wasser und Salzen mit Präödem der Lunge und des Gehirns. Eiweißdefizit und Gerinnungsstörungen können vorhanden sein bei vorausgegangenen Dialysen.

Tabelle 50   Urinmengen im Kindesalter

Alter	ml/24 Std.	ml/Std.
1 Tag–2 Tage	30–60	2
3 Tage–10 Tage	100–300	8
10 Tage–2 Monate	250–450	15
2 Monate–1 Jahr	400–500	18
1 Jahr–3 Jahre	500–600	22
3 Jahre–5 Jahre	600–700	27
5 Jahre–8 Jahre	650–1000	34
8 Jahre–14 Jahre	800–1400	46
über 14 Jahre	1000–1600	50

Die präoperative Untersuchung muß hämatologische Befunde, Serumelektrolyte, Säure-Basen-Status, Blutgerinnung und Wasserhaushalt umfassen. Wichtige Hinweise auf das Ausmaß der Niereninsuffizienz geben Serumkreatinin- und -harnstoffspiegel und Clearance-Untersuchungen. Zur Beseitigung einer Hyperkaliämie dienen außer den Dialyseverfahren die auf S. 52 beschriebenen Maßnahmen.

Zur Aufrechterhaltung einer Normovolämie empfiehlt sich die intraoperative Messung des zentralvenösen Druckes. Kontinuierliche EKG-Aufzeichnung ist wegen möglicher Störungen des Elektrolythaushaltes mit arrhythmischer Herzaktion indiziert.

Prämedikation

Vagolytika können in üblicher Dosierung verabfolgt werden, während die Dosis anderer Prämedikationsmittel auf die Hälfte reduziert werden soll (s. S. 130).

Narkosemittel

Inhalationsnarkotika sind wegen ihrer geringen Ausscheidung über die Nieren Mittel der Wahl.

N_2O hat keinen Einfluß auf die Nierenfunktion und kann supplementiert werden durch Halothan in Konzentrationen, die den arteriellen Druck nicht ändern. Äther, Zyklopropan und Methoxyfluran scheiden wegen Explosibilität, Nierentoxizität und Anstiegs des ADH-Spiegels aus. Zur Narkoseeinleitung können jedoch auch i. v. Narkotika angewendet werden (Barbiturate, Propanidid, Ketamin, Etomidate, Neuroleptanalgesie). Die i. v. Route erlaubt eine niedrigere Dosierung als die i. m. oder rektale Applikation.

Muskelrelaxantien

Erniedrigte Serumcholinesterase bei Dialysepatienten und Erhöhung des extrazellulären Kaliumspiegels (7) sprechen gegen die Applikation von Succinylcholin bei Urämie; dennoch ist es häufig ohne Komplikationen benutzt worden. Nichtdepolarisierende Muskelrelaxantien werden im Glomerulum filtriert und im Tubulus nicht rückresorbiert.

Die Wirkungsdauer einer Einzeldosis kompetitiver Muskelrelaxantien scheint eher eine Funktion der Umverteilung in neutrale Gewebe als eine Frage der renalen Exkretion. Erst bei sukzessiven Dosen beginnt der Ausscheidungsmodus eine Rolle zu spielen (13).

Damit sind scheinbar widersprüchliche Erfahrungen zu erklären. Muskelrelaxation mit d-Tubocurarin und vor allem Gallamin haben in einigen Fällen postoperative Beatmung notwendig gemacht (Lit. b. 10, 13). Für Pancuroniumbromid wurden normale und verlängerte Wirkungszeiten beschrieben (6, 9, 10, 17).

Infektionsprophylaxe

Zur Verhütung von Infektionen sollte die Intubation steril erfolgen. Die sonst übliche Antibiotikadosis ist bei Oligurie zu halbieren. Bei Anurie genügt die Verabreichung der halben Normaldosis alle 2–3 Tage.

Postoperative Periode

Da der Abbau der verwendeten Substanzen nicht exakt zu bestimmen ist, muß der Patient postoperativ auf einer Intensivstation überwacht werden. Die Extubation kann erst bei suffizienter Atmung vorgenommen werden. Wasser- und Elektrolythaushalt müssen streng überwacht und korrigiert werden.

Akutes Nierenversagen zwingt zur Flüssigkeitsrestriktion. Zum Ersatz der Verluste durch Perspiratio und Faeces infundiert MELLIN (8) pro 24 Std. 20 ml Flüssigkeit/kg Körpergewicht, die aus Gründen einer genügenden Kalorienzufuhr aus 20%iger Glukose und 10%iger Fettemulsion zusammengesetzt ist.

Die hochkonzentrierten Lösungen können nur via Cava-Katheter infundiert werden.

Chronisch niereninsuffiziente Kinder erhalten von MELLIN (8) 150 ml Flüssigkeit/kg/KG/24 Std. ($^1/_3$ Ringer-Laktat + $^2/_3$ 5%ige Glukoselösung) in der postoperativen Phase.

Nierentransplantation

Die Empfänger kommen oft anämisch, mit pathologischen Kaliumspiegeln im Serum und gestörten Gerinnungsverhältnissen, erhöhter Infektionsanfälligkeit und vollem Magen zur Operation.

Präoperative Transfusionen können zu Hypervolämie mit Lungenödem und Antikörperbildung führen, die im Hinblick auf die Transplantation ungünstig ist. Da Empfänger mit ausgeprägten Anämien chirurgische Eingriffe gut tolerieren (16), sollten nur bei Hb-Werten unter 7 g % Transfusionen gewaschener Erythrozyten vorgenommen werden und Vollblut nur in Verbindung mit Hämodialyse gegeben werden.

Die Neigung zum Erbrechen ist bei urämischen Kindern groß. Die Narkose muß aus transplantationstechnischen Gründen außerdem häufig bei vollem Magen eingeleitet werden. Aus diesen Gründen ist eine pränarkotische Magenentleerung über eine Sonde angezeigt.

SAMUEL u. POWELL (16) führen präoperativ eine Neutralisation des Mageninhaltes durch. Alle Venen, die für spätere Shuntbildungen in Frage kämen (besonders die Unterarmvenen), sollten vom Anästhesisten geschont werden.

Nach Lösen der Klemmen an den Arterien der transplantierten Niere steigt der Blutdruck infolge Reninausschüttung an. Die fortlaufende Registrierung des zentralvenösen Druckes verhindert die dadurch mögliche Maskierung eines Blutverlustes (10).

Starke Blutdruckanstiege können die Gefäßanastomose gefährden.

Zur Anregung der Urinproduktion empfehlen MONKS u. LUMLEY (10) lediglich die Aufrechterhaltung des extrazellulären Volumens. Da sich intraoperativ massive Blutungen ereignen können, müssen mehrere Blutkonserven bereitgestellt werden.

Die Narkoseeinleitung erfolgt nach MONKS u. LUMLEY (10) wegen des rascheren Wirkungseintrittes, der bei dringlichen Transplantationen zu einer Narkoseeinleitung bei vollem Magen zwingt, besser mit Barbituraten (s. S. 95) oder Propanidid (s. S. 103) als mit Diazepam oder Droperidol. Wegen der bestehenden Abwehrschwäche muß das anästhesiologische Vorgehen (Venenpunktion, Intubation, Absaugen) so steril wie möglich erfolgen. Zusätzlich sind Breitbandantibiotika wie Ampicillin und Carbenicillin zu geben, deren Dosierung auf die postoperative Nierenfunktion Rücksicht zu nehmen hat (s. S. 209).

Phäochromozytom

Das Phäochromozytom – ein Tumor des chromaffinen Gewebes des Nebennierenmarks und der sympathischen Ganglien – hat bei Kindern einen Häufigkeitsgipfel im Schulalter (1). Im Vordergrund der Symptome stehen infolge erhöhter Adrenalin- und Noradrenalinsekretion Hypertonie, Tachykardie, Herzrhythmusstörungen, Erhöhung des Grundumsatzes, Gewichtsverlust, Schweißausbrüche, Kopfweh, Übelkeit, Erbrechen und Sehstörungen (Herzinsuffizienz, Veränderungen des Augenhintergrundes). Die chronische Vasokonstriktion kann eine erhebliche Hypovolämie bewirken.

Die Vorbehandlung mit Blockern der adrenergen Rezeptoren versetzt die Träger von Phäochromozytomen in eine günstigere präoperative Situation (12).

Unter Phenoxybenzaminvorbehandlung sistierten subjektive Beschwerden, sank der Blutdruck und stieg das extrazelluläre Flüssigkeitsvolumen (3).

Narkosevorbereitung

Ein EKG-Monitor muß angeschlossen werden.

Die Prämedikation sollte tief genug sein, um psychogene Katecholaminausschüttungen zu verhüten.

α- und β-Rezeptoren-Blocker (Phentolamin-Regitin, Propranolol-Dociton) müssen zur sofortigen Injektion oder Infusion bereitliegen.

MELLIN (8) empfiehlt 10 mg Phentolamin auf 250 ml 5%ige Glukoselösung.

Narkosetechnik

CROUT u. BROWN (3) leiteten die Narkose mit Thiopental oder Methohexital ein.

Auch nach Phenoxybenzaminvorbehandlung kam es durch die Intubation zu einem kurzfristigen Blutdruckanstieg (3).

Nach CROUT u. BROWN (3) sollten Muskelfaszikulationen nach Succinylcholin durch Vorgabe von d-Tubocurarin (s. S. 115) unterbunden werden, weil sie durch mechanische Tumorstimulation hypertensive Krisen hervorrufen können.

Da Herzrhythmusstörungen in Halothan-N_2O-Narkose häufiger vorkommen als unter Methoxyfluran-N$_2$O (3, 2), wird Methoxyfluran bevorzugt benutzt. Ventrikuläre Arrhythmien ließen sich während der Narkose mit i.v. Gaben von Propranolol und exzessive Blutdruckanstiege während chirurgischer Manipulationen am Tumor mit einem Phentolamintropf senken (3).

Alternativ zur Barbiturat-Methoxyfluran-Narkose kann Neuroleptanalgesie angewandt werden.

In der Narkose bestehen die wichtigsten Komplikationen in dem Auftreten von hypertensiven Krisen, Tachyarrhythmien und akuter Hypotension nach Exzision des Phäochromozytoms.

Während intraoperative Blutdrucksteigerungen durch Phentolamin zu beherrschen sind, können Tachyarrhythmien prä- und intraoperativ durch Propranolol oder Lidocain i. v. behoben werden (3, 12).

Falls das Absinken des Blutdruckes nach Tumorexstirpation unter normotensive Werte durch Bluttransfusion und Infusionen von Elektrolytlösungen nicht verhindert werden kann, sind Vasopressoren wie Noradrenalin (Arterenol) oder Hypertensin indiziert.

MELLIN (8) appliziert zusätzlich Nebennierenrindenhormone.

Literatur

1. Bachmann, K. D., D., J. Ziadi: Über das Phäochromozytom im Kindesalter. Fortschr. Med. 89 (1971) 743–762
2. Bingham, W., J. Elliot, S. M. Lyons: Management of anaesthesia for phaeochromocytoma. Anaesthesia 27 (1972) 49–59
3. Crout, J. R., B. R. Brown: Anesthetic management of pheochromocytoma: The value of phenoxybenzamine and methoxyflurane. Anesthesiology 30 (1969) 29–35
4. Grönninger, K. H.: Propanidid (Epontol)-Kurznarkosen bei urologischen Eingriffen unter besonderer Berücksichtigung der Kinder-Urologie. Med. Welt 2 (1968) 1708–1710
5. Hackl, J. M., P. Dittrich, H. Lechleitner: Anaesthesieverfahren bei Patienten mit chronischer Niereninsuffizienz. Wiss. Informat. 4 (1974) 119–132
6. Kamvyssi-Dea, S., K. Papadimitriou, P. Dousaitou: The use of pancuronium bromide in operations for renal insufficiency. Brit. J. Anaesth. 44 (1972) 1217–1218
7. Koide, M., B. E. Waud Serum potassium concentrations after succinylcholine in patients with renal failure. Anesthesiology 36 (1972) 142–145
8. Mellin, P.: Urologic surgery in infancy and childhood. Thieme, Stuttgart 1970.
9. Miller, R. D., W. C. Stevens, W. L. Way: The effect of renal failure and hyperkalemia on the duration of pancuronium neuromuscular blockade in man. Anesth. Analg. Curr. Res. 52 (1973) 661–666
10. Monks, P. S., J. Lumley: Anaesthetic aspects on renal transplantation. Ann. roy. Coll. Surg. Engl. 50 (1972) 354–366
11. Papper, S., E. M. Papper: The effects of preanesthetic, anesthetic and postoperative drugs on renal function. Clin. Pharmacol. Ther. 5 (1963) 205–215
12. Perry, L. B., A. B. Gould: The anesthetic management of pheochromocytoma: Effect of preoperative adrenergic blocking drugs. Anesth. Analg. Curr. Res. 51 (1972) 36–40
13. Prescott, L. F.: Mechanisms of renal excretion of drugs (with special reference to drugs used by anaesthesists). Brit. J. Anaesth. 44 (1972) 246–251
14. Rackow, H.: Anesthesia problems associated with obstructed uropathy in children. J. med. Soc. N. J. 66 (1969) 465–467
15. Rosen, S. M.: Effects of anaesthesia and surgery on renal haemodynamics. Brit. J. Anaesth. 44 (1972) 252–258
16. Samuel, J. R., D. Powell: Renal transplantation. Anesthesia 25 (1970) 165–176
17. Slawson, K. B.: Anaesthesia for the patient in renal failure. Brit. J. Anaesth. 44 (1972) 277–282
18. Stackpole, R. H., M. Meyer Melicow, A. C. Uson: Pheochromocytoma in children. Med. Progress 63 (1963) 315–330
19. Webb, E., W. E. Goodwin: Anesthesia for voiding cystourethrograms in pediatric patients. J. Urol. 110 (1973) 259–260

Orthopädie

Allgemeine Gesichtspunkte

Kinder, die orthopädischer Operationen bedürfen, haben häufig Begleiterkrankungen oder -mißbildungen, die kardiopulmonale oder Stoffwechselfunktionen und anatomische Gegebenheiten beeinflussen.

Da Notoperationen jedoch selten sind, können sorgfältige präoperative Untersuchungen vorgenommen werden (4). Aus technischen Gründen erfolgen manche Eingriffe in Seiten- oder Bauchlage, die endotracheale Intubation, kontrollierte Beatmung und stabile venöse Zugänge erfordern. Blutverlust und Lageänderungen führen häufig zu Hypotension. Der Blutverlust sollte sorgfältig registriert werden. Da Korrekturen angeborener Mißbildungen häufig mehrere Operationen erfordern, ist ein schonender psychischer Umgang mit den betroffenen Kindern unabdingbare Voraussetzung. Gipshülsen oder zu korrigierende

Deformitäten können das Legen intravenöser Kanülen, die Intubation und Reanimationsmaßnahmen erschweren. SMITH (8) sieht die größte Gefahr orthopädischer Eingriffe in der mitunter langwährenden Monotonie, die den Anästhesisten zur Unaufmerksamkeit verleiten kann. Paresen infolge unsachgemäßer Lagerung sind nach orthopädischen Operationen nicht selten.

Die Narkosetechnik unterscheidet sich nicht wesentlich von der bei anderen Eingriffen üblichen. Intraoperativ können vagale Reflexe während Meißelungen an den Hüftknochen auftreten. In Seiten- und besonders Bauchlage müssen die Augen vor mechanischen Läsionen geschützt werden. Nach Aufheben der Blutleere können hypotensive Zustände eintreten, die trotz ausreichenden Blutersatzes gelegentlich Vasopressoren erfordern (8). Zur postoperativen Schmerzstillung benutzte SMITH (8) 0,4 mg Pentazocin (Fortral)/kg KG i. v.

Zur postoperativen Ruhigstellung in Gipsbänden ist meist eine Sedierung der Kinder notwendig.

Spezielle Krankheitsbilder

Die häufigsten Operationen stellen Klumpfuß- und Hüftgelenkskorrekturen im Vorschulalter dar.

Versorgung von Frakturen

Zur konservativen Reposition oder offenen Versorgung von Frakturen eignen sich i. v. und Inhalationsnarkotika, wenn die Kinder nüchtern zur Behandlung kommen. Polytraumatisierte Kinder bedürfen vor Durchführung anderer Maßnahmen einer adäquaten Flüssigkeits- bzw. Blutsubstitution. Bei vollem Magen ist nach Unfällen mit verzögerter Magenentleerung zu rechnen. In diesen Fällen und bei zerebralen Begleitverletzungen ist der Leitungs- oder Lokalanästhesie der Vorzug zu geben.

CARREL u. EYRING (3) beschrieben 50 intravenöse Lidocain-Anaesthesien bei Kindern mit Frakturen. Nach Anlage eines pneumatischen Tourniquets und Einführung einer Schmetterlingskanüle in eine periphere Vene wird die Extremität durch Hochheben und Wickeln oder pneumatisch blutleer gemacht. Die Tourniquets wurden mit 180–240 mm Hg für die obere und 350–500 mm Hg für die untere Extremität gebläht und anschließend ca. 5,4 mg Lidocain/kg Körpergewicht in die untere und ca. 2,5 mg Lidocain/kg Körpergewicht in die obere Extremität injiziert. Durchschnittlich 7 Minuten nach der i. v. Injektion bestand eine gute Analgesie zur Reposition von Frakturen. Die Anästhesie dauerte bis zur Öffnung der Tourniquets.

NIESEL u. Mitarb. (6) führten mit 5–6,5 mg adrenalinhaltigem Prilocain/kg KG supraklavikuläre und axilläre Anästhesien des Plexus brachialis durch, die in 94% 4–15jähriger Kinder erfolgreich waren.

Skolioseoperationen

Eingeschränkte Lungenfunktion, größere Blutverluste und Störungen des Herzrhythmus infolge Erschütterungen der mittleren Wirbelsäule erhöhen das Narkoserisiko bei chirurgischen Korrekturen von Deformitäten der Wirbelsäule.

Die kardiopulmonale Leistungsbreite sollte präoperativ durch entsprechende Funktionstests erfaßt und eine ausreichende Zahl von Blutkonserven gekreuzt werden.

GARRITZMANN u. Mitarb. (5) führen zur Erhöhung der kardiopulmonalen Leistung präoperativ ein Intervall- oder Ausdauertraining durch und digitalisieren Kinder und Jugendliche. Bestehende Ateminsuffizienz verbietet Opiate und ähnliche Substanzen in der Prämedikation.

Intraoperative Steigerungen der Herzfrequenz werden mit Propranolol i. v. kupiert.

Blutverluste lassen sich senken durch kontrollierte Hypotension (s. S. 190).

Infantile Zerebralparese

Kontrakturen bei infantiler Zerebralparese sind myogen und spastisch bedingt. Während und nach Korrekturoperationen ist eine Ausschaltung der letzten Komponente von besonderer Bedeutung (7). Intraoperativ kann die Anwendung von Muskelrelaxantien hilfreich sein. Bei lungengesunden Spastikern erzielten SCHÖNING u. Mitarb. (7) eine ausreichende Narkose mit einer Kombination von Diazepam und Ketamin. Die initialen Dosen der Drogen betrugen 0,4 mg Diazepam/kg Körpergewicht i. v. und 4 mg Ketamin/kg i. v. oder 9,4 mg/kg i. m. Danach wurde ein Ketamintropf angeschlossen. Nach Bedarf wurden 0,2 mg Diazepam/kg nachinjiziert.

Nach AUBERGER (1) hat sich die Methoxyfluran-Narkose am besten bewährt, weil auch postoperativ noch eine geringe Muskelrelaxation bestand. Der postoperative Analgetikaverbrauch lag nach Methoxyflurannarkosen niedriger (2).

Die spastischen Kinder bedürfen einer intensiven postoperativen Überwachung, da eine längere Nachschlafperiode besteht.

Literatur

1. Auberger, H.: Einige vermeidbare Narkoseschwierigkeiten in der operativen Orthopädie. Arch. orthopäd. Unfall-Chir. 56 (1964) 398–403
2. Auberger, H., I. Hilschenz: Erfahrungen mit dem Inhalationsanästhetikum Methoxyflurane in der operativen Orthopädie. Orthopädie Grenzgeb. 99 (1964) 69–77
3. Carrel, E. D., E. J. Eyring: Intravenous regional anesthesia for childhood fractures. J. Trauma 11 (1971) 301–305
4. Dippold, A., H. Henning: Besonderheiten der Narkosen in der Orthopädie. Beitr. Orthop. Traum. 16 (1969) 688–691
5. Dreier, M., H. Garritzmann, H. G. Götze: Propranolol be sympathikotoner Dysregulation. Skolioseoperationen in Neuroleptanalgesie. Anästh. Prax. 8 (1973) 31–35
6. Niesel, H. C., P. Rodriguez, I. Wilsmann: Regionalanaesthesie der oberen Extremität bei Kindern. Anaesthesist 23 (1974) 178–180
7. Schöning, B., U. Banniza von Bazan, H. Koch: Ketamin und Diazepam zur Anaesthesie bei infantiler Cerebralparese. Anaesthesist 23 (1974) 14–17
8. Smith, R.: Anesthesia for Infants and Children. Mosby, Saint Louis 1968

Besondere Erkrankungen und Narkose

Angeborene hämolytische Anämie

Angeborene hämolytische Anämien kommen ausschließlich bei Negern vor.

Bei Sichelzellanämie können die Erythrozyten durch Hypoxie, Hyperkarbie oder Fieber deformiert werden und die Gefahr intravasaler Thrombenbildung erhöhen. Die Lebensdauer der Erythrozyten ist verkürzt. Es kommt zu hämolytischen Krisen. Auch Transfusionen können hämolytische Krisen auslösen. Infolge der Anämie haben die befallenen Kinder Herzvergrößerungen und erhöhte Herzzeitvolumina. Es besteht eine erhöhte Morbidität und Mortalität gegenüber Diplococcus pneumoniae. Wenn geplante Operationen einen größeren Blutverlust erwarten lassen oder der präoperative Hb-Gehalt unter 8 g % liegt, sind präoperative Transfusionen frisch gewonnener Erythrozytenkonzentrate indiziert (s. S. 39). Wenn eine Splenektomie ansteht, kann es günstiger sein, mit der Transfusion bis zur Exstirpation der Milz zu warten (5). Operationen sollten im krisenfreien Intervall stattfinden, Infektionen vorher saniert werden (3). Prophylaktische Folsäuregaben werden präoperativ empfohlen (3), während präoperative Alkalinisierung mit oraler oder intravenöser $NaHCO_3$-Applikation nicht unumstritten ist.

Die Prämedikation sollte nur aus Atropin bestehen. Die Wahl der Narkosemittel hat die häufig bestehenden Lebererkrankungen zu berücksichtigen.

Obwohl eine obligate Leberschädigung durch Halothan nicht bewiesen ist, sollte jedes Risiko durch eine Neuroleptanalgesie mit leichter Hyperventilation und Muskelrelaxation umgangen werden.

Intraoperative Dehydratation und Hypothermie müssen vermieden werden. Hämolytische Krisen erfordern Heparingaben. Frühe postoperative Mobilisation verbessert die Zirkulation.

Bronchialasthma

Die Therapie asthmatischer Anfälle in Narkose unterscheidet sich nicht von den auf S. 239 beschriebenen Maßnahmen.

Günstiger ist die Verhütung einer akuten Exazerbation der Atemwegsobstruktion durch tiefe Prämedikation, Halothannarkose, die leicht bronchodilatatorisch wirkt und prophylaktische Gabe eines Kortisonderivates ca. 30 Minuten vor Extubation (z. B. 5–6 mg Prednison/kg KG i. v.), falls eine Intubation vorgenommen wurde.

Diabetes mellitus

Kindliche Diabetiker sind meist auf Insulin eingestellt. SMITH (5) injiziert vor der Operation die halbe Insulindosis, infundiert intra operationem ca. 10 ml 5%ige Glukoselösung/kg Körpergewicht und verabfolgt postoperativ die 2. Hälfte der Indulindosis.

Die weitere Behandlung orientiert sich an engmaschigen Zuckerbestimmungen im Urin und im Blut. Diabetiker sollten möglichst rasch nach der Operation wieder oral ihre Nahrung aufnehmen können.

Familiäre Dysautonomie

Familiäre Dysautonomie kommt vorwiegend in jüdischen Familien vor. Im Mittelpunkt dieser Anomalie stehen Katecholaminmangel infolge Umwandlung der Vorläufer in Homovanillinsäure, erhöhte Sensibilität gegenüber exogenem Noradrenalin und Dysfunktion des parasympathischen Systems (5). Zusätzlich können Schluckvorgang, motorische Koordination, Speichelsekretion, Temperaturregulation und Magenentleerung gestört sein (4). Die Aktivität der peripheren Chemorezeptoren scheint zu fehlen. Aspirationspneumonien und selbst zugefügte Wunden sind nicht selten. Schon Narkosemittel in minimaler Dosierung können schwere Störungen des kardiovaskulären Systems hervorrufen (4).

Thiopental oder andere Barbiturate sollten vermieden und dafür Inhalationsnarkotika benutzt werden (4). Gehäuftes Erbrechen erfordert Droperidol in der Prämedikation.

Gargoylismus

Der Gargoylismus ist gekennzeichnet durch Osteochondrodystrophie, hervorstehende Augen, große Zunge, Hepatosplenomegalie und Schwellungen von intraoralen und Halslymphknoten. Makroglossie und vergrößerte Lymphknoten gestalten die Freihaltung der Luftwege bei Maskennarkose oder die endotracheale Intubation schwierig. SMITH (5) hält die Injektion von Barbituraten und Muskelrelaxantien deshalb für kontraindiziert und empfiehlt eine Inhalationsnarkose. Möglicherweise ist auch Ketamin (s. S. 97) anwendbar, das die Kiefermuskulatur nur in seltenen Fällen erschlaffen läßt. Während jeder Narkose sollte ein Besteck zur transtrachealen Ventilation (s. S. 201) und Tracheotomie bereitliegen.

Lipoidspeicherkrankheiten

Niemann-Picksche und Gauchersche Krankheit sind die bekanntesten Lipoidspeicherkranheiten. Lymphatische Hyperplasien kommen vor in Mund, Rachen und Milz. Kinder mit Niemann-Pickscher Erkrankung leiden außerdem an Panzytopenie, Apathie, Hepatosplenomegalie und Kachexie. Die Lebenserwartung ist gering. Die Gauchersche Krankheit geht einher mit Muskelhypertonie, Larynxspasmen und Trismus. Bei der Freihaltung der Luftwege während Narkose treten Schwierigkeiten infolge der Lymphknotenhyperplasie auf. Unterernährung und Leberschäden erfordern reduzierte Dosen an Narkosemitteln.

Theoretische Überlegungen lassen Ketamin für extrathorakale und abdominelle Eingriffe bei diesen Krankheitsbildern als geeignet erscheinen. Während der Aufwachphase müssen die Kinder intensiv überwacht werden.

Intubationsversuche sollten nur in ausreichend tiefer Halothan-Sauerstoff-Narkose und unter Bereithaltung der Vorrichtungen zu transtrachealer Ventilation und Nottracheotomie vorgenommen werden. Muskelrelaxantien sollten vor endotrachealer Intubation nicht angewendet werden, weil die künstliche Beatmung mitunter schwierig sein kann.

Mongolismus

Die peripheren kardiovagalen Rezeptoren sind bei mongoloiden Kindern zwei- bis mehrfach empfindlicher gegenüber Atropin als normal (4). Die Atropindosis in der Prämedikation ist deshalb zu halbieren. Mongoloide Kinder haben eine erhöhte Infektanfälligkeit und häufig kongenitale Vitien des Herzens. SMITH (5) schreibt, daß Mongoloide auf Narkosemittel wie hypothyreote Patienten reagieren und Anästhetika und Muskelrelaxantien deshalb reduziert werden müssen.

Mukoviszidose

Der Mukoviszidose oder zystischen Pankreasfibrose liegt eine Dysfunktion aller schleimbildenden Drüsen zugrunde. Die intestinale Trypsinsekretion fehlt (5). Während in der Neugeborenenperiode der Mekoniumileus als Symptom dominiert, stehen im späteren Leben chronische Atemwegsinfektion und Lungenemphysem im Vordergrund des Krankheitsbildes. Jeder Narkose und Operation sollten Inhalationen mit N-Acetylcystein (Mucolyticum Lappe) und Tacholiquin, antibiotische Behandlung bei Bedarf und Gabe von Bronchodilatatoren (s. S. 239) vorausgehen.

Atropin in der Prämedikation scheint keine zusätzliche Eindickung der Bronchialsekretion zu bewirken (5). Halothan scheint ein geeignetes Narkosemittel für Kinder mit Mukoviszidose zu sein.

Myasthenia gravis

Das klinische Bild der Myasthenia gravis kann variieren zwischen leichter Ermüdbarkeit und tödlicher Ateminsuffizienz infolge Störung der neuromuskulären Reizübertragung, die wahrscheinlich im präsynaptischen Bereich der motorischen Endplatte lokalisiert ist und auf einer verminderten Freisetzung von Azetylcholin beruht (2). Passagere Myasthenien sind bereits im Neugeborenenalter diagnostiziert worden (1). Wegen ihrer verstärkten und verlängerten Wirkung sind kompetitiv wirkende Muskelrelaxantien kontraindiziert. Auch auf Depolarisationsblocker sollte wegen der Gefahr eines Dualblokkes verzichtet werden. Für die Narkose sollten nur gut steuerbare Narkosemittel ohne Nebenwirkung auf die neuromuskuläre Erregungsübertragung verwendet werden. Nach Möglichkeit sollten Cholinesterasehemmer 1–4 Tage vor der Operation abgesetzt werden. Erweist sich eine anticholinerge Therapie als unumgänglich, ist am Operationstag die übliche Dosis zu verabfolgen. Rasches Erwachen und eine zuverlässige Beurteilung der Atmung am Operationsende gewährleisten nach reduzierter Prämedikation die Inhalationsnarkose mit N_2O-Halothan, die bei älteren Kindern mit Propanidid (s. S. 103) eingeleitet werden kann.

Die endotracheale Intubation ist vorteilhaft zur Freihaltung der Atemwege, zur erleichterten Absaugung des Bronchialsekretes infolge anticholinerger Medikation und zur Lungenausdehnung

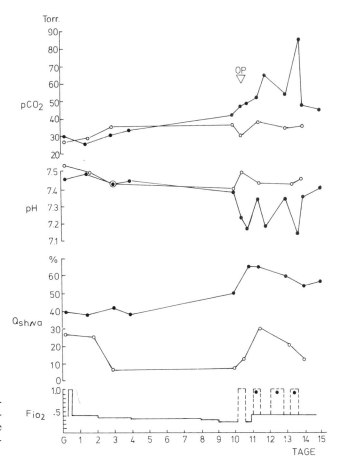

Abb. 93 pH, pCO_{2a}, venöse Beimischung und respiratorische O_2-Konzentration siamesischer Zwillinge, die am 11. postnatalen Tag getrennt wurden (nach RIEGEL)

bei Pleuraverletzung anläßlich einer Thymektomie.

Störungen der Atmung pflegen vorwiegend in der postoperativen Phase aufzutreten. Die Kinder sollten deshalb einige Tage nach der Operation auf einer Intensivüberwachungsstation liegen. Intubationsbesteck und cholinerge Präparate müssen in greifbarer Nähe deponiert sein. Falls die Atmung myastheniebedingt insuffizient wird, kann zunächst versucht werden, mit der Hälfte der präoperativen Dosis an Cholinesterasehemmern auszukommen.

Postoperativ können sowohl cholinerge als auch myasthenische Krisen auftreten (1). Atemschwierigkeiten infolge muskulärer Schwäche kommen meist innerhalb der ersten 24 Stunden nach Operationsende vor. Lungenaffektionen (Pneumothorax, Pneumonie, Atelektasen) stellen die häufigsten postoperativen Komplikationen dar.

Potente Antibiotika, wie z. B. Streptomyzin, Neomyzin, Colistin, die die neuromuskuläre Reizübertragung hemmen, müssen intra- und postoperativ vermieden werden.

Phenylketonurie

Pathologisch verändert sind Herz, Leber und Endokrinium. Unter diätätischer Behandlung ist besonders die Gefahr hypoglykämischer Zustände gegeben.

Siamesische Zwillinge

Die Trennung siamesischer Zwillinge bietet bei nur oberflächlicher Verbindung – außer es handelt sich um Kraniopagen – keine Schwierigkeiten. Für jedes Kind muß ein Anästhesist zur Verfügung stehen. Nach Möglichkeit sollte eine weitere Person für die Infusionen zuständig sein (5). Es muß häufig damit gerechnet werden, daß ein Zwilling Störungen der Nebennierenentwicklung aufweist und Kortison substituiert werden muß (5). Die Prämedikation muß für jedes Kind extra erfolgen. Die endotracheale Intubation ist bei allen Operationen anzustreben. Sie kann im Säuglingsalter wach vorgenommen werden. Die Anwendung von Succinylcholin zur Intubation setzt voraus, daß beide Kinder mit Maske mühelos ventiliert werden können. Falls diese Möglichkeit nicht sicher eruiert werden kann, ist die Intubation in Halothannarkose sicherer.

Wenn die Kreislaufsysteme der Zwillinge miteinander verbunden sind, kann ein Kind über das andere ausbluten, besonders wenn ungünstige Lagerungssituationen bestehen (5, 6).

Abb. 93 enthält Daten des Gasaustausches, des Säure-Basen-Haushaltes und Shuntes eines siamesischen Zwillingspaares.

Literatur

1. Davies, D. W., D. J. Steward: Myasthenia gravis in children and anaesthetic management for thymectomy. Canad. Anaesth. Soc. J. 20 (1973) 253–258
2. Elmquist, D., W. W. Hofman, J. Kugelberg, D. M. J. Quastel: An electro-physiological investigation of neuromuscular transmission in myasthenia gravis. J. Physiol. (Lond.) 174 (1964) 417
3. Howells, H. T., R. G. Huntsman, J. E. Boys, A. Mahmood: Anaesthesia and sickle-cell haemoglobin. Brit. J. Anaesth. 44 (1972) 975–987
4. Rackow, H., E. Salanitre: Modern concepts in pediatric anesthesiology. Anesthesiology 30 (1969) 208–234
5. Smith, R. M.: Anesthesia for infants and children. Mosby, Saint Louis 1968
6. Tandan, G. C., G. R. Gode, N. R. Kalle, S. Yajnik, V. A. Punnose, S. Khanna, S. S. Saino: Anesthetic management for surgical separation of thoracopagus twins. Anesthesiology 33 (1970) 116–119

Intensivtherapie

Überwachung vitaler Funktionen und Pflege

Auf der Intensivstation sollten EKG, Atmung (nasaler Thermistor, Impedanzmessung), Körpertemperatur, arterieller und zentralvenöser Druck kontinuierlich und ein EEG bei Bedarf registriert werden können. Intermittierend müssen inspiratorische O_2-Konzentration, Blutgase, Hb, HKT, Elektrolyte, harnpflichtige Substanzen im Serum, Gerinnungsstatus und Osmolalität in Serum und Urin bestimmt werden.

Die Mehrzahl der Indikationen zur Intensivbehandlung betrifft Krankheiten der Atmungsorgane. Aus diesem Grunde nimmt die künstliche Beatmung einen relativ breiten Raum dieses Kapitels ein.

Neben der Aufrechterhaltung von Atmung, Kreislauf und Ernährung fallen eine Reihe wichtiger pflegerischer Aufgaben an, die Augenpflege (Salbe gegen Austrocknung der Kornea), Dekubitusprophylaxe, Krankengymnastik, psychische Betreuung und allgemeine Hygiene umfassen.

Die Pflege von Früh- und Neugeborenen wird am vorteilhaftesten in Inkubatoren vorgenommen, die eine Regulation der Temperatur, Luftfeuchtigkeit und Sauerstoffkonzentration erlauben.

Gebräuchlich sind Inkubatoren der Firmen Dräger (Lübeck), Oxygenaire (Frankreich) und Air Shields (USA).

Künstliche Beatmung

Indikationen und Kontraindikationen

Trachealkanülierung und assistierte Beatmung sollten schon zu Hippokrates' Zeiten vorgenommen worden sein (35).

In den letzten Jahren haben sich folgende **Indikationen** zur künstlichen Beatmung herauskristallisiert:

1. Asphyxie bei Neugeborenen, deren Spontanatmung 3 Minuten nach der Geburt noch nicht eingesetzt hat.
2. Wiederkehrende apnoische Phasen infolge Unreife, die häufig die Ursache ernster zerebraler Schäden sind.
3. $pO_{2a} < 50$ mm Hg unter Atmung von 100% O_2 oder wenn die inspiratorische O_2-Konzentration $> 60\%$ sein muß, um den pO_{2a} zu normalisieren.
4. $pH < 7,2$.
5. $pCO_{2a} > 70$ mm Hg.
6. $V_D/V_t \gtreqless 0,6$.
7. Zentrale und periphere Atemlähmungen.
8. Exzessive Atemarbeit.
9. Metabolische Azidosen, die durch Puffersubstanzen nicht zu beheben sind.
10. Niedriges Herzzeitvolumen nach Herzoperationen.
11. $Q_s/Q_t > 50\%$ des HZV.

Erkrankungen, die häufig künstliche Beatmung erfordern, sind: idiopathisches Atemnotsyndrom, Zwerchfellbrüche, Bronchiolitis, Pneumonie, kongenitale Lungenzysten, Asthma bronchiale, massive Aspiration, postoperative Ateminsuffizienz (Ösophagusatresie, Omphalozelen), Läsionen der Thoraxwand, neurologische Erkrankungen (Tetanus, Polyradikuloneuritis, Epilepsie, Quadriplegie, Myasthenia gravis), zentrale Atemlähmungen (Vergiftung, Meningitis, Hirnabszeß, Schädel-Hirn-Verletzung, nach Hirnoperation) und Muskeldystrophie.

Je früher eine Respiratorbehandlung einsetzt, desto kürzer scheint ihre Dauer zu sein (122).

Mit Hilfe der künstlichen Beatmung kann die Überlebensrate zahlreicher Erkrankungen erhöht werden und in der perinatalen Phase permanente neurologische Schäden verhütet werden (65).

Als **Kontraindikationen** zur Beatmung faßt HEESE (65) folgende Zustände auf:

1. Wiederholte asphyktische Attacken in der Vorgeschichte.
2. Symptome für zerebrale Schäden oder Blutungen.

3. Körpergewicht < 1,36 kg oder ein Gestationsalter < 31 Wochen.
4. Schweres idiopathisches Atemnotsyndrom vergesellschaftet mit Krämpfen und Hypoglykämie.

HEESE (65) schätzt die Überlebenschancen dieser Kinder gering ein. Im Falle eines Überlebens entwickeln sich die Kinder zu „kardiopulmonalen Krüppeln" und haben meist schwere Schädigungen des ZNS.

Maßnahmen und Geräte zur künstlichen Beatmung

Künstliche oder assistierte Beatmung für längere Zeit können über nasotracheale Tuben oder Trachealkanülen vorgenommen werden.

Prolongierte endotracheale Intubation

Die Intubation für einen längeren Zeitraum wird am zweckmäßigsten nasotracheal vorgenommen, um eine bessere Tubusfixation zu erreichen und Beißkompressionen des Tubus zu verhindern.

Die Vorteile der prolongierten Intubation liegen in der leichten Durchführ- und Wiederholbarkeit. Die Extubation gestaltet sich in der Regel einfacher als das Dekanülement nach einer Tracheotomie. Äußere Narben bleiben nicht zurück. Die Komplikationen der Tracheotomie wie Arrosionsblutung, Pneumothorax, subkutanes oder mediastinales Emphysem, Ösophagotrachealfistel, persistierende Tracheokutanfistel werden vermieden.

Gefahren der Langzeitintubation sind Plazierung des Tubus im rechten Hauptbronchus mit Nichtbelüftung der linken Lunge, Abknicken, Verschlucken oder Aspiration des Tubus und Nasen- und Larynxschäden (Glottisödem, Kehlkopfgranulome, Ulzerationen, glottische und subglottische Stenosen), die in 2–9 % aller intubierten Kinder auftreten (5). Schleimhautnekrosen im Kehlkopf- und Trachealbereich wiesen JOSHI u. Mitarb. (74) in 95 % aller langzeitintubierten Kinder nach. 7–20 % der Kinder mußten nach Langzeitintubation tracheotomiert werden (5).

Am schwersten wiegt die fibröse subglottische Stenose, die die betroffenen Kinder meist zu Dauertrachealkanülenträgern werden läßt. Begünstigt wird die Entstehung einer fibrösen subglottischen Stenose durch bestehende Infektionen der Atemwege, die Wahl eines zu großen Tubus, eine traumatische Intubation und induzierte oder spontane Kehlkopfbewegungen (5). Herabgesetzte Resistenz, Hypotension, im Plastikmaterial enthaltene Stabilisatoren und Rückstände der Äthylenoxydsterilisation mögen weitere provozierende Faktoren darstellen (5).

Da die Mehrzahl der mitgeteilten subglottischen Stenosen nach einer Intubationsdauer von mehr als 48 Stunden beobachtet wurde und Larynx- und Trachealnekrosen nach Intubation mit der Intubationsdauer korrelierten (102), sollte bei Erkrankungen, die voraussichtlich eine längere Beatmung erfordern, jenseits des Säuglingsalters die Tracheotomie der Langzeitintubation vorgezogen werden.

Maßnahmen zur Verhütung einer subglottischen Stenose nach Langzeitintubation sind:

1. Wahl des Tubus 2 Charriere kleiner als sonst üblich (s. S. 134).
2. Ausreichende Entlüftung der verwendeten Tuben nach Äthylenoxydsterilisation (Gummi 72 Std., Plastikmaterial 48 Std.).
3. Atraumatische und aseptische Intubation.
4. Unterdrückung von Kehlkopfbewegungen durch Muskelrelaxation und Sedierung.
5. Intensivüberwachung und -pflege zur Verhütung von Hypoxie, Hypotension, Störungen des Flüssigkeits- und Elektrolythaushaltes und Infektionen der Atemwege.
6. Gabe von Glukokortikoiden vor und Inhalation kalten Nebels nach Extubation.
7. Zurückhaltung mit der Langzeitintubation bei Laryngotracheobronchitis und Epiglottitis (5, 123).

Wahl der Tubusgröße

Da Tuben mit einem größeren Durchmesser häufiger Kehlkopfschäden verursachen, halten TUNSTALL u. Mitarb. (133) die Tubusgröße für optimal, bei der ein Druck von 20 cm H_2O ein eben hörbares Luftentweichen bewirkt. Unter dieser Technik wurden bei 90 Kindern weder subglottische Ödeme noch Kehlkopf- oder Trachealschäden beobachtet.

TUNSTALL u. Mitarb. (133) schätzen die Distanz zwischen Nasenloch und unterer Trachea auf das $1^1/_2$fache des Abstandes vom Naseneingang bis zum Tragus des Ohres. Nach dieser Regel bemessene Tuben können mitunter zu lang, jedoch nie zu kurz sein (133). SUUTARINEN (129) berechnet die Länge nasotrachealer Tuben nach der Formel

Länge in cm = 0,16 × Körperlänge + 4,5 cm.

Tubuswechsel

Während manche Zentren den Endotrachealtubus nur wechseln, falls Obstruktionen es erfordern, werden die Tuben anderswo alle 24–48 Stunden gewechselt (130).

Da jede Reintubation neue Läsionen hervorrufen kann, sollte sie nach unserer Auffassung nur vorgenommen werden, wenn zwingende Anlässe bestehen. Um entzündlichen Veränderungen vorzubeugen, empfehlen THOMAS u. Mitarb. (130) ein Einreiben des Tubus mit 1 % Hydrocortisonsalbe.

Konnektoren und Tubusfixation

Die nasotracheale Intubation erlaubt eine haltbare Tubusfixation mittels Heftpflaster.

Darüber hinaus sind von einzelnen Arbeitsgruppen spezielle Konnektoren angegeben worden: z. B. der modifizierte Oxford-Tubuskonnektor.

Die Tubuslage ist gegenüber kindlichen Kopfbewegungen am stabilsten, wenn sich die Tubusspitze 1–2 cm oberhalb der Karina befindet, oder der Tubus sollte 2 cm aus der vorgesehenen Position gezogen werden können, ohne den Kehlkopf zu verlassen (133).

Eine Röntgenkontrolle zur Bestimmung der Tubuslage halten wir wegen der damit verbundenen Strahlenbelastung, die schon aus anderen Gründen erheblich sein kann, für nicht gerechtfertigt.

Tracheotomie

Zu den Vorzügen der Tracheotomie zählen im Vergleich zur Langzeitintubation leichtes Absaugen des Tracheobronchialbaumes und Vermeiden von Kehlkopfschäden. Endobronchiale Intubation kommt nicht vor. Tracheotomierte Kinder sind nicht gezwungen, das Bett zu hüten und können nach Hause entlassen werden.

Komplikationen der Tracheotomie sind: Pneumothorax, subkutanes oder Mediastinalemphysem, Blutung, Infektion der Luftwege, persistierende Tracheokutanfistel, Tracheastenose, Tracheo-

malazie, Ösophagotrachealfistel, Asphyxie beim Kanülenwechsel durch Weichteilverschluß des Tracheostomas.

Todesfälle während oder an den Folgen einer Tracheotomie werden im Schrifttum seit 1960 zwischen 0 und 7,6 % angegeben (5).

Die Zahl der aufgeführten Komplikationen hat sich mit Hilfe der Durchführung der Tracheotomie in Allgemeinnarkose bei liegendem Endotrachealtubus oder Bronchoskop durch Vermeiden der Inzision des 1. Knorpelringes der Trachea und Verwendung von Plastikkanülen soweit verringern lassen, daß Zentren mit großer Erfahrung die Tracheotomie selbst bei Säuglingen der Langzeitintubation vorziehen.

Technik der Tracheotomie

Die Tracheotomie läßt sich am komplikationslosesten in Allgemeinanästhesie und endotrachealer Intubation durchführen. Nach Einleiten einer oberflächlichen Halothannarkose wird die Epiglottis mit dem Laryngoskop eingestellt und ein Tubus eingeführt. Ist das Einführen eines Tubus unmöglich, kann ein kleines Beatmungsbronchoskop genommen werden.

Da beim Herausrutschen der Kanüle eine nur geschlitzte Trachea zusammenschnurrt und zum Erstickungstod führen könnte, nehmen einige Chirurgen eine ovaläre Exzision aus der Trachea vor.

ABERDEEN (1) und GLOVER (53) dagegen verzichten auf eine Exzision, um Spätschäden der Trachea zu verhüten, und inzidieren lediglich den 2.–4. Knorpelring in longitudinaler oder transversaler Richtung.
Nach der Tracheotomie muß ein Pneumothorax auskultatorisch oder eventuell röntgenologisch ausgeschlossen werden.

Pflege des Trachostoma

Freihaltung der Trachealkanüle

Da gerade bei den englumigen Kinderkanülen die Gefahr der Sekreteintrocknung und Kanülenobstruktion besteht, ist eine Anfeuchtung der Atemluft mit Ultraschallverneblern oder anderen effektiven Befeuchtungssystemen obligat (s. S. 226). Ein Zusatz von Antibiotika zum Anfeuchtungswasser kann das Wachstum von Keimen im Wasser und den dazu gehörigen Schläuchen verhindern. Falls Kanülen Innenstücke haben, sollten diese alle 4–8 Stunden mit desinfizierenden Lösungen und Aqua destillata gereinigt werden.

Absaugtechnik

Zur Verhütung ernster Infektionen tragen die Benutzung steriler Handschuhe und steriler Einmalkatheter beim tracheobronchialen Absaugen bei. Sekret aus der tiefen Trachea sollte in regelmäßigen Zeitabständen zur bakteriologischen Untersuchung eingeschickt werden. Das tracheobronchiale Absaugen sollte wegen der Hypoxiegefahr nicht länger als 15 Sekunden dauern (16). Kinder mit schwerer Ateminsuffizienz sollten vor dem Absaugen mit 100% Sauerstoff beatmet werden.

Nach dem Absaugen muß die Lunge mehrmals mit dem mehrfachen Atemzugvolumen gebläht werden. Die Absaugfrequenz richtet sich nach der Sekretanschoppung in den Luftwegen.

Der Nachweis von Keimen im Trachealsekret bedeutet nicht zwangsläufig das Vorliegen einer Infektion, die nach klinischen Hinweisen zu diagnostizieren ist.

Regelmäßiges Entblähen der Manschette

Alle 3–4 Stunden sollte die Manschette der Trachealkanüle entbläht werden, nachdem der Pharynx vorher gründlich abgesaugt wurde. Während des Entblähens muß mit Überdruck beatmet werden (89).

Allgemeine Maßnahmen

In der Nähe des tracheotomierten Kindes müssen Beatmungsbesteck, Ersatzkanüle und Intubationsbesteck deponiert sein. Bei versehentlichem Dekanülement in den ersten fünf Tagen nach der Tracheotomie sind freie Luftwege meist rascher durch eine Intubation herzustellen als durch das Wiedereinführen einer Trachealkanüle.

Respiratoren

Eine Beschreibung der einschlägigen Erwachsenenrespiratoren enthält das Buch über Intensivpflege von LAWIN (86).

Es soll hier deshalb auf spezielle Kinderrespiratoren oder Erwachsenenrespiratoren eingegangen werden, die ohne aufwendige Adaptationen bei Kindern einzusetzen sind.

Eine Reihe von Geräten, die auf der Grundlage eines automatischen T-Stück-Verschlusses arbeiten und die sowohl zur Narkosebeatmung als auch im Rahmen der Langzeitbeatmung einzusetzen sind, wurde bereits im Rahmen der künstlichen Beatmung während Narkose besprochen (s. S. 74). Zweifelsohne können zahlreiche Erwachsenengeräte in der pädiatrischen Intensivpflege benutzt werden, wenn ihr Kompressionsvolumen bestimmt wird (60).

Bourns Ventilator
(Bourns Inc. Life Systems Div., Vertrieb: Tekmar München)

Dieses elektrisch getriebene Gerät erlaubt die unabhängige Einstellung der Atemfrequenz, der inspiratorischen Strömung und des Atemminutenvolumens und eine kontrollierte oder assistierte Beatmung. Bei assistierter Beatmung kann die Empfindlichkeit des Respirators auf minimal $-0,5$ mm H_2O eingestellt werden. Das Atemzugvolumen kann zwischen 5–150 ml variiert werden. Ein Alarmsignal ertönt, wenn der Beatmungsdruck unter 5 cm H_2O bleibt. Der Beatmungsdruck ist bis 90 cm H_2O limitiert. Die inspiratorische Strömungsgeschwindigkeit ist variabel zwischen 50–200 ml/Sekunden. Besonders tiefe Atemzüge können im Intervall von 1–9 Minuten wiederholt werden.

Im Modell LS-108 ist ein Monitor für die O_2-Konzentration im Inspirationsgas enthalten.

Der Respirator kann in Gas sterilisiert werden.

Heyer-Baby-Sekundant
(Heyer, Bad Ems)

Es handelt sich um einen druck- und zeitgesteuerten Generator, der ein Druckplateau erzeugt und kontrollierte und assistierte Beatmung ermöglicht. Der Beatmungsdruck ist einstellbar zwischen 8–60 cm H_2O. Der für die assistierte Beatmung einzustellende Einatemwiderstand wird von 0,05 bis 20 cm H_2O angegeben (3).

Einatem- und Ausatemzeit sind zwischen 0,2–1,2 Sek. und 0,3–2 Sek. einstellbar.

Preßluft und O$_2$ sind stufenlos mischbar.

In dem System wird nicht das Anfeuchtungswasser, sondern das Atemgas erhitzt.

AHNEFELD u. Mitarb. (3) fanden experimentell unter Beatmung mit dem Heyer-Gerät günstigere Compliance-Werte als unter Beatmung mit dem Gerät Bird Mark 8.

Das Gerät besitzt keine automatische Leckkompensation.

Baby-Ventilator

(Saccab Trezzano, Mailand)

Das zeit- und flowgesteuerte Gerät erlaubt Atemfrequenzen unter 30 und über 50 pro Min.

Das Verhältnis von In- und Exspiration kann zwischen 1:2 und 1:1 variiert werden.

Akustische und optische Alarmvorrichtungen signalisieren, wenn der Druck des Antriebsgases oder der Druck im Patientenkreis abfällt oder über zulässige Werte ansteigt.

Das Ausatemventil wird pneumatisch gesteuert. Der Exspirationsdruck kann zwischen 0 und 10 cm H$_2$O eingestellt werden.

Adaptierte Erwachsenenrespiratoren

Der **Bird-Respirator** wird unter Benutzung spezieller Beatmungsschläuche weltweit zur Beatmung von Säuglingen und Kleinkindern benutzt. Zur Gewährleistung exakt einstellbarer O$_2$-Konzentrationen sollte Preßluft als Antriebsgas dienen. Schwierigkeiten bietet die Messung der kleinen Atemzugvolumina, die exakt nur aufwendig mittels Pneumotachographie bestimmt werden können. Die Verwendung des J-Kreislaufsystems, bei dem die Einatmung von beiden Schenkeln her stattfindet, kann zur CO$_2$-Rückatmung führen.

KIRBY u. Mitarb. (80) kombinieren Bird Mark 2, Luft-Sauerstoffmischvorrichtung, Bird Mark 6, Bird positiv-negatives Phasen-Q-Kreislaufsystem für Erwachsene oder Kinder, Bird-Exspirationscartridge und Bird-Druckreduzierventil zu einer Geräteeinheit, die folgende Charakteristika aufweist:

1. Zeit- und volumengesteuert.
2. Atemzugvolumina zwischen 5 und 300 ml.
3. Atemfrequenz 0–130/Minute.
4. Inspiratorischer Druck bis 80 cm H$_2$O.
5. Exakte Einstellung der inspiratorischen O$_2$-Konzentration zwischen 21 und 100 %.
6. Intermittierende oder kontinuierliche Anwendung positiver Beatmungsdrücke.
7. Anfeuchtung der Atemluft mit erwärmtem oder kaltem Nebel.

Servo-Ventilator 900. Der zeit-volumen-gesteuerte Servo-Ventilator 900 (Fa. Elema Schönander, Schweden, Vertrieb: Drägerwerk, Lübeck) erlaubt volumenkonstante Beatmung oder druckbegrenzte Beatmung. Die Triggerschwelle für assistierte Beatmung ist zwischen -20 bis $+20$ cm H$_2$O einstellbar.

Der Druckablauf wird kontrolliert. Erreichen der eingestellten oberen Druckgrenze löst optischen und akustischen Alarm aus. Einstellbar sind Atemminutenvolumina ab 0,5 l, Atemfrequenzen zwischen 6–60/Min. und Inspirationszeiten zwischen 15–33 % des Atemzyklus. Die O$_2$-Konzentration des Atemgases kann zwischen 21–100 % gewählt werden. Das kompressible Volumen beträgt ohne Atemschläuche 0,075 l.

Spiromat (Dräger, Lübeck). Der volumen- und zeitgesteuerte Dräger-Narkose-Spiromat erlaubt assistierte und kontrollierte Beatmung. Die Empfindlichkeit des Triggers kann von 1–5 cm H$_2$O eingestellt werden, das Beatmungszeitverhältnis von 1:1 bis 1:4 und die Atemfrequenz zwischen 10 und 70 variiert werden. Für Kinder bis zu 3 Jahren ist ein besonderer Beatmungskopf notwendig. Für die assistierte Beatmung von Kindern sind die Ansprechzeiten bis zum Ingangsetzen des Triggermechanismus nicht adäquat (45).

Beatmungstechnik

Assistierte oder kontrollierte IPP-Beatmung

Die weitaus häufigste Technik ist die intermittierende Überdruckbeatmung (IPPB). Alternierend positiv-negative Druckbeatmung wird wegen der Gefahr des Entstehens von Atelektasen bis auf Ausnahmesituationen, wie beispielsweise im Status asthmaticus, nicht mehr angewendet.

Über die optimalen Druckabläufe und Atemzugvolumina während IPPB besteht derzeit keine Übereinstimmung. Während die Variation der Druckabläufe beim Gesunden ohne Auswirkung auf die AaDO$_2$ blieb (19), fanden OWEN-THOMAS u. Mitarb. (96) bei Kindern mit idiopathischem Atemnotsyndrom eine bessere Oxygenierung bei Verlängerung der Exspirationszeit und individuell verschiedene optimale inspiratorische Gasströmungsgeschwindigkeiten.

Die Frage, ob assistierte oder kontrollierte Beatmung vorzunehmen ist, muß für jedes Kind individuell entschieden werden.

$^2/_3$ assistiert beatmeter Neugeborener hatten einen höheren pO$_{2a}$ als unter kontrollierter Beatmung (87). Die Blutdruckwerte zeigten keine Differenzen, während die Herzfrequenz unter assistierter Beatmung höher war.

Nach extrakorporaler Zirkulation konnte GLOVER (53) keine nachteilige Wirkung von IPPB auf arteriellen und zentralvenösen Druck feststellen.

Beatmung mit positivem endexspiratorischem Druck (PEEP) und Atmung unter kontinuierlich erhöhtem Luftwegdruck (CPAP)

Die Erhöhung des endexspiratorischen Druckes wurde 1969 von MCINTIRE u. Mitarb. (zit. b. 31) und 1970 von GREGORY u. Mitarb. (zit. b. 31) in die kontrollierte und spontane Atmung von Kindern eingeführt (Abb. 94).

PEEP (Abb. 95) CPAP-Atmung reduzieren die intrapulmonale Shuntblutmenge, steigern Compliance und FRC und bessern die Oxygenation

(9, 127), so daß die inspiratorische O$_2$-Konzentration häufig gesenkt werden kann (128).

Komplikationen sind Abnahme des Herzzeitvolumens, Pneumothorax, Mediastinal- und subkutanes Emphysem (85). Beim „low cardiac output"-Syndrom scheint der Herzindex unter PEEP nicht abzunehmen, und das O$_2$-Angebot an die Gewebe steigt (32). PEEP oder CPAP sind indiziert bei schwerer Hypoxämie infolge Atelektasen, idiopathischem Atemnotsyndrom, Lungenödem, Lungenveränderungen nach Schock und massiven Verletzungen des Brustkorbes (9, 127). Zur Erreichung eines positiven endexspiratorischen Druckplateaus werden 1–15 cm H$_2$O benutzt. In den meisten Fällen gelingt es die Shuntblutmenge zu reduzieren und den pO$_2$ anzuheben.

Häufigste Komplikationen sind Abnahme des Herzzeitvolumens und die Ausbildung eines Pneumothorax (9, 31).

Kontraindikationen dieser Methode sind Lungenemphysem, obstruktive Atemwegserkrankungen, Hypovolämie, kardiogener Schock und restriktive Lungenkrankheiten (9).

CPAP-Atmung oder PEEP-Beatmung können über Kopfzelte, Gesichtsmasken, Nasenmasken, nasopharyngeale Tubi, Trachealkanülen oder Endotrachealtubi appliziert werden. Nachdem verschiedene volumengesteuerte Respiratoren mit Vorrichtungen zur PEEP-Beatmung versehen wurden, ist jetzt auch der Bird-Mark 8 mit Säuglingsventil entsprechend umgerüstet worden (106).

Beatmung im Tank

Die Beatmung über die Erzeugung eines negativen Druckes innerhalb eines Spezialbehälters wird derzeit in einigen Zentren beim idiopathischen Atemnotsyndrom angewandt. Dadurch bleibt den Kindern eine Intubation oder Tracheotomie mit der Gefahr einer Lungeninfektion erspart (122). Die Notwendigkeit der Sedierung entfällt, und die Möglichkeit des Ausatmens gegen erhöhte Ausatemwiderstände „grunting", die die Oxygenierung bessert, bleibt erhalten.

Nach STAHLMANN (119) funktioniert eine Beatmung im Tank nur, wenn die Kinder über 1500 g wiegen und eigene Atemanstrengungen unternehmen.

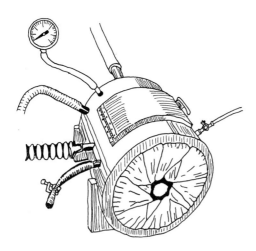

Abb. 94 System zur CPAP-Atmung ohne endotracheale Intubation (nach GREGORY u. Mitarb.)

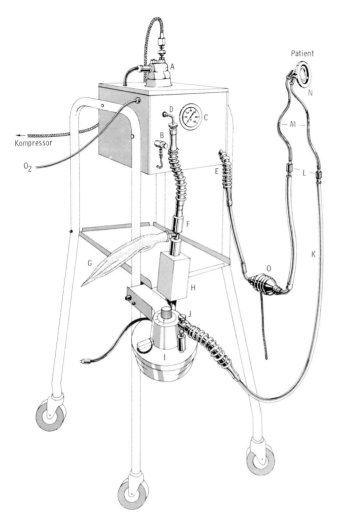

Abb. 95 System zur nasalen assistierten Masken-PEEP-Beatmung (aus J. L. TUMMONS: Anesthesiology 38 [1973] 594)

A Puritanvernebler
B Bennett-Flow-Ventil
C Manometer
D Konnektor für Tubus
E Faltenschlauch für Trachealkanüle
F Hudson-T-Adaptor
G Atembeutel
H Bakterienfilter
I Kaskadeanfeuchter
J Thermometer
K Schlauchverbindung
L Verbindungsstücke
M Latexschläuche
N Maske
O Wasserfänger (Bird Corp.)

Inspiratorische Sauerstoffkonzentration

Die inspiratorische O_2-Konzentration sollte so hoch gewählt werden, daß der pO_{2a} zwischen 80 und 100 mm Hg liegt. Die Gefahr zu hoher Sauerstoffkonzentrationen besteht vorwiegend in Lungenschäden, die sich in Zunahme der endobronchialen Sekretion, miliaren Atelektasen, intraalveolären Hämorrhagien, Fibrinmembranen, perivaskulären Ödemen, Fibroblastenproliferationen, Hyperplasie der Alveolardeckzellen mit Zellmetaplasien, Bronchopneumonie und schließlich Hepatisation der Lunge äußern (82). Bei Frühgeborenen führen hohe pO_{2a} zur retrolentalen Fibroplasie. ARANDA u. Mitarb. (6) wiesen bei pO_2 in der Nabelarterie zwischen 100 und 400 mm Hg in 26% der Fälle retinale Gefäßverengungen nach, die 8 Tage nach Normalisierung des pO_2 anhielten.

Die Einstellung der gewünschten O_2-Konzentration bei Zufuhr von Luft und Sauerstoff wird durch das Nomogramm von BROWN u. DRINKER (26) erleichtert (Abb. 96).

Die Messung der O_2-Konzentration kann vorgenommen werden mit Analysatoren der Firmen Beckmann, USA (Abb. 97), oder Dräger, Lübeck.

Nomogramme zur Beatmung

Nomogramme können nur bei an Herz und Lungen gesunden Kindern zur Ermittlung des

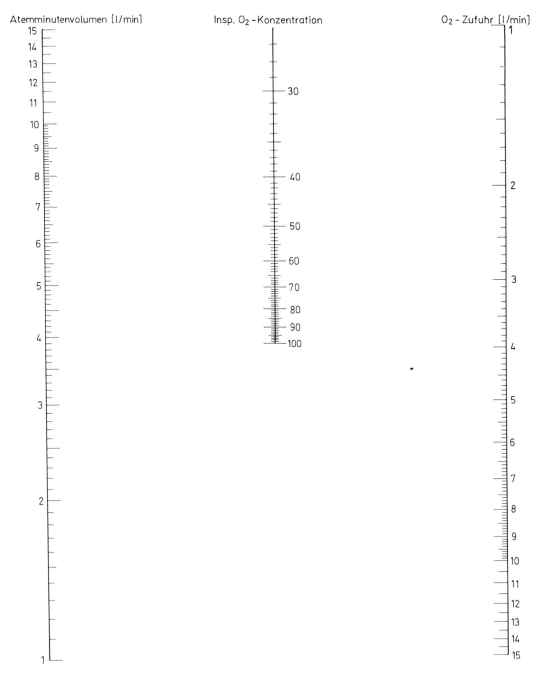

Abb. 96 Nomogramm zur Ermittlung der inspiratorischen O_2-Konzentration bei Verwendung von Luft und Sauerstoff (aus St. A. BROWN, Ph. A. DRINKER: Anesthesiology 29 [1968] 833)

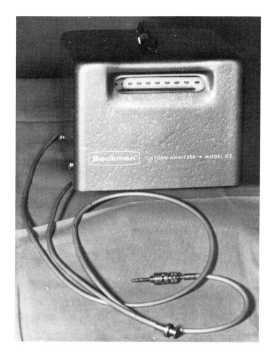

Abb. 97 Sauerstoffanalysator Modell D 2 (Beckmann, USA)

Atemminuten- oder Atemzugvolumens herangezogen werden. Sie ersetzen keinesfalls die Überprüfung der Langzeitbeatmung mittels Blutgasanalysen.

Das Nomogramm von RADFORD (101) ergibt im Säuglingsalter zu niedrige Werte, während das Nomogramm von ENGSTRÖM u. Mitarb. (44) dagegen pCO_{2a}-Werte im physiologischen Bereich ergab (98).

Überwachung der Atmung und Beatmung

Rheographische Kontrollgeräte registrieren die Atmung über die elektrische Widerstandsänderung am kindlichen Thorax, die über Klebeelektroden abgeleitet wird. Bei Ausbleiben der Widerstandsänderungen infolge Atemstillstandes wird ein Alarmsignal ausgelöst.

Das Lewin-Atmungsüberwachungsgerät (BOC, England) für Frühgeborene besteht aus einer Matratze und Monitor, der bei Apnoe akustischen und optischen Alarm auslöst.

Außerdem können diverse Respiratormonitore eingesetzt werden.

Zuverlässige Atemvolumenmessungen mit handelsüblichen Instrumenten (Wright-Respirometer [Vertrieb: Engström, München], Kindervolumeter [Dräger, Lübeck]) sind erst jenseits des 1. Lebensjahres möglich (108).

Lediglich das Mikrovolumeter von ELAM (Emerson Company, Cambridge, Mass./USA) scheint auch kleinste Volumina exakt anzuzeigen (43).

Repräsentative Blutgasanalysen können nur durch arterielle Punktion gewonnen werden. Die Punktion der A. radialis ist einfacher und bietet weniger Komplikationsmöglichkeiten als die der A. femoralis oder A. brachialis.

Die Punktion der A. temporalis ergibt Blut, in dem die Beimischung von Blut aus dem Ductus arteriosus fehlt.

Die intermittierende Punktion ist einer Verweilkanüle vorzuziehen, da mit zunehmender Kanülenliegedauer Thrombosierungen eintreten können, die allerdings in den meisten Fällen von Rekanalisierungen gefolgt werden (15).

Im Säuglingsalter haben Blutgase im Kapillarblut der Fingerbeere im Vergleich zum Kapillarblut aus Ohrläppchen und Ferse die größte Annäherung an die im arteriellen Blut gemessenen Werte (99).

Pflege während der Beatmung

1. Beatmete Kinder sollten ständig unter Aufsicht sein.
2. Lagerungsdrainagen des Bronchialsystems mit 5–10° Kopftieflage 3 × tgl. für 30–60 Min., 2stdl. Wechsel zwischen Rücken- und Seitenlage.
3. Sterile Absaugungen, wenn Bronchialsekret vorhanden und anschließendes Blähen der Lunge mit dem 2- bis 3fachen Volumen des normalen Atemzugvolumens. Zum Absaugen sollten weiche Einmalplastikkatheter benutzt werden. Die Dauer des Saugens soll 15 Sekunden wegen der Gefahr der Atelektasenentstehung nicht überschreiten. Katheter mit nur einer Öffnung können Schleimhautschäden verursachen. Kinder mit kardiopulmonaler Insuffizienz müssen vor dem Absaugen mit 100 % O_2 beatmet werden. Die Häufigkeit des Absaugens richtet sich nach der Menge des Sekretes.
4. In regelmäßigen Zeitabständen muß Trachealsekret zur bakteriologischen Untersu-

chung und Bestimmung der Erregerresistenz geschickt werden.
5. Die Manschette der Trachealkanüle oder des Endotrachealtubus sollte alle 2 Stunden nach vorausgegangenem Absaugen des Mundrachenraumes für 1 Minute entbläht werden.
6. Bei versehentlichem Dekanülement kann das Wiedereinführen einer Trachealkanüle besonders in den ersten postoperativen Tagen erschwert sein. Falls das Wiedereinführen nicht gelingt, kann die Zeit bis zur Retracheotomie bei beatmeten Kindern mit Maskenbeatmung unter Verschluß des Trachostomas und anschließender orotrachealer Intubation überbrückt werden.
7. Wassergehalt des Anfeuchters und Temperatur müssen in regelmäßigen Abständen kontrolliert werden.
8. Kondenswasser aus den Atemschläuchen ist regelmäßig zu entfernen.
9. Die Funktion des Ventilators muß ständig überwacht werden.
10. Die Effektivität der Beatmung muß anhand intermittierender Blutgasanalysen überprüft und über inspiratorische O_2-Konzentrationen oder Atemvolumen korrigiert werden.
11. Regelmäßig vorgenommene physiotherapeutische Maßnahmen wie Perkussion, Kompression und Vibrationsmassage des Thorax unterstützen die Wirksamkeit der Tracheobronchialtoilette (40).
12. Häufiges Sterilisieren der Beatmungsschläuche, Anfeuchter usw.
13. Einsatz von Antibiotika bei klinischen Infektionszeichen.
14. Weitgehende Isolierung der Kranken, Besuchsverbot.
15. Regelmäßige Sterilisation aller Behandlungsräume und -instrumente.
16. Benutzung von Einmalgegenständen soweit möglich.

Befeuchtung der Atemluft

Normalerweise wird die Inspirationsluft im Nasenrachenraum erwärmt (ca. 34 °C) und befeuchtet (ca. 90% relative Luftfeuchtigkeit = 34 g H_2O/m^3 Luft). Während der Ausatmung wird ein Teil der Wärme und Feuchtigkeit der Exspirationsluft im Nasenrachenraum konserviert.

Das Umgehen der Nasen- oder Nasen-Rachen-Passage erfordert infolge Ausfalls der natürlichen Anfeuchtung der Atemgase eine künstliche Befeuchtung, um lebensbedrohliche Eintrocknungen von Bronchial- und Trachealsekret zu vermeiden.

Zur Anfeuchtung der Atemluft dienen heute vorwiegend „Vernebler", die mit Hilfe mechanischer Kräfte ein Aerosol produzieren, dessen Stabilität von der Tröpfchengröße abhängt, und „Befeuchter", die auf thermischem Wege den Feuchtigkeitsgehalt erhöhen. Eine Abkühlung der Luft auf dem Wege zum Patienten kann bei diesem Verfahren zu einer erheblichen Wasserkondensierung und Reduzierung des Feuchtigkeitsgehaltes führen.

Bei Spontanatmung gewährleisten künstliche Nasen, Ultraschallvernebler, Dräger-Anfeuchter-Vernebler, Bird-Micro-Nebulizer, Heyer-Düsen-Befeuchter, beheizter Dräger-Wasser-Vernebler eine ausreichende Befeuchtung (61).

Künstliche Nasen müssen wegen des erhöhten Atemwiderstandes altersgerecht verwendet werden.

Für Kinderrespiratoren liefern erhitzte „bubble-through"-Anfeuchter, wie z. B. der Zusatz zum Loosco-Infant-Ventilator eine genügende Luftbefeuchtung (63). Eine entscheidende Bedeutung hat die Zuführungsleitung zum Patienten, die mindestens 1,5 cm lichte Weite haben sollte. Englumige O_2-Insufflationskatheter können die Leistung eines Befeuchtungsgerätes erheblich reduzieren (61). Im Rahmen der Intensivbehandlung zeigten die Beatmungsgeräte Spiromat (Dräger), Servo-Ventilator 900 mit Bennett Cascade Befeuchter, Monaghan M 250 mit Ultraschallvernebler und Bennett PRZ mit Cascade Befeuchter eine gute Befeuchtungsleistung.

Die Befeuchtung der Inspirationsluft sollte nur sinnvoll angewandt werden, weil sie Infektionsgefahr und Atemwiderstände erhöht (135).

Eine nicht zu vernachlässigende Maßnahme zur endobronchialen Sekretverflüssigung stellt sicher die ausreichende enterale oder parenterale Flüssigkeitszufuhr dar. Sekreteindickungen kommen bei gut hydrierten Kindern kaum vor (100). Bei Bestehen eitriger, visköser Sekrete in den Atemwegen sind Vernebler, die Teilchengrößen zwischen 1–5 µm produzieren, wie Ultraschall- oder Winliz-Vernebler indiziert.

Verhütung und Behandlung von Infektionen

Wichtige Infektionsquellen stellen Befeuchter und Vernebler dar, die nur mit sterilem Wasser zu füllen sind. Vernebler scheinen häufiger kontaminierte Aerosole zu erzeugen als Befeuchter (137). Hohe Besiedlungen mit gramnegativen Keimen sind jedoch auch an Inkubatoren, Beatmungs-, Absaug- und Anästhesiegeräten nachgewiesen worden (137), die deshalb häufig desinfiziert werden müssen.

WERNER (137) empfiehlt, vor jeder Desinfektion oder Sterilisation eine gründliche Reinigung vorzunehmen. Die Sterilisierung ist zuverlässig im Autoklaven oder mit Äthylenoxyd unter erhöhtem Druck.

Ausreichend desinfiziert wird mit Desinfektionsreinigungsmaschinen (thermisch) oder chemisch (Aldehyde, Alkohole). Die Auswahl des Desinfektions- oder Sterilisationsverfahren richtet sich nach den vorhandenen Möglichkeiten und der Beschaffenheit der Apparate.

Kaltluftvernebler müssen zur gleichen Zeit vollständig entleert, gereinigt und desinfiziert werden, weil ein verunreinigtes Gerät weitere in Betrieb befindliche Geräte kontaminieren kann. Absaugkatheter dürfen nur einmal verwendet werden. Waschbecken und Gullys müssen regelmäßig durch Eingießen phenolischer oder aldehydhaltiger Lösungen desinfiziert werden (137).

In Inkubatoren sind als Unterlage Einmalware oder autoklavierbare Schaumstoffmatratzen zu verwenden. Die Wäsche muß steril sein. Im Inkubator darf nur mit sterilen Handschuhen gearbeitet werden.

Regelmäßige Untersuchungen müssen die Effektivität der Desinfektion und Sterilisation überprüfen. Der Einbau von regelmäßig zu wechselnden Bakterienfiltern in Beatmungsgeräte kann die Kontamination von Patienten verringern, sie ersetzen jedoch keinesfalls die aseptischen Maßnahmen.

Die Verhütung und Bekämpfung von Infektionen haben einen signifikant mindernden Effekt auf die Sterblichkeit der Kinder, die auf Intensivstationen behandelt werden.

Jeder Anwendung von Antibiotika sollte eine Bestimmung der Erreger und deren Empfindlichkeit auf Antibiotika und Sulfonamide zugrunde liegen. Der Zeitaufwand für bakteriologische Untersuchungen erfordert allerdings in vielen Fällen eine Entscheidung anhand klinischer Symptome über eine antibiotische Therapie.

Auch das Vorliegen eines bakteriologischen Untersuchungsergebnisses kann nicht kritiklos akzeptiert werden, weil der Bakteriologe nicht in allen Fällen zwischen virulenten und saprophytären Erregern zu unterscheiden vermag.

Bei der Auswahl von Antibiotika ist Präparaten mit geringer Toxizität und Kumulationsgefahr, breitem Wirkungsspektrum, potentiell bakterizider Wirkung und hoher Dosierbarkeit wie z. B. den Penizillinen und Cephalosporinen (Penizillin, Stapenor, Dichlorstapenor, Binotal, Microcillin, Anabactyl, Cephalotin) der Vorzug zu geben.

Gentamycin (Refobacin, Sulmycin), Amikazin (Biklin) und Tobramycin (Gernebcin) erweitern das Spektrum auf die immer häufiger anzutreffenden gramnegativen Keime.

Gentamycin, Amikazin und Tobramycin sollten nur bei normaler Nierenfunktion gegeben werden. Sie können nach längerer Applikation auch das Hörvermögen in Mitleidenschaft ziehen.

Zur Erreichung eines möglichst breiten Wirkungsspektrums, bei additiver Wirkung, oder bei unbekannten Erregern sollten bakteriostatisch wirksame nicht mit bakteriziden Substanzen kombiniert werden (z. B. Penizilline + Chloramphenicol), da der bakterizide Effekt in der Teilungsphase inhibiert werden kann.

FIEBERBEHANDLUNG

Temperaturerhöhungen bis 38 °C bedürfen keiner Behandlung. Es ist lediglich dem erhöhten Flüssigkeitsbedarf Rechnung zu tragen (s. S. 48). Bei Rektaltemperaturen > 38 °C sind der Reihenfolge nach folgende Maßnahmen zu ergreifen: Ersatz der Bettdecke durch dünnes Tuch, Herabsetzung der Umgebungstemperatur und Antipyretika wie z. B. Novalgin. In resistenten Fällen kommen Auflegen von Eisbeuteln oder alkoholgetränkten Tüchern mit Dämpfung der Kältegegenregulation durch Hydergin, Promethazin und Pethidin in Frage.

Entwöhnung vom Respirator, Dekanülement oder Extubation

Die Spontanatmung wird nach maschineller Beatmung behindert durch Nachwirkungen verwendeter Sedativa und Muskelrelaxantien und die mehr oder weniger ausgeprägte Inaktivitätsatrophie der Atmungsmuskulatur und muß deshalb trainiert werden. Einen gewissen Trainingseffekt hat der Übergang auf assistierte Beatmung, bei der jeweils einzustellende Inspirationsdrücke aufgebracht werden müssen. Daneben empfiehlt es sich, den Respirator anfangs für wenige Minuten abzustellen und diese Zeiträume allmählich auszudehnen. Die Effektivität der Spontanatmung muß mit Hilfe von Blutgasanalysen überprüft werden. Während der Entwöhnung vom Beatmungsgerät müssen die Kinder unter ständiger Aufsicht sein. Atemphysiologisch sollten vor Abstellen des Respirators nach BENDIXEN u. Mitarb. (16) folgende Voraussetzungen erfüllt sein:

1. Vitalkapazität > 10 ml/kg Körpergewicht,
2. Hustenkapazität = 15–18 ml/kg Körpergewicht,
3. maximaler Inspirationsdruck $\geq$ 20 cm H_2O,
4. bei einer inspiratorischen O_2-Konzentration von 60% sollte der pO_{2a} 80–100 mm Hg betragen,
5. pCO_{2a} muß unter 60 mm Hg sein.

In den meisten Fällen muß die inspiratorische O_2-Konzentration nach Abstellen des Respirators auf 30–50% erhöht werden. Für den Notfall müssen Ersatzkanülen und ein Intubationsbesteck bereitliegen.

Auch nach Einsetzen einer ausreichenden Eigenatmung muß die intensive Beobachtung der Patienten fortgesetzt werden, weil sich besonders nach prolongierter endotrachealer Intubation lebensbedrohliche Kehlkopfödeme innerhalb einiger Stunden ausbilden können.

Endotrachealtubus oder Trachealkanüle sollten nach Einsetzen einer suffizienten Spontanatmung noch 24 Stunden belassen werden.

Vor der Extubation oder Dekanülierung müssen Mund, Nase, Rachen, Trachea und Hauptbronchien gründlich abgesaugt werden. Zur Verhütung eines Glottisödems tragen i. v. Kortisongaben ca. 1 Stunde vor Extubation bei (3–5 mg Prednisolon/kg KG).

Das Ziehen des Tubus erfolgt zweckmäßigerweise unter Applikation eines Überdruckes (bis zu 50 cm H_2O). Weil Säuglinge Nasenatmer sind, muß die Nase besonders sorgfältig abgesaugt werden.

Vor dem Ziehen der Trachealkanüle sollte das Schluckvermögen durch Instillation von Methylenblau in den Pharynx geprüft werden. Die Kinder sollten ausreichend abhusten können. Nach langwährender Tracheotomie erleichtert das vorübergehende Einsetzen einer Sprechkanüle bei größeren Kindern das Dekanülement.

Ein erschwertes Dekanülement hat meist Granulationsgewebe in der Trachea, Narbenstenosen oder eine Tracheomalazie zur Ursache, die Abtragung, eine Dilatationsbehandlung oder unter Umständen eine plastische Rekonstruktion erfordern.

Komplikationen während Langzeitbeatmung

Während künstlicher Beatmung müssen Kinder ständig überwacht werden. Dem damit beauftragten Personal müssen die häufigsten Komplikationen und Maßnahmen zu ihrer Behebung vertraut sein. Zielstrebiges Vorgehen bei Zwischenfällen wird durch entsprechende Hinweistafeln gefördert.

Versagen des Respirators. An jedem Respirator muß ein Besteck zur manuellen Beatmung deponiert werden, so daß die Zeit bis zum Wiederingangsetzen des Beatmungsgerätes überbrückt werden kann.

Obstruktion der Atemwege. Abknicken eines nasotrachealen Tubus, Tubus- oder Kanülenverlegung durch Sekret und Extubation sind die häufigsten Ursachen einer insuffizienten Beatmung, die an behinderter Passage eines Absaugkatheters zuverlässig erkannt werden. Sofortiges Ziehen des Tubus oder der Trachealkanüle und Beatmung über Maske kann in diesen Fällen lebensrettend sein.

Zwerchfellhochstand durch Magenblähung. ABERDEEN (1) empfiehlt zur Beseitigung größerer Gasansammlungen im Magen-Darm-Trakt Absaugungen des Magens und das Legen von Darmrohren.

Die häufigste Komplikation der Beatmung stellt die **Infektion** dar, deren Quelle häufig das mit gramnegativen Keimen angereicherte Befeuchtungswasser ist.

Während **Pneumothoraces**, Pneumomediastinum und interstitielles Emphysem mechanische Ursachen haben (36), werden **bronchopulmonale Dysplasien** eher auf hohe inspiratorische O_2-Konzentrationen in Verbindung mit IPP-Beatmung zurückgeführt (112, 121).

Hohe O_2-Konzentrationen ($pO_{2a} > 100$ mm Hg) rufen beim Frühgeborenen die **retrolentale Fibroplasie** hervor, deren Endstadium zur völligen Erblindung führt.

26% aller Neugeborenen zeigten bei arteriellen O_2-Druckwerten von 100–400 mm Hg eine Engstellung der Retinagefäße, deren Ausmaß mit fallendem Geburtsgewicht stieg (6).

An den Lungen werden nach hohen alveolären O_2-Konzentrationen außerdem **Bronchitis**, Anstieg der intrapulmonalen Shuntblutmenge, Verschlechterung der Lungenfunktion, **Bronchopneumonie** und schließlich **Hepatisation des Lungengewebes** beobachtet (82).

Die inspiratorische O_2-Konzentration muß deshalb an die jeweiligen Erfordernisse angepaßt werden. Der arterielle Sauerstoffdruck sollte 80–100 mm Hg nicht überschreiten.

HEESE (65, 66) hat während künstlicher Beatmung therapieresistente **obstruktive Emphyseme** in 2% der Fälle beobachtet.

Von seiten des Stoffwechsels sind **Hypernatriämie, Hypokalziämie** und **Hypoglykämie** beschrieben worden (25).

Ergebnisse der Beatmungstherapie

Die Überlebensrate nach maschineller Beatmung von Frühgeborenen wird mit 36–77% angegeben (112).

Die Zahl zerebraler Dauerschäden bei Frühgeborenen scheint durch häufigeren Einsatz künstlicher Beatmung reduziert zu werden (112).

Nach der Beatmungsbehandlung scheint in den ersten Lebensjahren eine erhöhte Infektanfälligkeit der Lungen zu bestehen (112).

Nach Beatmung über mehrere Monate wurden Atemwiderstände zwischen 90–660 cm $H_2O/l/$ Sek. (normal 5–55) und dynamische Compliance-Werte zwischen 0,3–3 ml/cm H_2O gemessen (12a).

Ernährung

Bedarfsermittlung

Während der Minimalbedarf heute definiert werden kann, ist der Optimalbedarf noch umstritten.

Normalgewichtigen älteren Kindern kann ein Nahrungsentzug für 24 Stunden zugemutet werden. Das gesunde Neugeborene verfügt dagegen nur über geringe Glykogenreserven, die sich unter Hypoxie rasch erschöpfen. Beim Säugling führt der Abbau von Körperfett nach 6 Stunden Fasten bereits zu einer Erhöhung der Ketonkörperspiegel auf das 4–6fache der Norm, Erwachsene haben nach 32 Stunden Hunger erst eine Verdopplung der Werte für Acetacetat und β-Hydroxybutyrat aufzuweisen (109). Die aus der gesteigerten Ketogenese resultierende Azidose muß behandelt werden (s. S. 56).

Hauptindikationen der parenteralen Ernährung sind: Unreife, Resorptionsstörungen, postoperative Phase, insbesondere nach Eingriffen am Magen-Darm-Trakt, posttraumatische Zustände, Verbrennungen und Niereninsuffizienz. Die Änderung des Bedarfs an zugeführten Kalorien in Abhängigkeit vom Lebensalter enthält Abb. 98.

HEIRD u. Mitarb. (69) geben 110–130 kcal/kg/24 Std. Die Bedarfsangabe kann sich auf Körpergewicht (Abb. 99) oder Körperoberfläche beziehen. Für Wasser- und Elektrolytbedarf können außerdem Kalorien als Bezugsgrundlage benutzt werden.

Die Tab. 51 und 52 enthalten den Erhaltungsbedarf an Wasser, Energielieferanten, Elektrolyten und Vitaminen bei Früh- und Neugeborenen für eine Infusionstherapie unter und länger als 48 Stunden.

Mehrbedarf an Kalorien entsteht durch Bettruhe (5%), kleine Traumata (20%), Aufstehen (10%), pro °C Körpertemperaturerhöhung 10% und große Verletzungen bzw. Operationen (40%).

Als Faustregel kann auch gelten, daß der Kalorienumsatz während parenteraler Ernährung ca. 1000 kcal/m^2/24 Std. beträgt.

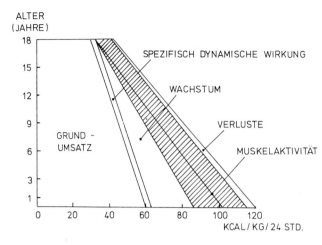

Abb. 98 Altersbedingte Änderungen des Kalorienverbrauches (nach KEKOMAKI)

JÜRGENS u. Mitarb. (75) haben bei Frühgeborenen unter der täglichen Zufuhr pro kg Körpergewicht von 164 ml Flüssigkeit, 2,2 mval Na, 3 mval K, 0,3 mval Mg, 2,7 mval Chlor, 9,5 mval Phosphat, 3 g Protein mit Minimalbedarf an essentiellen Aminosäuren, 3,4 g Fett und 90 kcal (24 % Fette, 73 % Kohlenhydrate und Zuckeralkohole) normale Serumelektrolytwerte, positive Stickstoffbilanzen (0,3 g N/kg KG/24 Std.) und einen

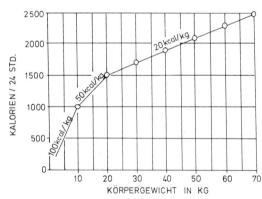

Abb. 99 Kalorienbedarf in Abhängigkeit vom Körpergewicht (nach DELL)

Tabelle 51 Täglicher Erhaltungsbedarf bei Infusionsdauer bis zu 48 Stunden bei normalem Serumionogramm (nach RIEGEL)

Wasser:	minimal 100 ml/kg*
	bei Fieber: +10 ml/kg °C <37°C
	postoperativ: +50 ml/h Operationsdauer
	(Frühgeborene: 150 ml/kg)
Glukose:	7,5–10 g/kg
	(Frühgeborene: 5%ige Lösung)
Kalzium:	250 mg (ca. 30 ml Ca-Glukonat 10%)
Kalium:	2–4 mval/kg postoperativ am 2. Tag bei ausreichender Urinausscheidung
(Albumin, Serum, Plasma: 1–2 g Protein/kg)	

* An Operationstagen sollten pro Std. Operationsdauer 50 ml Flüssigkeit zusätzlich infundiert werden.

Tabelle 52 Minimalbedarf pro 24 Std. bei parenteraler Ernährung (nach O'BRIEN u. CHASE)

Wasser	2–2,5	l/m²
Kalorien	100–120	kcal/kg
Gesamteiweißstickstoff	290	mg/100 kcal
Threonin	45–87	mg/kg
Valin	85–105	mg/kg
Methionin	33–45	mg/kg
Isoleucin	102–119	mg/kg
Leucin	76–229	mg/kg
Phenylalanin	47–90	mg/kg
Tryptophan	15–20	mg/kg
Lysin	110–160	mg/kg
Histidin	16–34	mg/kg
Linolsäure	300	mg/100 kcal
Natrium	1–3	mval/kg
Kalium	2–5	mval/kg
Magnesium	0,2	mval/kg
Kalzium	1,2	mval/kg
Phosphor	25	mg/100 kcal
Eisen	1	mg/kcal
Kupfer	60	µg/100 kcal
Jod	5	µg/100 kcal
Vitamin A	250–750	IE/100 kcal
Vitamin C	8	mg/100 kcal
Thiamin	25	µg/100 kcal
Riboflavin	60	µg/100 kcal
Pyridoxin	35	µg/100 kcal
Nikotinamid	0,25	mg/100 kcal
Pantothensäure	0,3	mg/100 kcal
Vitamin D	40	IE/100 kcal
Vitamin E	0,3	IE/100 kcal
Folsäure	4	µg/100 kcal
Vitamin B_{12}	150	µg/100 kcal

mittleren täglichen Gewichtsgewinn von 8 g/kg Körpergewicht erzielt.

Günstige Erfahrungen berichteten in der postoperativen Phase bei Neugeborenen BØRRESEN u. Mitarb. (23) mit folgenden Mengen pro kg KG/24 Std.: 98 kcal., 0,4 g Stickstoff, 4 g Fett, 12 g Kohlenhydrate, 3,0 mmol K, 0,15 mmol Mg, 1,5 mmol Phosphate, 1,0 mmol Ca, 2,0 mmol Na.

Nahrungszufuhr

Intensiv zu pflegende Kinder sind einer normalen Nahrungsaufnahme häufig nicht fähig, so daß das Legen einer Magensonde notwendig wird. Bei Neugeborenen wird wegen der Gefahr einer Regurgitation häufig über eine Gastrostomie ernährt (115, 130, 133). Gestörte Magen-Darm-Funktion indiziert intravenöse Nahrungszufuhr (s. S. 229).

Parenterale Ernährung

Kohlenhydrate

Kohlenhydrate in der Ernährung sind essentiell, weil sie Bausteine für Glykogen, Nukleinsäuren, Mukopolysaccharide, Glykoproteine, Glykolipide und NADP-H_2 liefern, unerläßlich für den Fettstoffwechsel sind und die Glukoneogenese aus Aminosäuren verhindern.

Ersatzkohlenhydrate für Glukose sind Fruktose, Sorbit und Xylit. Letztere sind günstig bei bestehenden Ketonämien (131).

Nervensystem, Blutzellen und Nierenmark decken ihren Energiebedarf unter normalen Umständen fast ausschließlich durch Glukose. 100 g zentralnervöse Substanz verbrennen ca. 6 mg Glukose/Min. Da das kindliche ZNS in Relation zur Körpermasse schwerer ist als beim Erwachsenen, müssen ca. 10 g Glukose/kg/24 Std. zugeführt werden, um eine Glukoneogenese aus Aminosäuren oder Fetten zu verhindern (78). Die Glukosezufuhr bei Brustkindern wird auf ca. 12 g/kg/24 Std. geschätzt (Lit. b. 78).

Die insulinunabhängige Fruktoseverwertung trifft nur für die Leber zu, die auch Glukose insulinunabhängig aufnimmt. Fruktose und Sorbit werden vorzugsweise in der Leber, Glukose im Gehirn und in der Muskulatur verstoffwechselt. Xylit wird ubiquitär umgesetzt, wirkt antiketogen, steigert die Synthese von Ribonukleinsäuren und Steroidhormonen und liefert unabhängig von der Glukose-6-Phosphat-Dehydrogenase, deren Funktion im Schock und Hungerzustand gehemmt ist, Pentosen. Von den Kohlenhydraten ist der Glukose der Vorzug zu geben. Fruktoseinfusionen erhöhen Triglyzerid-, Laktat- und Harnsäurespiegel im Blut (142) und wirken nachteilig auf die energiereichen Phosphate der Leber. Xylitzufuhren > 0,6 g/kg/Std. und hochkonzentrierte Sorbit-, Fruktose- und Glukoselösungen können einen passageren Ikterus mit Transaminasen- und Harnsäureerhöhungen im Serum hervorrufen (131). Unter abgestuften Infusionsgeschwindigkeiten veränderte Xylit Laktatspiegel und BE bei Früh- und Neugeborenen nicht signifikant (138).

Die Anwendung von Fructose/Glukose/Xylit im Verhältnis 2 : 1 : 1 erlaubte eine Erhöhung der Zufuhr ohne Änderung der Stoffwechselparameter bis zu 0,5 g/kg/Std. (18).

Bei Patienten mit Glukoseverwertungsstörung war auch die Xylitverwertung gestört. Xylit wurde postoperativ von Patienten besser ausgenutzt als von Nichtoperierten. Ein Zusammenhang zwischen Oligurie, zerebralen Störungen, Leberfunktionsstörungen infolge von Kristallablagerungen in Nieren und Gefäßen und Xylitanwendung wird derzeit diskutiert.

Xylit kann mit Aminosäuregemischen sterilisiert werden.

Früh- und Neugeborene hatten einen optimalen Xylitumsatz bei einer Infusionsgeschwindigkeit von 0,5 g/kg/Std.

SCHAUB u. RIEGEL (107) lehnen Fruktose-, Sorbit- und Xylitanwendung wegen ihrer Nebenwirkungen und weil sie größtenteils als Glukose wieder im Blut erscheinen – also nur scheinbar insulinunabhängig verwertet werden – im frühen Kindesalter ab.

Eiweißzufuhr

Der aus Erhaltungs- und Aufbaubedarf resultierende Eiweißbedarf ist altersabhängig.

Essentielle Aminosäuren für Neugeborene sind: Isoleuzin, Leuzin, Lysin, Methionin, Phenylalanin, Threonin, Tryptophan, Valin, Histidin. Zystin ist für Frühgeborene essentiell. Die Ausnutzung i. v. gegebener Aminosäuren hängt von ihrem Gehalt an essentiellen Aminosäuren ab.

Am besten scheinen Lösungen verwertet zu werden, die alle essentiellen und nichtessentiellen Aminosäuren in L-Form in einer Verteilung enthalten, die der Zusammensetzung von Körperproteinen entspricht (142). Zur Kontrolle der Eiweißutilisation ist die Erstellung einer Stickstoffbilanz unerläßlich. HEIRD u. Mitarb. (68) haben nach Infusion synthetischer L-Aminosäuren-Gemische metabolische Azidosen mit Hyperchlorämien und leichten Hypernatriämien bei Säuglingen und Kleinkindern gemessen, die ihren Höhepunkt 2–5 Tage nach Beginn der parenteralen Ernährung hatten. Die Ursache der metabolischen Azidose sahen HEIRD u. Mitarb. (68) in einem Überschuß an kationenhaltigen Aminosäuren der infundierten Aminosäurelösungen. SCHMIDT (111) hat mit der Aminosäurelösung Aminosteril KE päd der Fa. Fresenius bei Säuglingen durch intravenöse Ernährung ausgeglichene, meist positive Stickstoffbilanzen erzielt. ERDMANN (47) empfiehlt Aminofusin L 300 der Fa. Pfrimmer-Erlangen.

Die N-Retention steigt mit zunehmender Eiweißzufuhr.

Fettstoffwechsel

Da nicht der gesamte Kalorienbedarf durch Kohlenhydrate gedeckt werden kann, sind Fettemulsionen in die parenterale Ernährung aufgenommen worden, die große Energiemengen in einem geringen Volumen bieten und eiweißsparend wirken. Neugeborene metabolisieren Fette wie Erwachsene (142).

Die Tagesfettdosen werden von SCHMIDT (111) mit 2–4 g/kg beim Säugling, 2–3 g/kg beim Kleinkind und 1–2 g/kg Körpergewicht beim Schulkind angegeben. Diese Fettmengen sollten auf 3 Portionen täglich verteilt werden, die jeweils 1 Stunde lang zwischen Kohlenhydrat-Elektrolyt-Aminosäurelösungen infundiert werden. Nach 1 Woche sollten an 2 Tagen in der Woche keine Fettgaben erfolgen. Unter diesem Regime hat SCHMIDT (11) niemals Überladungszeichen, Fettablagerungen in parenchymatösen Organen oder Pigmentansammlungen in der Leber beobachtet. Die Fettutilisation soll durch Zusatz von 5 IE Heparin zu 1 ml Fettemulsion verbessert werden. 2 % der zugeführten Kalorien sollten ungesättigte Fettsäuren sein. Wenn keine Fettemulsionen zur Verfügung stehen, kann der Bedarf an ungesättigten Fettsäuren und Spurenmineralien auch durch Frischplasma (3 ml/kg KG alle 4 Tage) gedeckt werden (24).

Kontraindikationen für die Anwendung von Fettemulsionen sind: Blutgerinnungsstörungen, Leberparenchymschäden, Nephrosen, Magen-Darm-Ulzera, ausgedehnte Pneumonien und schwere Schädel-Hirn-Traumen (111).

WOLF u. OTTEN (143) haben bei 3 von 100 Kindern nach parenteraler Fettgabe Temperaturanstiege bis zu 39 °C gesehen.

Elektrolyte, Spurenelemente, Vitamine

Tab. 52 gibt Empfehlungen für den Bedarf an Elektrolyten und den wichtigsten Vitaminen und Spurenelementen.

Die Bedeutung der Zufuhr von Zink und Magnesium wird z. Z. noch diskutiert. Eventuell läßt sich die Eiweißsynthese durch Zinkzufuhr steigern.

Zink, Kupfer, Mangan und Eisen müssen jedoch erst bei langwährender parenteraler Ernährung zugesetzt werden.

Für die Zinkzufuhr werden 0,1–0,2 mg/kg/24 Std. angegeben.

Bei Absinken des Phosphatspiegels im Serum < 4,5 mg % wird die Zufuhr von 2 mmol Kaliumphosphat/kg KG/24 Std. empfohlen.

Spurenmineralien und essentielle Fettsäuren können auch intermittierend durch Frischplasmagaben (3 ml/kg KG alle 3–4 Tage) oder Bluttransfusionen zugeführt werden (69).

Kavakatheter

Eine komplikationslose Zufuhr der Nährlösungen über längere Zeit ist nur über zentralvenöse Katheter möglich.

Zentralvenöse Katheter sind indiziert, wenn parenterale Ernährung für mehr als 4–6 Tage in Aussicht steht.

Als Zugangswege können die Vv. jugulares, subclaviae, medianae cubiti oder basilicae gewählt werden. Beinvenen sollten wegen der größeren Thrombophlebitisgefahr nicht kanüliert werden. Punktionen oder Venae sectio sollten in örtlicher oder allgemeiner Betäubung vorgenommen werden. Vv. subclavia und jugularis externa und interna können zum Einführen eines Kavakatheters punktiert werden. Die Vv. mediana cubiti und basilica werden im Kindesalter besser durch Venae sectio freigelegt.

Typische Spezialbestecke aus silikonisiertem PVC-Material, zur perkutanen Punktion sind Intracath (Bard England, Pfrimmer Erlangen) Steriven-Katheter (Sterimed, Saarbrücken), E-Z Cath (Deseret Pharmaceutical, USA) und Stericath (Vygon Aachen, Frankreich).

Legen eines Kavakatheters via V. subclavia

Die Vorteile eines Subklaviakatheters, wie anatomisch fixiertes offenes Lumen und geringere Infektionsgefahr, lassen sich auch im Kindesalter nutzen. Die Punktion wird unter sterilen Kautelen mit fabrikfertigen Punktionsbestecken (Venoflex, Fa. Braun, Melsungen; Intracath, Fa. Bard England, Pfrimmer Erlangen) Sterivenkatheter, Fa. Saarmed, Saarbrücken) oder Plastikkanülen (Medicut; Doppelkanüle, Fa. Braun, Melsungen) möglichst rechts, infraklavikulär medial der Medioklavikularlinie in der Nähe des Kostoklavikulargelenkes nach Setzen einer Lokalanästhesie vorgenommen. Die Lokalanästhesie muß Ligamentum costoclaviculare und Periost der Klavikula und 1. Rippe einbeziehen. Der Kopf soll zur Gegenseite gedreht sein. Die Punktionsrichtung verläuft im Spalt zwischen 1. Rippe und Klavikula nach medial hinten und oben und bildet einen Winkel zur Klavikula von ca. 30°. Nach Passieren des Lig. costoclaviculare wird die Punktionskanüle fast parallel zum Schlüsselbein (Winkel Kanüle–Klavikula 10–15°) unter ständiger Aspiration in die V. subclavia vorgeschoben. Füllt sich die Spritze mit Blut, kann sie entfernt und der Katheter in die V. subclavia und schließlich V. cava superior vorgeschoben werden (weitere Details bei 86).

Komplikationen sind beim Subklaviakatheter selten. Sie bestehen in Pneumo- oder Hämothorax, Schädigung des Plexus brachialis, Infektionen und Luftembolien.

Punktion der V. jugularis interna zum Legen eines Kavakatheters

Nach Desinfektion der betreffenden Halsseite sticht man in Trendelenburg-Position und Dorsalflexion des Kopfes am Schnittpunkt von V. jugularis externa und M. sternocleidomastoideus in einem Winkel von ca. 30° zur Haut nach dorsal.

Kontrolle und Wartung des Kavakatheters

Die Katheterposition muß röntgenologisch kontrolliert werden.

Zur Vermeidung lokaler Infektionen trägt das Aufbringen eines Antibiotikapuders (z. B. Nebacetin) auf die Hautdurchtrittsstelle bei. Heparinzusätze zu Infusionslösungen verhindern Verstopfungen des Katheters durch Blutkoagula nicht.

Zur Vermeidung einer Infektion empfiehlt sich die Anlage eines Tunnels von 5–10 cm zwischen Eintrittsstelle in die Vene und Hautaustrittsstelle des Katheters.

In wöchentlichen Abständen müssen bakterielle Untersuchungen von Hautabstrichen, Trachealsekret, Urin und Stuhl vorgenommen werden. Zu untersuchendes Blut sollte nicht aus dem Ernährungskatheter aspiriert werden.

Kontraindikationen

Bei Lungen- und Hauterkrankungen, Verbrennungen und Frakturen der betreffenden Seite bzw. Extremität sind Kavakatheter kontraindiziert.

Dosierung und Überwachung

Infusionspumpen gewährleisten eine zuverlässige Dosierung. Während der parenteralen Ernährung sind Elektrolyte, Blut- und Urinzucker, Serum- und Urinosmolalität, Hämoglobingehalt, Urinmenge und Körpergewicht besonders in den ersten Tagen regelmäßig zu kontrollieren.

Die Glukoseutilisation kann durch Zugabe von 1 E Altinsulin pro 5 g Glukose und Zufuhr bis zu 5 mval Kalium/100 kcal verbessert werden.

FILLER (50) verwendet eine 20% Glukoselösung mit 3,5% Eiweißgehalt und Vitamin- und Mineralienzusatz.

Komplikationen

Bei älteren Kindern können während parenteraler Ernährung Depressionen auftreten (24). Glukosurie, Hyperammoniämie und pathologische

Leberfunktionsproben wurden von FILLER (50) beschrieben.

Die schwersten Komplikationen gehen von den intravenösen Kathetern aus: Sepsis, Thrombose, Embolie. Aseptisches Vorgehen, Einschaltung eines Mikrobenfilters in das Infusionssystem und die Verwendung von Silikongummikathetern anstelle von Polyvinyl- oder Polyäthylenschläuchen reduzieren diese Komplikationen.

In Fällen, wo beiderseits V. jugularis externa und interna kanüliert wurden, können Kopfschwellungen bis zur Ausbildung von Kollateralen entstehen.

Zu hohe Glukosekonzentrationen im Infusat können zu starker Glukosurie mit akuter Dehydratation führen (56). Prüfung des Glukosegehaltes im Urin, Verdünnen der Infusionslösung oder Insulinzusatz beugen dieser Komplikation vor (56).

Spezielle Erkrankungen

Idiopathisches Atemnotsyndrom des Neugeborenen (Respiratory-Distress-Syndrom)

Genese

Als Ursache des vorwiegend bei frühgeborenen Kindern mit niedrigem Geburtsgewicht auftretenden idiopathischen Atemnotsyndroms vermutet man:

1. eine Minderdurchblutung der Lunge infolge perinataler Asphyxie, Hypoxie und Azidose mit Austritt von Plasmabestandteilen aus den Gefäßen und Bindung der oberflächenaktiven Substanzen in der Lunge.
2. Einen Mangel an fibrinolytischer Aktivität.
3. Eine Störung der pulmonalen Lymphzirkulation.
4. Eine Aspiration mütterlichen Blutes z. B. beim Kaiserschnitt.

Symptome, Pathophysiologie, Morphologie

Bereits in den ersten Stunden nach der Geburt machen sich Anstieg der Atemfrequenz bis zu 120/Min. und häufig geringe inspiratorische Einziehungen des unteren Brustbeinfortsatzes bemerkbar. Später zeigt der ganze Brustkorb inspiratorische Einwärtsbewegungen.

Zu Beginn der Exspirationsphase treten Brummgeräusche auf, die durch einen passageren partiellen Glottisschluß verursacht werden. HARRISON u. Mitarb. (62) konnten nachweisen, daß die pO_{2a}-Werte durch diesen Atemmechanismus, d. h. die Exspiration gegen eine partiell geschlossene Stimmritze, höher liegen als bei endotrachealer Intubation und daß möglicherweise damit Lungenbezirke offengehalten werden, die sonst atelektatisch sind.

Zyanose, Tachykardie, abgeschwächtes Atemgeräusch, kutane Vasokonstriktion, Oligurie, Ileus, periphere Ödeme, niedriger Blutdruck, vermindertes Herzzeitvolumen und erniedrigte Körpertemperatur vervollständigen das Krankheitsbild.

Im Blut sind eine metabolisch-respiratorische Azidose, Hyperkaliämie und erhöhte Werte für Harnstoff, Phosphate, Laktatdehydrogenase und freie Fettsäuren nachweisbar.

Die Bestätigung der Verdachtsdiagnose liefert das Thoraxröntgenogramm, das in allen Lungenfeldern retikulogranuläre Zeichnung bis zur homogenen Verschattung mit Luftfüllung des Tracheobronchialbaumes zeigt. Atemphysiologisch wurden erniedrigte Compliance und funktionelles Residualvolumen, über die Norm erhöhte Atemminutenvolumina bei vergrößertem physiologischem Totraum, V_D/V_t Quotienten zwischen 0,27 und 0,72, Hypoxie bei abnorm hoher $AaDO_2$, Hyperkarbie und eine Steigerung des Energieverbrauches für die Atmung auf das 4- bis 10fache der Norm gemessen (30, 76, 96).

Die Höhe der kalkulierten Kurzschlußdurchblutung („Rechts-links-Shunt") durch unventilierte Lungenbezirke, Ductus arteriosus und Foramen ovale betrug in Einzelfällen bis zu 80 % des ohnehin erniedrigten Herzzeitvolumens (96, 125).

Die Lunge fühlt sich infolge der zahlreichen Atelektasen und intrapulmonalen Blutungen derb an und weist emphysematische Bezirke auf (79). Der Antiatelektasefaktor (intraalveoläre Phospholipide = Surfactant) kann nicht oder nur in geringem Maße nachgewiesen werden (10, 17). Die terminalen Bronchien sind erweitert. Vor allem sind die Ductus alveolares mit hyalinen Membranen ausgekleidet bei Vorliegen einer kapillären Hyperämie. In 15% der Fälle werden intrakranielle Blutungen gefunden, die offensichtlich nicht im Zusammenhang mit Geburtstraumata stehen (125). Weitere Begleitfunde sind Herzdilatation, Hepatomegalie, Perikard-, Pleura- und Peritonealergüsse, subkutane, meningeale und zerebrale Ödeme.

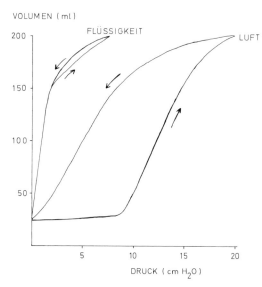

Abb. 100 In vitro gewonnene Druckvolumendiagramme einer intakten Lunge bei Luft- und Flüssigkeitsfüllung. Bei letzterer ist der „Antiatelektasefaktor" wirkungslos (nach VON WICHERT)

Da der „Antiatelektasefaktor" auch zum Verständnis des Lungenödems, der Lungenveränderungen unter künstlicher Beatmung, der Sauerstoffintoxikation und anderer pathologischer Veränderungen notwendig ist, sind in Abb. 100 Druckvolumendiagramme einer Lunge bei Luftfüllung und Flüssigkeitsfüllung gegenübergestellt. Bei der Flüssigkeitsfüllung wird die Grenzphase Gas-Flüssigkeit aufgehoben und die oberflächenaktiven Phospholipide, als deren wichtigste Komponente heute das Dipalmitoyllecithin angesehen wird, ihrer Funktion beraubt. Die Phospholipide, deren Produktion in Alveolarzellen vermutet wird, machen $2/3$ bis $3/4$ der pulmonalen Retraktionskraft aus, erniedrigen den alveolaren Oberflächendruck auf ca. 2 cm H_2O,

verhindern einen Alveolenkollaps während der Exspiration und gewährleisten das Bestehen von Alveolen unterschiedlicher Größe.

Verlauf und Behandlung

Das Schicksal der betroffenen Säuglinge entscheidet sich in den ersten 3 Lebenstagen. Die Mortalität beträgt gegenwärtig ca. 30% (65, 136). Bei den Überlebenden bilden sich die Veränderungen zurück. Im Rahmen von Langzeitkontrollen wurden bei zahlreichen der überlebenden Kinder nach prolongierter Beatmung Lungenfibrosen, gehäufte pulmonale Infektionen, Lungenüberdehnungen und „pfeifende" Atmung festgestellt (120).

Nach unbefriedigenden Behandlungsergebnissen mit hyperbarer Oxygenation, Steigerung der fibrinolytischen Aktivität, Inhalation von Dipalmitoyllezithin und mit gefäßerweiternden Substanzen haben sich die Erhöhung der inspiratorischen O_2-Konzentration und Behebung der bestehenden Azidose und Hypoglykämie als wirkungsvollste Behandlungsmaßnahmen erwiesen.

Zur Blutentnahme für Gasanalysen, pH-, Glukose-, Hkt- und Elektrolytbestimmungen wird ein Katheter in die abdominelle Aorta geschoben. Die Kinder werden in einem Inkubator mit Temperaturen zwischen 30–36°C gelagert und die Luft mit Feuchtigkeit und Sauerstoff angereichert. Die O_2-Konzentration richtet sich nach dem pO_{2a}, der 80–100 mm Hg betragen sollte. Solange der arterielle pO_2 100 mm Hg nicht überschreitet, ist die Gefahr einer retrolentalen Fibroplasie nicht gegeben.

Erhöhung des pO_{2a} und Normalisierung des pH verbessern die Perfusion der Lunge. Die Behebung der Azidose erfolgt mit Natriumbikarbonat oder THAM (s. S. 56) über eine Infusion in eine Skalpvene oder einen Nabelvenenkatheter. Wegen der meist bestehenden Hyperkarbie scheint die Anwendung von THAM günstiger. STAHLMANN u. Mitarb. (119) infundieren bei $pH_a > 7,1$ $1/4$–$1/2$ der errechneten Menge $NaHCO_3$ in 5%iger Glukoselösung, die den base excess auf 0 ausgleicht in 10–20 Minuten und den Rest in 2–3 Stunden. Bei $pH_a < 7,1$ wird THAM infundiert, um den pH-Wert auf 7,15 anzuheben. Dann wird auf $NaHCO_3$ übergegangen. Die Infusion von Glukoselösungen verhindert hypoglykämische Zustände. GRUBER u. KLAUS (58) verabreichen 65–70 ml einer 10%igen Glukoselösung pro kg KG/24 Std. am 1. Tag und 100 ml/kg KG/24 Std. am 2. Tag. STAHLMANN u. Mitarb. (119) geben 600 ml 10%ige Glukoselösung/m^2/24 Std. mit 13 mval NaCl und 13 mval Natriumlaktat.

Der künstlichen Beatmung stehen einige Pädiater skeptisch gegenüber (79, 136). HEESE u. Mitarb. (66) und andere Autoren (Lit. bei 55) halten assistierte IPP-Atmung in vielen Fällen für lebensrettend und indiziert bei:
1. pO_{2a} < 50 mm Hg unter Atmung von 100% O_2 und nach Korrektur der metabolischen Azidose, der Hypoglykämie und Hypothermie.
2. Auftreten asphyktischer Anfälle unter den zitierten Intensivbehandlungsmaßnahmen, die meist mit intraventrikulären Blutungen vergesellschaftet sind.
3. Schwerer Asphyxie bei der Einlieferung.

Sie ziehen die assistierte Beatmung mit individueller Einstellung des maximalen Beatmungsdruckes über einen orotrachealen Tubus einer kontrollierten Beatmung vor. Bei Atemfrequenzen um 60/Min. waren am Behandlungsbeginn maximale Inspirationsdrücke zwischen 30–35 cm H_2O (selten 40 cm H_2O) notwendig, um pO_{2a}-Werte zwischen 80–100 mm Hg zu erreichen. Den Anforderungen der IPP-Beatmung (hohe Atemfrequenz, hohe inspiratorische Drücke) genügte der Bird-Mark 8-Respirator.

Allgemein gültige Daten über optimale inspiratorische Gasströmungsgeschwindigkeiten ließen sich nicht aufstellen, da individuell und während des Krankheitsverlaufes starke Schwankungen auftraten (96). Die Oxygenation war jedoch besser bei einem Verhältnis der In- zur Exspiration von 1:4,5 als bei 1:1,1 (96).

Während der Beatmung sind regelmäßige tracheobronchiale Absaugungen und Physiotherapie notwendig. Zur Absaugung eingedickten Sekretes genügte ein Druck bis zu -10 cm H_2O. Im Rahmen der Physiotherapie pressen HEESE u. Mitarb. (66) täglich 2mal während 5–6 Exspirationen die seitliche Brustkorbwand.

Zur Verflüssigung eingedickten Schleims instillierten diese Autoren 0,5 ml einer 4%igen $NaHCO_3$-Lösung in den Tubus. 12–24 Stunden nach Beatmungsbeginn wurde über eine nasale Magensonde gefüttert. Wenn der Beatmungsdruck auf 18–20 cm H_2O reduziert werden konnte, wurde versucht, das Kind spontan atmen zu lassen. Die Extubation wurde vorgenommen, wenn der pO_{2a} während 2–4 Stunden Spontanatmung nicht abfiel. Die häufigsten Komplikationen der Beatmungsbehandlung waren: Infektion, Pneumothorax, Obstruktion des Tubus.

STAHLMANN u. Mitarb. (119) assistierten die Atmung von 80 Säuglingen mit Tankrespiratoren (-30 bis -35 cm H_2O), die negativen Druck erzeugen. Diese Methode wird nur für die assistierte Beatmung empfohlen. Kinder mit einem Gewicht unter 1500 g waren im Tank ungenügend zu beatmen (119). Als Vorteile sind die Umgehung von endotrachealer Intubation oder Tracheotomie, das Erhaltenbleiben des „grunting" (s. S. 234) und fehlende Atemwegsinfektionen anzusehen.

GRUBER u. KLAUS (58) haben IPP-Beatmung mit guten Behandlungsergebnissen via Maske durchgeführt. Dem Vorteil des Fehlens von Intubations- oder Tracheotomiekomplikationen stehen die Möglichkeit einer Magenüberblähung und ein hoher personeller Aufwand gegenüber.

Größere klinische Erfahrungen mit dem Respirator von ARP u. Mitarb. (8), der eine maschinelle Beatmung über Nasenmaske erlaubt, fehlen noch.

GREGORY u. Mitarb. (55) beatmeten 20 Kinder mit schwerem Atemnotsyndrom mit positivem endexspiratorischem Druck (PEEP), dessen Höhe dem gewünschten pO_{2a} angepaßt wurde. Bei allen Kindern konnten die arteriellen Sauerstoffdrücke erhöht und die inspiratorischen Sauerstoffkonzentrationen im Laufe der Behandlung reduziert werden. 16 Kinder überlebten, 4 entwickelten einen Pneumothorax.

RHODES u. Mitarb. (104) konnten die Überlebensrate bei Kindern mit einem Geburtsgewicht < 1500 g durch CPAP-Atmung (s. S. 222) über eine Maske deutlich anheben. Die CPAP-Atmung kann mit einem Plastikzelt, das den Kopf des Kindes umgibt und einen Frischgaszustrom von 10–20 l/Min. hat, über Masken, nasale oder Endotrachealtuben durchgeführt werden.

Entwöhnungsversuche vom Respirator unternimmt STAHLMANN (119), wenn pO_{2a} bei einer inspiratorischen Sauerstoffkonzentration von

50% um 150 mm Hg bleibt. Kinder, die ausreichende Blutgase über 2 Stunden ohne Respirator aufrechterhielten, konnten vom Beatmungsgerät abgehängt werden.

Epiglottitis

Ursache

ARNDT (7) hat in der Mehrzahl der von ihm beobachteten Fälle eine Bakteriämie mit Hämophilus influenzae nachgewiesen.

Epiglottitiden treten bevorzugt in der warmen Jahreszeit auf.

Symptome und Verlauf

Prodromi einer Epiglottitis (Heiserkeit, Halsschmerzen mit Otalgien, Schluckzwang, Ablehnung von Nahrungsaufnahme, Salivation aus dem Mund, Temperaturanstieg auf 38–40 °C, Leukozytose, kloßige Sprache) entstehen bei den meisten Kindern aus voller Gesundheit. 4–8 Stunden nach den Vorzeichen stellen sich Atemnot, Stridor, Tachypnoe, suprasternale und subkostale Einziehungen, Nasenflügelatmen, Tachykardie, Unruhe, Zyanose ein. Die Atemnot kann innerhalb kürzester Zeit zum Erstickungstod führen. Die Diagnose ist laryngoskopisch oder mittels seitlicher Röntgenaufnahme der oberen Luftwege zu stellen. Häufig läßt der bedrohliche Zustand der Kinder nur noch eine Laryngoskopie mit anschließender Intubation zu. Man sieht ein massives Ödem der Epiglottis. Da die Epiglottis nur eine kleine Abflußbasis hat und die Venen an der Basis durch das Ödem komprimiert werden, ist die Schwellung schwer zu beeinflussen.

Histologisch läßt sich eine leukozytäre Infiltration nachweisen. Die Phlegmone kann teilweise in Abszedierung übergehen und sich in die Nachbarbezirke ausbreiten.

Differentialdiagnostisch ist ein subglottisches Ödem infolge Laryngo-Tracheo-Bronchitis abzugrenzen. Unter Behandlung klingt die Epiglottitis in 24–72 Stunden ab.

Therapie

Zur Beseitigung der akuten Atemnot ist die **endotracheale Intubation** (möglichst nasotracheale Route) sofort zu versuchen. Bei weitgehender Verlegung der Atemwege empfiehlt es sich, mit einem Beatmungsbronchoskop anstelle eines Endotrachealtubus einzugehen. Ist die endotracheale Intubation gelungen, kann der Tubus für mindestens 48 Stunden unter den auf S. 218 beschriebenen Kautelen belassen werden. Abhängig von der Entwicklung des Zustandsbildes kann nach 48 Stunden der Versuch einer Extubation unternommen oder der Entschluß zur Tracheotomie gefaßt werden. Der Prozentsatz der tracheotomierten Kinder liegt bei verschiedenen Autoren zwischen 16–90%.

Antibiotische Behandlung

ARNDT (7) hat bei den aus dem Blut von epiglottitiskranken Kindern gezüchteten Hämophiluskeime Empfindlichkeiten gegen Streptomyzin, Tetrazyklin, Chloramphenicol, Kanamyzin, Gentamizin, Cephalosporin und Carbenizillin gefunden (7).

Gabe von Glukokortikosteroiden

Es ist erwiesen, daß auch höchste Dosen von Kortikosteroiden bei der Epiglottitis allein keine Besserung des Zustandes bewirken. Gegen eine zusätzliche Anwendung von Kortison oder Prednison bestehen dagegen keine Bedenken.

Laryngo-Tracheo-Bronchitis (Pseudocroup)

Als Ursache der Laryngo-Tracheo-Bronchitis, die zwischen 6. Lebensmonat und 3. Lebensjahr am häufigsten ist, gelten heute Viren. Die Hauptgefahr dieser mit heiserem Husten und Dysphagie einsetzenden Erkrankung liegt in der Atemwegsverlegung durch Schleimhautschwellung. Differentialdiagnostisch müssen Bronchiolitis, Epiglottitis, Fremdkörperaspiration, Trachealzysten, vaskuläre Ringe, Stimmbänderatonie, redundante aryepiglottische Falten, Stimmbandpolypen, Pharynxabszesse und zystische Hygrome abgegrenzt werden. Die Letalität wird zwischen 0 und 2,7% angegeben (2).

Bei schwerem Stridor, inspiratorischen Einziehungen des Brustkorbs, Zyanose, Tachykardie, motorischer Unruhe oder komatöser Bewußtseinslage ist energisches Vorgehen geboten. Rasche Erleichterung schaffen zunächst die oro- oder nasotracheale Intubation oder Einführen eines Bronchoskopes und anschließende Beatmung mit Sauerstoff. Im Notfall kann die sofortige Inzision der Membrana cricothyreoida notwendig sein. Falls die Situation es erlaubt, sollte man sich einen venösen Zugang verschaffen.

Bei erhaltener Bewußtseinslage kann die Intubation in Propanidid (Epontol)- oder Halothannarkose durchgeführt werden.

Muskelrelaxantien sind nicht indiziert, weil Wegfall der Spontanatmung bei schwieriger oder nicht möglicher Intubation oder erschwerte Maskenbeatmung den Tod des Kindes bedeuten kann.

Die intubierten Kinder bedürfen einer intensiven Überwachung, Anfeuchtung der Atemluft, Überlaufmagensonde, parenteraler Ernährung, Antibiotikatherapie und Sedierung.

STEMMAN u. LEMBURG (120a) empfehlen 0,5–1,0 mg Diazepam (Valium)/kg, 1–2 mg Promethazin (Atosil)/kg KG oder Phenobarbital (Luminal). Auch Chloralhydrat (50 mg/kg KG) kann zur Sedierung verabreicht werden. Zur Abschwellung der entzündlichen Schleimhäute werden 2–4 mg Prednisolon/kg Körpergewicht gegeben.

Vor der Extubation müssen die Kinder 24–48 Stunden frei von Fieber und starker Bronchotrachealsekretion sein.

3 von 23 intubierten Kindern entwickelten im Krankengut von STEMMAN u. LEMBURG (120a) eine subglottische Stenose, die Tracheotomie und Dehnungsbehandlung mit Silikonröhrchen erforderten. 3 Kinder verstarben an Pneumonie, zu der sich in 1 Fall eine nekrotisierende Tracheitis gesellte.

Intubation und Tracheotomie sind mit einer Reihe unerwünschter Nebeneffekte behaftet (s. S. 218, 219), ADAIR u. Mitarb. (2) empfehlen deshalb als Alternative zu Intubation oder Tracheotomie die Maskenbeatmung (IPPB) mit vernebeltem razemischem Adrenalin.

Auf diese Therapie sollen alle befallenen Kinder gut angesprochen und Intubation oder Tracheotomie überflüssig gemacht haben. 2,5%iges Adrenalinrazemat wird im Verhältnis 1:8 mit Aqua destillata verdünnt und über 15 Minuten vernebelt und beatmet.

Bei ungenügendem Erfolg wird die Behandlung eventuell mit höheren Adrenalinkonzentrationen und erhöhten Beatmungsdrücken wiederholt. Diese Therapie erfordert die ständige Anwesenheit eines Anästhesisten.

Als Komplikationen treten Broncho- oder Lobärpneumonien auf.

Bronchiolitis

Die Bronchiolitis ist eine akute pulmonale Infektion wahrscheinlich viraler Genese, die gekennzeichnet ist durch Ödem und zelluläre Infiltration der Bronchiolen und meist vor Erreichen des 2. Lebensjahres auftritt. Klinisch imponieren Tachypnoe, Retraktionen und Dehnung des Brustkorbes, Giemen und Brummen, die auf Bronchodilatatoren nicht ansprechen, eine stark erniedrigte Compliance und erhöhte V_D/V_t-Quotienten. Die Mortalität der ins Hospital aufgenommenen Kinder liegt zwischen 2 und 7% (42). Auf dem Gipfel der Erkrankung zwingen respiratorische Azidose oder Hypoxämie häufig zur künstlichen Beatmung oder Anreicherung der Atemluft mit Sauerstoff.

DOWNES u. Mitarb. (42) haben pCO_{2a}-Werte > 100 mm Hg infolge Bronchiolitis gemessen.

Konsekutiven bakteriellen Pneumonien sollte durch Breitbandantibiotika vorgebeugt werden. I. v. Hydrokortisongaben (10 mg/kg/24 Std.) besserten den Zustand erkrankter Kinder nicht (42).

Mit Hilfe physiotherapeutischer Maßnahmen und anschließender Laryngoskopie und endotrachealer Absaugung konnten erhöhte pCO_{2a}-Werte dagegen gesenkt werden.

Status asthmatikus

Als Status asthmatikus wird eine akut exazerbierte obstruktive Atemwegserkrankung verstanden, die auf bronchodilatatorische Therapie, z. B. 2 subkutane Adrenalininjektionen, nicht anspricht (39). Obstruktive Atemwegserkrankungen (Ödem der Bronchialschleimhaut, zähes Sekret, Spasmus der glatten Muskulatur, Einengung der Bronchien durch überdehnte Lungenpartien) haben in den letzten Jahren an Häufigkeit zugenommen. Ihre Mortalität hat sich von 1959–1966 verdoppelt (103). Bei Kindern zwischen 10–14 Jahren ist die Todesrate an Asthma um das 8fache höher gegenüber früheren Zeiträumen.

Symptome

Zum klinischen Bild des Status asthmatikus zählen: Dyspnoe, Zyanose, hypersonorer Klopfschall, abgeschwächtes Atemgeräusch, geblähter Brustkorb, inspiratorische Brustkorbeinziehungen, Giemen und Brummen, herabgesetzter Muskeltonus, Bewußtseinstrübung, bei längerer Dauer eine schwere respiratorische und metabolische Azidose. Differentialdiagnostisch kommt eine Fremdkörperaspiration in Frage (39). Die Atemarbeit, die normalerweise 1% des Gesamtsauerstoffverbrauches ausmacht, kann auf 30–40% ansteigen.

Therapie

Die konventionelle Behandlung eines Asthmaanfalles umfaßt folgende Maßnahmen:

1. I. v. Gabe eines Kortisonderivates: zu Beginn 30–100 mg Prednisolon, anschließend bis zu 12 mg/kg/24 Std. in 3–4 Einzeldosen.
2. Sauerstoffzelt mit Anfeuchtung der Atemluft: intermittierende Inhalationen von Orciprenalin (Alupent) 1:200 oder Fenoterol (Berotec) oder Beclametasondipropionat (Sanasthmyl, Viarox).
3. Bronchodilatatorische Wirkung entfalten 4 mg Aminophyllin/kg KG alle 6 Std., Ipratropiumbromid (Atrovent), Salbutamol (Sultanol) oder Terbutalin (Bricanyl).
4. Bei Hypotension 0,01 ml Adrenalin (Suprarenin)/kg KG subkutan alle 4 Std. Zu hohe Katecholamindosen provozieren Herzrhythmusstörungen.
5. Sedierung: 50 mg Chloralhydrat/kg KG oder 0,05–0,1 mg Diazepam/kg KG oder 2 mg Luminal/kg KG.
6. Beseitigung der metabolischen Azidose: anfangs 1,5 mval $NaHCO_3$/kg KG, später gezielte Puffergabe nach pH-Bestimmung im Blut.
7. Breitbandantibiotika.
8. Ausreichende Flüssigkeits- und Elektrolytzufuhr (pro 24 Std. ca. 2500 ml Glukose- und Elektrolytlösung/m^2 Körperoberfläche), da eine gute Hydrierung das beste Expektorans darstellt (41).
9. Intermittierende Blutgasanalysen, kontinuierliche Kontrolle des Herz-Kreislauf-Systems.

Zur Sekretolyse verabfolgen DOWNES u. Mitarb. (39, 41) noch 25 mg Natriumjodid pro kg in einer Infusion über 4 Stunden.

Die Anfeuchtung der Atemluft soll das Eindicken und Verkrusten des Bronchialsekretes verhindern. Ultraschallnebel mit einem durchschnittlichen Partikeldurchmesser von 5 µm und einem Wassergehalt von 50 mg H_2O/l läßt jedoch die Atemwiderstände bei asthmatischen Kindern signifikant ansteigen und verschlechtert die Lungenfunktion (12, 29). Es muß deshalb ein Mittelweg gefunden werden zwischen ausreichender Sekretverflüssigung, die meist allein durch genügende Flüssigkeitszufuhr erreicht werden kann, und Verhütung einer weiteren Verschlechterung der Lungenfunktion.

Wenn mit den genannten Maßnahmen keine Besserung erreicht wird, sind endotracheale Intubation und kontrollierte Beatmung indiziert. Die Beatmung kann zunächst in Halothannarkose nach Muskelrelaxation mit Pancuroniumbromid über einen nasotrachealen Tubus mit einem volumengesteuerten Gerät begonnen werden.

RHINE u. ROSALES (103) intubieren nach vorausgegangener Oxygenierung und Injektion von 3 mg Pentobarbital/kg Körpergewicht und 1 mg Succinylcholin/kg Körpergewicht i. v. Druckgesteuerte Respiratoren müssen bei wechselnden Atemwegswiderständen häufig neu adaptiert werden (113).

Muskelrelaxation erleichtert die Beatmung. Komplikationen der Beatmungstherapie sind Pneumothorax, Pneumomediastinum, subkutanes Emphysem, Pneumonie, Pneumoperitoneum und Stressulkus. Auf orale Ernährung während der Beatmung soll nach DOWNES u. Mitarb. (39) verzichtet werden. Für Durchführung und Beendigung der Beatmung gelten die im Kapitel über Langzeitbeatmung dargelegten Gesichtspunkte (s. S. 218).

Querschnittslähmung

Der klinische Verlauf einer Querschnittslähmung hat 3 Phasen. Die Primärphase ist charakterisiert durch schlaffe Lähmung, Sensibilitätsstörungen und Ausfall der vegetativen Funktionen. In der 2. Phase (nach 3–8 Wochen) wird die Lähmung spastisch, und spinale Steuerungsmechanismen übernehmen Gefäßtonus, Blasen- und Mastdarmfunktion (33). Die Tertiärphase ist durch Stabilität und beginnendes Leistungsvermögen gekennzeichnet. Im Rahmen der Erstbehandlung müssen Schockbehandlung, Beatmung bei Ateminsuffizienz, Hypothermie und Embolieprophylaxe durchgeführt werden. Die grobe Lokalisation der Läsion kann mit Hilfe von Sensibilitätsprüfungen erfolgen. Die Röntgenuntersuchung muß behutsam ausgeführt werden. Zur Therapie des spinalen Ödems werden Kortisonderivate empfohlen (33). Die HWS sollte in Hyperextension gehalten werden (33). Später muß eine Lagerung im Drehbett erfolgen. Querschnittsgelähmten drohen Infektionen des Urogenitaltraktes und der Lunge. Die wirksamste Methode Pyelozystitiden hintan zu halten, sind Verzicht auf einen Dauerkatheter, täglich mehrere sterile Blasenkatheterisierungen, reichliche Flüssigkeitszufuhr und gezielte Antibiotikatherapie. Alternativ zur mehrfachen Blasenkatheterisierung kann eine Tidaldrainage angelegt werden: Aus einem Irrigator fließt unter einstellbarer Tropfenzahl desinfizierende Flüssigkeit in den Blasenkatheter, an den ein Steigrohr und ein Schlauch angeschlossen sind, der syphonartig in einem Auffangbehälter endet und dessen Höhe verstellbar ist. Bei einem mittels Syphon einzustellenden Druck findet dann eine Blasenentleerung statt (86).

Die Magen-Darm-Atonie kann durch Magensonde, Laxantien und Prostigmin behandelt werden.

Zur Pneumonieprophylaxe sind häufige Tracheobronchialtoiletten, Physiotherapie und – falls die Verletzung es erlaubt – häufige Lagerungswechsel notwendig.

CONRADI (33) gibt prophylaktisch in allen Fällen in den ersten 2 Wochen Antibiotika.

Die Anwendung einer Antidekubitusmatratze hilft Dekubitalulzera zu verhindern. Dekubitusgefährdete Stellen müssen besonders gepolstert werden.

Tetanus

In Entwicklungsländern tritt derzeit noch der Neugeborenentetanus auf und die Mortalität wird bis zu 90% angegeben.

Wenn die Spasmen durch Sedierung mit Barbituraten, Diazepam, Phenothiazinen, Paraldehyd oder Chloralhydrat nicht beherrscht werden können, sind Muskelrelaxation und künstliche Beatmung indiziert.

Neben der Gabe von Muskelrelaxantien hat sich Diazepam (je nach Schwere des Tetanus 2–9 mg/kg KG/24 Std.) zur Sedierung bewährt (49).

Durch Einführung der IPP-Beatmung in die Behandlung des Tetanus konnte die Mortalität des Neugeborenentetanus von 95 auf 16% gesenkt werden (65). HENDRICKSE u. SHERMAN (70) berichten von einer Mortalität des kindlichen Tetanus von 55%.

Bei vorhandener Peristaltik kann über eine Magensonde ernährt werden. Der Urin wird in sterilen Beuteln, die am Damm zu befestigen sind, aufgefangen.

Botulismus

12–36 Stunden nach Genuß kontaminierter Lebensmittelkonserven treten auf: trockener Mund, Akommodationsstörungen, Schwindel, Störungen der neuromuskulären Reizübertragung mit Ptosis, Schlucklähmung, Aphonie und Atemlähmung, die Intubation oder Tracheotomie und Beatmung notwendig machen. Die Lähmungserscheinungen bilden sich im Laufe einiger Tage oder weniger Wochen zurück.

Außer einer Beatmungsbehandlung werden Botulismus-Antitoxinserum, Breitbandantibiotika und Prostigmingaben empfohlen.

Verbrennungen

Verbrennungen stellen die 3. häufigste akzidentelle Todesursache im Kindesalter dar (72). Die Mortalität der Verbrennungen bei Kindern ist höher als bei Erwachsenen, weil das Verhältnis Körperoberfläche zu Körpermasse ungünstiger ist, gleiche Noxen wegen der dünnen Haut stärkere Wirkung haben und der kindliche Organismus gegenüber Traumata und ihren Folgen empfindlicher reagiert (73). Auf 1 kg Körpergewicht entfallen beim Kind 500–700 cm^2 Oberfläche, beim Erwachsenen dagegen 200 cm^2. Wenn mehr als 10% der kindlichen Körperoberfläche verbrannt sind (2.–3. Grades), zwingen die Störungen des Allgemeinzustandes zu einer Intensivbehandlung (71).

Allgemeinbehandlung

Analgesie und Sedierung

Schmerzbekämpfung und Sedierung sollten unverzüglich mittels i. v. verabreichter stark wirksa-

Tabelle 53 Flüssigkeitssubstitution bei Kindern mit Verbrennungen

	A	B													
	per os	2%	4%	6%	8%	10%	12%	14%	16%	18%	20%	22%	24%	26%	28%	30%
0– 3 Monate	700	20	40	60	80	100	120	140	160	180	200	220	240	260	280	333
3– 6 Monate	900	28	56	86	112	140	168	196	224	252	280	308	336	364	392	466
6– 9 Monate	950	32	64	96	128	160	192	224	256	288	320	352	384	416	448	600
9–12 Monate	1000	36	72	108	144	180	216	252	288	324	360	396	432	468	504	666
1– 2 Jahre	1050	40	80	120	160	200	240	280	320	360	400	440	480	520	560	866
2– 3 Jahre	1100	56	112	168	224	280	336	293	448	504	560	616	672	728	784	1000
3– 4 Jahre	1150	64	128	192	256	320	384	448	512	576	640	704	768	832	896	1133
4– 5 Jahre	1200	72	144	216	288	360	432	504	576	648	720	792	864	936	1008	1200
5– 6 Jahre	1250	84	168	252	336	420	504	588	672	756	840	924	1008	1092	1176	1333
6– 7 Jahre	1300	92	184	276	368	460	552	644	736	838	920	1012	1104	1196	1288	1466
7– 8 Jahre	1350	108	216	324	432	540	648	756	864	972	1080	1190	1296	1408	1512	1600
8– 9 Jahre	1400	116	232	348	464	580	696	812	928	1044	1160	1276	1392	1508	1624	1733
9–10 Jahre	1450	124	248	372	496	620	744	868	992	1116	1240	1364	1488	1612	1736	1933
10–11 Jahre	1500	136	272	408	544	680	816	953	1088	1224	1360	1496	1632	1768	1904	2133
11–12 Jahre	1600	148	296	444	592	740	888	1036	1184	1332	1480	1628	1776	1924	2072	2333
12–13 Jahre	1800	164	328	492	656	820	984	1148	1312	1486	1640	1804	1968	2132	2296	2600
13–14 Jahre	2000	180	360	540	720	900	1080	1260	1440	1620	1800	1980	2160	2340	2520	2866
14–15 Jahre	2200	208	416	624	832	1040	1248	1456	1664	1872	2080	2288	2496	2704	2912	3200
15–16 Jahre	2400	236	472	708	944	1180	1416	1652	1888	2024	2360	2496	2832	2968	3304	3600
16–17 Jahre	2600	256	512	768	1024	1280	1536	1792	2048	2304	2560	2816	3027	3328	3584	3933
17–18 Jahre	2800	280	560	840	1120	1400	1680	1960	2240	2520	2800	3080	3360	3640	3920	4333
Erwachsene	3000	300	600	900	1200	1500	1800	2100	2400	2700	3000	3300	3600	3900	4200	4666

mer Analgetika wie Morphin, Pethidin oder Pentazocin erfolgen. Potenziert bzw. unterstützt wird ihre Wirkung durch Promethazin und Droperidol, die gleichzeitig Nausea und Vomitus kupieren (Dosierung s. S. 130).

Eiswasser oder Eispackungen können ebenfalls schmerzlindernd wirken. Bei Verdacht auf hypoxisch bedingte motorische Unruhe sind „atemdepressive" Analgetika kontraindiziert.

Flüssigkeitszufuhr und Schockbekämpfung

Der durch Gefäßpermeabilitätsstörungen und Verdunstung entstehende Flüssigkeitsverlust hat ohne Substitution häufig deletäre Folgen. 6–10% drittgradig verbrannter Körperoberfläche können bereits einen Schockzustand hervorrufen. Ausgedehnteren Verbrennungen folgen ohne Behandlung in wenigen Stunden Schock, Bewußtlosigkeit, Erbrechen, motorische Unruhe, Fieber, Singultus, Krämpfe, Tachykardie und Tachypnoe. Zeichen der Exsikkose (eingesunkene Fontanellen, halonierte Augen, verminderter Hautturgor) finden sich besonders rasch bei Säuglingen. In das Wundödem und die Brandblasenflüssigkeit kommt es zu einem erheblichen Natriumverlust.

Im Serum bzw. Blut werden hoher Hämatokrit, hohe Erythrozytenzahl, Hypochlorämie, Hyperkaliämie, Hypoproteinämie, stark erhöhte Katecholaminspiegel, Hyperglykämie und metabolische Azidose gefunden. Azetonurie und Oligurie werden außerdem beobachtet. Die volumenmangelbedingte Schockphase dauert 2–3 Tage an. Danach können Bakterientoxine septische Schockzustände auslösen (86). Ein Schema zur Flüssigkeitssubstitution im Kindesalter wurde von der Britischen Gesellschaft der Plastischen Chirurgen herausgegeben (zit. bei 73) und ist in Tab. 53 wiedergegeben. Die In- und Transfusionen erfolgen am zweckmäßigsten über zentralvenöse Katheter.

Erläuterungen zu Tab. 56

1. Alle Patienten bekommen die totale Menge A (ml) oral in 24 Stunden als Glukoselösung 5%.
2. Für Verbrennungen unter 10% der Körperoberfläche wird die totale B-Menge (ml) zur oralen Menge als Glukoselösung 5% zugefügt.
3. Für oberflächliche Verbrennungen von 10–25% wird die totale B-Menge (ml) i.v. gegeben, $1/2$ als Plasma, $1/2$ als physiolog. NaCl-Lösung, die eine Hälfte der totalen B-Menge in den ersten 8 Stunden nach der Verbrennung, die andere Hälfte in den nächsten 16 Stunden.
4. Für tiefe Verbrennungen und solche über 25% wird die totale B-Menge (ml) i.v. gegeben, $1/2$ als Blut, $1/4$ als Plasma, $1/4$ als physiolog. NaCl-Lösung. Die erste Hälfte der totalen B-Menge wird in den ersten 8 Stunden nach der Verbrennung gegeben, die andere Hälfte in den nächsten 16 Stunden. Für die nächsten 24 Stunden wird die totale A-Menge (in ml) wie am ersten Tag gegeben und 50% der B-Menge i.v. in der gleichen Zusammensetzung wie während der ersten 24 Stunden.
5. Wenn das Trinken verweigert wird, gibt man die totale A-Menge als 5% Glukoselösung i.v. und die totale B-Menge wie oben beschrieben.

    Die weitere Substitution richtet sich nach den Laborwerten: Urinausscheidung, Elektrolyte, Hämatokrit, Gesamteiweiß, zentraler Venendruck, Säure-Basen-Haushalt.

    Die orale Flüssigkeitsaufnahme sollte nicht erzwungen werden.

    In Notsituationen kann man kochsalzangereichertes Wasser trinken lassen.

    Der geschilderte Flüssigkeitsersatz gilt nicht für reine Erytheme.

HERRIN u. CRAWFORD (72) beginnen mit 2 ml Ringer-Laktat-Lösung pro % verbrannter Körperoberfläche plus 1500 ml/m^2/24 Stunden. Die Flüssigkeitsmenge wird erhöht, wenn die Urinausscheidung 30 ml/m^2/Std. unterschreitet, oder der Hämatokritwert 50% überschreitet. Wenn die Serumproteinkonzentration unter 3 g% absinkt, verabfolgen HERRIN u. CRAWFORD (72) 0,5–1 g Eiweiß/kg Körpergewicht.

Zur Infusionstherapie und diagnostischen Blutentnahmen empfiehlt sich die Anlage eines Kavakatheters mit oder ohne Venae sectio. Mit Hilfe eines Blasenkatheters kann die Ausscheidung zuverlässiger kontrolliert werden.

Einen Anhalt für die normale Urinausscheidung bei Kindern gibt Tab. 54.

VAN DER RIET u. LOUWE (105) kontrollieren die Urinausscheidung bei jeder Verbrennung, die mehr als 20% der Körperoberfläche ausmacht.

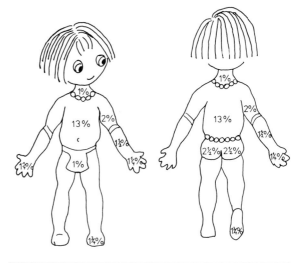

Alter in Jahren	% der Gesamtkörperoberfläche			
	<1	1	5	10
halber Kopf	$9^1/_2$	$8^1/_2$	$6^1/_2$	$5^1/_2$
halber Oberschenkel	$2^3/_4$	3	4	5
halber Unterschenkel	2	2	2	3

Abb. 101 Schema zur Bestimmung der Körperoberfläche bei Verbrennungen im Kindesalter

Tabelle 54 Harnausscheidung in 24 Stunden (nach HOCHLEITNER)

Alter	Menge in ml/24 Stunden
1–2 Tage	18–45
3–10 Tage	100–300
10 Tage–2 Monate	250–450
2 Monate–1 Jahr	400–500
1–3 Jahre	600
3–5 Jahre	600–700
5–8 Jahre	650–1000
8–14 Jahre	800–1400
über 14 Jahre	1000–1600

Bei Absinken der Urinausscheidung unter die Norm und ausreichender Flüssigkeitszufuhr können über 1–2 Stunden 5–10 ml einer 25%igen Mannitollösung pro kg KG infundiert werden. HERRIN u. CRAWFORD (72) empfehlen außerdem 1–2 mg Furosemid/kg Körpergewicht.

FEIL (48) empfiehlt im Schock am 1. Tag 2 mg Prednison/kg Körpergewicht, 2–5 ml 20%iges Humanalbumin/kg Körpergewicht und 100000–300000 E Trasylol. Multifokale Schädigungen der Erythrozyten führen häufig zur Verbrennungsanämie.

Die Bluttransfusion kann abhängig gemacht werden vom roten Blutbild, Hämatokrit und der Schwere der Verbrennung. Während innerhalb der ersten 48 Stunden in vielen Zentren auf Bluttransfusionen verzichtet wird, zitieren ALLGÖWER u. SIEGRIST (4) Erfahrungen und Experimente, die für die Verwendung von Vollblut beim Verbrennungsschock sprechen.

Digitalisierung (s. S. 154) wird im Schock von zahlreichen Autoren empfohlen (22, 73, 105).

Aufrechterhaltung der Atmung

Besonders bei Gesichtsverbrennungen muß an Verbrennungsschäden der Atemwege und Lungen (Trachealödem, Tracheitis, Bronchiolitis, Lungenödem) gedacht werden (88). Falls eine Freihaltung der Luftwege notwendig wird, kann zunächst nasotracheal intubiert werden (s. S.

218). Zur Behandlung entzündlicher Lungenveränderungen werden 2 mg Dexamethason/m² alle 8 Stunden empfohlen (72).

Antibiotika, sterile Abdeckung, Immunisierung gegen Tetanus

Um Infektionen vorzubeugen, sollte bereits zu Behandlungsbeginn ein Breitbandantibiotikum verabfolgt und für eine Abdeckung der Wunden Sorge getragen werden. Durch Anwendung spezieller Folien zur Wundabdeckung lassen sich Flüssigkeitsverlust und Infektionsgefahr reduzieren. In manchen Zentren werden die verbrannten Flächen mit feuchtem (z. B. 0,5%iges Silbernitrat) Verbandsmaterial oder Salben abgedeckt. Sind Hautbezirke des vorderen Halses, der Achselhöhle, der Ellen- oder Kniebeuge befallen, ist es von Vorteil, den Kopf oder die betreffende Extremität in Extensionsstellung zu halten.

Gegen Tetanus sollte aktiv immunisiert werden. Der Wert eines passiven Schutzes ist umstritten.

Festlegung der verbrannten Körperoberfläche

Die verbrannte Körperoberfläche kann nach dem in Tab. 55 enthaltenen Schema erfolgen.

Tabelle 55 Bestimmung des Ausmaßes in % und der Tiefe einer Verbrennung (48, 92)

Jahre	Neu-geb.	0–1	1–5	3	5–14	12	Erw.
Kopf	18	21	19	15	15	6	9
Rumpf	40	32	32	40	32	38	36
Arm	16	9,5	9,5	16	9,5	18	9
Bein	26	14	15	29	17	38	18

I°	= Rötung
II°	= Epitheldefekte, Blasen (oft erst nach 24 Std.)
III°	= Epitheldefekte bis in die Subkutis (kein Schmerz auf Nadelstich)
IV°	= Verkohlungen

Tab. 56 gibt eine Übersicht über die Änderung von Gewicht und Körperoberfläche bei männlichen Individuen.

Eine weitere Möglichkeit der Berechnung der verbrannten Hautfläche ergibt das Schema in Abb. 101. Die Flächen- und Tiefenausdehnung einer Verbrennung muß in den ersten 48 Stunden mehrfach bestimmt werden.

Tabelle 56 Änderung von Gewicht und Oberfläche im Laufe des Wachstums (nach HOCHLEITNER)

Alter	Gewicht (kg)	Oberfläche (m²)	cm²/kg
Geburt	3,4	0,22	647
3 Monate	5,8	0,29	500
6 Monate	7,8	0,37	473
9 Monate	9,2	0,41	445
1 Jahr	10,2	0,44	431
2 Jahre	12,7	0,54	425
4 Jahre	16,6	0,68	409
6 Jahre	20,6	0,81	393
8 Jahre	25,0	0,93	372
10 Jahre	30,0	1,07	356
12 Jahre	35,0	1,2	342
14 Jahre	42,0	1,35	321
16 Jahre	54,5	1,6	293
18 Jahre	65,0	1,78	273
19 Jahre	66,5	1,8	270

Postcombustionelle Enzephalopathie

Prodromi der Enzephalopathie nach Verbrennungen sind Gähnen, tiefes Seufzen, Erbrechen, Arrhythmien, motorische Unruhe und zunehmende Benommenheit.

Narkoseverfahren nach Verbrennungen

Schmerzhafte Verbandswechsel, plastische Dekkungen und Beseitigungen von Kontrakturen erfordern zahlreiche Narkosen, die eine erhebliche psychische und physische Belastung bedeuten. Häufige Halothan- oder Methoxyflurannarkosen können zu Leberschäden führen (s. S. 85).

Ketamin

Günstige Erfahrungen mit Ketamin (s. S. 97) liegen von einer Reihe von Autoren vor (34, 140). Die Vorteile der Ketaminmononarkose liegen nach KLOSE u. PETER (83) in folgenden Faktoren:

1. Ketamin kann bei fehlendem venösem Zugang i. m. appliziert werden.
2. Bei Gesichtsverbrennungen, Schädigung der Atemwege und narbigen Kontrakturen im Halsbereich können den Kindern Maske bzw. endotracheale Intubation erspart werden.
3. Lagerungsbedingte Blutdruckschwankungen werden unter Ketamin nicht beobachtet.

KLOSE u. PETER (83) ermittelten bei einer mittleren Narkosedauer von 117 Minuten einen Ketaminverbrauch von 0,2 mg Ketamin/kg/Min., der signifikant über dem von Erwachsenen lag.

Neuroleptanalgesie

Ausreichende Analgesie für Verbandswechsel erzielten BASKETT u. Mitarb. (13) nach Gabe von 0,2 mg Droperidol und 0,03–0,05 mg Phenoperidin pro kg Körpergewicht i.v., die durch 50 % N_2O im Inspirationsgasgemisch supplementiert wurde. Bei Gesichtsverbrennungen ist diese Methode jedoch nicht durchführbar. Außerdem besteht die Gefahr des Erbrechens und Aspiration von Mageninhalt.

Anwendung von Succinyldicholin
(s. S. 113)

Nach Succinylcholinanwendung bei Kindern mit Verbrennungen wurde gehäuft über Herzstillstände berichtet (Lit. b. 110).

Nach GRONERT u. Mitarb. (57) besteht 18–66 Tage nach dem Verbrennungsgeschehen die Gefahr einer exzessiven Hyperkaliämie nach Succinylcholin, die zum Herzstillstand führen kann. Hyperkapnie kann die Hyperkaliämie akzentuieren.

Akute Polyneuritiden

Die ernsthafteste Komplikation entzündlicher Polyneuritiden ist die Atemlähmung, die in der Regel eine künstliche Beatmung für 4–6 Wochen erfordert. Im Liquor läßt sich eine Zell-Eiweiß-Dissoziation nachweisen, im Zusammenhang mit dem Krankheitsbild auch als Guillain-Barré-Syndrom bezeichnet.

Kinder mit Polyneuritis und Landry-Paralyse bedürfen ständiger Überwachung. Die Umstellung auf künstliche Beatmung ist häufig mit einem Schockzustand verbunden (11). Bei bestehender Schlucklähmung muß die Aspiration von Speichel oder Nahrung durch Blähen der Trachealkanülenmanschette und häufiges Absaugen verhütet werden.

Gefürchtet sind Myokarditiden, die mit wochen- bis monatelanger Tachykardie einhergehen können (11). Hohe Einläufe und Entlastungen überfüllter Harnblasen können zu schweren Hypotensionen führen (11).

Bei Hyperästhesien der Haut kann es notwendig werden, die Bettdecke durch Aufhängevorrichtungen vom Körper fern zu halten.

Fazialis- und Trigeminusparesen erfordern zum Schutz der schmerzunempfindlich gewordenen Hornhaut das Anlegen einer feuchten Kammer (Uhrglasverband).

Die intermittierende sterile Harnblasenkatheterisierung ist im Hinblick auf entstehende Harnwegsinfektionen und das Entstehen einer Schrumpfblase günstiger als ein Dauerkatheter. Wegen der funktionellen Denervierung der Bauchdecken sind perforierte oder penetrierte Magengeschwüre schwer zu diagnostizieren.

Immobilisation über längere Zeit führt zu Osteoporose und periartikulären Kalkablagerungen. Mehrmals täglich sollen die großen Gelenke vorsichtig bewegt werden. Die Arme sollen leicht abduziert, innenrotiert und in den Ellenbogengelenken angewinkelt, die Beine leicht angezogen, außenrotiert und in den Kniegelenken angewinkelt gelagert werden. Die Füße sollen in Heberstellung liegen.

Ertrinken

Tod nach Ertrinken tritt ein durch Hypoxie infolge mechanischer Verlegung der Alveolen und Übertritt von Süßwasser in das Kreislaufbett (Hämodilution, Hypervolämie, Hyponatriämie, Hämolyse) oder infolge Lungenödem, Hypovolämie, Hämokonzentration nach Meerwasseraspiration ein.

Das Hauptereignis ist die Hypoxie. Daneben bestehen progressive Azidose, Hyperkarbie und Elektrolytverschiebungen. Die Hypoxie pflegt nach Meerwasser- ausgeprägter zu sein als nach Süßwasseraspiration. Hypoxie besteht auch nach erfolgreicher Reanimation. Erste Behandlungsmaßnahmen bestehen in künstlicher Beatmung und externer Herzmassage. Eine Lungendrainage ist nur sinnvoll nach Seewasseraspiration.

Sie darf die Beatmung nicht verzögern. Später schließen sich Behebung der metabolischen Azidose, evtl. kardiale Defibrillation, Pneumonieprophylaxe, Breitbandantibiotika, Kortikosteroide und Regulierung des Elektrolythaushaltes an.

Die meisten Überlebenden hatten weniger als 22 ml Wasser/kg Körpergewicht aspiriert (94).

Vergiftungen

Allgemeine Bemerkungen

Zunehmender Medikamentenverbrauch, enge Wohnungen und Berufstätigkeit der Mütter führen zum ständigen Anstieg kindlicher Vergiftungen, die in 70–80% tödlich verlaufen (141).

Unabhängig davon, daß jede kindliche Vergiftung in einer speziellen für Vergiftungen zuständigen Institution ein Optimum an Behandlung erfährt, werden viele Anästhesisten einmal in die Verlegenheit kommen, die Erstbehandlung eines intoxikierten Kindes übernehmen zu müssen.

Ausmaß und Dauer einer Vergiftung hängen ab von der Menge des aufgenommenen Giftes, von ihrem Umbau (Oxydation, Reduktion, Hydrolyse, Kopplung) und ihrer Speicherung und Ausscheidung. Plötzlich oder „aus heiterem Himmel" auftretende Krankheitserscheinungen weisen auf eine Vergiftung hin und zwingen zu gründlicher Untersuchung der Umgebung des Kindes, um Giftreste, Arzneimittelpackungen, Kosmetika und Haushaltsmittel zu erfassen. Die Frage nach dem „was, wann, wieviel" ist für die Behandlung von entscheidender Bedeutung.

Sofortmaßnahmen

Schwere Vergiftungszustände erfordern unabhängig von der exakten Diagnose die Gewährleistung einer ausreichenden Atmung und die Aufrechterhaltung des Kreislaufs, der Diurese, des Elektrolyt- und Säure-Basen-Haushaltes.

Forcierte Eliminierung des Giftes

Erbrechen, Magenaushebung und -spülung. Da die meisten Gifte auf oralem Wege in den kindlichen Organismus gelangen, sind Provokation von Erbrechen, Magenaushebung und -spülung indiziert, falls nicht schon mehr als 8 Stunden seit der Giftaufnahme verstrichen sind oder Säure- oder Laugenverätzungen eine Magenperforation befürchten lassen. Wache Kinder sollte man – falls keine Säure- oder Laugenverätzungen vorliegen – soviel Saft oder Limonade wie möglich trinken lassen, über das Knie legen, so daß der Bauch komprimiert wird, und dann durch Finger oder anderen Gegenstand an der Rachenhinterwand Brechreiz auslösen. Bewußtlose Kinder sind vor der Magenspülung endotracheal zu intubieren. Um Elektrolytverluste zu vermeiden, wird der Magen über eine ausreichend dicke Sonde mit körperwarmer physiologischer Kochsalzlösung gespült, bis die Spülflüssigkeit klar zurückkommt.

Bei unklarer Vergiftungsursache kann Mageninhalt zur toxikologischen Untersuchung gegeben werden.

Als Giftadsorbens und Abführmittel können am Ende der Spülung Carbo medicinalis, Magnesia usta oder Natriumsulfat verabfolgt werden. Die Magensonde muß unter Sog oder abgeklemmt gezogen werden, damit sich keine Giftreste in die Mundhöhle entleeren können.

Anregung der Diurese. Mittels Flüssigkeitszufuhr und Diuretikagabe kann die Giftausscheidung über eine verstärkte Diurese gefördert werden.

Dialyse. In schweren Vergiftungsfällen sind Peritoneal- oder Hämodialyse zur rascheren Detoxikation in Erwägung zu ziehen.

Hautreinigung bei perkutaner Giftaufnahme. Phosphorsäureester, Anilin und Chlorkohlenwasserstoffe können über perkutane Resorption zu tödlichen Vergiftungen führen. In diesen Fällen verhindern sofortiges Entkleiden und anschließende Reinigung der kontaminierten Haut mit warmem Wasser und Seife (nur mit Gummihandschuhen) die weitere Giftaufnahme.

Aufrechterhaltung der Atmung und Normalisierung des Säure-Basen-Haushaltes

Zur Herstellung einer ausreichenden Ventilation (Blutgasanalyse so schnell wie möglich) können in Abhängigkeit vom Zustand des Kindes folgende Maßnahmen den gewünschten Effekt bringen:

1. Seitenlage zur Verhinderung eines Zungenrückfalls bei Bewußtlosen.
2. Nasotracheale Intubation.
3. Bronchialtoilette bei Aspiration von Erbrochenem.
4. Künstliche Beatmung bei Atemstillstand oder zentraler Ateminsuffizienz.
5. Sedierung mit oder ohne Muskelrelaxation und künstlicher Beatmung bei Krämpfen oder starken Erregungszuständen.
6. Gabe von Opiatantagonisten bei Überdosierung von Morphin oder verwandten Substanzen.

7. Krämpfe, die den O_2-Verbrauch steigern und die Atmung beeinträchtigen, können durch die langsame i. v. Injektion eines kurzwirksamen Barbiturates (z. B. Evipan oder Trapanal) oder von 2–10 mg Diazepam (Valium) unterdrückt werden.
8. Therapie eines toxischen Lungenödems s. S. 166).

Die Tracheotomie, die bei Vergifteten häufiger als bei anderen Patienten zu Trachealschäden führt, kann zunächst hinausgeschoben werden (84). Die Anwendung von Analeptika wie Coramin, Cardiazol, Lobelin, Dopram und Micoren ist nicht indiziert, weil sie den Sauerstoffbedarf des Gehirns steigern und Krämpfe provozieren können. Ihre Anwendung erscheint lediglich gerechtfertigt bei Vorliegen einer schweren zentralen Atemdepression und fehlender Möglichkeit zur künstlichen Beatmung. Lobelin wirkt atmungssteigernd über die Chemorezeptoren des Karotissinus und muß wegen seiner kurzen Wirkungsdauer wiederholt injiziert werden (Dosierung s. Tab. 57).

Tabelle 57 Dosierung von Lobelin bei Kindern (zit. bei 27)

Alter	Lobelindosis (g)	Applikationsart
<4 Monate	0,003	i. m. oder s. c.
>4 Monate	0,005–0,01	i. m. oder s. c.

Die Micorendosierung beträgt 0,1–0,2 g bei intramuskulärer oder subkutaner Verabreichung, die von Dopram 3 mg/kg KG i. v.

Vergiftungen mit Adrenalin, organischen Phosphorsäureestern, Salizylaten und Inhalation von Nitrosegasen, Chlor und Phosgen gehen mit einem Lungenödem einher, dessen Therapie neben der spezifischen Vergiftungsbehandlung symptomatisch ist (s. S. 166). Starke Erregungszustände (z. B. nach Belladonnavergiftung oder Krämpfe nach Kokain, Insektiziden, Strychnin usw.), die eine Normoventilation verhindern, können durch kurzwirksame Barbiturate (Evipan, Brevital) oder Diazepam (Valium) kupiert werden.

Metabolische Azidosen (ausgeprägt bei langanhaltender Hypotension und CO-Vergiftung) müssen korrigiert werden (s. S. 56). Bei Barbituratvergiftungen wird die Elimination durch Alkalinisierung mittels $NaHCO_3$ oder Azetazolamid (Diamox) beschleunigt.

Stabilisierung des Kreislaufs

Die bei Herzstillstand zu ergreifenden Maßnahmen sind auf S. 35 besprochen. Zur Behebung einer toxischen Hypotension (kardiogen, Vasomotorenlähmung, Extravasation von Plasma) stehen zur Verfügung:

1. Infusion von Plasmaexpandern (Rheomacrodex, Plasmafusin, Plasmasteril mit oder ohne Diurese fördernden Zusätzen (Sorbit usw.); Kombinationsvergiftungen mit Tranquilizern haben eine geringere Toleranz gegenüber Flüssigkeitsbelastung.
2. Vasopressive Substanzen (Acrinor, Novadral, Effortil, Hypertensin).
3. Adrenalin (Suprarenin), Orciprenalin (Alupent), bei Oligurie oder Anurie Dopamin.

Bei Vergiftung mit trizyklischen Antidepressiva können Herzrhythmusstörungen im Vordergrund der Symptome stehen (s. S. 34).

Wasser- und Elektrolythaushalt

Viele, wenn nicht die meisten Gifte oder ihre Abbauprodukte werden über die Nieren ausgeschieden. Einer forcierten Diurese mit Mannitol, Furosemid, Etacrynsäure oder Carboanhydrasehemmern kommt deshalb besondere Bedeutung zu. Zentralvenöser Druck, Flüssigkeitsein- und -ausfuhr und Serumelektrolyte müssen dabei überwacht werden. Die Möglichkeit einer Hämodialyse, die die Eliminierung von Giften beschleunigt, muß sofort in Erwägung gezogen werden.

Schmerzbekämpfung

Die durch einige Gifte verursachten Schmerzen können durch Analgetika und Spasmolytika gelindert werden (s. S. 138).

Verhütung der Unterkühlung

Vergiftete sind ihrer Kältegegenregulationen häufig beraubt. Insbesondere Sedativa und Hypnotika erzeugen eine spontane Hypothermie. Da Unterkühlung Abbau und Ausscheidung zahlreicher Gifte verlangsamt, sollte sie vermieden werden.

Vergiftungen mit Schlaf- und Beruhigungsmitteln

Symptome

In Abhängigkeit von der aufgenommenen Dosis Schläfrigkeit bis zu tiefer Bewußtlosigkeit mit Atemlähmung und Herzkreislaufversagen. Beim Durchlaufen der Narkosestadien können Erregungszustände und epileptiforme Muskelzuckungen auftreten, im EEG ausgeprägte β-Aktivität (141). Fluphenazine (Omca, Psyquil) verursachen vorwiegend extrapyramidale Symptome wie Tremor, Verkrampfungen der Nackenmuskulatur, Torsionsspasmen des Kopfes.

Therapie

Falls noch sinnvoll, Magenausheberung, Beatmung wenn notwendig; bei Barbituratvergiftungen $NaHCO_3$-Infusion und forcierte Diurese. Bei Überdosierung von Neuroleptika oder Fluphenazinen 2,5–5 mg Akineton i. v.

Überdosierung von Opiaten oder ähnlichen Verbindungen

Sie ereignen sich am häufigsten durch Trinken kodeinhaltiger Hustensäfte.

Symptome

Erbrechen, Miosis, Unruhe, Krämpfe, Schlaf, Erlöschen der Reflexe, unregelmäßige flache Atmung, Zyanose, Blutdruckabfall, Lungenödem, Hypothermie.

Therapie

Magenspülungen mit Kaliumpermanganat tragen bei oraler Aufnahme zur Entfernung und Oxydation der Substanzen bei. Die Atemwege müssen freigehalten werden. Wiederholte Gaben von N-Alkylmorphin (Lorfan) oder Doxapram (Dopram) beheben die Depression des „Atemzentrums". Die Levallorphandosis (Lorfan) beträgt für Säuglinge u. Kleinkinder 0,1–0,2 mg i. v. und kann nach 5 Minuten wiederholt werden. 20–30 Minuten später können die Hälfte oder $^2/_3$ der Initialdosis erneut injiziert werden.

Überdosierungen führen zu Atemdepression und Schock.

Die Antidotwirkung der Opiatantagonisten erstreckt sich auch auf Kodein.

Methämoglobinämie

Ursachen

Resorption von anilinhaltigen Wäschetinten oder Salben durch die Haut, Verschlucken von Pastellfarb- und Tintenstiften, Benzocain, Kaliumchlorat, nitrathaltiges Wasser.

Symptome

Allgemeine Zyanose, Dyspnoe, Schock, Benommenheit oder Koma, Niereninsuffizienz, Krämpfe, Atemlähmung.

Therapie

Sauerstoffgabe, evtl. Austauschtransfusion, 300–500 mg Askorbinsäure i. v. und 0,1–0,2 ml/kg einer 1%igen Methylenblaulösung i. v., evtl. nach 30 Min. wiederholen.

Laugenverätzungen

Symptome

Tiefgreifende weißliche Ätzschorfe, Speichelfluß, Erbrechen, alkalisch riechenden Magen-Darm-Inhaltes, Glottisödem, starke Schmerzen hinter dem Brustbein, im Rücken und Bauch, Singultus, gestörtes Schluckvermögen, Azetonurie, Schock.

Therapie

Magenspülung mit verdünntem Essig, Zitronensaft, Medizinalkohle, Eiweiß von Eiern, Milch oder Wasser kann wegen der Gefahr einer Perforation nur im Frühstadium erfolgen. Später kann nach Flüssigkeitszufuhr nur Erbrechen angeregt werden. Schmerzbekämpfung: Tracheotomie bei Glottisödem. Haut- und Augenverletzungen müssen minutenlang mit Wasser gespült werden. Parenterale Ernährung wegen Gefahr der Ösophagus- und Magenperforation, Schockbekämpfung.

Säureverätzungen

Symptome

Weißbräunliche Verätzungen im Mund und Rachen, starke Ösophagusschmerzen, blutiges Erbrechen, Bewußtlosigkeit, Temperaturabfall.

Therapie

Magenspülung mit Magnesia usta, zur Neutralisierung dienen auch Milch, Eiereiweiß und Kalkwasser; Antibiotika, Schmerzbekämpfung, Hypothermieprophylaxe, evtl. Intubation, Prophylaxe ausgedehnter Vernarbungen durch Kortisonpräparate.

Schädlingsbekämpfungsmittel

Chlorierte Kohlenwasserstoffe

Obwohl diesen Substanzen verschiedene chemische Strukturen zugrundeliegen, rufen sie relativ einheitliche Vergiftungserscheinungen hervor. Ihre Resorption im Magen-Darm-Trakt wird meist durch Fette, Milch und Alkohol gesteigert.

Symptome: Zunehmende Unruhe, Parästhesien im Mundgebiet, allgemeine Hyperästhesien, Reizbarkeit, Lichtscheu, Schwindel, Übelkeit, gastroenteritische Beschwerden, Tremor, Gleichgewichts- und Sprachstörungen, epileptiforme Krämpfe, Opisthotonus, Koma, zentrale Atemstörungen, Kreislaufversagen, Lungenödem.

Therapie:
1. Entfernung des noch nicht resorbierten Giftes (Haut, Magen-Darm) durch Erbrechen, Adsorbentien und Abführmittel.
2. Unterdrückung von Erregungs- und Krampfzuständen durch Barbiturate.
3. Kreislaufmittel (keine Adrenalinabkömmlinge wegen Gefahr des Kammerflimmerns).
4. Überwachung der Atmung.

Alkylphosphate

Diese Substanzen dienen als Kontakt-, Fraß- und Inhalationsgifte. Im Vordergrund der Vergiftung beim Menschen stehen Zeichen der Cholinesterasehemmung.

Symptome: Miosis, Tremor, Schwitzen, Sehstörungen, Erbrechen, Unruhe, Dyspnoe, Zyanose, Muskelsteifigkeit, Parästhesien, Durchfälle, generalisierte Muskelzuckungen, Krämpfe, Bewußtlosigkeit, Lungenödem.

Therapie:
1. Entfernung des noch nicht resorbierten Giftes (Magenspülung mit Tierkohle u. Instillation von Natriumsulfat).
2. Atropingabe in hoher Dosierung.
3. Toxogenin (Obidoxim)-Applikation 4–8 mg/kg wiederholt i.v. oder PAM (Pralidoxim).
4. Endotracheale Intubation und Absaugung, künstliche Beatmung mit reinem Sauerstoff.
5. Schockbekämpfung.

Bei perkutaner Giftaufnahme muß die Kleidung entfernt und der Körper sorgfältig gereinigt werden. Dabei müssen Handschuhe getragen werden. Wegen der Gefahr der perkutanen Giftaufnahme darf keine Mund-zu-Mund-Beatmung ausgeführt werden.

Äthylalkohol

Alkohol wird auf enteralem Wege und durch Lunge und Haut resorbiert.

Symptome

Anfangs gesteigerte Erregbarkeit und Ataxie, später Bewußtlosigkeit, Schock, reaktionslose weite Pupillen, abgeschwächte oder fehlende Achilles- und Patellarsehnenreflexe, später tonisch-klonische Krämpfe, Lungenödem, Hypothermie, Atem- und Kreislaufstillstand.

Bei abklingender Intoxikation treten nach mehrstündigem Schlaf blutige Durchfälle, Übelkeit, Glykos- und Albuminurie auf.

Therapie

Trotz rascher Resorption Magenaushebung und -spülung mit Medizinalkohleaufschwemmung, bei Ateminsuffizienz künstliche Beatmung, Antibiotika zur Pneumonieprophylaxe, zur Bekämpfung einer Hypotension Vasopressoren oder Katecholamine i.v., reichliche Flüssigkeitszufuhr unter Elektrolytkontrolle, Verhütung einer Hypothermie; bei Krämpfen Barbiturate i.v., Glukose i.v. zur Verhütung einer Hypoglykämie (92).

Blausäurevergiftung

Entsteht häufig durch Aufnahme größerer Mengen von Obstkernen.

Symptome

Dyspnoe, weite Pupillen, Krämpfe, Bewußtlosigkeit.

Therapie

Sauerstoffgabe, evtl. künstliche Beatmung, Inhalation von Amylnitrit, Magenspülung mit Medizinalkohleaufschwemmung oder 5% Natriumthiosulfatlösung oder 1‰ Kaliumpermanganatlösung.
2–5 ml einer 3%igen Natriumnitritlösung langsam i.v., danach 5–15 ml einer 10%igen Natriumthiosulfatlösung i.v.

Chlorinhalation

Falls es nicht zum akuten Erstickungstod kommt, tritt ein Lungenödem auf (Therapie s. S. 166). Augenpflege mit Borwasserspülung und Einbringen von Salbe.

Kohlenmonoxydvergiftung

CO hat zum Hämoglobin eine 200mal stärkere Affinität als Sauerstoff und ruft deshalb Hypoxie hervor. In Abhängigkeit von der Höhe der inhalierten CO-Konzentration kommt es zur Bewußtlosigkeit und hypoxischem Atem- und Herzstillstand.

Die Therapie besteht in Ausschaltung der Noxe und O_2-Zufuhr. Die rascheste Oxydation des Hb ist mittels hyperbarer Oxygenation zu erreichen. Sekundär tritt häufig ein Hirnödem auf. Das Ausmaß der irreversiblen neurologischen Schäden hängt von der Höhe der CO-Konzentration und der Dauer der Einwirkung ab.

Überdosierung eisenhaltiger Präparate

Symptome

Gastroenteritis mit Bluterbrechen, Schock, Eisenpartikel röntgenologisch im Magen-Darm-Trakt nachweisbar.

Therapie

Magenspülung, enterale Gabe von 0,5 g Kalziumdinatrium-EDTA oder besser 8–12 g Desferrioxamin (Desferal) in 40–60 ml Aqua destillata; i.v. 2 g Desferal in 5%iger Lävulose oder 0,5 g Kalziumdinatrium-EDTA, in 12 Stunden infundieren.

Schockbehandlung, Elektrolytkontrolle, Wärmezufuhr.

Salizylsäurederivatvergiftung

Symptome

Übelkeit, Erbrechen, Schweißausbruch, Diarrhö, Störungen der Blutgerinnung, Unruhe, Benommenheit, Hyperventilation, Krämpfe, Bewußtlosigkeit, später metabolische Azidose.

Therapie

Die Ausscheidung von Salizylsäurederivaten wird beschleunigt durch forcierte Diurese und Alkalisierung des Urins. Am effektivsten ist eine Hämodialyse. Auf Störungen des Elektrolythaushaltes muß geachtet werden.

Pilzvergiftungen

Die gefährlichste Vergiftung rufen Knollenblätterpilze hervor.

Symptome

10–20 Stunden nach Aufnahme plötzliche Leibschmerzen, heftiges Erbrechen, profuse Durchfälle, nach passagerer Besserung oft tödliches Leber- und Nierenversagen am 4.–7. Tag.

Therapie

Magen-Darm-Spülung, Wasser- und Elektrolytzufuhr per infusionem, antiphaloides Serum i.v.

Insektenstiche

Insektenstiche können durch lokales Ödem im Mund- oder Halsbereich zur Verlegung der Atemwege oder über anaphylaktische Reaktionen zu lebensbedrohlichen Zuständen führen.

Bei Lokalisation des Stiches in Mund oder Rachen sofortige Gabe eines Glukokortikoids i. v. (z. B. 50–100 mg Solu-Decortin H).

Bei Hypotension 0,2–0,5 mg Adrenalin (Suprarenin) i. m. oder langsam i. v.

Literatur

1. Aberdeen, E.: Mechanical pulmonary ventilation in infants. Proc. roy. Soc. Med. 58 (1965) 900–902
2. Adair, C., W. H. Ring, W. S. Jordan, A. Elwyn: Ten-year experience with IPPB in the treatment of acute laryngotracheobronchitis. Anesth. Analg. Curr. Res. 50 (1971) 649–653
3. Ahnefeldt, F. W., H. Reineke, R. Dölp: Der Heyer-Baby-Sekundant, ein neues Gerät zur Dauerbeatmung Neugeborener. Anaesthesist 21 (1972) 192–198
4. Allgöver, M., J. Sigrist: Verbrennungen. Springer, Berlin 1957
5. Antoniadou, E., I. Podlesch: Komplikationen der prolongierten nasotrachealen Intubation bei Kindern. Anaesthesist 20 (1971) 195–200
6. Aranda, J. V., N. Saheb, L. Stern, M. E. Avery: Arterial oxygen tension and retinal vasoconstriction in newborn infants. Amer. J. Dis. Child. 122 (1971) 189–194
7. Arndt, H. J.: Perakute Epiglottitis bei Kindern. Dtsch. med. Wschr. 96 (1971) 569–576
8. Arp, L. J., R. E. Dillon, T. J. Humphries, D. E. Pierce: A new approach to ventilatory support of infants with respiratory distress syndrome. Part I: The Arp Infant Respirator. Anesth. Analg. Curr. Res. 48 (1969) 506–513
9. Ashbaugh, D. G., T. L. Petty: Positive end-exspiratory pressure physiology, indications and contraindications. J. thorac. cardiovasc. Surg. 65 (1973) 165–170
10. Avery, M. E., J. Mead: Surface properties in relation to atelectasis and hyaline membrane disease. Amer. J. Dis. Child. 97 (1959) 517–523
11. Balzereit, F.: Akute entzündliche Polyneuritiden. In: Praxis der Intensivbehandlung, hrsg. von P. Lawin. Thieme, Stuttgart 1975 (S. 528–534)
12. Barker, R., H. Levison: Effects of ultrasonically nebulized distilled water on airway dynamics in children with cystic fibrosis and asthma. Pediatrics 80 (1972) 396–400
12a. Barnes, N. D., W. J. Glover, D. Hull, A. D. Milner: Effects of prolonged positive-pressure ventilation in infancy. Lancet, 1969 II, 1096–1099
13. Baskett, P. J. F., J. Hyland, M. Deane, G. Wray: Analgesia for burns dressing in children. Brit. J. Anaesth. 41 (1969) 684–688
14. Beam, R., J. H. Marcy, C. Mansmann jr.: Medically irreversible status asthmaticus in children. J. Amer. med. Ass. 194 (1965) 968–972
15. Bedford, R. F., H. Wollman: Complications of radial-artery cannulation. Anesthesiology 38 (1973) 229–236
16. Bendixen, H. H., L. D. Egbert, J. Hedle-White, M. B. Laver, H. Pontoppidan: Respiratory care. Mosby, Saint Louis 1965
17. Benzer, H., J. Lempert, H. Regele: Oberflächenspannung in der Lunge und hyaline Membrankrankheit. Wien Klin. Wschr. 81 (1969) 145–149
18. Berg, G., H. Bickel, F. Matzkies: Bilanz- und Stoffwechselverhalten von Fructose, Xylit und Glucose sowie deren Mischungen bei Gesunden während sechsstündiger parenteraler Ernährung. Dtsch. med. Wschr. 98 (1973) 602–610
19. Bergmann, N. A.: Effects of varying respiratory waveforms on gas exchange. Anesthesiology 28 (1967) 390–395
20. Bickel, H., H. Bünte, D. A. Coats, P. Misch, L. v. Rauffer, P. Scranowitz, F. Wopfner: Die Verwertung parenteral verabreichter Kohlenhydrate in der postoperativen Phase. Dtsch. med. Wschr. 16 (1973) 809–813
21. Blocker, T. G., S. R. Lewis, J. B. Lynch, D. L. Larson, S. E. Ritzmann, B. Q. Lanier: The use of blood in burns. In: Body Fluid Replacement in the Surgical Patient, hrsg. von Ch. L. Fox, G. G. Nahas. Grune u. Stratton VII, New York 1969
22. Bohmert, H.: Die Therapie schwerer Verbrennungen. Münch. med. Wschr. 115 (1973) 378–380
23. Børresen, H. C., R. Bjordal, O. Knutrud: Parenteral feeding in neonatal surgery. In: Therapie lebensbedrohlicher Zustände bei Säuglingen und Kleinkindern. In Reihe: Anaesthesiologie und Wiederbelebung, Bd. 72, hrsg. von R. Frey, F. Kern, O. Mayrhofer. Springer, Berlin 1973 (S. 117–123)
24. O'Brien, D., H. P. Chase: Parenteral nutrition in infancy. In: Current Pediatric Therapy, hrsg. von S. S. Gellis, B. M. Kagan. Saunders, Philadelphia 1973 (S. 9–12)
25. Brown, J. K., F. Cockburn, J. O. Forfar, R. L. Marshall, G. W. Stephen: Problems in the management of assisted ventilation in the newborn and follow-up of treated cases. Brit. J. Anaesth. 45 (1973) 808–817
26. Brown, St. A., Ph. A. Drinker: Nomograms for gas mixtures in respiratory therapy. Anesthesiology 29 (1968) 830–832
27. Brugsch, H., O. R. Klimmer: Vergiftungen im Kindesalter. Enke, Stuttgart 1966
28. Chamney, A. R.: Humidification requirements and techniques. Anaesthesia 24 (1969) 602–617
29. Cheney jr., F. J., J. Butler: The effects of ultrasonically-produced Aerosols on airways resistance in man. Anesthesiology 29 (1968) 1099–1105
30. Chu, J., J. A. Clements, E. K. Cotton, M. H. Klaus, A. Y. Sweet, W. H. Todey: Neonatal pulmonary ischemia. Pediatrics 40 (1967) 709–782
31. Cohen, Sh., G. D. Jones: Continuous positive-pressure for children with respiratory failure. Anesth. Analg. Curr. Res. 50 (1971) 949–952
32. Colgan, F. J., F. A. Nichols, J. A. De Weese: Positive end-exspiratory pressure, oxygen transport and the low-output state. Anesth. Analg. Curr. Res. 53 (1974) 538–543
33. Conradi, R.: Probleme der Intensivtherapie bei Patienten mit hohem Querschnittssyndrom. Z. prakt. Anästh. Wiederbeleb. 9 (1974) 337–343
34. Corssen, G., S. Oget: Dissociative anesthesia for severely burned schild. Anesth. Analg. Curr. Res. 50 (1971) 95
35. Daily, W. J. R., H. B. P. Meyer, P. Sunshine, P. C. Smith: Mechanical ventilation of newborn infants: III. Historical comments and development of a scoring system for selection of infants. Anesthesiology 34 (1971) 119–126
36. Daily, W. J. R., Ph. Sunshine, P. C. Smith: Mechanical ventilation of newborn infants: V. Five years experience. Anesthesiology 34 (1971) 132–137
37. Defalque, R. J.: The subclavian route. Anaesthesist 21 (1972) 325–335
38. Defalque, R. J., H. J. Nord: Supraclaviculäre Technik der V-subclavia Punktion für den Anaesthesisten. Anaesthesist 6 (1970) 197–199
38a. Dell, R. B.: Fluid therapy in the pediatric patient. In: Body, Fluid Replacement in the Surgical Patient, hrsg. von Ch. L. Fox, G. G. Nahas. Grune u. Stratton, New York 1969 (S. 271)
38b. Dick, W.: Respiratorischer Flüssigkeits- und Wärmeverlust des Säuglings und Kleinkindes bei künstlicher Beatmung. In Reihe: Anaesthesiologie und Wiederbelebung, Bd. 62, hrsg. von R. Frey, F. Kern, O. Mayrhofer. Springer, Berlin 1972

39. Downes, J. J., D. W. Wood, Th. W. Striker, H. I. Lecks: Diagnosis and treatment: Advances in the management of status asthmaticus in children. Pediatrics 38 (1966) 286–290
40. Downes, J. J.: Management of respiratory failure in the newborn requiring surgery in progress. In: Anesthesiology Proc. IV World Congress of Anesthesiologists, hrsg. von T. B. Boulton, R. Bryce-Smith, M. K. Sykes, G. B. Gillett, A. L. Revell. Exerpta Medica Foundation, Amsterdam 1970 (S. 116–120)
41. Downes, J. J., W. D. Wood, Th. W. Striker, J. C. Pittmann: Arterial blood gas and acid-base disorders in infants and children with status asthmaticus. Pediatrics 42 (1968) 238–249
42. Downes, J. J., D. W. Wood, Th. W. Striker, Ch. Haddad: Acute respiratory failure in infants with bronchiolitis. Anesthesiology 29 (1968) 426–434
43. Elam, J. O.: A volumetric system for monitoring minimal respiration in man. Anesth. Analg. Curr. Res. 54 (1975) 232–237
44. Engström, C. G., P. Herzog, O. O. Norlander, S. A. Swensson: Ventilation nomogram for the newborn and small children to be used with the Engström Respirator. Acta anaesth. scand. 6 (1962) 175–183
45. Epstein, R. A.: The sensitivities and response times of ventilatory assistors. Anesthesiology 34 (1971) 321–326
46. Epstein, R. A.: Humidification during positive-pressure ventilation of infants. Anesthesiology 35 (1971) 532–535
47. Erdmann, G.: Parenterale Ernährung bei Neugeborenen und Säuglingen. Intravenöse Aminosäurenzufuhr. In: Kreislauf- und Stoffwechselprobleme bei Neugeborenen und Säuglingen, Symposion Fa. Braun, Melsungen 1968. Urban u. Schwarzenberg, München 1968 (S. 98–116)
48. Feil, G.: Behandlung der „Verbrennungskrankheit" im Kindesalter. Fortschr. Med. 87 (1969) 336–339
49. Femi-Pearse, D.: Experience with diazepam in tetanus. Brit. med. J. 2 (1966) 962–965
50. Filler, R. M.: Long-term parenteral nutrition (Hyperalimentation). In: Current Pediatric Therapie, hrsg. von S. S. Gellis, B. M. Kagan. Saunders, Philadelphia 1973 (S. 12–15)
51. Geraci, R. P.: Acute epiglottitis-management with prolonged nasotracheal intubation. Pediatrics 41 (1968) 143–145
52. Gladtke, E.: Der Umsatz von Glucose nach intravenöser Zufuhr bei Neugeborenen und jungen Säuglingen. In: Kreislauf- und Stoffwechselprobleme bei Neugeborenen und Säuglingen, Symposion Fa. Braun, Melsungen 1968. Urban u. Schwarzenberg, München 1968 (S. 129–134)
53. Glover, W. J.: Mechanical ventilation in respiratory insufficiency in infants. Proc. roy. Soc. Med. 58 (1965) 902–904
55. Gregory, G. A., J. A. Kitterman, R. H. Phibbs, W. H. Tooley, W. K. Hamilton: Treatment of the idiopathic respiratory distress syndrome with continuous positive airway pressure. New Engl. J. Med. 284 (1971) 1333–1340
56. Groff, D. B.: Complications of intravenous hyperalimentation in newborns and infants. J. pediat. Surg. 4 (1969) 460–464
57. Gronert, G. A., L. N. Dotin, Ch. R. Ritchey, A. D. Mason: Succinylcholine-induced hypercalemia in burned patients – II. Anesth. Analg. Curr. Res. 48 (1969) 958–962
58. Gruber, H. S., M. H. Klaus: Intermittent mask and bag therapy: An alternative approach to respirator therapy for infants with severe respiratory distress. Pediatrics 76 (1970) 194–201
59. Gullestad, S.: The technique of intravenous infusions. Acta Anaesth. scand. Suppl. 37 (1970) 39–46
60. Haddad, Ch., Ch. C. Richards: Mechanical ventilation of infants: Significance and elimination of ventilator volume. Anesthesiology 29 (1968) 365–369
61. Hamer, Ph.: Intratracheale Feuchtigkeitsmessungen bei intubierten Patienten während der Narkose und auf der Intensivstation unter Verwendung verschiedener Befeuchtungssysteme. Z. prakt. Anaesth. Wiederbeleb. 9 (1974) 306–315
62. Harrison, V. C., H. de V. Heese, M. Klein: The significance of grunting in hyaline membrane disease. Pediatrics 41 (1968) 549–559
63. Hayes, B., J. S. Robinson: An assessment of methods of humidification of inspired gas. Brit. J. Anaesth. 42 (1970) 94–104
65. Heese, H. de V.: Artificial ventilation in the newborn: Results in progress in Anesthesiology Proc. IV. World Congress of Anaesthesiologists, hrsg. von T. B. Boulton, R. Bryce-Smith, M. K. Sykes, G. B. Gillett, A. L. Revell. Exerpta Medica Foundation, Amsterdam 1970 (S. 121–128)
66. Heese, H. de V., V. C. Harrison, M. Klein, A. F. Malan: Intermittent positive pressure ventilation in hyaline membrane disease. J. Pediat. 76 (1970) 183–193
67. Heggarty, H. J.: Acute alcoholic hypoglycaemia in two 4-year-olds. Brit. med. J. 280 (1970) 5691
68. Heird, W. C., R. B. Dell, J. M. Driscoll jr., B. Grebin, R. W. Winters: Metabolic acidosis resulting from intravenous alimentation mixtures containing synthetic amino acids. New Engl. J. Med. 287 (1972) 943–948
69. Heird, W. C., J. M. Driscoll, J. N. Schullinger, B. Grebin, R. W. Winters: Intravenous alimentation in pediatric patients. Pediatrics 80 (1972) 351–372
70. Hendrickse, R. G., P. M. Sherman: Tetanus in childhood: Report of a therapeutic trial of diazepam. Brit. med. J. 2 (1966) 860–862
71. Herden, H. N.: Pathophysiologie und Allgemeinbehandlung der Verbrennungskrankheit. Z. Prakt. Anästh. 9 (1974) 274–283
72. Herrin, J. T., J. D. Crawford: Care of the critically ill child. Major Burns Pediatrics 45 (1970) 449–455
73. Hochleitner, H.: Verbrennungen im Kindesalter und ihre Behandlung. Wien. med. Wschr. 76 (1964) 437–441
74. Joshi, V. B., S. G. Mandavia, L. Stern, F. W. Wiglesworth: Acute lesions induced by endotracheal intubation: Occurrence in the upper respiratory tract of newborn infants with respiratory distress syndrome. Amer. J. Dis. Child. 124 (1972) 646–649
75. Jürgens, P., D. Dolif, C. Hofert, C. Panteliadis: Die parenterale Ernährung Frühgeborener. In: Therapie lebensbedrohlicher Zustände bei Säuglingen und Kleinkindern. In Reihe: Anaesthesiologie und Wiederbelebung, Bd. 72, hrsg. von R. Frey, F. Kern, O. Mayrhofer. Springer, Berlin 1973 (S. 114–116)
76. Karlberg, P., Ch. D. Cook, D. O'Brien, R. B. Cherry, C. A. Smith: Studies of respiratory physiology in the newborn infant. II. Observations during and after respiratory distress. Acta paed. (Suppl.) 100 (1954) 397–411
77. Kay, B., T. Allen: Humidification of anaesthetic gases. Canad. Anaesth. Soc. J. 18 (1971) 570–575
78. Kekomäki, M. P.: Food requirements in normal children. Acta Anaesth. scand. 37 (1970) 18–23
79. Keuth, U.: Das Membransyndrom der Früh- und Neugeborenen. Springer, Berlin 1965
80. Kirby, R. R., E. J. Robison, J. Schulz, R. de Lemos: A new pediatric ventilator. Anesth. Analg. Curr. Res. 50 (1971) 533–537
81. Kirby, R., E. Robison, J. Schulz, R. A. de Lemos: Continous-flow ventilation as an alternative to assisted or controlled ventilation in infants. Anesth. Analg. Curr. Res. 51 (1972) 871–875

82. Kleinschmidt, F.: Lungentoxizität des Sauerstoffs. In: Sauerstoffüberdruckbehandlung. In Reihe: Anaesthesiologie und Wiederbelebung, Bd. 64, hrsg. von R. Frey, F. Kern, O. Mayrhofer. Springer, Berlin 1972 (S. 27–30)
83. Klose, R., K. Peter: Klinische Untersuchungen über Mononarkosen mit Ketamine bei Brandverletzungen. Anaesthesist 22 (1973) 121–126
84. Kucher, R., K. Steinbereithner: Die lebensrettenden Sofortmaßnahmen bei akut lebensbedrohlichen Vergiftungen. In: Vergiftungen. In Reihe: Anaesthesiologie und Wiederbelebung, Bd. 45, hrsg. von R. Frey, F. Kern, O. Mayrhofer. Springer, Berlin 1970 (S. 17–23)
85. Kumar, A., K. J. Falke, B. Geffin, C. F. Aldredge, M. B. Laver, E. Lowenstein, H. Pontoppidan: Continous positive-pressure ventilation in acute respiratory failure effects on hemodynamics and lung function. New Engl. J. Med. 283 (1970) 1430–1436
86. Lawin, P.: Praxis der Intensivbehandlung. Thieme, Stuttgart 1975
87. Llewellyn, M. A., P. R. Swyer: Assisted and controlled ventilation in the newborn period: effect on oxygenation. Brit. J. Anaesth. 43 (1971) 926–931
88. Lloyd, E. LL., W. R. Mac Rae: Respiratory tract damage in burns. Brit. J. Anaesth. 43 (1971) 365–379
89. Loewenich, V. v., H. Koch: Pädiatrische Intensivbehandlung. Thieme, Stuttgart 1974
Lund C. C., N. C. Browder: The estimation of areas of burns. Surg. Gynec. Obst. 79 (1944) 352
90. Maguire, H. T., M. M. Saint Pierre: A method for heating and humidification of gases for use of the Bird Ventilator in neonate anesthesia. Anesth. Analg. Curr. Res. 53 (1974) 1014–1019
91. Melichar, V.: Kohlenhydratstoffwechsel und Fettutilisation von Neugeborenen und Säuglingen und die intravenöse Ernährung. In: Kreislauf- und Stoffwechselprobleme bei Neugeborenen und Säuglingen, Symposion Fa. Braun, Melsungen 1968. Urban u. Schwarzenberg, München 1968 (S. 126–128)
92. McLaren, N. K., H. B. Valman, B. Levin: Alcohol-induced hypoglycaemia in childhood. Brit. med. J. 278 (1970) 5691
93. Miller, R. M.: Long term parenteral nutrition. In: Current Pediatric Therapy, hrsg. von S. S. Gellis, B. M. Kagan. Saunders, Philadelphia 1973 (S. 12–15)
94. Modell, J. H.: Drowning and neardrowning. Thomas, Springfield, Ill. 1971
95. Mushin, W. W., W. W. Mapleson, J. N. Lunn: Problems of automatic ventilation in infants and children. Brit. J. Anaesth. 34 (1962) 514–521
96. Owen-Thomas, J. B., O. A. Ulan, P. R. Swyer: The effect of varying inspiratory gas flow rate on arterial oxygenation during IPPV in the respiratory distress syndrome. Brit. J. Anaesth. 40 (1968) 493–501
97. Panteliadis, C., D. Dolif, C. Hofert, P. Jürgens: Klinische Probleme der Infusionstherapie bei kompletter Ernährung von Frühgeborenen. In: Therapie lebensbedrohlicher Zustände bei Säuglingen und Kleinkindern. In Reihe: Anaesthesiologie und Wiederbelebung, Bd. 72, hrsg. von R. Frey, F. Kern, O. Mayrhofer. Springer, Berlin 1973 (S. 114–116)
98. Podlesch, I., R. Purschke, D. Schettler: Untersuchungen über die Brauchbarkeit der Nomogramme nach Engström und nach Radford zur künstlichen Beatmung von Säuglingen. Anaesthesist 22 (1973) 106–110
99. Purschke, R., I. Podlesch, D. Schettler: Vergleich der Blutgasanalysen aus dem Capillarblut von Fingerbeere, Ohrläppchen und Ferse mit arteriellem Blut bei Säuglingen während der Narkose. Anaesthesist 22 (1973) 81–85
100. Rackow, H., E. Salanitre: Modern concepts in pediatric anesthesiology. Anesthesiology 30 (1969) 208–234
101. Radford jr., E. P., B. G. Ferris, B. C. Kriete: Clinical use of a nomogram to estimate proper ventilation during artificial respiration. New Engl. J. Med. 251 (1954) 877–884
102. Rasche, R. F. H., L. R. Kuhns: Histopathologic changes in airway mucosa of infants after endotracheal intubation. Pediatrics 50 (1972) 632–637
103. Rhine, E. J., J. K. Rosales: Controlled ventilation in the treatment of status asthmaticus in children. Canad. Anaesth. Soc. J. 17 (1970) 129–134
104. Rhodes, P. G., R. T. Hall: Continuous positive airway pressure delivered by face mask in infants with the idiopathic respiratory distress syndrome: A controlled study. Pediatrics 52 (1973) 17–21
105. van der Riet, R., J. H. Louw: The treatment of burns at the red cross war memorial childrens hospital. S. Afr. med. J. Suppl. 41 (1967) 1279–1283
106. Schachinger, H., H. D. Frank: Technische Neuerungen: Eine einfache Methode der endexspiratorischen Druckerhöhung beim Bird Mark 8 im Säuglingsventil. Z. Prakt. Anästh. 9 (1974) 55–57
107. Schaub, J., K. Riegel: Physiologische Grundlagen der Infusionstherapie bei Neugeborenen und Säuglingen. Dtsch. Ärzteblatt 71 (1974) 3559–3562
108. Schettler, D., I. Podlesch: Methoden der Atemvolumenbestimmung bei Säuglingen. Z. prakt. Anästh. Wiederbeleb. 6 (1971) 294–303
109. Schettler, D.: Untersuchungen der Ventilation, der Atemmechanik, der Blutgase u. des Säure-Basen-Haushaltes bei Säuglingen mit Lippen-Kiefer-Gaumenspalten vor, während und nach der Operation. Habilitationsschrift, Düsseldorf 1970
110. Schmidt, G. W.: Komplette Stickstoffbilanzen und Aminosäuren-Analysen bei Säuglingen. Fortschr. Med. 89 (1971) 8
111. Schmidt, G. W.: Verwendung von Fettemulsionen bei der intravenösen Ernährung von Kindern. In: Kreislauf- und Stoffwechselprobleme bei Neugeborenen und Säuglingen, Symposion Fa. Braun, Melsungen 1968. Urban u. Schwarzenberg, München 1968 (S. 134–140)
112. Schöber, J. G.: Maschinelle Beatmung von Neugeborenen und Frühgeborenen. Münchn. med. Wschr. 115 (1973) 581–583
113. Shim, Ch. S., S. S. Park, M. H. Williams: Volume-cycled vs. pressure cycled respirators in ventilatory failure due to chronic pulmonary disease. Dis. Chest. 55 (1969) 500–502
114. Sladen, A., M. B. Laver, H. Pontoppidan: Pulmonary complications and water retention in prolonged mechanical ventilation. New Engl. J. Med. 279 (1968) 448–453
115. Smith, P. C., W. J. R. Daily: Mechanical ventilation of newborn infants: IV. Technique of controlled intermittent positive-pressure ventilation. Anesthesiology 34 (1971) 127–131
116. Smith, R. M.: Anesthesia for infants and children. Mosby, Saint Louis 1969
117. Snydermann, S. E.: The protein and amino acid requirements of the infant. In: Therapie lebensbedrohlicher Zustände bei Säuglingen und Kleinkindern. In Reihe: Anaesthesiologie und Wiederbelebung, Bd. 72, hrsg. von R. Frey, F. Kern, O. Mayrhofer. Springer, Berlin 1973 (S. 21–36)
118. Speizer, F. E., R. Doll, P. Heaf: Observations on recent increase in mortality of asthma. Brit. med. J. 1 (1968) 335
119. Stahlman, M. T., A. F. Malan, F. M. Shepard, W. J. Blankenship, W. C. Young, J. Gray: Negative pressure assisted ventilation in infants with hyaline membrane disease. Pediatrics 76 (1970) 174–182

120. Stahlman, M.: Long time results of respirator therapy. Symposium on Artificial ventilation, Paris 1969. Biol. Neonat. (Basel) 16 (1970) 133–137
120a. Stemman, E. A., P. Lemburg: Die Intubationsbehandlung der Laryngo-Tracheitis im Kindesalter. Pädiat. Praxis 10 (1971) 563–572
121. Stern, L.: Complications of mechanical ventilation. 9. Ann. Postgraduate Seminar in Anesthesiology, Miami Beach 1972
122. Stern, L.: Results of artificial ventilation in the newborn. Biol. Neonat. (Basel) 16 (1970) 155–163
123. Stocks, J. G.: Prolonged endotracheal intubation in pediatric intensive care. In: Proc. IV. World Congress Progress in Anaesthesiology of Anaesthesiologists, hrsg. von T. B. Boulton, R. Bryce-Smith, M. K. Sykes, G. B. Gillet, A. L. Revell. Exerpta Medica Foundation, Amsterdam 1970 (S. 447–450)
124. Strang, L. B.: Clinical indications for mechanical ventilation in newborn infants. Biol. Neonat. (Basel) 16 (1970) 142–147
125. Strang, L. B.: Respiratory distress in new-born infants. Brit. med. Bull. 19 (1963) 45–48
126. Stremmel, W.: Glukose-Fruktose: Zur Anwendung der beiden Zucker in der parenteralen Ernährung. Infusionstherapie 2 (1973/4) 153–157
127. Sugarman, H. J., R. M. Rogers, L. D. Miller: Positive end-exspiratory pressure (PEEP) indications and physiologic considerations. Chest. 62 (1972) 86–94
128. Sugarman, H. J., K. B. Olofsson, T. W. Pollock, R. F. Agnew, R. M. Rogers, L. D. Miller: Continous positive end-exspiratory pressure ventilation (PEEP) for the treatment of diffuse interstitial pulmonary edema. J. Trauma 12 (1972) 263–274
129. Suutarinen, T.: Spezielle Probleme der Neugeborenen-Anästhesie. Anästh. Inform. 2 (1971) 49–52
130. Thomas, D. V., G. Fletscher, Ph. Soushine, I. A. Schafer, M. H. Klaus: Prolonged respirator use in pulmonary insufficiency of newborn. J. Amer. med. Ass. 193 (1965) 183–190
131. Toussaint, W.: Therapie mit Kohlenhydraten. In: Therapie lebensbedrohlicher Zustände bei Säuglingen und Kleinkindern. In Reihe: Anaesthesiologie und Wiederbelebung, Bd. 72, hrsg. von R. Frey, F. Kern, O. Mayrhofer. Springer, Berlin 1973 (S. 91–99)
132. Tummons, J. L.: A positive end-exspiratory pressure-nasal-assist device (PEEP-NAD) for treatment of respiratory distress syndrome. Anesthesiology 38 (1973) 592–595
133. Tunstall, M. E., J. I. Cater, J. S. Thomson, R. G. Mitchell: Ventilating the lungs of newborn infants for prolonged periods. Arch. Dis. Childh. 43 (1968) 486–497
134. Urban, B. J., St. W. Weitzner: The Amsterdam infant ventilator and the Ayre T-piece in mechanical ventilation. Anesthesiology 40 (1974) 423–432
135. Waltemath, C. L., N. A. Bergman: Increased respiratory resistance provoked by endotracheal administration of aerosols. Amer. Rev. resp. Dis. 108 (1973) 520–525
136. Wenner, J.: Respiratory-distress-syndrome. Verh. dtsch. Ges. Lungen- u. Atmungsforsch. 1972
137. Werner, H. P.: Schwerpunkte zur Verhütung von Krankenhausinfektionen durch gramnegative Bakterien. Z. prakt. Anästh. Wiederbeleb. 9 (1974) 316–330
138. Willgerodt, H., K. Beyreiss, H. Theile: Der Umsatz von Xylit und sein Einfluß auf die Glukose- und Lactatkonzentrationen im Blut und den Säure-Basen-Haushalt von Neugeborenen. Acta biol. med. germ. 28 (1972) 651–665
139. Wilmore, D. W., D. B. Groff, H. C. Bishop, St. J. Dudrick: Total parenteral nutrition in infants with catastrophic gastrointestinal anomalies. J. pediat. Surg. 4 (1969) 181–189
140. Wilson, R. D., R. J. Nichols, N. R. McCoy: Dissociative anesthesia with CI-581 in burned children. Anesth. Analg. Curr. Res. 46 (1967) 719–724
141. Windorfer, A., H. Truckenbrodt: Vergiftungen bei Kindern. Z. prakt. Anästh. Wiederbeleb. 1 (1966) 35–48
142. Wretlind, A.: Vollständige parenterale Ernährung. Infusionstherapie 2 (1973/4) 88–104
143. Wolf, H., A. Otten: Fettmetabolismus bei Neugeborenen und jungen Säuglingen. In: Therapie lebensbedrohlicher Zustände bei Säuglingen und Kleinkindern. In Reihe: Anaesthesiologie und Wiederbelebung, Bd. 72, hrsg. von R. Frey, F. Kern, O. Mayrhofer. Springer, Berlin 1973

Sachregister

A

AaDO$_2$
  des Neugeborenen 11
Abgasfilterung
  beim Kuhnschen System 70
Abnabelung 19
Absaugvorrichtung für Narkosegase 76
Abszesse
  intraoral 206
– extraoral 206
Abwehrlage
  des Neugeborenen 18
AD$_{50}$ (anesthetic dose) 81
AD$_{95}$ (anesthetic dose) 81
Adenotomie 198
– Blutverlust bei 199
Adrenalin 149, 167, 239
– Dosierung bei Herzstillstand 36
Adrenalinnebel
  bei Larynxödem 134
– bei Pseudokrupp 238
Äther
  Atmung unter 81
– Nierenfunktion unter 84
Äthylalkoholvergiftung 249
Afibrinogenämie
  postpartal 5
Airshields-Inkubator 217
Akathisie
  nach Droperidol 109
Alcuronium s. Diallyl-nor-toxiferin 118
Aldosteron 54
Aldosteronausscheidung
  im Urin normaler Kinder 53
Aldosteronismus
  postoperativ 54
Aldosteronsekretion
  des Neugeborenen 14
Alkalose metabolische
  Ursachen 57
– – Folgen 57
– – Mortalität 57
– – Therapie 57
Alkalose respiratorische 58
Alkylphosphatvergiftung 249
Allgemeinnarkose bei Herz-Katheteruntersuchungen
  Blutgase unter 170
– – – Hämodynamik unter 170
– – – Narkoseführung 171
– – – Nachteile 169
– – – Komplikationen 171
– – – Prämedikation 170
Allgemeinnarkose
  Technik in der Geburtshilfe 4
Allional 139
Alloferin s. Diallyl-nor-toxiferin 118
Alptraum
  nach Narkose 124

Althesin 107, 159
– Atmung unter 108
– Anwendungstechnik 107
– Ausscheidung 107
– Dosierung 107
– Herz-Kreislauf unter 108
– Indikationen 108
– Kontraindikationen 108
– Metabolismus 107
– Nebenwirkungen 108
Alupent s. Orciprenalin
Alveolare Ventilation
  beim Neugeborenen 9, 10
Aminosäuren essentielle 231
Anämie präoperativ 39
– – bei Herzfehlern 157
Anämie hämolytische 213
Anämie
  Transfusionsschema 39
Anaerobe Glykolyse 55
Analgetika
  bei vaginalen Geburten 1
Analgetikabedarf
  postoperativ 138
Analgetika opiatfreie 139
– – Dosierung 139
Anamneseerhebungsbogen 122
Anatomie
  des Neugeborenen 7
Anfeuchtung der Narkosegase 69
Ankylose der Kiefergelenke 207
Anoxietoleranz
  des kindlichen Gehirns 35
Antiatelektasefaktor 235
Antibiotika 227
– im Schock 42
– bei Herz- u. Gefäßoperationen 160
Antidekubitusmatratze
  bei Querschnittslähmung 240
Antidepressiva trizyklische 247
Antifibrinolytika 168
Antikörpermangel-Syndrom 62
Aortenisthmusstenose 172
Aortenstenose 175
Aortokavale Kompression
  unter der Geburt 3
Apnoe postoperative 119, 120
Arfonad s. Trimetafan
Arnold-Chiari-Syndrom 188
Arrhythmie
  Ursachen 33
– Katecholamininduziert 34
A. carotis interna Durchblutung 189
Arterielle Punktion 158
Arteriografie zerebrale 186
Arteriosonde 1011 30, 31
Arteriovenöse Anomalien
  im Gehirn 190
Asphyxie
  des Neugeborenen 7
– Ursachen, Diagnose 18

Aspiration von Magen-Darm-Inhalt 137
– – – Behandlung 142
– – – Folgen 142
– – – Symptome 142
– – – Verhütung 141
Assistierte Beatmung 221
Asthma bronchiale 213
Asthmaanfall
  Behandlung 239
– Flüssigkeitszufuhr bei 239
Atemarbeit
  bei Neugeborenen u. Säuglingen 10, 28
Atemarbeit transpulmonale
  bei Säuglingen u. Kleinkindern in Narkose 28
Atemdepression opiatbedingte,
  Aufhebung 20
Atemfrequenz
  des Neugeborenen 10
Atemluftbefeuchtung 226
Atemmechanik
  bei kongenitalen Vitien 153
Atemminutenvolumen
  beim Neugeborenen 9, 10
– im Kindesalter 25
Atemnotsyndrom idiopathisches
– – Behandlung 235
– – Verlauf 235
– – Infusionstherapie 236
– – Indikationen zur künstlichen Beatmung 236
– – Genese 234
– – Pathophysiologie 234
– – Symptome 234
Respiratory distress
  Syndrom 234
Atemphysiologie
  des Neugeborenen 10
Atemregulation
  des Neugeborenen 11
– im Kindesalter 24
Atemwiderstände viskőse
  im Kindesalter 27, 28
– – nach Intubation 29, 135
Atemwiderstandsmessung
  bei verschiedenen T-Stück-Modifikationen 70
Atemzeitvolumen
  während Hypothermie 162
Atemzugvolumen
  des Neugeborenen 10
Atemzugvolumenmessung
  bei Säuglingen u. Kleinkindern 74, 78
Atmung
  des Neugeborenen 7
– bei Kindern 24
– bei kongenitalen Vitien 153
– nach Herzoperationen 165
ATP/ADP
  während Herzoperationen 160

Sachregister

Atropin (d u. l-Hyoscyamin) 128, 129
– Überdosierung 129
Atrovent 239
Audio-EEG-Untersuchungen
  Ketamin bei 203
– – – Halothan bei 203
Augeninnendruck 196
Augeninnendrucksteigerung
  nach Succinyldicholin 115
Augenverletzungen perforierende 197
A-V-Block 34, 161, 175
Axillärer Block 169
Ayres T-Stück 69, 70
  Modifikationen 69
Azidose
  Wirkung auf Lungengefäße des Neugeborenen 9
Azidose metabolische 34
– – Therapie beim Neugeborenen 20
– – Ursachen 55
– – Therapie im Schock 42
– – bei Herzfehlern 156
Azidose metabolisch-respiratorische
  des Neugeborenen 11
Azidose respiratorische 57
– – Wirkung auf Hirndurchblutung 58
– – – – intrakraniellen Druck 58

B

Babydos-System 68
Baby-Ventilator 221
Barbiturate
  Abbau 95
– Ausscheidung 95
– Wirkung auf die Atmung 96
– Dosierung 96
– Wirkung auf Herz u. Kreislauf 95
– Wirkung auf Leber u. Nieren 96
– Verteilung im Organismus 95
– zur Prämedikation 129
Barbiturat-N_2O-Fentanylnarkose 201
Barbiturat-Toleranz
  bei Fallot-Tetralogie 173
Base excess
  im Kindesalter 25
– – im Kapillarblut 55
– – in Erythrozyten 55
– – nach Prämedikation 126
Bauchtraumen 145
Beatmung kontrollierte
  Vorteile in Narkose 73
Beatmung mit Sauerstoff 35
Beatmung künstliche
  während Narkose 73
Beatmungsgeräte pädiatrische 75
Berotec (Fenoterol) 239
Bird-Respirator 221

Birdrespiratoren
  Kombinationen zur Säuglingsbeatmung 76
Blalock-Operation 173
Blalock-Hanlon-Operation 174
Blausäurevergiftung 250
Bloomquist-System 72
Blutdruckmanschette
  Breite bei Kindern 30
Blutdruckmeßgerät
  Modell 811 Fa. Parks 30
Blutdruckmessung
  Methoden 30
Blutdrucksenkung
  bei Schwangerschaftstoxikose 5
Blutdruckwerte
  bei Kindern 30
Blutersatz 40
– bei Herz- und Gefäßoperationen 160, 167
Blutgase
  im Kindesalter 24
– im Kapillarblut 78
– bei kongenitalen Vitien 153
– hirnvenös 178
Blutgerinnungsstörungen
  nach Transfusionen 44
– nach Herzoperationen 168
Blutgerinnungssystem
  des Neugeborenen 18
Blutharnstoffspiegel
  postoperativ 59
Blutkreislauf
  des Neugeborenen 7
Bluttransfusionen massive
  Nebenwirkungen 43
Blutung
  postpartal 5
– zerebrale beim Neugeborenen 21
– aus großen Gefäßen 36
Blutverlust
  Messung 40
– kolorimetrische Methode 40
Blutvolumen
  bei Kindern u. Neugeborenen 40, 47
β-Methyldigoxin
  Dosierung 155
Botulismus 240
Bourns Ventilator 220
Bradykardie
  Ursachen 32
Breitbandantibiotika
  beim septischen Schock 43
Brevital s. Methohexital 96
β-Rezeptoren-Blocker 34, 161
– – bei Herzfehlern 157
Bricanyl (Terbutalin) 239
Brock-Operation 173, 174
Bronchiolitis 238
Bronchitis 229
Bronchopulmonale Dysplasie 229
Bronchusblockade 150
Brown-Davis-Spatel 199
bubble-through-Anfeuchter 226
Burst suppression
  unter Enfluran 89
Butterfly-Kanüle 67

C

Chalazion 196
Chemorezeptorenaktivität
  des Neugeborenen 11
Chloralhydrat 128
Chloride
  im Plasma 56
– intraerythrozytär 56
Chlorierte Kohlenwasserstoffe-Vergiftung 249
Chlorinhalation 250
Choanalatresie 201
Cholinesterasehemmer
  bei Myasthenia gravis 151
– bei d-Tubocurarin 116
Cibalen 139
Cibalgin 139
CO_2-Abgabe
  des Neugeborenen 10
CO_2-Akkumulation
  Folgen 73
Cole-Tubus 66, 67
Columbia-Kinder-Ventil 73
Compliance
  im Kindesalter 27, 28
CPAP (Atmung unter kontinuierlich erhöhtem Alveolardruck) 222, 236
– Vorrichtung zu 166

D

Dandy-Walker-Syndrom 188
Datenerhebung präoperativ
  bei Herzfehlern 157
Dezerebrierung
  bei maligner Hyperthermie 63
Defibrillation elektrisch
  Technik 37
Dehydratation 34, 183
– isoton 50
– hyperton 50
– hypoton 50
– Therapie 50
– Ausmaß 51
– Operabilität bei 51
– Symptome 51
– Flüssigkeitsmenge zur Therapie 51
Dehydrobenzperidol 127
Dekanülement 220
Delirium
  nach Parasympathikolytika 128
Denitrogenisierung der Lunge 133
Depolarisationsblocker 113
Depressionen 233
Dextrane
  Nebenwirkungen 42
Diabetes mellitus 213
Diagnostik
  im Schock 42
Diäthyläther
  Wirkung auf die Atmung 92
– Katecholaminspiegel unter 92
– u. Muskelrelaxantien 92

Diallyl-nor-toxiferin (Alloferin, Alcuronium) 118
– – – Ausscheidung 118
– – – Dosierung 118
– – – Nebenwirkungen 119
– – – Wirkung 118, 119
Dialyse
　bei Vergiftungen 246
Diazepam (Valium) 127, 128, 159, 212
Diffusionshypoxie 91
　beim Neugeborenen 2
Diffusionshyperoxie 91
Diffusionskapazität
　des Neugeborenen 10
– bei Kindern 24
Digitalisierung
　im Schock 42
Digitalisdosierung 154
Digitalisüberdosierung 156
– Ursache 34
– Behandlung 34
Digoxin
　Dosierung 156
Diphenylhydantoin (Zentropil) 34
2,3-Diphosphoglycerat in Erythrozyten bei zyanotischen Herzfehlern 154
Ditonal 139
Dociton s. Propranolol
Dopamin 149, 167
Dopa-Stoffwechsel 149
Dolantin s. Pethidin
Dolviran 139
Dopram (Doxapram) 126
Dräger-Ventil 71
Droperidol (Dehydrobenzperidol)
　s. Neuroleptanalgesie 109
– zur Prämedikation 130
Druck, zentralvenöser
　im Kindesalter 31
Ductus arteriosus 171
Ductus Botalli 171
– pleuroperitonealis persistens 147
Durstfieber 63
Dysautonomie familiäre 214

E

EEG-Potentiale 59
– – unter Hypothermie 190
EEG-Registrierung 186
Eisenvergiftung 250
Eiweißstoffwechsel
　postoperativ 59
– in Abhängigkeit von der Zufuhr 59
Endobronchiale Intubation 67
Endotoxinschock
　Symptome 41
　Therapie 43
Endotracheal-Tubi 67
Enzephalozele 186
Eiweißgehalt
　im Plasma 56
– intraerythrozytär 56

Elektrodefibrillation
　Daten zur 38
Elektrokardiogramm 31
Elektrokonversion 34
Elektrolytbedarf
　bei Säuglingen u. Kindern 47, 52
Elektrolytdefizit
　Formel zum Ausgleich 52
Elektrolyte
　in Serum u. Urin des Neugeborenen 14
Elektrolytgehalt
　in Körperflüssigkeiten 52
Elektrolythaushalt
　des Neugeborenen 13
– intra- u. postoperativ beim Neugeborenen 14
– bei Kindern 46, 53
– Störungen 52
– nach Herzoperationen 168
– unter Transfusion 43
– Störungen 34
– während Kardiochirurgie 160
Emphysem obstruktives 229
Emphysem chronisches 151
Endolaryngeale Operationen 201
Endoskopien 202
Enfluran (Ethrane)
　MAC 89
– – Wirkung auf Herz-Kreislauf-System 89
– – Nebenwirkungen 90
– – Wirkung auf die Atmung 90
– – Kontraindikationen 90
Engström-Respirator Modell 200
　für Kinder 75
Enuresis
　nach Narkose 124
Enzephalopathie postcombustionelle 244
Enzyminduktion
　durch Inhalationsnarkotika 83
Epiduralanästhesie 2
Epiduraler Block 2
Epidurales Hämatom 192
Epiglottitis 231
Epontol s. Propanidid 103
Erhaltungsbedarf
　bei parenteraler Ernährung 230
Ertrinken 245
Erythrozytenvolumen
　mittleres korpuskuläres 50
Erythrozytenzahl
　bei Kindern 47
Etacrynsäure (Hydromedin) 54, 156
Ethran s. Enfluran 89
Etomidate 106, 159
– Atmung unter 106
– Herz-Kreislauf-System unter 106
– Indikationen 107
– Nebenwirkungen 107
– Pharmakologie 106
Evipan s. Hexobarbital 96
Exzision epileptogener Foki 191

Exsikkose 50
– Natriumverluste 51
Extrazelluläre Flüssigkeit
　beim Neugeborenen 13
Extrakorporale Zirkulation 163
– – postoperative Komplikationen 164
Extrasystolie ventrikulär 34
Extubation
　nach Herzoperationen 159

F

Face-down-Position 189
Fallot-Tetralogie 173
– – Palliativoperationen bei 173
– – Totalkorrektur 173
Fallot-Trilogie 173
Fentanyl s. Neuroleptanalgesie 109, 130, 138
Fettgewebe braunes 60
Fettstoffwechsel 232
Feuchtigkeitsgehalt der Inspirationsluft 69
Fibroplasie retrolentale 235
Fieber
　Operationsindikation bei 62
– intra- u. postoperativ 63
Fieberbehandlung 227
Flaxedil s. Gallamin 118
Flüssigkeitszufuhr
　intra- u. postoperativ beim Neugeborenen 14
– intraoperativ 48
– postoperativ 48
– bei Herz- u. Gefäßoperationen 160, 168
– bei Niereninsuffizienz 209
Fluphenazineüberdosierung 248
Fluroxen
　atemdepressive Wirkung 82
Foran s. Isofluran 90
Fortral s. Pentazocin 126, 127
Fossa posterior
　Eingriffe in 188
Franceschetti-Syndrom 206
Frischplasma
　Anwendung bei Transfusionen 44
– bei parenteraler Ernährung 232
Fruktose 231
Frumin-Ventil 71, 78
Furosemid (Lasix) 54, 156, 183

G

Gauchersche Krankheit 214
Gallamin (Flaxedil) 118
Gasaustausch
　bei kongenitalen Vitien 153
Ganglioneuroblastome 145
Ganglioplegie
　nach d-Tubocurarin 117
– nach Halothan 87
Gargyolismus 214
Gasvolumen intrathorakal
　beim Neugeborenen 11

Sachregister

Geburtshilfe
  Anästhesie in der 1
Geburt vaginale
  Schmerzstillung bei 1
Gefäßwiderstand pulmonaler
  im Kindesalter 28
Gelatinepräparate
  Nebenwirkungen 42
Gelonida antineuralgica 139
Geräte zur Temperaturregulation 62
Gesichtsverletzungen 207
Glasfiberbronchoskop 206
Glaskörperverlust 197
Glaukom infantiles 196
Glaukomoperationen 197
Glottisödem
  Prophylaxe 228
– Therapie 134
Glukagon 167
Glukokortikoide zur
  Hirnödemprophylaxe 38, 183
Glukosekonzentration im Blut
  beim Neugeborenen 15
Glukosetoleranz
  beim hypoxischen, azidotischen Neugeborenen 15
Glukosurie 233
Glyzerin orale Gaben
  bei Hirnödem 183
GREEN-Tubus 150

H

Hämoglobin
  fetales bei Früh- u. Neugeborenen 39
Hämoglobingehalt 39
  im Kindesalter 47
Hämatokrit
  im Kindesalter 47
Hämolyse
  bei maligner Hyperthermie 63
Hämophilus influenzae 237
Hakim-Ventil 188
Halothan 136, 159, 163, 205
– Anflutung 80
– MAC bei Kindern 80
– MAC bei Erwachsenen 81
– Atemdepression 86
– Säure-Basen-Status unter 86
– Gesamtsauerstoffverbrauch unter 87
– Wirkung auf das Herz-Kreislauf-System 87
– Myokardkontraktilität unter 87
– Narkosetechnik 88
– postnarkotisches Zittern 88
– Digitalisierung unter 88
– bei Becken- und oder Querlage 2
– Herzarbeit unter 87
– myokardiale O_2-Aufnahme unter 87
– Säure-Basen-Status 82
– Nierenfunktion unter 84
– Altersabhängigkeit der narkotischen Wirkung 82

Halothan
– Atemdepression 82
Halothanhepatitis
  begünstigende Faktoren 84
– Symptome 85
– Häufigkeit 85
– Verhütung 85
Handgriff nach SELLICK 142
Harnstoff
  zur Dehydratation 183
Hb-Konzentration
  mittlere, korpuskuläre 50
Hepatitis
  nach Transfusionen 44
Hepatisation der Lunge 229
Hepatomegalie 153
Herzbeuteltamponade 36
Herzfehler angeborene
  hypochrome Anämie bei 152
– – Hypoglykämie bei 152
– – metabolische Azidose bei 152
– – Polyglobulie bei 152
– – Untergewicht bei 152
Herzfrequenz
  im Kindesalter 31
Herzinsuffizienz 152
  Behandlung 154, 156
Herzkatheteruntersuchungen
  Allgemeinnarkose für 170
– Diazepam für 170
– in Sedierung u. Lokalanästhesie 169
– Ketamin für 170
– Prämedikation 169
Herz-Kreislauf-System
  des Neugeborenen 7
– im Kindesalter 30
Herzmassage extern 35
– Technik 36
– Komplikationen 36
– Kontraindikationen 36
Herzmassage intern 36
Herzrhythmusstörungen 32
  Ursachen 34
– nach Atropin u. Scopolamin 129
– Therapie 34
– während Herzoperationen 161
Herzruptur 36
Herzstillstand
  Diagnose 35
– Genese 35
– Häufigkeit 35
– Therapie 35
– Nachbehandlung 38
– Fehler bei der Therapie 38
Herztamponade 167
Herzzeitvolumen
  fetales 7
– des Neugeborenen 8
Hexamethylenbiscarbaminoylcholin (Imbretil) 119
Hexobarbital (Evipan) 96
Heyer-Baby-Sekundant 220
Heyer-Ventil 188
Hirnödem
  Prophylaxe 184

Hirnödembehandlung mittels
  Furosemid 183
– – Harnstoff 183
– – Hyperbarer Oxygenation 183
– – Hyperventilation 182
– – Hypothermie 183
– – Kortison 183
– – Glycerin oral 183
Hirnödem hypoxisches
  Therapie beim Neugeborenen 21
Hirnstammastrozytome 190
Hirnstammgliome 190
Hirnstoffwechsel 177, 178
– nach Barbituraten 179
– in Inhalationsnarkose 179
– nach Opiaten 179
Hirntumoren vaskuläre 190
HLM 163
Homovanillinsäure 149
Hordeolum 196
Hustenreflex bei Säuglingen 142
Hydratationszustand 50
Hydrophthalmus 196
Hydrozephalus 180, 187
– Extrasystolen bei 188
– Rechtsherzüberlastung bei 188
Hydroxyäthylstärke 42
L-Hyoscin (Scopolamin) 128
L-Hyoscyamin (Bellafolin) 128
Hyperammoniämie 233
Hyperbare Oxygenation 164
– – bei Hirnödem 183
Hyperglykämie
  in Hypothermie 163
Hyperhydratation
  Symptome 51
– Behandlung 51
– isoton 50
– hyperton 50
– hypoton 50
Hyperkaliämie 52
Hyperkarbie
  Wirkung auf AMV 11
Hyperkarbie u. Halothanhepatitis 85
Hypernatriämie 229
Hypertension in Narkose
  Ursachen 32
Hypertension primäre 32
Hypertension pulmonale 167, 171
Hyperthermie präoperativ 62
– – Folgen 62
Hyperthermiesyndrom
  Häufigkeit 64
Hypochlorämie 53, 57
Hypofibrinogenämie
  postpartal 5
Hypoglykämie 229
– intraoperativ 59
– Symptome beim Neugeborenen 15
– bei Herzfehlern 157
– Therapie beim Neugeborenen 20
Hypokaliämie 52, 57
– Symptome 52
– EKG bei 34, 52
– Ursachen 52

Sachregister

Hypokalziämie 53, 229
Hypokapnie
  bei Reanimation 35
Hypomagnesiämie
  Symptome 53
Hypophysentumoren 191
Hypotension
  Ursachen 32
– Therapie 32
– intraoperativ 161
Hypothermie 60
  Ursachen 61
– Folgen 61
– Verhütung, Therapie 61, 62
– Mortalität 61
– Abbau u. Ausscheidung von Narkosemitteln u. Muskelrelaxantien bei 61
– bei Transfusionen 43
– unter Muskelrelaxantien 112
– respiratorische Komplikationen 112
– bei Vergiftungen 247
Hypothermie künstliche 161
  bei Hirnödem 183
Hypothermie tiefe 162
– – Anästhesietechnik 163
– – Lungenkomplikationen 163
– – Physiologische Auswirkung 163
Hypoxie
  Wirkung auf Lungengefäße des Neugeborenen 9
– Wirkung auf die Atmung des Neugeborenen 11
– Wirkung auf Stoffwechsel 37
– Halothanhepatitis nach 85

I

Ileus
  endotracheale Intubation bei 141
– Ursachen 141
– Narkosetechnik bei 141
– Narkosevorbereitung bei 141
Imbretil s. Hexamethylenbiscarbaminoylcholin 191
Infantile Zerebralparese 212
Infektionsprophylaxe 227
Inhalationsnarkose
  System zu 132
Inhalationsnarkotika
  Immunosuppression nach 86
– Metabolismus 83
– neuromuskuläre Reizübertragung nach 86
– Noradrenalinausschüttung unter 86
– Sauerstoffverbrauch unter 83
– Wirkung auf Herz-Kreislauf-System 83
– Wirkung auf Leberstoffwechsel 84
– Wirkung auf Nierenfunktion 84
– Wirkung auf Glukosestoffwechsel 86
– bei vaginalen Geburten 1
– Aufnahme, Verteilung 80

Inhalationsnarkotika
– MAC 80
– Anflutung bei Kindern u. Erwachsenen 80
– Einfluß hoher O_2-Konzentrationen auf Anflutung 81
– Wirkung auf Atmung u. Lungenfunktion 81, 82
Injektion intrakardiale
  Technik 37
– – Komplikationen 37
Inkubatoren 217
Innenohroperationen 200
Insektenstiche 250
Insufflationsnarkose 198
Intensivtherapie bei Schädel-Hirn-Traumen
  Elektrolythaushalt 193
– – – Ernährung 193
– – – kontrollierte Hyperventilation bei 192
– – – Hirnödemtherapie 193
– – – Osmotherapie 193
– – – Temperaturregulation 193
Intensivüberwachung 217
Intoxikation kindliche
– nach Lokalanästhetika 2
Intrakranieller Druck
  Maßnahmen zur Senkung 182, 183
– – unter Barbituraten u. Althesin 182
– – Einfluß der Blutgase auf 181
– – in Hypothermie 181
– – unter Inhalationsnarkotika 181
– – unter Ketamin 181
– – unter Neuroleptanalgesie 181
– – nach Opiaten 181
– – nach Pethidin 181
– – nach Phenothiazinen 181
Intravenöse Kanülen 67
Intubation endotracheal 133
– – Indikationen 133
– – Komplikationen 133, 134
– – Vorteile 133
Intubation nasotracheal
  bei Myasthenia gravis 152
– bei Langzeitbeatmung 218
Intubationsschwierigkeiten 136
Intubationsvorgang 135
IPP-Beatmung 221
– nach Herzoperationen 166
– mit Keuskamp-Infant-Ventilator 75
Isofluran (Foran)
  MAC 90
– – Abbau 90
– – Wirkung auf die Atmung 90
– – Wirkung auf Herz u. Kreislauf 90
– – EEG unter 90

K

Kälteabwehr 60
Kältezittern 162

Kaiserschnitt 4
Kalium 52
Kalium-Magnesium-Aspartat 52
Kaliummangel 52
– Ursachen, EKG bei 34
Kalorienbedarf 230
Kalorienverbrauch 230
– des Neugeborenen 10
Kalzium 53
– bei Herzstillstand 37
Kalziumionenkonzentration
  unter Transfusion 43
Kammerflimmern 161
Kardiochirurgische Eingriffe 152
Kardiomegalie 153
Kardioversion 34
Katecholamine
  Kombination mit halogenierten Kohlenwasserstoffen 33
Katecholaminausschüttung
  Ursachen 59
Katecholaminsekretion
  bei Herzfehlern 154
Katecholaminwirkung
  auf pulmonalen Gefäßwiderstand 7
Kava-Katheter 232, 233
Kaudalanästhesie
  in der Geburtshilfe 3
– bei Unterbauchoperationen 145
Ketalar s. Ketamin 97
Ketanest s. Ketamin 97
Ketamin (Ketanest, Ketalar) 2, 159, 212, 97, 144
– Abbau 97
– Aufnahme 97
– Ausscheidung 97
– Wirkung auf die Atmung 97
– Dosierung 100
– Wirkung auf Herz u. Kreislauf 98
– Indikationen 101
– Intrakranieller Druck unter 99
– Wirkung auf Hirndurchblutung u. -stoffwechsel 99
– Kombination mit anderen Narkotika 101
– Kontraindikationen 101
– Narkotische Wirkung 100
– Narkoseeinleitung 133
– Technik der Narkose 99
– Notoperationen 137
– Wirkung auf ZNS 97
– zur Prämedikation 128
– Wirkung im hämorrhagischen Schock 44
Keuskamp-Infant-Ventilator 74, 75, 79
Kiefergelenksankylose 207
Kieferhypoplasie 204
Kinderinfusionssysteme 68
Kindervolumen 78
Klaustrophobie
  nach Narkose 124
Kleinhirnprolaps 180
Körperoberfläche 48
– Nomogramm zur Berechnung 49

Sachregister

Kohlendioxyddruck im arteriellen Blut
  im Kindesalter 25
– – – – u. im Kapillarblut 55
Kohlenmonoxydvergiftung 250
Kohlenwasserstoffe halogenierte
  Leberschäden nach 85
– – Nierenschäden nach 85
– – Katecholamintoleranz unter 86
Kombinationsnarkosen
  in der Herzchirurgie 158
Komplikationen
  der Epiduralanästhesie 3
– nach Herzoperationen 165
Kompressionsvolumen
  bei Erwachsenenrespiratoren 74
– bei Kinderrespiratoren 78
Kondenswasser
  im Anästhesiezubehör 69
Kontrastmittelinjektion
  Wirkung auf BE 169
Kontrolle der Beatmung 78
Kontrollierte Hypotension 212
Konzentrationsvermögen der Niere
  bei Säuglingen 47
Koronararterien
  bei Herzfehlern 154
Krämpfe
  nach Insektiziden 247
– nach Kokain 247
– nach Strychnin 247
Kranium bifidum 186
Kraniosynostose 187
Kreislaufmittel
  im Schock 42
Kreislaufschaltung
  in der Fetal- u. Erwachsenenzeit 8
Kreislaufstillstand
  in Hypothermie 162
Kreislaufunterbrechung
  in Hypothermie 161
Kreissysteme 71, 72
Kreuzsensibilität der Leber 85
Krikoidknorpel 134
Krisen hypertensive 210
Künstliche Beatmung
  Absaugtechnik bei 220
– Geräte zur 218
– Indikationen 217
– Komplikationen 228
– Kontraindikationen 217
– Pflege während 225
– Spätergebnisse 229
– Überwachung 225
Künstliche Beatmung nach Herzoperationen
– – Indikationen 165
– – Vorteile 165
Kuhnsches System 70, 78
Kuhn-Tubus 67
Kurznarkosen 136
Kurzschlußblutmenge
  des Neugeborenen 11

L

Laborbefunde
  vor der Operation 121
Lachgas (N_2O)
  Stickoxydul 90, 159, 205
Lactatkonzentration
  im Plasma von Neugeborenen 17
Laevomethadon (L-Polamidon) 138
Langzeitintubation
  Extubation bei 228
– Gefahren 218
– nach Herzoperationen 166
– Tubuswechsel 219
– Tubusfixation 219
– Vorteile 218
– Wahl der Tubusgröße 218
Laryngektomie 202
Laryngoskope 67
– Modifikationen 67
Laryngospasmus 133
Laryngo-Tracheo-Bronchitis 237
Larynxödem 133
– Prophylaxe 134
– Therapie 134
Larynxöffnung
  Beziehung zur HWS 134
Larynxtumoren 206
Lasix s. Furosemid
Laugenverätzungen 248
Leberfunktion
  bei Neugeborenen 59
Leberbiopsie 144
Leberruptur 144
Lebertumoren 144
Leberresektionen
  Mortalität 145
Leberstoffwechsel
  unter Halothan 84
– unter Zyklopropan 84
Levallorphan (Lorfan) 126
Linksherzinsuffizienz 153, 165
Linksherzversagen
  bei maligner Hyperthermie 63
Links-rechts-Shunt 171
Linsenoperationen 197
Lipoidspeicherkrankheiten 214
Lippen-Kiefer-Gaumenspalten
  Allgemeinzustand bei 204
– – – Atmungssystem bei 204
– – – Hb-Gehalt bei 204
– – – Komplikationen 205
– – – Narkosetechnik 204
– – – Narkosevorbereitung 204
Liquordruck unter Inhalationsnarkotika 182
Liquorzusammensetzung 180
Lobelindosierung 247
Lokalanästhesie intravenöse 212
– – in der Geburtshilfe 2
– – bei Neugeborenen 132
– – bei Noteingriffen 137
Lonarid 139
Loosco-Ventilator 74, 79
Lorfan s. Levallorphan
Low cardiac output-Syndrom 166

M

Luftembolien
  koronare 162
– bei neurochirurgischen Operationen 189
– Symptome 190
– Therapie 190
Luminal s. Phenobarbital 126
Lungencompliance
  beim Neugeborenen 9, 10
  bei Kindern 27, 28
Lungenzysten 150
Lungendruckvolumendiagramme 235
Lungenfistel persistierende 151
Lungenfunktion
  bei kongenitalen Vitien 153
Lungenfunktionsänderungen
  in Narkose 28, 29
Lungenödem
  toxisches 249, 250
– nach Lungenvenenkorrektur 173
– bei Fallot-Tetralogie 173
– bei Schädel-Hirn-Trauma 191
Lungenresektionen 150
Lungenvenen, falsche
  Einmündung 172
Lungenveränderungen
  nach Transfusionen 44

M

Magen-Darm-Atonie postoperativ 143
Magensonde 159
Magnesium 53
Makroglossie 204
Maligne Hyperthermie
  Symptome u. klinischer Verlauf 63
– – auslösende Substanzen 63, 64
– – Differentialdiagnose 64
– – Prophylaxe 65
– – Therapie 64
Mandibulofaziale Dysplasien 206
Mannitol 183
Mapleson-Systeme 78
Mapleson-T-System 69
Masken
  für Kinder 66
– Hersteller 66
Maskennarkose 133
Mastoidektomie 200
Mediastinoskopie 203
Medullärer Konus 180
Meerwasseraspiration 245
Metallspiraltubus
  nach Woodbridge Fa. Rüsch 67
– Fa. Fletscher 67
Methohexital (Brevital) 96, 159
– zur Prämedikation 125, 126
Methoxyfluran (Penthran) 213
– – muskelrelaxierende Wirkung 88
– – postnarkotisches Erbrechen 89
– – MAC 88

Sachregister

Methoxyfluran (Penthran)
– – Wirkung auf Herz u. Kreislauf 88
– – Nierenfunktion unter 88
– – Säure-Basen-Status 82
– – Atemdepression 82
– – Nierenfunktion unter 84
– – in der Geburtshilfe 1, 2
Meningomyelozele 186
Methämoglobinämie 248
Micorendosierung 247
Mikrognathie 204, 206
Mikrovolumeter 78
Miktionszystourethrogramm 208
Minimalbedarf
  bei parenteraler Ernährung 230
Minimale alveoläre Konzentration (MAC) 80
– – Abhängigkeit vom Öl-Gas-Löslichkeitskoeffizienten 81
– – – Definition 81
– – – Altersabhängigkeit 81
– – – Einfluß verschiedener Faktoren 81
– – – Stickoxydul 81
– – – Zyklopropan 81
– – – Flurxen 81
– – – Diäthyläther 81
– – – Halothan 81
– – – Methoxyfluran 81
Minimeter von ELAM 78
Mittelohrdruck
  unter N_2O 200
Mongolismus 214
Morphin 138
– zur Prämedikation 126, 129
– Atemdepression im Kindesalter 126
– Antagonisierung 126
Morphinderivate
  Dosierung 138
– Wirkung 138
– Wirkungsdauer 138
Morphinnarkose 159
Mortalität neonatale 1
– – im Stadium der Depression 1
Mütterliche Hypotension
  unter Regionalanästhesie in der Geburtshilfe 3
Mukoviszidose 62, 214
Mundspatel 199
Muskelrelaxantien
  Gefahren 112
– Antagonisierung der Wirkung 116, 118, 120
– Kontraindikationen 113
– Wirkungsunterschiede bei Erwachsenen u. Kindern 112
– zur Intubation 135
– kombinierte Anwendung 119
Mustard-Operation 174
Myasthenia gravis 215
Myelografie 186
Myoglobinämie
  nach Succinyldicholin 115
Myokard
  bei Herzfehlern 154

N

N-Acetylcystein (Mucolyticum Lappe) 214
Nabelarterienkatheter 20
Nabelschnurvorfall 4
Nabelvenenkatheter
  Technik 20
Nahrungskarenz
  präoperativ 123
Naloxon (Narcan) 126
Narkose
  Einfluß auf Herz u. Kreislauf 32
– im Schock 44
Narkoseeinleitung 131
– mit Inhalation 132
– intramuskulär 133
– intravenös 132
– beim ängstlichen Kind 132
– rektal 133
Narkosen in der Ambulanz 138
Narkose bei abdominellen Operationen
– – – Hernien 141
– – – Ileus 141
– – – Komplikationen 142
– – – parenterale Ernährung nach 142
– – – postoperative Phase 142
– – – Pyloromyotomie 143
– – – Appendektomie 144
– – – Leberoperationen 144
– – – Omphalozele 144
Narkosegasabsaugvorrichtung
  beim Loosco-Ventilator 76
Narkosesysteme
  für Kinder bis zum 3. Lebensjahr 69, 78
– ab 3. Lebensjahr 79
Narkosetechnik
  bei angeborenen Herzfehlern 158
Narkosevorbereitung 121
Narkosezubehör 66
  bei Herz- u. Gefäßoperationen 157
Nase künstliche 226
Nasenoperationen 200
– Droperidol bei 201
– Halothan bei 201
– Ketamin bei 201
Nasotrachealtubus
  Ermittlung der Länge 135
Natrium 53
Natriumbikarbonat 37, 156, 55, 56
– Dosierung 56
– Kontraindikationen 56
– Nebenwirkungen 56
– Anwendung beim Neugeborenen 57
Natriummangel 50
Nebenhöhlenoperationen 200
Nembutal s. Pentobarbital 125
Neostigmin 116, 118, 120
Neuroblastome 145
– Vorbereitung bei 149

Neurochirurgie 177
Neurochirurgische Eingriffe
– – Beatmung während 184
– – Elektrolytzufuhr bei 184
– – Intubation bei 184
– – Narkoseeinleitung bei 184
– – Narkoseaufrechterhaltung bei 184
– – Postoperative Phase 185
– – Prämedikation bei 184
– – Wasserzufuhr bei 184
Neuroleptanalgesie 109, 136
– Atmung unter 109
– Abbau 109
– Ausscheidung 109
– Dosierung 110, 111
– Herz-Kreislauf-System unter 109
– Indikationen 111
– Infusionsmethode 110
– Kontraindikationen 111
– Leberfunktion unter 110
– Nachteile 111
– Nebenwirkungen 110
– Praxis 109
– Überdosierung 109
– Wirkung 109
Neuroleptika 127
Neutralisierung des Magensaftes 141
Nichtdepolarisationsblocker 115
Nichtrückatmungsventile 71
Niemann-Picksche-Krankheit 214
Nierenfunktion
  des Neugeborenen 13
– im Kindesalter 46
– intra- u. postoperativ 53
– unter Inhalationsnarkotika 84
– Einfluß der Allgemeinnarkose auf 208
– Wirkung der Prämedikation auf 208
– nach Herzoperationen 168
Niereninsuffizienz 208
– Flüssigkeitszufuhr bei 209
– Infektionsprophylaxe bei 209
– Muskelrelaxantien bei 209
– Narkose bei 209
– Postoperative Periode 209
Nierentransplantation 209
– Diurese bei 210
– Narkosetechnik bei 210
Nomogramme zur Beatmung 76, 223
Nomogramm von Engström 76, 77
Noradrenalin 149
Notbronchoskopie 202
Novalgin 139
Novocaininjektion
  retrobulbär 196

O

O_2-Aufnahme Neugeborener 10
– bei kongenitalen Vitien 153
– bei Kindern 26

Ödem spinales 240
Öl-Gas-Löslichkeitskoeffizient
  Beziehung zur MAC der Inhalationsnarkotika 81
Ohio-Kinderkreis-System 72
Ohroperationen 200
O_2-Kapazität
  im Kindesalter 24
Okulokardialer Reflex 195
Okulovagaler Reflex 195
Ombredanne-Syndrom 205
Operationstrauma
  u. Eiweißverlust 59
Opiatüberdosierung 248
Opisthotonus
  nach Droperidol 109
Orciprenalin (Alupent) 37, 167
Orciprenalin (Alupent)
  Tropf 156
Ösophagoskopie 203
Ösophagusatresie 147
– Anästhesietechnik bei 148, 149
– Einteilung nach Vogt 147
– Gastrostomie bei 148
– Intubation bei 148
– Mortalität bei 149
– Pneumoniebehandlung bei 148
– Wachintubation bei 148
O_2-Transport bei Kindern 26
– bei congenitalen Vitien 153
Osteochondrodystrophie 214
Oxford non kinking Tubus 67
Oxygenaire-Inkubator 217

P

Pancuroniumbromid (Pavulon) 117, 136, 144, 159
– – Abbau 118
– – Ausscheidung 118
– – Dosierung 117
– – Kreislaufwirkung 118
– – Nebenwirkungen 118
– – Wirkung 117, 118
Parasympathikolytika 128
Parazervikaler Blockade 2
Parenterale Ernährung 231
– – Dosierung 233
– – Eiweißzufuhr 231
– – Elektrolytbedarf 232
– – Fettbedarf 232
– – Indikationen 229
– – Kohlenhydrate 231
– – Komplikationen 223, 234
– – Spurenelemente 232
– – Überwachung 233
– – Vitaminbedarf 232
Pectus carinatum 150
Pectus cavatum 150
PEEP (Beatmung mit erhöhtem endexspiratorischen Druck) 222, 236
– Beatmungssystem 223
– mit Keuskamp Ventilator 75
pH im arteriellen Blut
– bei Kindern 25
– in Erythrozyten 55
– im Kapillarblut 55

Pehanorm K 57
Pendelsysteme 71
Pentazocin (Fortral) 126, 127, 138, 212
Penthran s. Methoxyfluran 88
Pentobarbital (Nembutal)
  zur Prämedikation 125
Pentolinium (Ansolysen) 190
Perfusionsvolumen HLM 164
Perinatale Phase
  Anatomie 7
– – Physiologie 7
Peritonitis 141
  Therapie 145
Perspiratio insensibilis
  beim Neugeborenen 13
– – bei Kindern 46
Pethidin (Dolantin) 126, 138
  zur Prämedikation 129, 130
– – atemdepressive Wirkung bei Kindern 126
– – in der Geburtshilfe 1
Phäochromozytom 210
– Komplikationen bei 211
– Narkosetechnik bei 210
– Narkosevorbereitung bei 210
Phenobarbital (Luminal)
  zur Sedierung 126
Phenothiazine 127
Phenoxybenzamin 210
Phentolamin (Regitin) 210
Phenylketonurie 216
Phosphatgehalt
  im Plasma 56
– intraerythrozytär 56
Physiologie
  des Neugeborenen 7
Physiologische Parameter während der Schwangerschaft 1
Pierre-Robin-Syndrom 206
Pilzvergiftungen 250
Piritramid 138
Plasmaexpander
  bei Herzstillstand 37
  Nebenwirkungen 42
Plazentabarriere
  Faktoren für Durchgängigkeit 1
Pleuradrainagen 150
Pleuropulmonale Eiterungen 151
Pneumenzephalogramm 185
Pneumonektomie 150
Pneumotachograph 78
Pneumotachographie 74, 75
Pneumothorax 36, 150, 229
– Diagnose 150
– Genese 150
– bei Lippenkieferspaltoperationen 205
– Therapie 151
– bei Zwerchfellhernie 147
Polyglobulie
  Blutersatz bei 40
Polyneuritis akute 245
Polypeptide vasoaktive 41
Polytrauma 212
Postnarkotische Überwachung 137
Postoperative Periode 137
  nach Herzoperationen 165

Potts Anastomose 173
Prämedikation 123
  mit Barbituraten 124, 125, 126
– bei Herzfehlern 157
– bei Notoperationen 137
– Dosierung u. Wirkung von Substanzen 124
Prämedikation oral 130
Prämedikationsschema 130
Procainamid 34
Promethazin
  zur Prämedikation 130
Propanidid (Epontol) 103, 144
  Abbau 103
– Anwendungstechnik 105
– Ausscheidung 103
– Atmung unter 104
– Dosierung 103
– Herz-Kreislauf-System unter 103
– Histaminfreisetzung unter 105
– Indikationen 105
– Kontraindikationen 105
– Nebenwirkungen 105
– Pseudocholinesterasehemmung 105
– Säure-Basen-Status unter 104
– Wirkung auf ZNS 103
– bei Noteingriffen 137
– bei Ileus 141
Propanidid (Epontol)-Infusion
  in der Geburtshilfe 2
Propranolol (Dociton) 34, 210
Protamingabe 164
Pseudocholinesteraseaktivität 114
– bei Hydrophthalmus 197
Pseudocroup 237
Psychische Vorbereitung 121
Pudendusanästhesie in Kombination mit parazervikalem Block 3
  für Spontangeburten oder Zangenextraktionen 3
Pudendusblock
  in Kombination mit parazervikaler Blockade 2
Pudens-Ventil 188
Puffersysteme 55
Pulmonalklappenstenose 175
Punktion A.radialis 158
Pylorusstenose hypertrophische 143
– – Rehydratation bei 143
Pyloromyotomie 143
Pyramidon 139

Q

Querschnittslähmung 239

R

Reanimation
  des Neugeborenen 19
– kardiale beim Neugeborenen 20, 21

Reanimation
- Medikamente 19
- Geräte 19
- Respiratoren 19
Reboundphänomen 183
Rechtsherzhypertrophie
  im EKG 31
Rechtsherzinsuffizienz 153
Rechts-links-Shunt 158, 199
Regionalanästhesie
  in der Geburtshilfe 2
- bei Noteingriffen 137
- Prophylaxe der Hypotension 4
Registrierung vitaler Parameter
  bei Herz- u. Gefäßoperationen 158
Rehydratation 50
Rekurarisierung 119, 120
Relaxatio diaphragmatica 147
Rendell-Baker-Masken 66
Renin-Angiotensin-System 54
Respiratoren 220
- volumengesteuerte 74
- für Säuglinge u. Kleinkinder 74
Respiratorentwöhnung 228, 236
Respiratortherapie
  im Schock 43
Retrolentale Fibroplasie 223, 229
Revell circulator 73
Rigidität der Muskulatur
  bei maligner Hyperthermie 63
Robin Hood-Syndrom 179
Rollerpumpe zur Bluttransfusion 68
Ruben-Ventil 71, 78, 66

S

Salbutamol (Sultanol) 239
Salizylsäurederivatvergiftung 250
Säure-Basen-Haushalt
  des Neugeborenen 11
- intra- u. postoperativ beim Neugeborenen 12
- normale Parameter 55
- Störungen 55
- unter Narkose u. Operation 58
- unter Nahrungskarenz 58
- Regulationsvorgänge 58
- unter Transfusion 43
- bei kongenitalen Vitien 153, 154
- nach Herzoperationen 167
Säureverätzungen 249
Sauerstoffaffinität des Hb im Säuglingsalter 27
Sauerstoffanalysator 225
Sauerstoffaufnahme in Hypothermie 162
Sauerstoffdissoziationskurve des Neugeborenen 11
Sauerstoffdruck
  hirnvenös bei Kindern 24, 26, 177
- arteriell im Kindesalter 24
Sauerstoffkapazität im kindlichen Blut 26

Sauerstoffkonzentration inspiratorisch
  Gefahren 223
  Nomogramm zur Einstellung 224
Sauerstoffmangel 55
Sauerstoffreserve
  im Kindesalter 27
Sauerstoffsättigung des Hb
  im Kindesalter 26
Sauerstoffverbrauch
  beim Neugeborenen 9, 10
- im Kindesalter 26
- in Abhängigkeit von Umgebungstemperatur 60
- bei kongenitalen Vitien 153
Schädelhirnverletzungen
  Beatmung bei 191
- Betäubung bei 192
- Hirnödemprophylaxe bei 191
- Intensivtherapie bei 192
- Sofortmaßnahmen 191
- Unterkühlung bei 191
Schieloperationen 197
Schlafentbindung 2
Schlafmittelvergiftung 248
Schmerzbekämpfung 138
Schnittentbindung 4
Schock
  Ursachen 41
- Herz-Kreislauf-System bei 41
- Endokrines System bei 41
- Atmung u. Lunge bei 41
- Nierenfunktion bei 41
- Blutgerinnung im 41
- Therapie 42
- septische Therapie 43
Schockbekämpfung
  beim Neugeborenen 21
Schrittmacherimplantation 175
Schwangerschaftstoxikose 5
Schweiger 17
Second gas effect 91
Sectio caesarea 3
Sedierung
  bei Schwangerschaftstoxikose 5
- vor Operationen 123
- bei Herzfehlern 157
- bei temperatursenkenden Maßnahmen 63
Sellick-Handgriff 137, 142
Serumcholinesterase 114
Serumosmolalität 52
Servo-Ventilator 900 221
Sheffield-Infant-Ventilator MK II 75, 76
Siamesische Zwillinge
  Blutgase bei 215
- Narkose zur Trennung 216
Sierra-Kinder-Ventil 73
Sinusbradykardie
  Ursachen 33
- Prävention 33
Sklerodermie 61
Skolioseoperationen 212
Sorbit 183, 231
Spannungspneumothorax 151
Spatel nach Foregger 67
Spatel nach Macintosh 67

Spezifisch dynamische Wirkung 230
Spike-Wave-Komplexe unter Enfluran 89
Spina bifida 186
Spinalanästhesie
  bei Meningomyelozele 187
- totale nach Epiduralblock 3
Spiromat 221
Spironolakton (Aldactone) 54, 145
Sprechkanüle 228
Spurenelemente
  Bedarf 232
Standardbikarbonat
  arteriell im Kindesalter 25
- in Erythrozyten 55
Status asthmatikus 238
Steal-Syndrom
  umgekehrtes 179
Stenose subglottische
  nach Laryngo-Tracheo-Bronchitis 238
- - Maßnahmen zur Verhütung 218
Stephen-Slater-Ventil 71, 78
Steroidausscheidung
  Neugeborener 16
Steroide anabole 59
Stickstoffbilanz 59
Stickoxydul (Lachgas)
  Aufnahme 90
- narkotische Wirkung 90
- Wirkung auf Herz- u. Kreislauf 91
Stoffwechsel
  des Neugeborenen 15, 16
- während Herz- u. Gefäßoperationen 160
- nach Herzoperationen 168
Stoffwechsellage katabole 59
Subglottische Stenose 136
Subklavia-Katheter 233
Succinyldicholin 113, 144
- Abbau 113
- Applikationswege 113
- Dosierung 113
- Herzrhythmusstörungen nach 114
- Hyperthermie maligne nach 115
- Kaliumspiegelerhöhungen nach 114, 115
- Muskelkater nach 115
- verlängerte Apnoe nach 114
- Wirkung 113, 114
- Plazentaschranke 4
Süßwasseraspiration 245
Surfactant 234
Sympathikolyse
  im Schock 43
Syndrom paleur et hyperthermie 63, 205
Systolischer Druck
  beim Neugeborenen 9
- bei Kindern 30

T

Tachykardie
  Ursachen 32, 33

Sachregister

Tankbeatmung 222
Tankrespirator 236
Tetanus 240
TGA s. Transposition der großen
 Gefäße
THAM 37, 156
– Anwendung beim Neugeborenen 20
– Ausscheidung 56
– bei Austauschtransfusionen 57
– Dosierung 56
– Indikationen 57
– bei Intoxikationen 57
– Kontraindikationen 56
– Nebenwirkungen 56
– im Status asthmatikus
– Stoffwechsel 56
– Wirkung 56
Thalamonal
 zur Prämedikation 130
Temperaturmeßvorrichtung 62
Temperaturregulation 60
– des Neugeborenen 17
Temporaler Konus 180
Thermogenese zitterfreie 60
Thermoregulation
 Faktoren, die einwirken 60
– bei Neugeborenen 17
Thermorezeptoren spinale 60
Thiopental (Trapanal) 96
– zur Prämedikation 124, 125
– Plasmaspiegel nach rektaler
 Gabe 125
Thiopental-Suspension
 zur Narkoseeinleitung 133
Thorakotomie
 allgemeine Probleme 146
– Indikation bei Reanimation 36
Thoraxchirurgie 146
– allgemeine Probleme 146
Thoraxverletzungen 152
Thymektomie
 bei Myasthenia gravis 151
Tidaldrainage 240
Tonsillektomie 198
– Adrenalin bei 199
– Blutverlust bei 199
– tödliche Zwischenfälle 199
– Nachblutung bei 199
– Reoperation nach 200
Toronto mixture 169
Totraum funktioneller
 des Neugeborenen 10
Tracheaoperationen 202
Trachearesektionen 151
Tracheobronchoskopie im Notfall
 202
Tracheomalazie 228
Tracheoösophageale Fistel 147
Tracheotomie
 Dekanülement 228
– Komplikationen 219
– Manschettenpflege 220
– Mortalität 219
– Pflege bei 219
– Technik 219
– bei Vergifteten 247
– Vorzüge 219

Tränenwegsondierung 196
Tranquilizer 127
Transfusionsbestecke 68
Transposition der großen Gefäße
 158, 165, 174
Transtracheale Ventilation
 201
Trapanal s. Thiopental 96
Trasylol 145
Treupel-Supp. 139
Trifluoressigsäure 84
Trikuspidalatresie 175
Trimetafan (Arfonad) 190
T-Stück-Modifikationen 69
T-Stück nach Rees 69
T-Stück-Verschluß-Respiratoren
 75
Tuben 66
 endotracheal 67
– manschettenlose 135
– nasopharyngeal 66
– oropharyngeal 66
d-Tubocurarin
 Antagonisierung 116
– Ausscheidung 116
– Dosierung 116
– Gefahren 117
– Indikationen 117
– Nebenwirkungen 116
– Wirkung 116
Tubusdurchmesser u.
 Körpergröße 134
Tubusgröße 134
– in Abhängigkeit vom Alter 134,
 135
– Einfluß auf Lungenfunktion
 29
– in Relation zur Körpergröße
 134
Tubuslänge
 Bestimmung 135
Tubus nach RING 67
– nach GREEN 150
Tumoren im Thorax 149
Tympanoplastik 200

U

Überlebensrate
 nach Beatmung 229
Überwachungsmaßnahmen
 bei Herzoperationen 158
– – –, postoperativ 165, 166
– während Intensivpflege 217
Überwässerung
 Ursachen 50
 Therapie 51
Ultraschallvernebler 226
Unterkühlung
 des asphyktischen Neugeborenen 21
Untersuchung, klinische
 präoperativ 121
Urämie 208
Urinausscheidung
– bei Kindern 46, 208
– des Neugeborenen 13

V

Valium s. Diazepam
Valoron 139, 140
Vanillinmandelsäure 149
Vaskuläre Ringe 175
Vasokonstriktion pulmonal
 infolge neonataler Asphyxie 7
Vasopressoren 211
– im Schock 42
Vena sectio 68
Venendruckmessung 158
Ventilation
 im Kindesalter 24
– bei kongenitalen Vitien 153
Ventilations-Perfusions-Verhältnis
 bei Neugeborenen 10
Ventilpneumothorax 151
Ventrikelseptumdefekt (VSD) 173
Ventrikulografie 186
Verapamil (Isoptin) 34
Verbindungsstücke 67
Verbrauchskoagulopathie
 Therapie 43
– bei maligner Hyperthermie 63
Verbrennungen
 Antibiotika bei 244
– Analgesie u. Sedierung bei 240
– Aufrechterhaltung der Atmung
 240, 243
– Bestimmung der Ausdehnung
 243, 244
– Flüssigkeitssubstitution 241,
 242
– Ketamin bei 244
– Narkose bei 244
– Neuroleptanalgesie bei 245
– Schockbekämpfung bei 242
– Schock bei 243
– Succinylcholinanwendung bei
 245
Vergiftungen
 Aufrechterhaltung der Atmung
 246
– Analgesie bei 247
– Gifteliminierung 246
– Hautreinigung bei 246
– Normalisierung Säure-Basen-
 Haushalt 247
– Stabilisierung des Kreislaufs
 247
– Wasserhaushalt bei 247
Vickers-Infant-Ventilator 76
Volumensubstitution
 im hämorrhagischen Schock 42
Vorhofseptumdefekt 172

W

Wangensteensche Dauerabsaugung 143
Wasserbedarf
 im Fieber 47, 48
– Nomogramm zur Berechnung
 48
– postoperativer Minimalbedarf
 48

Wasserbedarf
  im Kindesalter 47
– bei Neugeborenen 47
– bei Frühgeborenen 47
Wassergehalt
  des Neugeborenen 13
Wasserhaushalt
  im Kindesalter 46
– des Neugeborenen 13
– intra- u. postoperativ beim Neugeborenen 14
Wasserüberschuß
  Folgen 46
  Therapie 51
Wasserverlust respiratorischer während künstlicher Beatmung 69
Waterstone-Operation 173
Wilmstumor 32
Wright-Respirometer 78

X

Xylit 231

Z

Zahnextraktionen 206
Zahnsanierung 206
Zentralnervensystem 59
– des Neugeborenen 17
Zerebrale Abszesse 191
Zerebrale Durchblutung 178
– – Einfluß von Barbituraten 179
– – Einfluß intrakranieller Druck 179
– – Einfluß pCO_{2a} 179
– – unter Hypoxie 179
– – unter Hyperoxie 179
– – unter Hypothermie 179
– – unter Ketamin 180
Zerebrale Durchblutung
– – unter Neuroleptanalgesie 180
– – nach Opiaten 179
– – unter Propanidid 180
Zerebrale Sauerstoffaufnahme bei Kindern 178
Zitratintoxikation 43
ZNS-Störungen
  nach Herzoperationen 168
Zwerchfellhernie angeborene 147
Zyklator 75
Zyklopropan
  Wirkung auf die Atmung 81, 82, 92
– Nierenfunktion unter 84
– Wirkung auf Herz und Kreislauf 91
– Einfluß auf Säure-Basen-Haushalt 91
Zysten intrakraniell 187

Neue kontinuierliche Methoden zur Überwachung der Herz-Kreislauf-Funktion

Bericht über den Workshop Frankfurt/Düsseldorf, Juni 1975
Herausgegeben von Prof. Dr. M. ZINDLER, Düsseldorf; Priv.-Doz. Dr. R. PURSCHKE, Düsseldorf
Geleitwort von Prof. Dr. P. Lawin, Münster

1976. XII, 180 Seiten, 126 Abbildungen, 13 Tabellen
15,5 x 23 cm, kartoniert DM 48,—

ISBN 3 13 236101 1

(INA Schriftenreihe / Intensivmedizin — Notfallmedizin — Anästhesiologie Band I)

Kinderorthopädie

Von Prof. Dr. Dr. Dr. R. BERNBECK, Hamburg
Prof. Dr. G. DAHMEN, Hamburg

2., völlig neubearbeitete Auflage
1976. XVI, 563 Seiten, 381 Abbildungen in 802 Einzeldarstellungen, 11 Tabellen, 17 x 24 cm
gebunden DM 178,—

ISBN 3 13 307302 8

Internistische Notfallsituationen

Herausgegeben von Prof. Dr. F. KOLLER, Basel
Priv.-Doz. Dr. G. A. NAGEL, Basel
Dr. K. NEUHAUS, Basel

Mit Beiträgen von Fachgelehrten

2., überarbeitete und erweiterte Auflage
1976. XVIII, 725 Seiten, 91 Abbildungen in 103 Einzeldarstellungen, 40 Tabellen
‹flexibles Taschenbuch› DM 26,80

ISBN 3 13 510602 0

Die neurologische Untersuchung des reifen Neugeborenen

Von Prof. Dr. H. F. R. PRECHTL, Groningen, Niederlande
Dr. D. J. BEINTEMA, Groningen, Niederlande

Deutsche Übersetzung, bearbeitet und erweitert von H. F. R. Prechtl

2., überarbeitete Auflage
1976. VIII, 104 Seiten, 54 Abbildungen in 89 Einzeldarstellungen
‹flexibles Taschenbuch› DM 13,80

ISBN 3 13 435302 4

Georg Thieme Verlag Stuttgart